근막 이완술

근막 기능장애 평가 및 치료에 대한
임상 가이드

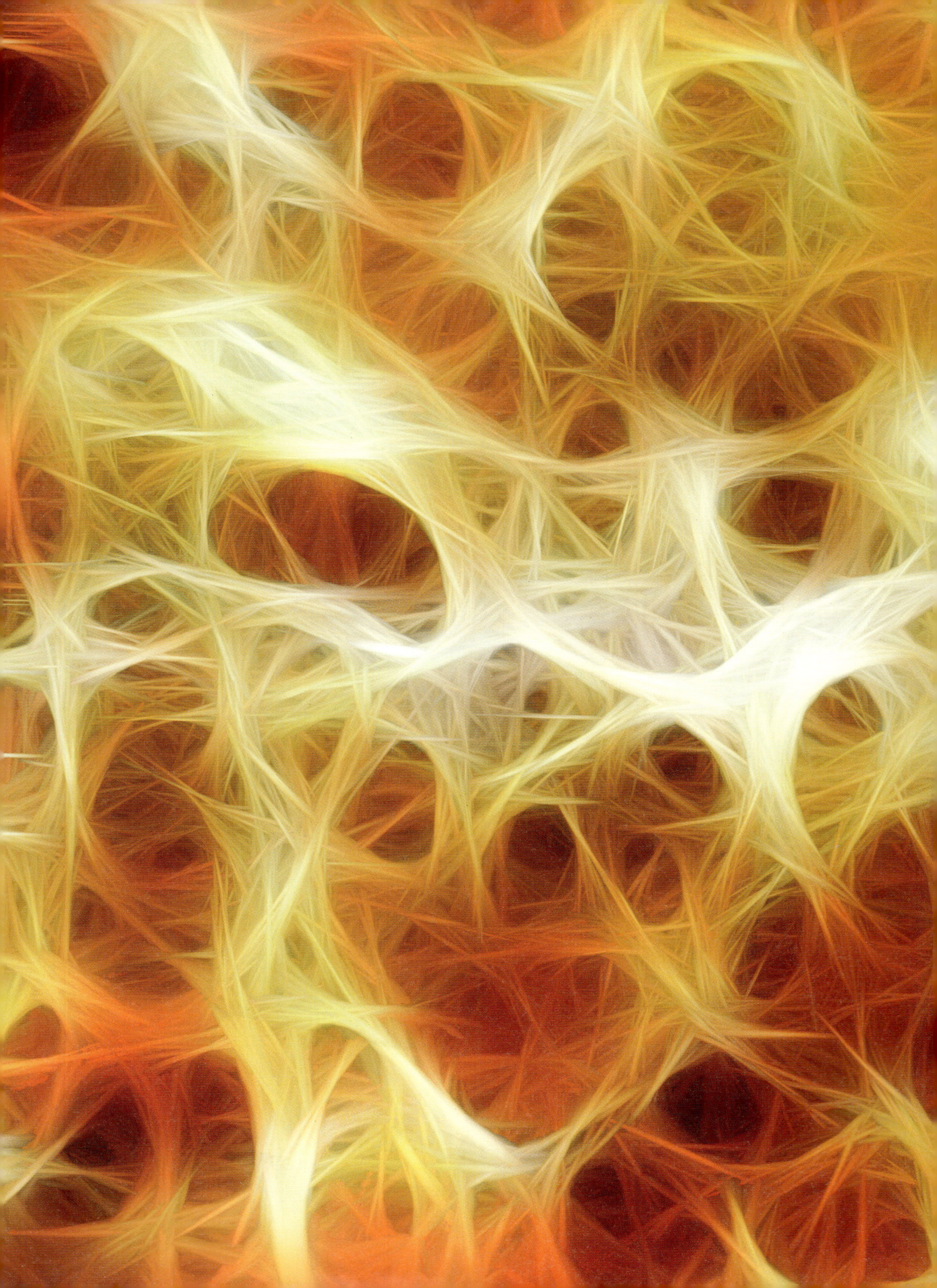

근막 이완술

근막 기능장애 평가 및 치료에 대한 임상 가이드

백 형 진 외 옮김

Mobilizing the Myofascial System

A clinical guide to assessment and treatment of myofascial dysfunctions

Doreen Killens BScPT, FCAMPT, CGIMS

서문 Diane Lee BSR, FCAMT, CGIMS
Thomas W Myers
BetsyAnn Baron BCSI, IASI, FQM

영 문 출 판 사

■ 옮긴이

백형진 가천대 특수치료대학원 운동치료학과 겸임교수
송치웅 어바웃머슬 대표님
우연준 스노보드 국가대표팀 의무 트레이너
서민섭 엠에스피지컬 대표
이한울 대한예방운동협회 연구원
김주영 서원대학교 체육예술대학 헬스케어운동학과 교수
김문교 사격 국가대표팀 의무 트레이너
천항욱 배명고등학교 체육교사
김진규 차의과학대학교 의학(통합의학) 전공
이지환 힐링무브 대표
박주영 차의과학대학교 스포츠의학 전공
김성언 세종대학교 체육학과
박원일 중앙대학교 산학협력단 전임연구원
양지혜 인덕대학교 방송헤어미용예술학과 외래교수
김용주 남서울대학교 스포츠 건강관리 외래교수
이동준 명지대학교 체육학부 교수
홍영임 국제피토테라피 연맹 대표

Mobilizing the Myofascial System
A clinical guide to assessment and treatment of myofascial dysfunctions
by Doreen Killens

First published in United Kingdom in 2018 by Handspring Publishing, an imprint of Jessica Kingsley Publishers
An imprint of Hodder & Stoughton Ltd
An Hachette UK Company

근막 이완술

근막 기능장애 평가 및 치료에 대한 임상 가이드

2024년 5월 14일 초판인쇄
2024년 5월 22일 초판발행

지은이 : Doreen Killens
옮긴이 : 백 형 진 외
발행인 : 박 병 조
발행처 : 도서출판 영문출판사
등 록 : 1987년 12월 21일 제2-419호
주 소 : 서울시 강남구 삼성동 69-2
전 화 : (02) 514-5590, 776-5590
팩 스 : (02) 756-8943
E-mail : yeongmunsa@empas.com
홈페이지 : www.ymsbook.net
정 가 : 30,000 원
ISBN 978-89-7224-561-2 93510

※ 파본은 교환해 드립니다.

목차

CONTENTS

감사의 글
ACKNOWLEDGEMENTS

나는 이 책을 통해 전반적인 나의 삶의 방식과 신조를 담고자 한다. 동료들, 친구들 그리고 가족들의 지지와 응원에 너무나 큰 감사함을 느낀다. 가장 첫 번째로 토마스 마이어스에게 감사함을 표한다. 그의 책 ***'근막경선 해부학'***은 근막에 대한 적절한 묘사를 통해, 내가 그 이상의 것을 생각하도록 영감을 주었다. 물리치료사로서 근골격계에 대한 표준화된 치료 방법을 생각할 수 있도록 영감을 주었다. 이 책은 물리치료사의 관점과 근막 시스템 이완술(MMS)에서 바라보는 근막에 대한 관점을 발전시켰다. 토마스는 그의 영역을 발전시키고 많은 전문가들과 운동 전문가에게 영감을 주고 있다.

또한, 나는 캐나다 물리치료협회 정형외과 부문의 전 심사관이자 동료인 로리 맥 로린의 기여를 이야기하고 싶다. 로리와 나는 20년 전 거의 동시에 물리치료를 위해 근막에 대한 연구를 시작했다. 그녀는 토론토와 몬트리올에 살았지만 우리가 함께 모임을 할 때는 우리는 각자 따로 개발한 근막 치료 기술을 교환하고 함께 탐구했다. 우리는 이러한 우리의 접근방식이 유사한 것에 많이 놀랐으며, 우리의 기술을 계속해서 발전시켜 왔으며, 우리는 전세계의 다른 물리치료사와 우리의 근막 치료 접근법을 공유했다.

벳시앤 바른은 춤과 음악에 대한 감상뿐만 아니라 배움에 대한 열정, 특히 "근막"에 대한 열정으로 내 삶을 풍요롭게 했다. 1991년부터 마사지 치료사이자 2003년부터 구조적 통합 전문가인 '레 그랑 발레 까나디앙(Les Grands Ballets Canadiens)' 발레단에 전 발레리나였던 그녀의 구조적 근막 치료(SMFT®)라는 근막 시스템 이완술 치료에 대한 접근법을 개발했다. 2007년부터 뱃시앤과 나는 근막 시스템 이완술(MMS) 및 구조적 근막 치료(SMFT®)를 통해 근막의 신체적 치료라는 물리치료사를 위한 교육과정을 가르치고 있다. 이 과정은 관절, 근육 및 신경 시스템에 대한 도수 치료를 기반으로 하는 MMS와 근육 시스템을 위한 구조적 통합에 기반한 기술을 포함하는 SMFT의 조합이다. 우리는 이 두 가지 접근법이 상호 보완적이라는 것을 발견했다. 근막에 대한 열정을 공유하는 것 외에도 깊은 우정을 나눈 것에 대해 매우 감사했다. 다른 영혼의 형제 및 자매들이자 오랜 친구(마기, 리타, 도나, 지오콘다, 샤론, 미슐레, 베티 켄)들과 함께 격려와 사랑, 웃음 그리고 정신적인 지원을 해줘서 내 평생 감사하고 싶다.

엘레인 마휴는 맥길 대학교 시절부터 친구이자 27년 넘게 내 사업 파트너였고, 내 뜻을 존중해 주었으며, 다른 사람들이 나를 따를 수 있도록 전 세계를 함께 돌아다니며 교육을 통해서 가르치고, 단순히 나에게 운동을 더 하라고 강요하는 것이 아니라 격려해 주었다. 내 인생이 당신 없이는 지금 같지 않았을 것이다.

다이앤 리는 나의 멘토이자 친구이며 나에게 영감을 주는 사람이다. 나는 그와 함께 수 많은 교육과정을 수강하였으며, 나는 그가 어떻게 물리치료의 기술과 과학적인 방법들을 통합하여 적용할 수 있는지에 대해 항상 놀라웠다. 당신은 전문가로서 자신의 통찰력을 전 세계의 치료사들과 공유할 뿐만 아니라, 개인적으로 당신이 누구인지를 공유하면서 모든 재능과 기술을 계속 발전시켰다. 근막에 대해 토론하고, 생각을 교환하는데 시간을 할애해 주어 감사하며, 근막이 물리치료 현장에 어떻게 적용되는지 이 책에 귀중한 의견을 보내 주어서 감사하며, 나는 영원히 기억할 것이다.

감사의 글—계속

나는 또한 캐나다의 도수 치료의 근본을 인정하고 우수한 도수 치료와 임상적 기술을 공유 해준 동료 강사와 심사관들에게 감사한다. 지적인 부분 외에도 춤과 웃음 등에 대한 그들의 영향 덕분에 많은 정형외과 심포지엄과 컨퍼런스가 즐거웠고 기억에 남는다. 그렇게 30년 넘게 영감을 주는 모임에 참여하게 되어 기쁘다.

이 책의 본문을 아낌없이 교정해 주겠다고 제안해준 이브 샌더스에게, 대학 영어 교수로의 경력과 MMS의 수혜자였던 그녀의 경험은 그녀가 이 원고를 편집하는데 탁월한 선택으로 만들었다. 그녀는 MMS 기법의 가치와 이것이 그녀의 신체적 건강과 안녕을 가져오는데 기여한 점을 높이 평가한 만큼, 나는 그녀가 명문장가로서 선물을 감사하며, 독자는 의심할 여지없이 그녀의 의견을 소중하게 생각한다.

내 친구이자 사진 작가인 마이클 슬로보디안에게, 그는 이 책에 실린 사진들을 아주 능숙하게 제작했다. 그는 "아름다운 선들"을 묘사하는 예술적 재능과 세부적인 것에 대한 당신의 눈에 감사한다. 덕분에 나는 이 과정에 더 나은 전문가를 찾을 수 없을 정도로 MMS 기법을 정확하게 묘사할 수 있었다.

필라테스와 자이로토닉의 공인 마사지 치료사인 조안나 압바트에게, 댄서와 서커스 단원, 그리고 '일반인'들과 협력하여 올바른 움직임을 만들어 주는 그가 연습 과정에 참여해 주어 감사하며, 그의 예리한 눈은 단 하나도 놓치는 것이 없었다.

핸드스프링 출판사 팀, 특히 메리 로와 앤드류 스티븐슨은 물론 편집자 스테파니 피커링, 프로젝트 매니저 모븐딘, 디자이너 브루스 호가든 등 여러 단계를 안내 해주어 감사한다. 나의 끝없는 질문과 설명에 대해 그들의 노력과 참을성 있는 응답에 매우 감사했다. 작가로서의 첫 경험을 매우 즐거운 과정으로 만들어 주었다.

타의 추종을 불허하는 무조건 적인 사랑과 지지를 보내준 남편 조지에게, 그는 내 딸 켈리와 내 아들 마이클과 함께 근막의 세계에 매료되는 것을 이해해 주었고, 이는 종종 나를 집에서 멀리까지 나가게 했고, 많은 시간을 할애하게 하였다. 내가 다시 이렇게 '활동'할 수 있도록 참을성 있게 기다려 주어서 고맙고, 감사하다.

지금 91세의 대가족의 할머니이자 어머니인 테레즈에게, 당신은 항상 예약 시간보다 항상 앞서왔고 당신의 예를 통해 당신의 자녀, 손자, 손녀 그리고 지금은 증손자들까지 우리가 될 수 있는 모든 것이 될 수 있기를 열망하도록 격려해 왔다. 내 영혼이 당신을 어머니로 선택해서 기뻤으며 더 나은 롤 모델은 존재하지 않았을 것이다. 그리고 마지막으로, 형제 자매, 시댁, 시부모님을 포함한 내 가족들과 의붓자식들과 손주들에게, 당신의 사랑이 나를 정의했다.

끊임없이 탐구하고 질문을 던지며 내 손이 촉진 시 어떤 느낌인지 명확하게 알려달라고 요구하던 내 학생들에게 고맙다.

감사의 글—계속

내 환자들, 특히 '평소에 하던 것'을 넘어서 '이게 뭐가 될 수 있을까'를 생각하고 분류하는 도전적인 사람들에게, 여러분의 이야기를 공유하고 치유의 과정에 기여할 수 있게 해주어 감사한다.

그리고 마지막으로, 내 정신적인 안내자에게 감사한다. 내 치료실에 네가 있는 것을 느끼고 당신의 의견을 고맙게 생각한다. 나는 당신의 안내를 받을 수 있도록 내 자신이 방해가 되지 않도록 '비키는' 법을 배웠다. 내 정신적 스승인 도린 메리 브레이에게, '에센스'와 어떻게 연결되는지 가르쳐 주었고, 이 조언이 내 인생의 방향을 개인적으로나 전문적으로 바꾸어 주었던 것에 대해 감사한다. 고마워.

도린 킬렌스(Doreen Killens)

캐나다, 퀘벡, 몬트리올
2018년 3월

서문 – 다이앤 리
FOREWORD by Diane Lee

도린 킬렌스의 신간 '*근막 이완술*'의 서문을 써달라는 부탁을 받고 매우 기뻤고, 영광스럽게 생각한다. 당신은 왜 핸드스프링 출판사가 이미 그들의 회사가 이 주제에 대한 내용의 책들이 있는데도 근막에 관한 또 다른 책을 제작하기로 동의했는지 궁금할 것이다. 이것은 수동적 및 구조적 근막 조작치료에 대한 전문 지식을 가진 물리치료사가 근막에 대해 쓴 최초의 책이다.

나는 도린 킬렌스를 35년 이상 알고 지냈고, 이 기간 동안 우리는 서로의 관심사와 가르침이 우리의 임상적 전문지식과 연구자료와 연계하여 진화하는 것을 목격했다. 우리는 캐나다 물리치료협회와 도수물리치료사연맹(IFOMPT)의 인가 프로그램인 도수물리치료아카데미(CAMPT)의 강사이자 수석 심사관이었다. 1980년대에는 전 세계적으로 대부분의 도수치료 프로그램이 그렇듯이, 교육과정이 도수 치료 프로그램과 마찬가지로 주로 관절 시스템에 초점을 맞춰져 있었고, 관절 시스템에 기반을 강하게 두고 있었지만, 도수 치료를 위한 더 많은 신경과 근막의 개념을 포함하도록 발전시켜왔다. 그러나 여전히 부족한 것으로 보이는 것은 근막 기능장애의 평가와 치료를 위한 증거와 정보를 바탕으로 한 임상적으로 합리적인 접근 방식이다.

물리치료사는 근골격계 관절의 가동성 및 또는 제어를 손상시키는 기본적인 시스템 장애(관절, 근막, 신경, 장기)를 해결하여 자세 및 운동 훈련을 용이하게 한다. 이러한 관점은 다른 많은 분야와 다르며, 모든 신체 부위 및 시스템을 포함하는 전체 신체에 대한 평가와 치료를 위해 다양한 방법을 필요로 한다.

예를 들어, 다음과 같은 이유들로 관절 가동성의 손상을 일으킨다:

- 특정한 관절 가동법이 필요한 뻣뻣한 관절
- 근육에 대한 신경과 운동을 감소시키는 기술이 필요한 과활성화된 근육
- 특정한 내장기 도수치료 기법이 필요한 내장의 가동성 결여
- 관절이 움직이는데 필요한 신장을 허용하는 근막 시스템의 능력 결여

다음과 같은 이유로 관절의 제어가 부족하다:

- 관절의 수동적 안정성 상실(관절 불안정), 변경된 신경근 동원 전략(운동 조절 결핍)
- 감소된 신경근 용량(강도, 지구력) 또는 하중 전달에 필요한 근막걸이의 해부학적인 안정성 상실

손상된 신체 부위 사이의 관계는 무엇인가? 하나가 다른 하나를 보상하는 것과 같은 원인은 무엇인가?

물리치료사는 한 시스템의 전문가가 아니라 신체 영역과 시스템 사이의 통합된 관계를 이해하고 개별 환자의 특정한 장애의 문제를 해결하기 위한 다양한 도구(평가와 치료)를 가지고 있다. 근거에 입각한 대부분의 경험이 풍부한 임상의는 자신의 임상 전문지식이 합리적인 치료 결정에 중요하다고 말할 것이다. 환자의 목표가 치료 계획의 핵심이다.

서문 – 다이앤 리—계속

이 획기적인 신간인 **'근막 이완술'**은 20년이 넘는 도린 킬렌스의 임상 전문 지식 및 도수 치료 훈련을 받은 물리치료사의 근막과 관련된 증거에 대한 이해의 정점이다. 이 책은 세 부분으로 나뉜다. 첫 번째는 근막이란 무엇인가(정의), 해부학적(거시적 및 미시적), 근막 기능장애의 문제 및 병태생리와 같은 근막의 모든 것에 대한 소개로 시작된다. 2장은 근막 시스템 이완술(MMS)을 위한 물리치료사 관점에서 도린 킬렌스가 근막경선에 접근하는 출발점이었던 토마스 마이어스와 근막경선의 이론을 설명한다. 3장은 근막 시스템을 다른 관절, 신경, 장기와 같은 모든 것들과 통합하는 물리치료 평가와 MMS 치료 원리를 개괄적으로 설명하고 이어서 4장은 여러 다른 시스템과 관련된 장애에 대한 MMS 기술을 다른 도수 치료법과 통합할 수 있는 방법과 시기를 설명한다. 물리치료사는 여기서 개념들이 도수치료의 원리와 잘 부합한다는 것을 발견할 것이다. 두 번째 부분은 신체의 다양한 영역에 대한 MMS 기법을 기술하고 설명하며, 세 번째 부분은 최상의 결과를 위한 치료시에 고려해야 할 추가적인 주제(이동, 영양, 수화, 호르몬 등)에 대한 토론으로 본문을 완성한다.

도린은 어머니, 물리치료사, 그리고 정신을 구현한 자신의 여정에 대한 매우 개인적인 이야기로 책을 마감하고 임상의로서 자신을 있게 한 많은 경험을 공유한다. 이러한 정보가 어떻게 도린과 치료관계에 반영되었는지 그녀는 정말 특별하며, 진심으로 감사드린다. 물리치료사를 위한 글을 완성한 그녀에게 축하를 전한다.

다이앤 리(BSR , FCAMT , CGIMS)

물리치료 겸임교수

UBC 의학부

여성 건강 임상 전문가 CPA

캐나다, BC, Surrey

2018년 7월

서문 - 토마스 W 마이어스
FOREWORD By Tom Myers

전 세계에서 물리치료사와 움직임 전문가들은 우리가 어떻게 함께 적용하고 어떻게 움직이는지에 대한 새로운 통합적인 방법의 연구를 위해 노력한다. 이 중요한 관점은 근막 시스템의 자동 조절에 대한 새로운 지식과 연구와 결합된 뇌의 움직임 제어에 대한 새로운 지식과 연구로부터 생겨나고 있다.

이러한 새로운 통합 없이는 불가능한 이유는 서로 다른 직업이 서로 협력하고 서로에게 배우려는 의지가 중요하기 때문이다. 필라테스, 근력 및 컨디셔닝 훈련과 같은 운동 시스템의 통찰력은 물리치료에 새로운 생명을 불어 넣는다. 골 병증에 사용되는 본질적인 생리학적 움직임은 발달 지연과 함께 치료에 통합되고 있다. 운동 지도, 보조 및 도수 치료법은 모두 인간의 운동 기능을 학습하고 향상 시키며 복구하기 위한 하나의 이론적 기초에 혼합되고 통합된다.

이것은 새로운 발전이며 한 직업에서 다른 직업으로 공유되며 오래된 장벽이 무너지고 모든 '공간의학'의 실무자들이 결국 대화할 공통의 언어를 만들어 내는 행복한 과정이다.

도린 킬렌스는 다양한 방법을 하나의 일관된 전체에 통합할 수 있는 통합 전문가 중 한 명이다. 그리고 나는 특히 도수요법과 움직임이 그렇게 자신있게 결합되어 있는 것을 보게 되어 행복하며, 또한 근막경선을 배로 정확하게 수행하는 것을 볼 수 있는 또 다른 응용 프로그램을 보게 되어 매우 기쁘다. 근골격계 뼈대를 이용한 방법은 이전 세대의 골칫거리였던 선형적인 일대일 대응으로는 결코 돌아갈 수 없다. 프랙탈 수학, 시스템 이론 그리고 모든 것이 연관되어 있다는 어렴풋한 인식은 우리를 특정한 관절이나 근육의 움직임을 분리하는 유혹으로부터 멀어지게 한다. 우리의 몸은 그저 그런 식으로 작용하지 않는다.

이 책의 접근법은 간결하고, 즐겁고, 도전적이고 만족스러운 평생의 경력에 도움을 줄 것이다. 모든 것이 연결되고 상호작용하는 세상에서 일하는 것은 모든 단계에 대한 가이드와 모든 문제에 대한 정의된 답변이 필요한 사람들에게는 실망스러울 수 있다. 그러나 이 책은 한 번에 효과적이고 매력적인 방법을 제공하는 치료사가 되기 위한 적절한 태도에 대한 자세한 내용은 마지막 장을 참조하기 바란다.

토마스 마이어스

미국, 클락스 코브
2018년 7월

서문 – 벳시 앤 바른
FOREWORD By BetsyAnn Baron

나는 그녀가 젊은 물리치료사였을 때 1980년대 초에 도린 킬렌스를 만났고 전문 발레리나이자 그녀의 환자였다. 사실, 나는 그녀가 대학원 과정 초기에 머슬 에너지 테크닉 과정을 배운 후 그녀의 첫 번째 치료 대상자가 되었다. 그녀가 배운 기술은 마침 내 부상당한 몸이 필요로 하는 것이었고, 이것이 이제 거의 40년 가까운 관계의 시작이었다.

나는 발레를 그만두고 마사지 공부를 시작했다. 나는 그녀의 전문적인 의견을 얻기 위해 도린에게 연습했다. 그녀는 시간적 여유 보다 근육의 긴장에 더 많은 관심을 필요로 하는 환자들을 나에게 소개하기 시작했다. 그녀의 추천 덕분에, 내 진료는 마사지 치료사를 찾는 고객과 함께 꽃을 피웠다.

우리는 곧 우리 자신의 안녕을 위한 것뿐만 아니라, 중요한 기술과 발견을 공유하기 위해 매달 교류를 시작했다. 우리는 각자 다양한 강좌를 듣고 배운 정보를 교환했다.

21세기로 접어들면서, 우리 둘 다 비슷하면서도 다른 출처를 통해 근막과 근막 시스템을 탐구하기 시작했다. 우리가 찾고 있던 긴장된 선을 찾고 치료하기 위해 신체 위치를 탐색하면서 우리의 교류는 종종 웃음과 즐거움에 점점 더 집중되었다.

그녀의 초보시절에는 치료를 받는 동안, 도린은 나에게 이렇게 말하곤 했다: "야 벳시, 난 정말 멋진 것들을 배웠어! 이게 너한테 딱 맞을 거야!" 그녀가 근막 시스템 이완술을 탐구하여 연구하면서 "헤이 벳시, 내가 이번 주에 무엇을 가지고 놀았는지 ***보여줄게***"로 진화했다.

2007년 도린과 나는 "근막 신체 치료"라는 제목으로 물리치료사를 위해 고안한 보수 교육과정을 가르치기 시작했다. 우리는 그녀의 지식과 나의 지식을 합쳐서 우리가 다른 사람들에게 물려 줄 수 있는 매혹적인 근막 전체에 맞는 프로그램을 만들었다.

이제 도린의 획기적인 근막 기술은 그녀의 첫 번째 책인 "***근막 이완술***"의 주제이다. 치료실과 교실에서 도린의 성장을 목격하게 되어 영광이며, 그녀가 지식을 여러분들에게 전달하고 있다는 사실에 기쁘다. 도수 요법이 무엇을 달성할 수 있는지에 대한 이해에 또 다른 차원의 방법을 추가하는 것은 정말 뛰어난 실무 방법이다.

벳시 앤 바른

구조 통합 전문가, IASI, FQM
캐나다, 퀘백, 몬트리올
2018년 3월

서문
REFERENCES

이 책을 쓰는 이유는 무엇인가?

정형외과 물리치료사로 40년 동안 일하면서 나는 수년 동안 수강한 여러 번의 대학원 과정에서 훌륭한 방법들을 많이 배웠다. 나는 한 가지 유형의 치료 방법만을 믿어 본 적이 없으며, 고객의 치유 여정을 탐색하고 "적절한 시기에 올바른 방법"을 사용할 때 내 고객을 지속적으로 평가하고 치료하는 것을 선호한다(다이앤 리). 그럼에도 불구하고 나는 임상적 좌절감을 경험해 왔으며 이로 인해 이 매혹적인 근막의 세계를 탐험하게 되었다. 치료에 대한 이러한 접근 방식은 겉보기에 복잡한 사례에 대해 더 깊은 이해를 가져왔다.

물리치료사로서 우리는 관절 기능장애나 근육 불균형 등 과 같은 가능한 한 많은 기능장애 문제들을 분류하였다. 숙련된 물리치료사더라도 또한 환자들이 우리가 익숙한 견해에 맞지 않거나 일치하지 않는 여러 영역의 통증에 대해 불편을 호소하는 상황을 경험할 수 있다. 아마도 누락된 것은 종종 간과되는 조직의 범주로서 지속적인 근골격계 통증의 원인이 될 수 있는 근골격계의 구성 요소일 것이다. 근막은 신경이 분포되어 있어 잠재적인 통증을 유발하며, 해결되지 않으면 가동성을 제한할 수 있는 강력한 기계적 힘을 가지고 있다.

진실은 조직 사이의 연속성이 존재한다는 것이다. 우리가 좀 더 도전적인 사례들로 앞으로 나아가고 싶다면 우리는 기꺼이 기존의 틀에서 벗어나서 좀 더 전 세계적으로 열린 사고를 하는 접근 방법을 가져야 한다.

근골격계 기능장애의 원인이 되는 근막이라는 개념은 새로운 것이 아니다. 정골의는 수년 동안 근막에 대한 글을 써 왔으며 구조적 통합은 재활 분야에서 자리를 잡았다. 2007년부터 여러 국제 근막 연구회에서 이 분야의 연구가 폭발적으로 증가하고 다양한 전문 분야의 참가자 수가 증가함에 따라 다른 전문가들도 근막의 세계를 연구하기 시작했다. 그러나 대부분의 물리치료사들은 근막에 익숙하지 않았다. 우리가 근육과 신경과 같은 중요한 것들을 시각화하기 위해 우리가 해부학실에서 한쪽으로 밀어내는 것을 배운 '죽은 조직 밀어내기'를 제외하고, 근막에 익숙하지 않다. 물리치료사들은 도수요법에 있어서 다양한 기술을 가지고, 이 중요한 조직을 맡을 준비가 되어 있다.

정형외과 물리치료의 세계에서 도수 치료 기술의 적용은 점점 더 증거 기반으로 시행되고 있었으며 연구와 임상에서 가장 흔한 정형외과적 질환 관리를 위한 운동 요법과 함께 그 효과가 입증되었다. 그러나 요통에서 흉요추근막의 안정화 역할에 대한 언급 외에는 근막 역할에 대한 언급은 거의 없었다. 다이앤 리와 엘제이 리는 근막을 통합적 시스템 모델의 장애 중 하나로 지적했다. 근막의 연결에 대한 지식은 우리가 단지 고통스러운 조직이 아니라 문제의 근원에 우리가 접근하는 방법을 이해하는 데 도움을 준다.

2001년에 구조적 통합 전문가인 토마스 마이어스는 그의 책 ***자세 분석 및 치료를 위한 '근막경선 해부학'***의 초판을 썼다. 이러한 근막의 연속성의 개념은 근육이 힘을 전달하고 신체를 연결하고 지탱하기 위해 연결되는 여러 방법을 이해하는 데 도움이 되었다. 그것은 정적 자세의 지지뿐만 아니라 역동적이고 최적의 움직임을 이해하기 위한 방법이었다. 이 책에서 영감을 받아 이것을 가이드라인으로 사용하면서, 나의 어려운 사례에 대한 임상 적용과 함께 나는 근막 이완술(MMS)이라는 치료 방법을 개발했다. 이것은 관절, 근육, 신경계에 대한 도수 물리치료의 기원을 가진 접근법이다. 이것은 주로 구조적 통합 전문가들이 이러한 개념을 사용하여 느리지만 깊은 적용 방법으로 근육계 주변의 근막을 조작하는 기술을 설명하며 근막에 대한 다른 책과 구별된다. ***근막 이완술: 근막 기능장애의 평가 및 치료에 대한 임상 가이드***는 주로 도수 치료 교육을 받은 물리치료사를 대상으로 하지만 정골 요법사, 카이로프랙터, 구조적 통합전문가 및 대체요법을 하는 다른 많은 종사자들에게도 근막에 적용하는 유용한 방법이다.

책의 주제는 무엇인가?

여기서 설명된 기술은 캐나다와 유럽 전역의 물리치료사들에게 가르치고 있는 근막 시스템 이완술 교육에서 가르치는 내용들을 정리한 것이다. 이 과정은 전신에 적용하기 위한 포괄적인 시스템을 제공하고 있으며, 다음의 상부 사분면, 하부 사분면 및 고급 과정 통합의 3가지 과정으로 나뉜다. 이 책을 위해 선택된 기법은 정형외과적 도수 요법에서 흔히 볼 수 있는 반복적인 기능장애에 대한 효과적인 방법을 나타낸다. 이 책은 교육 코스의 부록이며 워크샵과 교육과정을 통해 이러한 치료 방법을 배우는 것이 좋다. 그러나 이 책은 치료사에게 근막 기술을 사용하는데 있어 지침을 제공하는 독립된 검사로도 사용될 수 있다.

내용의 구성은 어떻게 되어 있는가?

나의 의도는 가능한 독자 친화적인 책을 만드는 것이었다. 이것은 지금까지의 치료에 대한 근막의 접근법에 대한 역사적 검토(1장)와 이 치료의 개념이 개발된 토마스 마이어스의 근막경선 해부학의 근막경선에 대한 간략한 검토(2장)를 포함한 몇 가지 이론으로 시작된다. 그리고 주요 핵심 내용은 신체의 다양한 부위에 대한 임상 기법들(5장~13장)이다. 치료사는 예시로 경추와 관련된 장을 참고할 수 있으며(5장) 신체의 이 부위를 치료하기 위한 다양한 기초적인 접근법을 배울 수 있다. 그러나 임상에서 근막 기능장애를 진단하는 방법(3장)을 이해하고 치료의 기본 원칙(4장)에 익숙해지는 것 또한 매우 중요하다.

경막 가동술은 7장에 설명되어 있다. 이것은 많은 물리치료사들에게 익숙하지 않은 영역일 수 있으며, 이 부위를 평가하고 치료하기 위해 슬럼프 검사 및 하지직거상(SLR) 검사를 사용하는 것 외에 다른 방법을 치료사에게 제공한다. 마지막으로 14장에서는 요가 운동을 포함한 다양한 유형의 운동과 환자가 운동을 통해 근막의 건강을 회복하는데 기여할 수 있는 방법을 다룬다. 15장에서는 영양, 수화 및 호르몬 건강이 근막 조직에 미치는 영향과 같이 고려해야 할 '범위 외' 정보와 함께 치료 결과를 최적화하는 방법에 대해 설명한다. 또한 환자뿐만 아니라 치료사에게도 최적 치료 환경을 만드는 방법을 다룬다.

나는 여러분이 이 책에서 영감을 얻고 여러분이 탐험할 수 있는 완전히 새로운 치료 세계를 열 수 있기를 바란다. 근막 분야의 저명한 연구원이자 저자인 로버트 슐립의 말을 인용하자면, '수십 년 동안 심각한 문제 끝에 이 정형외과학의 신데렐라는 의학 연구 내에서 그 자신의 독자적인 정체성을 발전시키고 있다'고 한다. 근막의 세계에 오신 것을 환영한다!

도린 킬렌스, BScPT, FCAMPT, CGIMS

캐나다, 모트리올, 퀘벡
2018년 3월

역자서문

통합의학을 전공하며, 10년 간 중국, 태국, 호주, 영국, 독일, 인도, 일본을 포함한 국내외의 다양한 마사지(스웨디시, 타이, 클리니컬, 아유르베딕, 로미로미 등)와 근막(IASTM, STM, MFR 등)에 관한 테크닉들을 배우고, 현장에서 다뤄왔다. 다양한 상황에서 접했던 문제를 해결하며 노하우를 쌓은 만큼, 고민도 더 커져갔다. 하지만 본 책을 번역하면서 잃어버린 퍼즐 조작을 찾아 맞춘 듯 고민했던 부분을 해소할 수 있었다.

"근막 이완술: 근막 기능장애의 평가 및 치료에 대한 임상 가이드"는 토마스 마이어의 "근막 경선 해부학"을 보며 공부하셨던 분들에게 어떻게 활용해야 하는지에 대한 답을 제공할 수 있을 것이다.

이 책에서는 근막의 문제에 대한 평가법과 문제 해결을 위해서 근막선 별로 신체의 다양한 부위에 대한 접근 방법을 다루고 있어, 근막선을 활용한 움직임 회복을 위한 더 효과적인 접근이 가능해졌다.

임상에서 발생하는 다양한 사례와 문제 해결을 위한 "질환별 힐링 마사지"와 "연부조직과 통증유발점 이완법" , "심부 조직 마사지" , "임상 마사지 평가"에 이어 번역한 이 책은 근막이란 무엇인지부터, 근막의 기능장애 문제 및 병태생리학적인 근막에 관한 내용을 이해하게 해준다. 또한, 근막 시스템 이완술(MMS)을 위한 치료사의 관점에서 근막 경선의 이론을 설명해주며, 근막 시스템의 통합적 접근을 통해 관절, 신경, 장기와 같이 모든 것의 치료 원리를 설명하고 있다.

이외에도 여러 다른 시스템들과 관련된 장애에 대한 MMS 기법을 다른 도수 기법들과 함께 적용하는 방법과 시기를 설명해 주며 최적의 결과를 만들기 위해 고려해야 할 내용을 다루고 있다. 이러한 방법들과 과정에 익숙해진다면 현장에서 근막의 문제로 나와 같은 고민하고 있는 많은 종사자들에게 도움이 될 것이다.

2024년 3월 15일

역자대표 **백 형 진**

약어 목록

LIST OF ABBREVIATIONS

A/P (전/후, anteroposterior)

AC (견봉 쇄골, acromioclavicular)

ALL (전종인대, anterior longitudinal ligament)

ASIS (전상장골극, anterior superior iliac spine)

ASLR (능동적 하지 직거상, active straight leg raise)

BFL (후방 기능선, back functional line)

C/Thx (경흉추, cervicothoracic)

CCFT (머리 목 굴곡 검사, craniocervical flexion test)

CGRP (칼시토닌 유전자 관련 펩티드, calcitonin gene-related peptide)

Cr/V (두개골, craniovertebral)

CTM (결합조직 마사지, connective tissue massage)

Cs (경추, cervical spine)

DBAL (심부 후방 상지선, deep back arm line)

DF (배측굴곡, dorsiflexion)

DFAL (심부 전방 상지선, deep front arm line)

DFL (심부 전방선, deep front line)

DRA (복직근이개, diastasis rectus abdominis)

ECM (세포외 기질, extracellular matrix)

EDL (장지신근, extensor digitorum longus)

EHL (장무지신근, extensor hallucis longus)

EO (외복사근, external oblique)

ER (외회전, external rotation)

Ev (내번, eversion)

EZ (탄성 영역, elastic zone)

FABER(E) 〔굴곡 외전 외회전(신장), flexion abduction external rotation (extension)〕

FADDIR (굴곡 내전 내회전, flexion adduction internal rotation)

FDA 〔식품의약국(미국), food and drug administration(US)〕

FFL (전방 기능선, front functional line)

FHL (장무지굴근, flexor hallucis longus)

FLT (체중 이동의 실패, failed load transfer)

GH (상완관절, glenohumeral)

IFL (동측 기능선, Ipsilateral functional line)

IFOMPT (도수물리치료사연맹, international federation of manipulative physical therapists)

ILA (천골하외측각, inferior lateral angle)

IMS (근자극요법, intramuscular stimulation)

IO (내복사근, internal oblique)

IPT (골반내 비틀림, intrapelvic torsion)

IR (내회전, internal rotation)

ISGT (견갑대의 비틀림, intra-shoulder girdle torsion)

ISM (통합 시스템 모델, integrated systems model)

ITB (장경인대, iliotibial band)

LBP (요통, low back pain)

LHB (이두근 장두, long head of biceps)

LL (외측선, lateral line)

Lx (요추, lumbar spine)

MFB (근섬유모세포, myofibroblasts)

MMS (근막 시스템 이완술, mobilization of the myofascial system)

MTP (중족지관절, metatarsophalangeal)

mTrP (근막통증유발점, myofascial trigger point)

NOI (신경 정형외과 연구소, neuro orthopaedic institute)

NZ (중립구역, neutral zone)

OE (외폐쇄근, obturator externus)

OI (내폐쇄근, obturator internus)

OLS (한쪽 다리 지지, one leg stand)

P/A (후방, posteroanterior)

PF (저측굴곡, plantarflexion)

PIL (후하측, postero-inferior-lateral)

PIVM (수동적 추간 운동, passive intervertebral movement)

PNF (고유수용성신경근촉진법, proprioceptive neuromuscular facilitation)

PSA (신체의 자세 인식, postural somatic awareness)

PSIS (후상장골극, posterior superior iliac spine)

QL (요방형근, quadratus lumborum)

® (오른쪽, right)

R1 (움직임에 대한 첫 번째 저항 느껴지는 관절 가동범위의 지점)

R2 (관절의 가동범위의 끝지점, endpoint of joinfs range)

RA (복직근, rectus abdominis)

ROM (관절가동범위, range of motion)

RWA (인식과 이완, release with awareness)

SAL (앉아서 팔 들어올리기, sitting arm lift)

SBAL (표면 후방 상지선, superficial back arm line)

SBL (표면 후방선, superficial back line)

SC (흉쇄관절, sternoclavicular)

SCM (흉쇄유돌근, sternocleidomastoid)

SFAL (표면 전방 상지선, superficial front arm line)

SFL (표면 전방선, superficial front line)

SIJ (천장관절, sacroiliac joint)

SL (나선선, spiral line)

약어 목록—계속

SLR (하지직거상, straight leg raise)

SMFT (구조적 근막 치료, structural myofascial therapy)

SNS (교감신경계, sympathetic nervous system)

TFGF (종양 증식 인자, transforming growth factor)

TFL (대퇴근막장근, tensor fasciae latae)

Th/L (흉요추, thoracolumbar)

Thx (흉추, thoracic spine)

TMJ (측두하악관절, temporomandibular joint)

TPR (가로 평면 회전, transverse plane rotation)

TrA (복횡근, transversus abdominis)

UFT (승모근의 상부 섬유, upper fibers of trapezius)

ULNT (상지 신경 긴장 유발 검사, upper limb neural tension test)

vs (대비, versus)

WAD (편타성 손상, whiplash associated disorder)

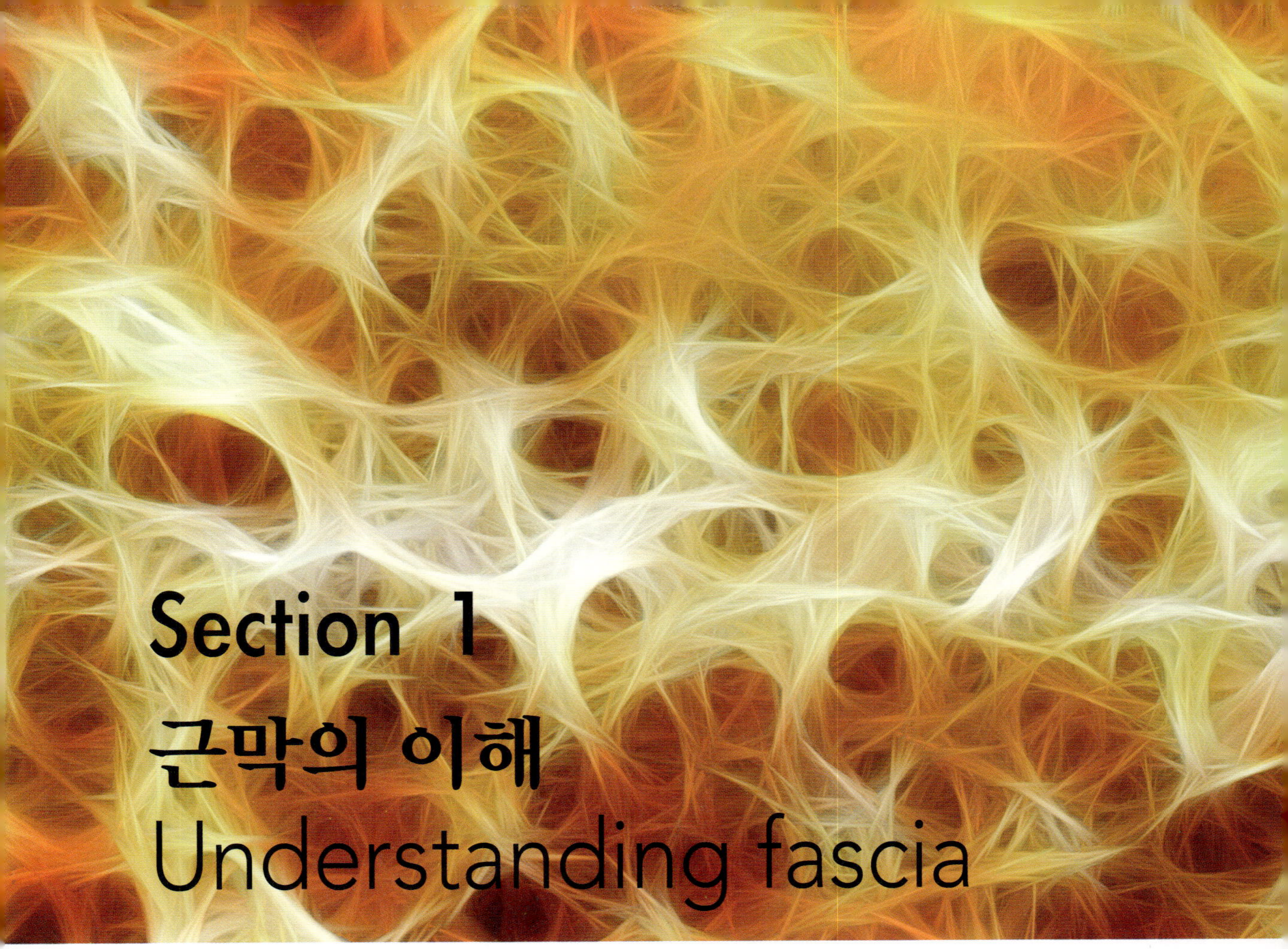

Section 1
근막의 이해
Understanding fascia

근막의 이해 (Understanding fascia)

1장

근막이 정확히 무엇일까? 오랜 기간 동안 근막은 의사들이 인정하지 않는 분야였다. 흔히 알려진 흉요근막과 족저근막은 광범위한 근막 시스템의 극히 일부일 뿐이다. 사실 근막은 근육뿐만 아니라 관절, 뼈, 신경, 장기 등 신체 전반에 걸쳐 세포단위에서 영향을 미친다(Oschman 2000).

근막의 연속성은 발생학을 통해 설명할 수 있다. 결합조직은 주로 배아의 중배엽에서 발달한다. 일반적인 생각과 다르게, 근막 내에서 근육이 발달하기 때문에, 근막은 기관 형성을 지시한다(Van der Wal 2009; Scheunke 2015). 이 생성 기능은 근막이 3차원적으로 감싸져 있어 '모든 것과 연결되어 있다'라는 점을 암시한다. 연구에서는 근막이 전신의 자동 조절 시스템에서 주요 역할을 한다고 한다(Langevin 2006).

그렇다면, 근막을 어떻게 정의할까?

근막: 정의(Fascia: a definition)

근막에 대한 정의는 여전히 진행 중이다. '콜라겐의 연결체이다', '방사형의 결합조직이다', '세포 외부의 망으로 된 조직이다' 등으로 묘사된다. 2015년에 근막에 대해 연구하는 사람들이 정의를 내렸다. 이 그룹에 따르면 근막은 하나의 막으로, 피부 아래에서 붙어있고, 감싸져 있는 형태로 다른 장기들과 근육을 구분하는 결합조직 집합체를 나타낸다(Stecco C. 2015a).

스테코는 "근막에 대한 해부학적인 정의"는 모든 사람들이 우리가 무엇에 관해 이야기하고자 하는지 분명하게 알 수 있게 한다. 해부용 시체에서 이러한 층을 분리하고 조직학적, 형태학적 분석을 수행하고, 수술 중 근막을 샘플링하며, 병리학적 변화를 평가하고, 생활 속에서 연구한다. 게다가 "다른 분야의 연구결과를 해부학적으로 비교하는데 용이하게" 할 수 있다.

그러나, 의료인들은 근막의 부정적 기능을 우려한다. 예를 들어, 해부학적으로 엄격한 정의를 적용하면 "근막"이 항상 움직임에 도움이 되는 것은 아니다. 이렇게 지나치게 좁은 정의를 적용하게 되면, 관절낭, 건, 인대, 근육내 결합조직과 같은 주요 조직으로부터 근막이 제외되는 방향으로 이어질 수 있다(Schleip et al. 2012b). 만약 연구의 목적이 힘의 전달이나 감각 능력, 상처 조절과 같은 기능적인 측면을 바라보는 것이라면, 근막에 대한 넓은 정의가 더 도움이 되는 경향이 있다(Stecco C. 2015a).

프랑스의 성형외과 의사 장클로드 기미베르토(Jean–Claude Guimberteau) 박사는 수술 중 몸 안에 내시경을 이용해 살아있는 근막을 관찰한 것으로 유명하다. 이는 근막 가동성의 필요성을 수용함과 동시에 연결 유지의 필요성을 수용하면서 분리적이고 복잡한 방식으로 서로에게 "미끄러지는" 근막 층의 놀라운 복잡성을 드러낸다. 내시경 영상을 보면, 근막은 수분이 많고 거품이 이는 섬유질로서 움직임에 따라 모양이 변하는 그물 구조를 형성하고 있다. 역동적인 움직임의 이 증거는, 근막이 건조한 솜털처럼 보인다는 해부용 시체에서 근막에 대한 이전의 설명과는 극명한 대조를 이룬다. 그는 저서 *"인간 생활 근막의 건축"에서, 내시경 검사를 통해 밝혀진*

세포외 매트릭스와 세포는 "근막은 피부 표면에서 세포핵까지 확장되는 체내 긴장성의 연속적인 섬유질 네트워크라는 정의를 내린다. 이 광범위한 네트워크를 지닌 근막은 이동이 가능하고, 적응하며, 구분하기도 하고, 불규칙적으로 인체의 기본적인 구조를 구성한다." 기미 베르토에게 근막은 단순한 결합조직 그 이상이다. 오히려 우리의 구성 조직이다 (Guimberteau 2015).

근막 해부학(Fascial anatomy)

근막은 다양한 형태로 나타난다:

- 느슨한 그물 모양이나 지방결합조직의 형태로 불규칙한 결합조직이다.
- 규칙적인 결합조직(스트레스에 반응하는 규칙적으로 결합되는 조직), 일반적으로 근막의 겉면, 건막, 인대, 건에서 발견된다.

신체의 일부 구조는 백선과 같이 규칙적이거나 불규칙적인 구조를 모두 혼합되어 가지고 있다는 점에 유의해야 한다. 예를 들어, 후방 흉요근막은 섬유 하부는 정기적으로 방향을 잡고 있으며, 섬유 상부 3분의 2는 불규칙하다(Axer 등, 2001a, 2001b).

근막은 근육 조직과 그에 동반되는 결합조직의 조합으로 정의될 수 있다. 근막은 고유의 특징과 속성을 가지고 있지만, 근막은 근육과 함께 신경근골격계의 시스템의 일부로 시너지 효과를 발휘한다. 따라서 근육과 근막은 통합적인 시너지 단위로서 기능적으로 서로 분리될 수 없다(Myers 2014).

근막 연속성(Fascial continuity)

근육의 명확한 기원과 사상이 뚜렷하다는 개념은 현재 연구의 결과로 구시대적이 되었다. 일부에서는 근육과 건, 인대 사이의 분리를 위해 건 조직으로서의 끝과 인대조직의 시작이 어디인가에 대해 구분하기 위해 도입되었으며, 인체의 조직을 통해 근막의 연속성이 존재한다는 것을 보여 주었다(Van der Wal 2009). 전통적으로 인대는 근육과 평행하게 배열된 것으로 보였으며, 관절 가동범위의 끝에서 완전히 펴질 때에만 작동하듯 여겨졌다. 그러나, 30년 전에 재프 반 댈 와이(Jaap Van der Wal)에 의해 연구되었지만 외면당했었다. 왜냐하면 이것은 기존의 전통적인 사고와 부합되지 않았기 때문이다. 하지만 시간이 흘러 전통적인 생각에 의문을 갖게 되었다. 반 댈 와이의 근막의 연속성에 대한 세심한 관찰은 근육과 인대가 실제로 서로를 강화하는 직렬로 배열되어 있다는 결론을 내렸다. 즉, 근육과 근막(근외막, 근주막, 근내막, 힘줄)을 긴장시킨 근육 수축은 인대 수축과도 관련이 있다. 왜냐하면 그것들은 우리가 과거 배워온 것처럼 별도의 기저층이 아니라 근육에 의해 수축된 같은 일련의 움직임 속에 근막의 일부분이기 때문이다. 결과적으로 예를 들어, 상완이두근의 굴곡에서 가장 크게 팔꿈치를 신전하는 순간에만 활성화되기에 거리가 먼 인대는 단축성 수축과 신장성 수축에서 움직임 전반에 걸쳐 관절의 안정화에 역동적으로 활동한다. 이러한 발견은 신체 내의 기능 단위에 대한 우리의 전체 개념을 재정의한다(Myers 2011).

반 댈 와이는 시신의 해부에 근막 스페어링(fascia sparing) 기법을 최초로 사용한 사람 중 하나였으며, 많은 다른 연구자들이 그 뒤를 따랐다. 토마스 마이어스의 *근막경선 해부학*, 길 헤들리(Gil Headly), 로버트 슐립(Robert Schleip), 칼라 스테코(Carla Stecco) 등이 몇 가지 새로운 연구와 해부 방법 덕분에, 기초 해부학에 대한 새로운 정보가 밝혀지고 있으며, 서서히 의사들에게까지 알려지고 있다. 근막이 운동 제어 시스템과 신경생리학적으로 미치는 영향은 환자의 전반적인 기능을 고려할 때 간과할 수 없다. 근막이 전체 시스템으로 간주되어야 한다는 것이 점차 명확해져 다른 치료와 훈련 전략으로 이어진다.

근골격계 근막(Musculoskeletal fascia)

근골격계에서는 근막은 표면 근막, 심부 근막, 근외막의 세 가지의 기본 구조로 형성된다(Stecco L. 2004).

표면 근막은 대부분 탄성섬유처럼 콜라겐으로 연결된 느슨한 결합조직 형태로 구성되어 있다. 그것은 손목과 발목의 지지띠에 있는 심부 근막과 조화를 이루며 두피 위로 모상건막과 연결된다.

심부 근막은 모든 근육을 덮고 분리하는 결합막에 의해 형성된다. 또한 신경과 혈관을 위한 외피를 형성하고 다양한 기관과 땀샘을 감싸고 관절 주변에서 특수한 형태의 인대를 감싸고 있다(Stecco L. 2004).

근외막은 근육 자체를 둘러싸고 힘줄과 연속적인 근막을 구성한다.

힘줄은 골막과 연결되어 뼈를 감싸고 있다. 이러한 맥락에서 뼈 자체는 매우 치밀한 결합조직을 보일 수 있다. 슐츠(Schultz)와 페이트리스(Feitis)는 저서 *앤들리스 웹(The Endless Web)*에서 설명했듯이 근육은 단순히 뼈에 붙는 것이 아니다. 오히려 근육 세포는 근막 그물에 떠 있고, 운동은 근막을 당기고, 근막은 골막 근막에 혼합되고, 골막은 뼈를 당기게 된다" (Schultz & Feitis 1996).

근막 연속성의 개념은 현미경 수준에서도 적용된다(그림 1.1). 근막의 깊숙한 곳에서 근육 자체를 보면, 근막은 개별 근육 섬유를 다발 또는 근막으로 그룹화하는 근막이다. 마지막으로, 세포 수준에서 근외막은 개별 근육 세포와 섬유소를 감싼다. 이것은 근막의 주요 역할 중 하나인 기계적 변환 기능(아래 근막의 역할 참조)과 관련이 있다.

시스템간의 중재자로서의 근막

근막은 시스템 간의 매개체로서 근막은 근골격계에 국한되지 않는다. 이것은 또한 기관의 근막 외피층과 ***신경계***의 주변에도 존재한다(Paoletti 2006). 한 하위 시스템의 가동성을 개선하면 다른 영역의 가동성에 영향을 준다. 신체 전반에 걸친 소통 시스템으로서의 역할에서 근막은 유기체의 다양한 시스템 간의 "중재자(mediator)" 역할을 한다(Schwind 2006). 신체 전반에 걸친 소통 시스템의 이 개념은 인간의 건강에 흥미로운 영향을 미친다. 관련된 내용은(Scheip et al 2012a)를 참조하기 바란다.

근막의 구성(Composition of fascia)

근막의 구성은 기저 물질, 콜라겐, 물, 엘라스틴으로 구성된 세포와 세포외 기질로 구성된다(Paoletti 2006).

1. **콜라겐**은 신체에서 가장 흔한 단백질이다. 이것은 근막 망에서 우세하며 해부되거나 절단된 고기에서 쉽게 볼 수 있다. 콜라겐 섬유에는 약 20가지 종류가 있다(Myers 2014). 유형 1은 지금까지 가장 널리 퍼져 있으며 다음과 같은 다양한 구조를 형성한다:

- 눈의 투명한 각막

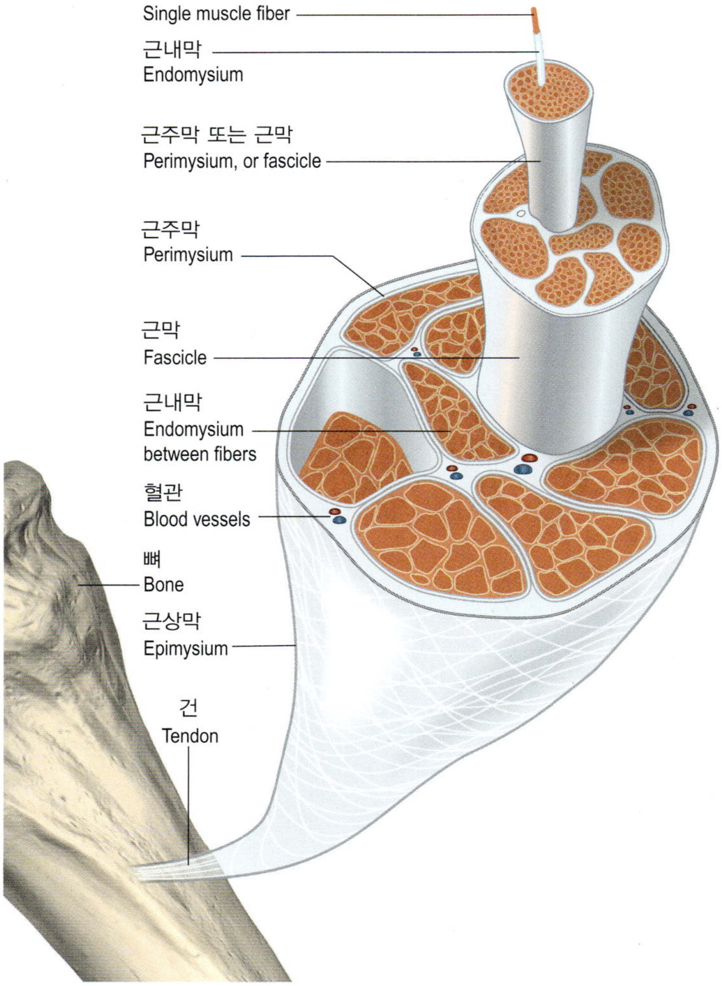

그림 1.1

골격근의 근막

- 힘줄, 인대
- 폐 조직
- 뇌를 둘러싼 막

2. **섬유아세포**는 결합조직에서 가장 흔한 세포 유형이다. 그들은 모든 결합조직 섬유에 대한 기초 물질과 전구체를 생산한다. 그들은 거대 분자의 이화 작용에 관여하는 효소를 분비하고 상처 치유와 염증에서 중심적 역할을 한다. 그들은 물리적 자극에 매우 반응하며 콜라겐 기질을 구성하고 유지하는 데 중요한 역할을 한다. 근막 조직에 대한 지속적인 긴장이나 압력은 섬유아세포의 국소 증식, 그리고 긴장 또는 압력으로 인한 힘의 선을 따라 세포 정렬을 유도한다. 스트레스가 지속된다면 오랜 기간 동안 근막은 더 조밀해질 것이다(Paoletti 2006). 기계적으로 스트레스를 받는 섬유아세포는 결합조직 합성을 증가시키고 염증 매개체의 생산을 감소시킨다.

3. **엘라스틴 세포**는 결합조직에서도 흔하다. 근막의 어떤 영역 내에서 콜라겐과 탄력섬유의 비율은 그 조직에 배치된 기능적 수요에 따라 달라진다. 강한 인장력이 있는 곳에서는 콜라겐 부분이 우세하고, 반대로, 신체 모양이 반복적으로 변하는 부분에는 더 많은 탄성섬유가 있으며 이러한 적응 능력으로 인해 근막 시스템은 신체의 변화하는 기능적 요구사항을 충족할 수 있다.

4. **기저 물질**은 수분이 많은 단백질(글라이코프로테인, 프로테오글리칸)로 구성된 점성이 있는 투명한 물질이다. 그것은 섬유아세포와 비만 세포에 의해 생성된다. 그것은 본질적으로 젤리형태의 물이다. 거의 모든 살아있는 세포의 환경의 일부이며, 물질이 교환될 수 있도록 하면서 세포를 유지하는 연속적이지만 가변적인 "접착제" 역할이다. 충분한 수분이 공급되면 대사산물을 쉽게 분배할 수 있고 면역 체계 장벽의 일부를 형성하여 박테리아 확산에 대한 내성을 증가시킨다. 움직이지 않는 영역에서는 기저 물질이 점도를 증가시킨다(예: 젤). 대사산물과 독소의 저장소가 된다(Myers 2014).

   기저 물질은 요변성(thixotropic)으로 더 액체가 되고, 점성이 낮아질 수 있다. 요변성(Juhan 1998)은 근막 조직에 열이나 에너지를 추가하여 달성된다. 작동중인 요변성을 이해하는 한 가지 방법은 한동안 찬장에 남아있는 케첩 한 병을 생각하는 것이다. 이 경우, 케첩을 분배하려고 시도하는 것은 더 점성이 있고 시간이 지남에 따라 덜 유동적이다. 일반적인 반응은 케첩 병을 더 쉽게 부을 수 있도록 흔들어 주는 것이다. 열이나 에너지를 추가하면 케첩이 더 액체처럼 보인다. 근막은 매우 유사한 방식으로 반응한다. 근막에 초점을 맞춘 도수 기법과 특정 운동 방법은 근막이 최적의 일관성을 유지하는데 도움이 될 수 있다. 근막의 요변성 측면을 활성화하면 움직임이 용이해지고 운동 제어가 최적화된다.

5. **근섬유아세포**(MFB)는 근막에서 발견되는 세포이다. 이들은 평활근 세포(내장, 자율 신경에서 발견됨)와 전통적인 섬유아세포(주로 콜라겐 기질을 만들고 유지 기능하는 세포) 사이의 매개체이다. 따라서 근막은 평활근과 같은 방식으로 수축할 수 있으며, 그래서 근골격 역학에 영향을 준다(Schleip et al. 2007). 근섬유아세포는 기계적 신호를 해석하고 생화학적 반응을 설정한다(기계적 변환의 개념). 그들은 둘 중 하나에 의해 자극된다.

   - 조직을 통과하는 기계적 장력
   - 산화 질소(MFB를 이완시키는) 및 히스타민(MFB의 수축을 자극하는)과 같은 특정 사이토카인 및 기타 약리학적 제제

듀피트렌 구축 또는 과거의 외상성 구축을 가진 사람들에게는 MFB의 밀도가 더 높다. 대조적으로, 마르판 증후군 환자에게는 MFB의 밀도가 낮다. "정상" 내에는 범위의 MFB 밀도가 높다. 더 많이 가질수록 더 단단해진다(Myers 2014).

근막에는 근섬유아세포가 포함되어 있기 때문에 근막 내부 및 근막이 상당한 자세 불균형을 유발할 수 있을 만큼 충분히 "단축" 또는 "수축" 할 수 있음을 증명하는 것이 좋다. 그러나 우리는 근막과 근육이 협력적으로 기능하고 평활근 섬유를 포함하는 근섬유아세포는 골격근 섬유의 당기는 힘 근처에서 생성되지 않는다는 것을 기억해야 한다.

근막 신경 분포(Fascia innervation)

근막 네트워크는 우리의 가장 풍부한 감각 기관 중 하나다. 근막에는 신경이 분포되어 있다. 그렇기 때문에 심각한 통증을 유발할 수 있다. 따라서 통증 증후군에 대한 근막의 기여도를 과소 평가할 수 없다.

기계적 수용체(Mechanoreceptors)

근막은 수동 압력에 반응하는 기계적 수용체(골지 기관, 파치니 소체, 루피니 종말, 자유신경말단)에 의해 조밀하게 신경 분포 된다(표 1.1).

슐립(Schleip, 2003)은 다음과 같이 말했다.

근막 조직에서 즉각적인 조직 방출이 종종 촉진하는 손 아래에서 느껴진다. 이 놀라운 기능은 전통적으로 결합조직의 기계적 특성에 기인한다. 그러나 연구에 따르면 영구적인 점탄성 변형에는 훨씬 더 강한 힘 또는 더 긴 지속 시간이 필요하다. 기계적인 관점에서 신경계의 자기 조절 역학을 포함하는 것에 대한 근막 전문가의 태도 변화가 제안된다(Schleip 2003).

통각 수용체(Nociceptors)

근막에는 많은 통각 수용체가 포함되어 있는데, 대부분 A 및 C 섬유 통각 수용체는 “떨림, 따끔거림 및 뜨거움”으로 증상의 느낌을 설명할 수 있다. 무수히 많은 작은 수초화되지 않은 자유신경종말은 근막 조직의 거의 모든 곳에서 발견되지만, 특히 골막, 근육 및 근막 주위 층, 내장 결합조직에서 발견된다(Mense 2007; Tesarz et al. 2011). 신체 기록에 따르면 근막은 피부나 근육보다 통증에 더 민감하다(Gibson 2009; Deising et al. 2012).

고유 수용체(Proprioceptors)

심부 근막은 또한 고유 수용 기능을 가지고 있는 것처럼 보이므로 운동 제어에 영향을 미칠 수 있다. 근막 확장은 신체의 다른 부분들 사이에서 운동 조절을 보장하여 근육 운동 사슬에 대한 해부학적 지원을 제공할 수 있다는 가설을 세웠다(Stecco C. 2015a).

교감신경 섬유(Sympathetic fibers)

근막과 자율신경계는 밀접하게 연결되어 있는 것으로 보인다. 기계 수용체의 자극은 교감 신경의 긴장을 낮추고 국소 조직 점도를 변화시킨다. 흉요근막의 해부학에 대한 연구는 교감신경계와 근막 장애의 병태 생리학 사이의 밀접한 관계를 보여준다. 흉요 근막 신경 분포의 40%는 혈관에 수축효과가 있는 것으로 알려진 교감 섬유로 구성되어 있으며, 이는 근막의 허혈로 이어질 수 있다. 이것은 교감신경계의 활성화를 증가시키는 심리적 스트레스로 인한 통증 강도 증가 현상을 설명하는 데 도움이 될 수 있다(Willard et al. 2012).

신경 분포 요약 (Summary of innervation)

로버트 슐립은 근막 신경 분포 문제를 다음과 같이 멋지게 요약한다.

“우리 몸과의 감각적 관계를 위해 그것이 순수한 고유 감각, 통각 감각 또는 보다 심부의 근막으로 이루어진 우리 몸과 감각적 관계를 위해 우리의 가장 중요한 지각 기관을 확실히 제공한다.”
(Schleip 2012)

표 1.1 근막의 기계 수용체.

로버트 슐립은(2003), 엘스비어의 승인하에 *'Journal of Bodywork and Movement Therapies'*의 파트 1에서 새로운 근막 가소성의 신경학적 설명을 하였다.

수용체 종류	선호 위치	반응	알려진 자극
골지 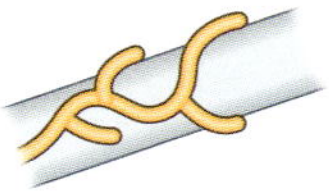 유형 Ib	근건 결합부 건막 부착 부위 말초 관절의 인대 관절 관절낭	골지건기관 : 근육 수축 기타 골지 수용체 : 보통 강한 스트레칭까지만 가능	관련 줄무늬 운동 섬유의 긴장 감소
파치니 소체 와 **파치니형수용기** 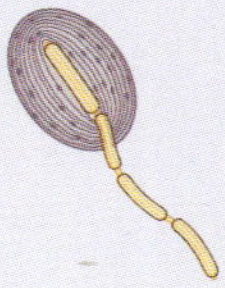 유형 II	근건 결합부 심부 캡슐 층 척추 인대 근육 조직 피막	급격한 압력 변화 및 진동	움직임 제어를 위한 고유감각 피드백 사용 (운동 감각)
루피니 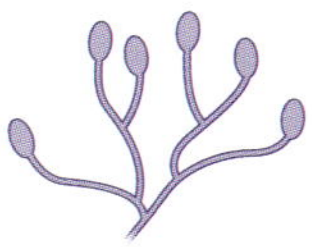 유형 II	말초 관절의 인대 경막외 피막층 관련된 기타 조직 규칙적인 스트레칭	파치니와 비슷하지만 지속적인 압력 접선 힘에 특별히 반응 (측면 뻗기)	교감 활동의 억제
사이질 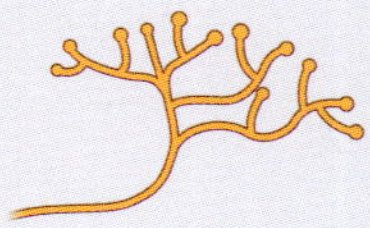 유형 III과 IV	가장 풍부한 수용체 유형. 거의 모든 곳, 심지어 뼈 내부에서도 발견됨. 골막에서 가장 높은 밀도	신속하고 지속적인 압력 변화 50%는 높은 임계 값 단위이고, 50%는 낮은 임계 값 단위임.	혈관 확장의 변화와 혈장 유출의 명백한 변화

근막의 역할(Roles of fascia)

근막은 신체에서 여러 역할을 한다.

- **구조적 무결성** 유지(Paoletti 2006)
- **정적 자세 지원** 유지(Paoletti 2006)
- **신체적 외상으로부터 보호**(복근 막이 기저 기관을 어떻게 보호하는지 생각해 보기)(Myers 2014)
- **충격 흡수** 기능(Paoletti 2006) 및 **힘의 전달**에서 동적 안정성에 영향을 준다(Huijing & Baan 2003, 2012).
- 이동 중에 서로 접촉하는 다양한 조직을 본질적으로 윤활작용을 하며 균일하고 부드럽고 매끄러운 표면을 만든다. 이는 마찰로 인한 손상 및 후속 조직 퇴화 및 저하를 방지하는 데 도움이 된다.

- 근육이 늘어나고 짧아질 때 근육의 모양이 변하도록 허용.
- 근막의 가장 중요한 역할 중 하나는 **기계 변환 기능**이다. 기계적 신호를 생화학적 반응으로 변환한다. 즉, 움직임을 교정한다.

전통적인 개념에 따르면, 세포는 세포외 기질 옆에 떠 있고 자율적으로 기능한다(그림 1.2A). 오쉬만(Oschman)이 제안한 보다 최근의 견해는 핵 물질, 핵막 및 세포 골격이 다음을 통해 기계적으로 연결되어 있다고 가정한다. 인테그린과 층류 단백질을 주변 세포외 기질(ECM)로 전달한다(그림 1.2B)(Oschman 2000; Myers 2014).

인테그린은 세포 주변, 특히 섬유 매트릭스에서 세포 내부로, 심지어는 핵까지 긴장과 압축을 전달하는 기계 수용체이다. 이러한 연결은 세포의 모양과 생리적 특성을 변경하는 역할을 한다.

이것은 세포가 내부에서 생성된 기계적 힘을 인식하고 생화학적으로 해석하는 능력이다. 세포 골격 또는 외부 소스에서 세포 모양에 대한 기계적 힘의 영향은 세포, 조직 및 기관 수준에서 주요 조절 메커니즘으로 부상하고 있다. 근막을 수동적 장력 전달 장치로 사용하는 전통적인 개념 대신, 동적으로 적응할 수 있는 기관으로서의 근막, 세포 조절의 중요한 조직 및 신체 전반에 걸친 소통 시스템의 새로운 그림이 등장하고 있다.

- 근막은 모든 조직에서 대사, 내분비 및 면역 교환이 이루어지는 "그릇"이다. 단백질 및 면역 세포가 림프계를 통해 혈액으로 되돌아가는 통로이다. 세포 간 통신 및 세포 교환 과정은 근막이 신체 **방어 및 면역 체계 기능**의 주요 역할을 하는 방법을 설명하는 데 도움이 된다 (Paoletti 2006).

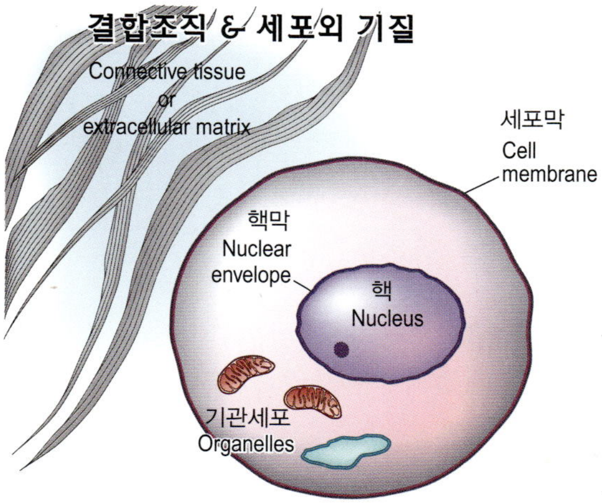

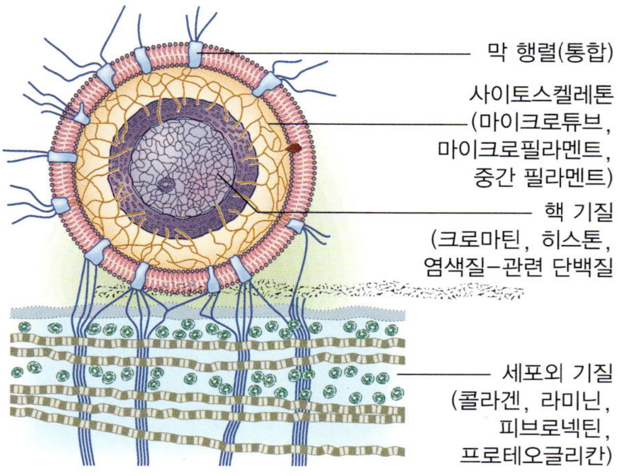

그림 1.2

토마스 마이어스(2014), ***근막경선 해부학 : 자세 분석 및 치료*** 3판에서 재현. 엘스비어의 허가를 받았다.

- 염증 반응의 조절에서 그것의 역할은 또한 심장질환과 암에도 영향을 미친다. 기계적 정보는 화학적 신호와 결합하여 세포와 세포 골격에 무엇을 해야 하는지 알려준다. 세포 골격이 과도하게 늘어난 매우 편평한 세포는 이를 덮기 위해 더 많은 세포가 필요함을 감지한다. 주변 기질(상처 복구에서와 같이)과 그 세포 분열이 필요하다. 또는 반올림과 압력은 너무 많은 세포가 매트릭스의 공간을 두고 경쟁하고 있으며 세포가 너무 많이 증식하고 있음을 나타낸다. 일부는 종양 형성을 막기 위해 죽어야 한다. 이 두 극단 사이에서 정상적인 조직 기능이 확립되고 유지된다. 이 전환이 어떻게 발생하는지 이해하면 암 치료에 새로운 접근 방식이 생길 수 있다(Myers 2014).

우리 DNA의 유전자가 세포 내에서 형질로 어떻게 표현되는지는 많은 연구자들에게 복잡한 수수께끼이며 주로 화학 물질과 관련이 있다. 신체의 각 세포는 동일한 DNA를 가지고 있지만 유전자가 다르게 발현되기 때문에 조직은 매우 다르게 행동한다. 세포는 환경과 상호 작용할 수 있는 두 가지 "감각"만 가지고 있다. 그들은 보거나 들을 수 없지만 기계적인 힘을 "느낄 수" 있고 화학적 신호를 "감지" 할 수 있다. 많은 연구에 상세한 화학적 신호 경로가 있지만 기계적 힘이 세포에 미치는 영향을 이해하는 것도 중요하다. 2016년에 외부 기계적 힘이 유전자 발현을 직접 조절할 수 있음을 입증했다. 이 연구는 또한 근막을 통해 세포 외부에서 핵으로 힘을 전달하는 경로를 확인했다(Tajik et al. 2016).

헬레네 랑게빈(Hélène Langevin)과 토마스 핀들리(Thomas Findley)은 *결합조직이라는 제목의 논문에서:*

근막과 생물학 연구가 통합 종양학에 미치는 영향은 다음과 같다고 했다. 생물학의 암에서 최근 발전은 국소 종양 환경에서 결합조직의 중요성 강조하고 있다. 염증과 섬유증은 잘 알려진 암의 원인이며 결합조직 경직은 종양 성장의 원동력으로 부상하고 있다. 그런 의미에서 암은 콜라겐의 질병으로 간주될 수 있다. 결합조직 염증 및 섬유증을 감소시켜 암 확산 및 전이에 직접적인 유익한 영향을 미칠 수 있다. 한편, 현재 종양 주변에 기계적 힘을 가하는 잠재적 위험에 대한 지식은 거의 없다. 따라서 통합 종양학이 사람의 건강뿐만 아니라 암 생물학 및 전체에 미치는 영향을 이해하기 위해서는 기본 및 임상 연구가 모두 필요하다 *(Langevin 외. 2016).*

요약하면, 근막이 인체에서 수행하는 다양한 역할은 모두 건강한 간질성 유체 환경, 대사적 항상성 정체 및 면역 감시를 유지하면서 신체가 움직일 수 있도록 하는데 있어 그 중요성을 지적한다. 이처럼 근막은 굉장히 매력적인 조직이다!

1 장

근막 병리학(Fascial pathology)

근막이 병리학적으로 기여하는 여러 가지 요인이 있다. 다음 중 하나만 또는 여러 가지 조합으로 근막의 기능에 영향을 줄 수 있다:

- **외상:** 과거 또는 현재(낙상, 접촉성 스포츠, 타격 등). 염증은 정상적인 치유 과정에서 중요하다. 그러나 너무 많거나 장기간의 염증은 근막의 결합과 섬유증으로 이어질 수 있다(Gautchi 2012)
- 과부하로 인한 **미세손상** (과도한 훈련, 무겁거나 반복적인 작업) (Gautchi 2012).
- **고정:** 장기간의 침상 생활 또는 깁스와 같은 고정(Van den Berg 2007)
- **수술**(흉터, 유착): 수술 후 흉터 자체가 잘 치유되고 가동성이 좋아졌을 수 있지만, 근막경선에 미치는 영향은 과소평가되고 있다.
- **나쁜 자세**로 인한 기계적인 스트레스
- 장기간의 전신에 만성적인 조직 염증은 **식이요법**과 관련이 있는 것이다 (자세한 내용은 15장 참조).
- **환경적 오염:** 환경적 유독물질 (예: 밀폐된 공간에서 일정 기간 동안 유성 페인트를 사용)은 신체의 방어 및 면역 체계의 문제를 유발할 수 있으므로 이 또한 근막에 영향을 미칠 수 있다.
- **내분비 효과:** 당뇨병 환자는 부상에 대한 치유 반응이 느린 것으로 알려져 있다. 내분비계의 변화가 특히 근막에 영향을 미칠 수 있다고 생각된다.
- **정서적 스트레스:** 정신적, 육체적, 정서적 또는 영적 스트레스는 뇌와 신체에 염증성 화학 물질을 생성하고 세포 변성을 유발한다. 이 과정은 뇌에서 발생할 수 있으며 기억력 저하로 나타날 수 있다. 그것은 또한 우리가 육체적, 정신적 또는 영적 모든 트라우마를 저장하는 근막에서 발생할 수 있다. 이러한 외상은 두꺼워지고 조밀한 근막의 문제를 만들게 되며, 결국 통증과 제한된 운동 범위로 이어진다(Northrup 2016).

어떠한 원인이든, 이러한 문제들은 결합조직의 생화학적 변화를 유도할 수 있으며, 이는 차례로 점탄성의 특성에 영향을 미칠 것이다. 그리고 근막 조직의 손상은 국소적 저산소증으로 이어지는 국소적 허혈을 일으킨다는 것을 알게 되었다. 사이토카인(브라디키닌, 물질 P, 칼시토닌 유전자 관련 펩타이드(CGRP)과 같은 염증 매개체)과 성장인자와 응고인자가 방출된다. 그 다음의 산소 부족은 결합조직의 유착을 촉진한다(Shah et al. 2005, 2008).

부상을 입으면 문제가 발생한 부위에 기계적 장력이 발생해서 부목과 같은 버팀목이 생길 수 있다. 이러한 반응은 섬유아세포에서 근섬유아세포로의 전환을 자극하고 손상된 부위 주변의 근막의 긴장을 만들게 된다. 처음에 이 과정에 적응할 수 있지만 지속되면 부적응이 될 수 있다.

결과적으로 콜라겐의 미세섬유는 인접한 근막층 사이에 형성되어 서로 결합한다. 이러한 근막의 요소들의 결합을 "섬유증", "결합에 의한 유착" 또는 "흉터 조직"이라고도 한다. 차이토우(Chaitow)와 들라니(Delany)는 *'신경근 기법의 임상적 응용'*에서 이러한 유착의 형성은 정상적인 '미끄러짐과 활주'를 방해한다. 근막이 두꺼워지면 운동 패턴, 균형 및 고유수용성 감각을 방해한다. 이것은 만성적인 조직의 부하와 추가적인 부상 및 전체적인 연부

조직의 긴장 패턴으로 이어질 수 있다(Chaitow & Delany 2000).

섬유증(fibrosis)의 영향

섬유증은 해당 부위가 치유가 된 후에도 자연적으로 없어지지 않으며 시간이 지남에 따라 오히려 누적되는 경향이 있다. 근막의 그물의 가교와 마찬가지로 접착력이 높아질수록 그물의 장력이 강해지지만 탄성도는 떨어진다(Schierling 2017). 움직임이 제한되면 결합조직에서 기저 물질 손실과 윤활 효과의 손실이 나타나며, 현미경 및 거시적 모두에서 근막 요소의 결합으로 이어진다. 이 부위에 대한 영양 공급 및 혈액 공급이 손상되었고, 이는 섬유성 결절과 근막 통증유발점의 발달을 촉진한다. 결과적으로, 전체적인 근육의 운동 범위와 관절이 제한되고 약해질 수 있다. 그러한 변화는 체형과 몸에 변화를 줄 수 있으며 경우에 따라 뼈의 구조적 변화까지 가져올 수 있다.

또한 스테코가 규정한 바와 같이 근막이 더 뻣뻣해지면 근육의 수축이 감소하고 만성적인 구획증후군을 유발할 수 있다(Stecco C. 2015b).

결합조직이 힘에 반응한다

극단적인 생활 방식(지속적인 과사용 또는 침상 생활)은 근막에 중요한 영향을 미친다. 습관적인 자세는 근막을 둘러싸고 있는 근막의 경선을 자극하게 되고 프로테오글리칸과 체액으로 채워진 무작위의 "구조물" 대신 "열성적"이 되어 실제로 모든 조직의 관절, 근육, 기관 또는 신경을 잡아 당길 수 있는 힘을 생성한다.

세포외 요소는 영양, 연령 및 단백질 합성에 의해 부과된 한계 내에서 요구 사항을 충족하도록 변경된다. 노년기에 탄력 섬유의 비율이 감소하고 단단한 콜라겐 섬유가 우세한 것은 사실이지만, 신체에 움직임에 대해 우리는 이러한 조직에(좋은 영양과 수분) 공급뿐만 아니라 자극에 반응하여 신체가 지속적으로 스스로 재생한다는 것을 명심해야 한다. 항상 건강한 식단을 유지하고 규칙적으로 걸으며, 아쿠아 피트니스 수업에 참여하는 90세의 어머니는 근골격계 질환을 포함하여 건강상의 문제가 거의 없었는데, 그녀의 근막 조직은 유동적이고 적응력이 있었다. 이와 대조적으로 잘 먹지 못하거나, 수분을 잘 섭취하지 않고, 잘 움직이지 않는 중년 환자가 있었는데, 이 환자들에서는 근막 조직이 오래된 마른 가죽처럼 촘촘하고 뻣뻣한 느낌이 들었다. 누군가는 아마도 유전학이 중요한 역할을 하고 어떠한 사람들은 더 조밀한 근막조직의 유전적 특성을 가지고 있다고 주장할 수 있다. 이 주장에는 몇가지 근거가 있다. 그러나 근막의 건강과 기능에 긍정적인 영향을 미칠 수 있는 요인(14장 및 15장 참조)이 고려되어야 한다.

근막 수화(Fascial hydration)

연구에 따르면, 근막 수화의 중요성을 강조하고 있다(Klinger et al. 2004; Reed et al. 2010). 인체는 75%의 물로 구성되어 있으며 그중 2/3는 근막에 있다. 따라서 최적의 기능을 위해서는 이러한 조직의 적절한 수화를 유지하는 것이 중요하다. 근막의 여러 곳에 적절한 수분이 공급될 수 있도록 움직이게 하는 것도 마찬가지로 중요하다. 여기에서는 움직임의 가변성이 핵심이며, 가급적 일반적인 습관과 다른 패턴에서 중요하다(Myers 2017). 14장은 근막 조직의 최적의 상태를 유지하는데 도움이 되는 다양한 운동 방법과 운동에 대해 설명한다.

수화에 영향을 미치는 요인에는 기계적인 영향뿐만 아니라 pH값, 체온 및 생체 활성 단백질(특히, 호르몬 및 성장인자 TFGF-β1)도 포함된다. 신체에서 pH 수준은 신장 및 호흡기 시스템에 의해 조절된다. 근막 결합의 산화는 근섬유아세포의 수축성을 증가시키는 경향이 있으므로 더 단단한 근막을 만들게 된다. 호흡 패턴 장애, 정서적 스트레스 또는 산을 생성하는 음식과 같은 pH의 변화를 일으키는 활동은 일반적으로 신체의 근막에 경직을 유발할 수 있다(Pipelzadeh & Naylor 1998). 근막에 대한 pH 수준의 이러한 영향은 결합조직의 정렬이 최적의 기능을 하기 위한 항염증성 알카리식 요법에 효과에 관한 최근 권장사항(아직 증거가 뒷받침되지 않음)을 설명할 수 있다.

긴장 통합 구조 (Fascia as a tensegrity system)

근막 해부학의 또 다른 주요 개념은 긴장 통합 구조로서의 신체이다. 이것은 압축과 장력이 동적으로 균형을 이루는 구조이다. 그림 1.3에서 우리는 근막을 나타내는(단일 선) 사이의 탄성요소와 함께 신체의 뼈 구조로 표현되는 긴장 배열(이중 선)의 고체 요소를 고려할 수 있다.

통합 구조의 영역에 장력이나 압축이 가해지면 통합 구조의 나머지 부분에서 반응이 발생한다. 변형은 전체 구조에 걸쳐 분포되고 변형되는 영역에 국한되지 않는다. 따라서 긴장 통합 구조의 장력의 증가는 전체 구조에 걸쳐 공명하여 반대쪽에도 영향을 미친다(그림 1.3의 두 번째 도면 참조)(Ingber 2003).

결과적으로 연결 조직의 구조물의 한쪽 끝을 잡아당기거나 밀면 전체 구조에 힘이 작용하여 근육, 뼈, 신경, 혈관, 땀샘 및 기관에까지 영향을 미친다(Juhan 1998).

새로운 발견은 근막 정렬 구조 내의 장력 패턴이 전체 통합 구조에 일어나는 일을 즉각적으로 쉽게 전달하는 방법임을 강조한다. 그의 주요 논문에서 잉버(Ingber)는 세포의 기계적 변환 과정을 요약한다. "아주 간단하게, 긴장성 배열을 통한 장력의 전달은 상호 연결된 모든 요소에 힘을 분산시키는 수단을 제공하고, 동시에 전체 시스템을 하나로 연결하거나 '조정'하는 수단을 제공한다(Ingber 2003).

특정 부위의 손상은 신체의 다른 부분에서 장기간의 변형으로 움직이도록 영향을 미칠 수 있다. 흉터나 유착에 의해 전달되는 것과 같은 근막 장력의 전달은 작은 문제들로 종종 그 부위에서 어느 정도 떨어진 곳에서도 놀라울 정도로 기능적 문제를 가져오기도 한다.

신체의 연쇄 반응(Chain reaction)

모든 손상이 반드시 연쇄 반응을 일으킬 수 있는 긴장 통합 구조의 변화를 유발하지는 않는다. 때로는 초기 손상 직후에 반응이 나타난다. 다른 경우에는 몇 주 또는 몇 달이 걸릴 수 있다. 이러한 결과의 변화는 다음을 포함한 여러 가지 요인에 따라 달라진다.

- 현재 부상의 심각성
- 환자의 연령
- 환자의 적응 및 보상작용 능력

손상 연쇄 반응은 신체의 어느 부분에서도 시작될 수 있으며, 그곳에서 위 또는 아래로 퍼져나간다(Paoletti 2006). 파올레티(Paoletti)는 가능한 연쇄 반응의 다양한 예를 인용한다.

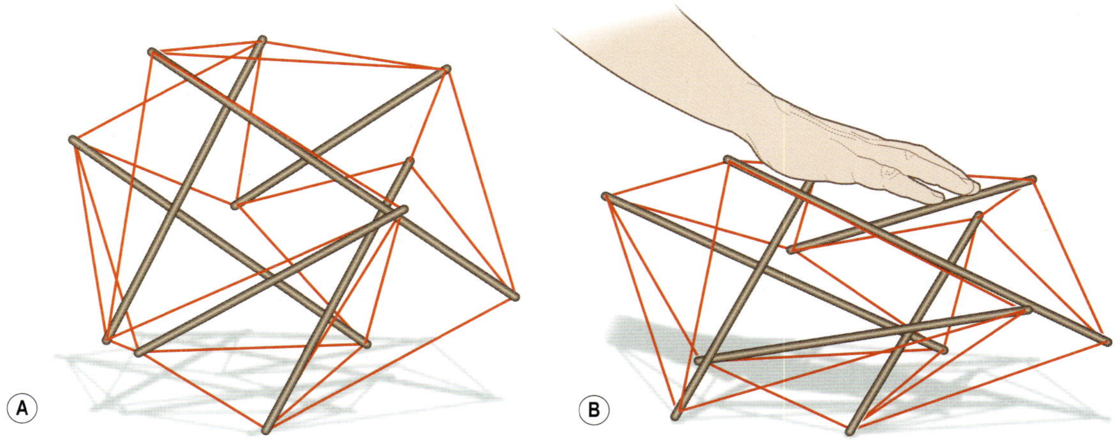

그림 1.3
근막 긴장 통합 구조

하강하는 연쇄 반응

- 모상건막 → 표면 경추 근막 → 견갑대 → 흉부 → 상지
- 장요근 → 회음부 → 엉덩이의 짧은 근육 → 무릎 또는 발목

첫 번째 예에서 환자는 상지 통증을 호소할 수 있지만 모상건막에 대한 근막경선의 문제가 해결되지 않으면 상지에 국소적인 치료만으로는 부분적인 완화 효과만 얻을 수 있을 뿐이다.

상승하는 연쇄 반응

- 발목 염좌 → 비골두 → 무릎 외측 → 고관절/이상근 → 천장관절(SIJ) → 흉요근막 → 광배근 → 어깨 → 경추 → 두개골
- 미골 손상 → 경막 → 두개내막
- 방광 → 원형 인대 → 횡격막 → 심낭 → 인후통

상승 반응의 두 번째 예에서 낙상은 미골의 경막 가동성이 회복될 때까지 두부 통증을 지속적으로 유발할 수 있다(Paoletti 2006).

통증유발점으로 인한 근막의 관련 장애

신경의 주행 증가와 근막의 긴장으로 인해 발생하는 증상을 어떻게 구별할 수 있는가? 서로 관련이 있나? 그렇다면 어떻게 연결되나?

이 두 장애를 구별하는 한 가지 방법은 촉진을 통한 것이다. 과긴장성 근육 또는 통증유발점의 촉진은 종종 "소시지 중간에 페페로니 스틱"처럼 느껴진다. 반면에 긴장된 근막선의 촉진은 종종 팽팽한 긴장을 가지고 있는 "기타 줄"처럼 느껴진다(Diane Lee, 개인적 커뮤니케이션).

통증유발점의 증상에는 국소적 통증과 방사통, 근육의 위축 없이 통증으로 인한 반사 근육의 약화, 자율 및 자극성 장애, 제한된 움직임 및 관류 장애

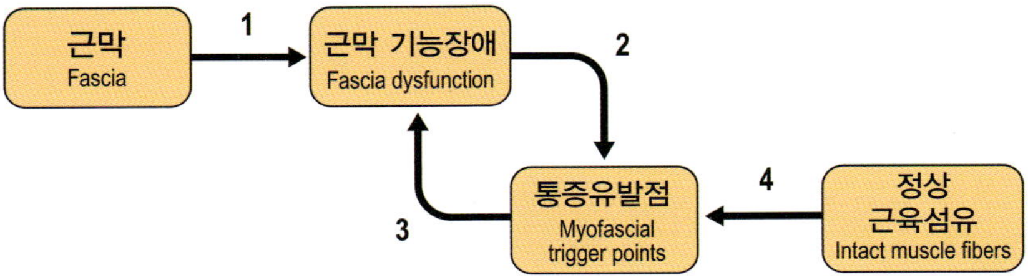

그림 1.4

근막 기능 장애와 근막의 통증유발점 간의 상관 관계.

1. 근막 기능 장애로 이어지는 요인
2. 근막의 기능 장애로 인한 통증유발점 발생
3. 통증유발점으로 인한 근막 기능 장애 발생
4. 정상 근육 섬유에 통증유발점이 생기는 원인

엘스비어의 허가를 받아서 *근막: 인체의 긴장 네트워크*(5, 7장)을 R. U. Gautchi, in R. Schleip et al.(eds)(2012)에서 재현했다.

(부종 형성)가 포함될 수 있다. 이 과정은 신경근 포착 또는 고유 수용성 감각의 변화로 이어질 수 있다. 따라서 운동 신경에 영향을 미친다(Gautchi 2012).

반사작용(예: 침술, 근육내 신경자극술(IMS), 자세이완기법, 충격파 요법)은 통증유발점 치료에 매우 효과적이다. 그러나 이러한 통증유발점이 근육의 균형, 제어 및 문제를 정상화하려는 시도에도 불구하고 이러한 통증유발점이 재발하는 경향이 있다면, 우리는 또 다른 영향 요인 중 하나인 근막을 고려해야만 한다. 고치(Gautchi)는 통증유발점 형태의 근육의 병리학적 문제가 항상 근막의 기능 장애의 원인이 될 수 있다고 말한다. 반대로, 기능 장애를 가지고 있는 근막은 근육의 통증유발점을 유발하거나 지속적 문제를 발생시킬 수 있다(그림 1.4).

이러한 상호 작용으로 인해 최적의 치료 방법에는 통증유발점과 근막을 모두 고려해야 한다. 근육의 반사에만 작용하는 근육 이완 기법은 근막의 긴장을 간접적으로 감소시킬 수 있다. 그러나 이러한 기술은 근막의 측면에는 부족한 영향을 미친다. 변화된 근막의 구조를 다루기 위해서는 도수 기법을 사용하여 결합조직을 목표로 하는 것이 필요하다(Gautchi 2012).

치료에 대한 근막의 접근법에 대한 고찰

근골격계 기능 장애의 원인이 되는 근막이라는 개념은 참신한 발상이 아니며, 한 나라에 국한된 것도 아니다. 근막 시스템의 치료에 대한 몇 가지 접근 방식이 지난 세기에 걸쳐 나타 났다.

결합조직 마사지 (엘리자베스 디케-독일)

근막을 고려한 최초의 전문가 중 한 명은 1930년대에 결합조직 마사지(CTM)라는 기술을 개발한 독일의 물리치료사 Elizabeth Dicke이다. 이러한 치료 방법은 혈관의 광범위한 감염으로 인해 오른쪽 다리에까지 감염되어 문제를 일으키는 증상을 관리하는 데 어려움을 겪으면서 당시 방법들에 대한 그녀 자신의 문제를 극복하기 위해 개발되었다. 그녀는 또한 협심증과 위, 신장 및 간에 문제가 발생했다. 수술하기에도 통증이 너무 심해서, 그녀는 죽기 위해서 옆 병동에 남겨졌다. 그녀는 몇 달 동안 자율신경계의 해부학을 연구하면서 보냈다.

그녀의 경험과 분석을 바탕으로 디케는 자율신경계를 비활성화시키는 것을 목표로 하는 결합조직을 위한 마사지 치료 방법을 개발했다. 디케는 자신의 기술을 적용해 동료가 치료를 시작한 지 4개월 만에 디케는 퇴원했고 1년 만에 직장으로 돌아왔다. 그녀의 다리에는 이제 정상적인 혈액순환이 되었고, 허리 통증 및 협심증, 신장 및 간의 문제 또한 모두 해결되었다.

디케(Dicke)와 동료들은 그 기본 메커니즘을 이해하고 효과적인 방법을 확인하기 위해 이 새로운 기술을 연구하는데 향후 10년을 투자하였다. 그들은 독일의 모든 물리치료를 공부하는 학생들을 위한 교육 방법을 개발하고 여기에 장기와의 관계에서 근긴장의 변화를 연구한 J. 매켄지(J. MacKenzie)의 연구를 통합하였다. 그리고 1942년 디케, 콜라우슈, 리브, 맥켄지는 ***류마티스 및 내과 질환에 적용 가능한 결합조직 신경반사작용 마사지***(CTM)를 출간하였다. 스위스, 이탈리아, 그리고 독일의 많은 종합 병원과 정형외과 병원, 물리치료사, 헬스, 스파에서 이러한 CTM을 계속해서 연구를 실행하고 있다(Utting 2013).

이러한 치료 방법에 대한 나의 첫 번째 대상자는 재활원에 있는 한 할머니가 2년 동안 발에 궤양을 치료하기 위해 다양한 치료법을 받았지만 효과가 없었던 사례에 적용하는 것이었다. CTM으로 10번의 치료를 적용한 후 상처는 마침내 치료되었다. 그 결과 나는 CTM(최초의 대학원 과정)을 수강하게 되었고, 나는 이 접근법이 때때로 정형외과 고객에게 유용하는 것을 알게 되었다.

롤핑/구조적 통합 (아이다 롤프 – USA)

롤핑 이라는 구조적 통합 기법은 1940년대와 1950년대에 아이다 롤프에 의해 개발되었다. 생화학자이자 원자 물리학자인 롤프는 그녀의 통증을 치료하기 위해 그 당시 적용 가능한 다양한 접근법(오스티오패시, 요가, 알랙산더 기법, 펠덴크라이스 기법 등)으로 그녀 자신의 통증 문제를 해결하기 위한 치료법을 찾기 위해서 연구했다. 처음에는 자세이완기법이라는 새로운 방법을 만들었고, 그녀의 10번의 치료 프로그램인 근막 조작은 신체의 재구성을 돕기 위해 개발 되었다. 목표는 중력, 자세 통합 및 교정 운동을 통해 신체의 문제를 개선하는 것이었다. 근막을 조작하는 그녀의 기술은 느리고 깊었으며 일정한 구조와 방법을 따랐다. 처음에 이 접근법은 롤핑으로 알려져 있었다. 아이다 롤프에 의해 교육받은 다른 바디워커들은 그녀의 접근법에 그들만의 해석으로 발전시켰다. 예를 들어, 조셉 헬러(Joseph Heller)가 헬러워크(Hellerwork), 토마스 마이어스가 ***근막경선의 구조적 통합***(ATSI)을 조지 코알레오스(George Kousaleos)가 ***코어***(CORE)를 개발했다. 아이다 롤프는 결코 롤핑이라는 용어로 만족할 수 없었고, 1990년에 그 접근 방식을 구조적 통합이라는 이름으로 바꾸었다. 마사지 기법의 일종이지만 그 기원은 마사지 기법에 있지 않다.

2006년에 벳시 앤 바른에 의해 구조적 통합의 다른 방법이 개발되었는데, 그와 함께 물리치료사에게 근막 시스템 이완술을 가르쳤다. ***구조적 근막 치료***(SMFT)라고 부르는 바른의 기술은 구조적 통합 세션(Baron Bodyworks.ca)의 적용보다 '방법'이 적다.

SMFT에는 두 가지 핵심 요소가 있다:

- 주관적 평가 방법인 신체의 자세 인식(PSA)
- 근막 시스템의 심부 적용 기술

정골요법(Osteopathy)(미국)

100여년 전에 앤드류 테일러 스틸(MD)은 정골의학을 설립했다. 그는 근막을 처음으로 묘사한 사람 중 한명으로, 근막이 조직의 활공과 유체의 흐름을 돕는 역할을 인식했다. 당시에도 그는 근막과 질병과 암 세포를 포함한 신체의 모든 세포 사이와 영양 사이의 연관성을 깨달았다(Findley & Shalwala 2013). 현재의 정골요법사는 두개천골 요법, 내장기 도수치료, 관절가동술, 그리고 마지막으로 연부조직 이완을 포함하여 전신 근막의 관점에서 신체의 불균형을 해결하기 위해 여러 가지 접근 방식을 사용한다.

근막이완(John Barnes – 미국)

근막이완(MFR)은 물리치료사인 존 반스가 개발한 도수 치료 방법의 일종이다. 이 방법은 최적의 길이를 회복시키고 통증을 감소시키고 기능을 개선하기 위해 근막의 가소성 복합체에 낮은 부하와 긴 지속시간을 적용하는 것을 포함한다. MFR이 다양한 조건에 대한 치료로서 긍정적인 효과를 가지고 있다는 일화적인 증거가 있다. 접근 방식은 신체의 특정 영역(예:횡격막)에 국한되는 경향이 있지만 구조적 통합과 몇 가지 유사점이 있는 기술을 포함한다. 이 접근 방식이 근막 시스템 이완술(MMS)과 다른 점은 MFR이 토마스 마이어스의 저서인 **근막경선 해부학**에서 설명한 근막선의 평가 및 치료 원칙을 따르지 않는다는 것이다.

근막테라피(Danis Bois – 프랑스)

근막테리피(Fasciathérapie)는 프랑스에서 대니스 보이스(Danis Bois) 박사의 정골요법 및 물리치료 방법에서 발전한 신체적 접근 방식이다. 정골요법으로 보이스는 자신의 유기체를 관리하고 있다고 느꼈지만 그는 정신과 신체의 전체 문제를 다루고 있지는 못하다고 느꼈다. 따라서 그는 근막테라피라고 부르는 또 다른 접근 방식을 개발했다. 이것은 통증, 긴장, 스트레스 및 습관적 사고 패턴에 대한 고객의 관계에 대한 인식을 높이는 것을 목표로 하는 부드럽고 비침습적인 도수 치료법이다. 이 체성감각적 접근 방식을 사용함으로써 치료사는 자기 조절력을 촉진하기 위해 "신체와 대화" 한다. 근막테라피 외에도 그는 감각 재교육이라고 하는 체세포 운동 연습, 감각 자기 성찰이라고 하는 명상 연습, 위의 모든 것을 동반하는 언어 또는 표현 구성 요소를 통합한다(Bois 2013).

이 접근 방식은 주로 서유럽에서 사용하며, "근막테라피"는 물리치료사, 정골요법사 및 작업치료사의 방법과는 다르다.

근막 도수치료 (Stecco family – 이탈리아)

이 기술의 창시자는 물리치료사인 루이지 스테코(Luigi Stecco)와 그의 자녀인 정형외과 의사인 칼라 스테코(Carla Stecco)와 물리치료사인 안토니오 스테코(Antonio Stecco)로 구성된 이탈리아에 기반을 둔 스테코 가족이다. 그들은 이 분야의 연구와 보급으로 잘 알려져 있다. 근막 조작 방법은 근막을 연속적으로 통합된 근막 단위의 개념을 기반으로 하며 심부 근막과 근육에 위치한 특정한 지점(조정 중심 및 융합 중심이라고 함)에 대한 깊은 수동적 자극을 포함한다. 이 접근법은 주로 근육계 주변의 근막에 초점을 맞추고 있지만 최근에는 내장기 근막이 포함되었다.

근막 시스템 이완술 (Doreen Killens – 캐나다)

이 개념은 처음에 저자와 캐나다 물리치료사인 로리 맥러플린(Laurie McLaughlin)에 의해 개발되었으며, 강사이자 캐나다 물리치료협회 정형외과 부문 수석 심사관이다.

캐나다의 도수 치료는 영국(시리악스), 노르웨이(칼텐본) 및 호주(메이틀랜드)에서 가르치는 다양한 관절가동술과 도수 접근 방식을 기반으로 한다. 도수물리치료사연맹(IFOMPT)의 표준에 따라 시스템은 통증 과학뿐만 아니라 운동 제어 및 근육 불균형을 포함하도록 발전했다. 이 도수 치료 배경 외에도 샬먼의 접근법, 키네틱체인(Kinetic Control), 신경초음파학회(NOI)의 과정, 두개천골 요법, 내장기 도수치료 등. 내가 사용할 수 있는 모든 도구를 활용했음에도 불구하는 나는 임상적 한계와 좌절의 시간을 경험했다. 이러한 순간들은 특히 내가 일차적인 통각 수용성 통증이 있다고 확신하는 상황에서 발생했다. 그러나 내가 가지고 있는 방법들 중 무엇을 시도해도 내가 찾고자 하던 긍정적인 결과를 가져오지 못했다. 나는 또한 숙련된 물리치료사로서 배운 인식 체계와 맞지 않거나 다른 여러 상황의 통증에 대해 고객들이 불편을 호소하는 상황을 경험했다. 이러한 임상적 상황의 경험은 로리와 나를 여러 근골격계 질환에 걸쳐 근막의 역할을 탐구하게 했다.

로리는 자신의 치료에 대한 접근법을 가르치고 있는데, 이를 근막을 위한 도수 치료(ProActive Education, Laurie McLaughlin.ca)라고 한다.

내가 개발한 근막 시스템 이완술(MMS) 기법은 캐나다와 유럽의 물리치료사에게 가르치는 기술이다. 관절, 근육 및 신경 시스템에 대한 도수 치료에서 유래한 접근방식이다. 신체의 여러 시스템과 관련하여 근막에 초점을 맞추는 것은 근막에 대한 다른 책, 주로 근육 시스템 주변의 근막을 조작하는 기술을 설명하는 구조 통합 전문가에 의해 쓰여진 다른 책과는 구별된다. MMS에 사용된 기술은 이 책에서 설명할 기술이다.

치료에 대한 이러한 접근 방식은 겉보기에 복잡한 사례에 대해 더 깊은 이해를 가져 왔다. 이제 만성적 손상을 보았을 때 나는 손상의 원인이 무엇 때문에 일어났는지 뿐만 아니라 더 중요한 것은 왜 그것이 해결되지 않는지 묻는다. 그 국소적 부위에 대한 치료가 부족하면 두 가지 질문을 한다.

1. 내가 2차적 손상 문제를 다루는 중이고 통합 시스템 모델에서 방향을 찾지 못했는가? (developed by Diane Lee and Linda-Joy Lee) (www.learnwithdianelee.ca, www.ljlee.ca)?
2. 이 재발성 기능 장애(관절, 근육, 신경 또는 내장)는 기능 장애를 유지하고 있는 그 밖의 다른 어떤 것과 연관되어 있는가?

근막의 연속성 개념은 정적 자세의 지지뿐만 아니라 동적이고 최적의 움직임을 이해하는 기준이 되었다. 근막의 연결에 대한 지식은 고통스러운 조직(피해자)이 아니라 문제의 원인(범인)에 대한 접근 방식을 이해하는 데 도움이 된다. 그러나 나는 "근막 치료사"가 아님을 명확히 하고 싶다. 나는 내 도구 상자에 몇 가지 도구를 가지고 있는 물리치료사이다. 그 중 하나가 근막 시스템 이완술(MMS)이다. MMS의 접근 방식은 3장과 4장에서 자세히 설명한다.

운동 재교육 접근법
(Movement re-education approaches)

기능적 패턴 재교육을 통한 신경 조절의 개념을 포함하는 동시에 근막 시스템에 중요한 정보를 제공하는 많은 운동 재교육 접근법이 있다. 여기에는 고유수용성감각촉진법(PNF), 알랙산더 테크닉, 휠든크라이스 및 요가와 테라피가 포함된다. 15장은 이러한 치료법과 근막의 최적의 기능을 유지하는데 도움이 되는 운동을 요약 정리한다.

근막 시스템 이완술(MMS)은 도수 물리치료사로서의 우리의 견해에 적합한가?

근골격계 물리치료사로서 우리는 환자의 주관적인 불만의 퍼즐을 중심으로 두도록 교육받았다(그림 1.5). 이 접근법에는 통증, 감각 이상, 약점 등에 대한 주관적인 불만뿐만 아니라 환자의 경험에 대한 믿음과 태도도 포함된다. 특정한 기능상의 제한이나 어려움도 고려해야 한다. 종합적인 주관적 검사를 통해 고객의 증상과 징후에 기여할 수 있는 요인에 대한 가설 분석으로 평가 기법을 선택할 수 있다.

만약 우리의 평가가 주로 중심부의 기시점들의 통증을 호소하는 경우, 적절한 교육과 **통증의 개념 설명**(Butler & Mosely 2013)을 하고, 뇌를 다시 재교육 해주어 이 문제를 해결해야 한다. 환자의 분석이

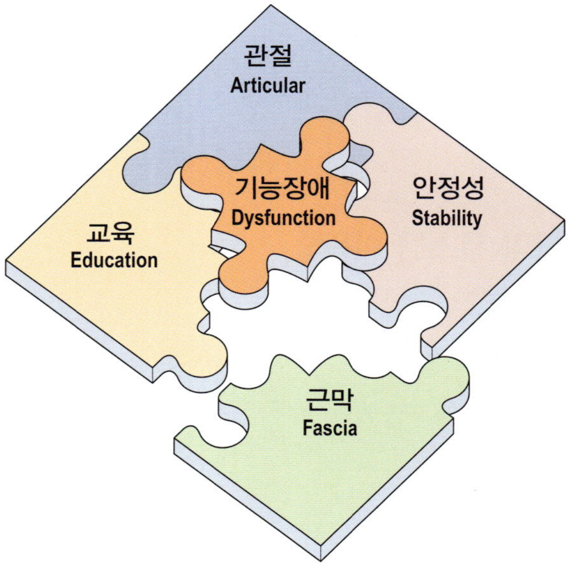

그림 1.5
환자의 퍼즐

교감신경계(SNS) 반응이 높아진 문제를 지적한다면, 호흡법, 경찰법 등 SNS를 진정시키는 기술로 이를 해결해야 한다. 일차적 통각수용기의 통증을 다룰 때는 기계적 통증을 고려하는 것이 적절하다. 대부분의 물리치료사들은 고객을 평가할 때 관절 기능 장애의 기여는 물론 운동조절과 안정성 문제까지 고려해야 한다. 고객이 이를 닦기 위해 앞으로 구부리거나 안거나 등 기능활동을 할 때 자신의 상태를 스스로 관리하고 불량한 패턴을 반복하지 않도록 교육하는 것도 매우 중요하다. 그러나 이 퍼즐에서 누락된 연결 고리는 종종 근막의 역할이며 특히 만성적이고 반복적인 상태를 가진 사람에게 있다.

다이앤 리와 린다 조이가 개발한 **통합 시스템 모델**(Lee & Lee 2011)은 환자의 임상 발표에서 관절, 신경, 내장 및 근막 시스템의 기본 시스템 장애가

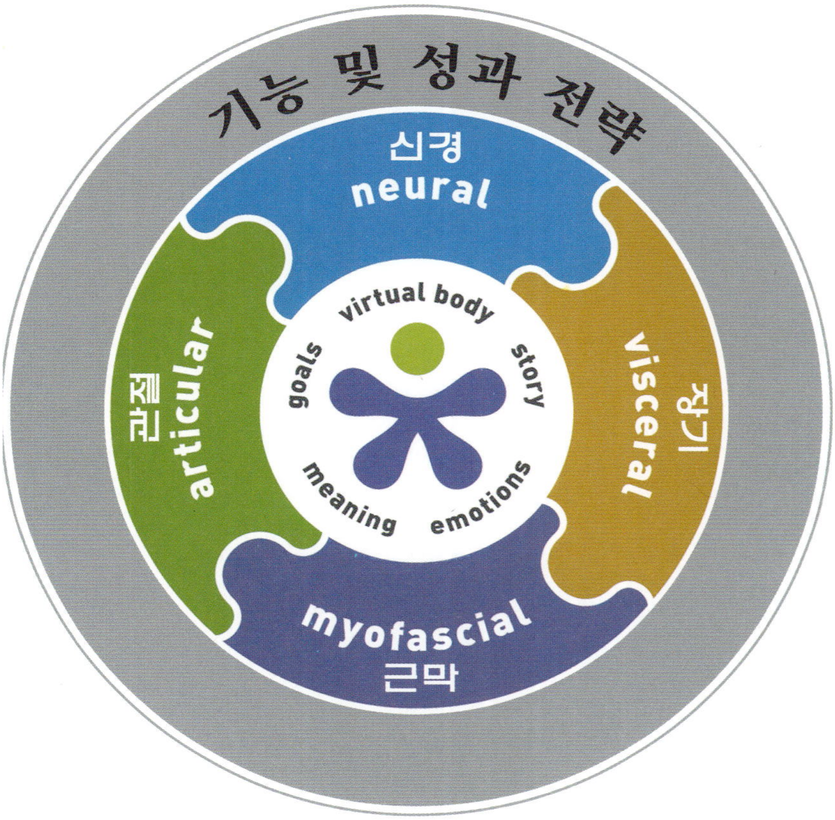

그림 1.6

통합 시스템 모델에 대한 임상 퍼즐.

Reproduced from Lee & Lee (2011), *The Pelvic Girdle: An Integration of Clinical Expertise and Research,* 4th edition. With kind permission from Elsevier

수행하는 역할을 고려해야 한다. 표시된 임상 퍼즐은 결과를 차트로 작성하기 위한 도구이다(그림 1.6). 이는 기능적 작업에 영향을 미칠 수 있는 다양한 요인들을 나타내며 치료사가 이러한 요인(관절, 신경, 내장 또는 근막)을 치료하도록 지시한다.

근막 손상의 범주는 복직근이개(DRA) 또는 근막이 밀집되고, 묶여 있으며, 운동 중 신장에 저항하는 근막과 같이 과도하게 늘어난 근막 구조와 관련이 있다.

숙련된 물리치료사는 모든 문제를 치료할 수 있는 여러 다양한 기술을 가지고 있다. MMS는 훌륭한 방법이지만 물리치료사의 방법에 이것만 있어서는 안된다. 이 한 가지 방법이 다른 것보다 더 중요한 것은 아니다. 같은 고객이라도 치료 초기에 사용하기에 적절할 수 있는 것이 나중 단계에서는 적절하지 않을 수 있다. 따라서 평가와 치료를 번갈아가며 "비교 가능한 징후"를 재평가하여 해당 고객에게 가장 적합한 도구를 결정하는 것이 중요하다. 최적의 치료 방법은 먼저 평가를 하고 평가 결과를 기반으로 임상적 추론을 통해서 사용할 치료법을 결정하고 치료 후 움직임 패턴을 포함하여 객관적인 징후에 변화가 있는지 확인하기 위해 재평가하는 것이다. 변화가 없다면 다른 접근법을 시도해야 한다(임상 결과에 근거한 또 다른 가설과 방법).

1장

요약(Summary)

이 장은 독자들에게 근막의 정의, 해부학, 구성 및 신경 분포를 소개하기 위한 것이다. 근막이 신체에서 수행하는 다양한 역할과 근막 기능 장애의 병태 생리학이 설명되어 있다.

마지막으로, 이 장에는 지금까지 전 세계적으로 개발된 다양한 치료 방법에 대한 역사적 관점이 포함되어 있다. 다음 장에서는 "**근막경선 해부학**"의 저자인 토마스 마이어스가 설명한 근막경선을 검토한다. MMS의 많은 기술은 이러한 개념을 기반으로 개발되었다.

Tom Myers의 근막경선 해부학의 근막선과 임상적 의미에 대한 간략한 요약

2장

구조적 통합 전문가이자 자칭 신체 "지도 제작자"인 토마스 마이어스는 2001년 자신의 책 *근막경선 해부학*의 초판을 썼다. 마이어스는 근막에 대한 임상적 적용에 대해 계속 연구하면서 두 번의 개정판을 출간하였다. 이 책은 아이다 롤프(Ida Rolf)와 마이어스가 연구한 신체의 머리부터 발끝까지, 그리고 코어를 주변부로 연결하는 12개의 근막경선을 지도화했다. 마이어스가 근막의 연속성에 대한 생각을 한 유일한 사람은 아니지만, 그의 글은 기능적으로 통합된 근막경선에 대한 명확한 설명은 치료사의 배경이 어떻든 임상에서 개념을 적용하기 쉽게 만든다. 근막경선 해부학 개념의 아름다움은 물리치료사, 카이로프랙터, 정골요법사, 구조적 통합 전문가, 마사지 치료사, 요가 또는 필라테스 강사 등 인간의 구조와 움직임에 종사하는 전문가의 적용에 쉽게 통합될 수 있다는 것이다.

*근막경선*은 나에게 혁신적인 생각이었다. 숙련된 도수 물리치료사임에도 불구하고 나는 2001년에 이 책을 읽기 전에 근막의 연속성 개념에 대해 거의 알지 못하였다. *근막경선*은 근육이 힘을 전달하고 신체를 유지하기 위해 연결하고 움직이는 여러 가지 방법을 이해하는데 도움이 되었다. *근막경선*에서 영감을 받아 가이드로 사용하고 특히 어려운 사례에 대한 내 자신의 임상적 경험과 함께 근막 시스템 이완술(MMS)이라는 치료 방법을 개발했다. 이것은 관절, 근육, 신경계의 수동적 물리치료에서 유래된 접근법이다. *근막경선*의 개념은 근막 치료에 대한 나의 접근 방식의 대부분을 위한 틀을 형성하기 때문에 이 장 전체를 토마스 마이어스의 12개의 근막경선에 대한 요약 및 검토에 전념하고 그것들 각각에 대한 임상적 의미를 설명했다.

다음은 토마스 마이어스가 설명한 **12개의 "근막경선" 요약**이다.

- 표면 후방선(Superficial back line; SBL)이라는 한 개의 후방선
- 표면 전방선(Superficial front line; SFL)과 심부 전방선(Deep Front Line; DFL)의 두 개의 전방선
- 외측선(Lateral line; LL)이라는 몸의 각 측면에 위치한 두 개의 경선
- 나선선(Spiral line; SL)이라는 하나는 오른쪽에서 시작하고, 다른 하나는 왼쪽에서 시작하는 경선
- 전방 기능선(Front Functional Line; FFL), 후방 기능선(Back Functional Line; BFL), 동측 기능선(Ipsilateral Functional Line; IFL)이라는 세 가지 기능선
- 표면 전방 상지선(Superficial Front Arm Line; SFAL)과 심부 전방 상지선(Deep Front Arm Line; DFAL)이라는 두 개의 전방 상지선
- 표면 후방 상지선(Superficial Back Arm Line; SBAL)과 심부 후방 상지선(Deep Back Arm Line; DBAL)이라는 두 개의 후방 상지선

2장

표면 후방선(Superficial Back Line)

표면 후방선(그림 2.1)은 다음과 같은 구조로 이루어져 있다:

- 모상근막(scalp fascia), 후두능선(occipital ridge)
- 기립근(erector spinae),
  흉요근막(lumbosacral fascia)
- 천골(sacrum),
  천골결절 인대(sacrotuberous ligament),
  햄스트링(hamstrings)
- 비복근/아킬레스 건(gastrocnemius/Achilles),
  족저근막 및 단족지굴근(plantar fascia and short toe flexors)

임상적 의미(Clinical implications)

- 만성 요통을 호소하는 환자는 종종 두경부 통증 및 두통을 호소하고, 이들 사이의 연관성은 표면 후방선(SBL) 때문일 수 있다.
- ***족저근막***이 지속적으로 긴장되는 것은 족저근막 자체의 긴장뿐만 아니라 표면 후방선(SBL)을 따라 근육이 수축하기 때문일 수도 있다.
- ***긴장성 두통***은 표면 후방선 연결선 상에 있는 머리 근육인 전두근 부위에서 발생한다.
- ***후두 신경통***은 표면 전방선 근육의 긴장 수축과 같은 문제로 발생할 수 있다.
- 지속적인 ***흉통이나 요통*** 또한 표면 전방선 근육과 관련된 문제일 수 있다.

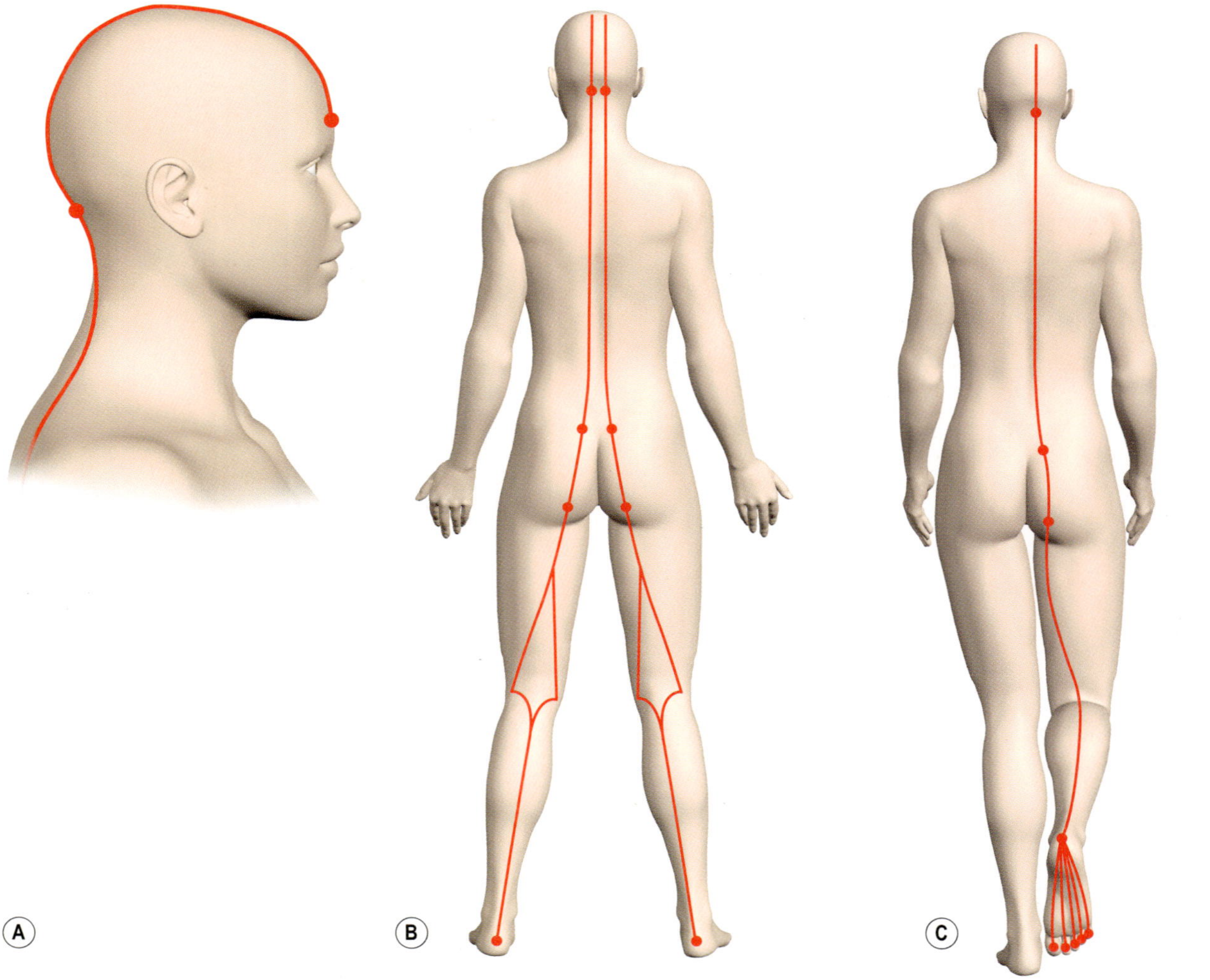

그림 2.1

A. 표면 후방선(상위) **B.** 표면 후방선(오른편과 왼편) **C.** 표면 후방선(발까지 이르는)

표면 전방선(Superficial Front Line)

표면 전방선(그림 2.2)은 다음과 같은 구조로 이루어져 있다:

- 모상근막(scalp fascia), 흉쇄유돌근(sternocleidomastoid muscle), 흉골연골근막(sternochondral fascia)
- 복직근(rectus abdominis), 대퇴직근(rectus femoris), 대퇴사두근(quadriceps), 슬개건(patellar tendon)
- 단지신근과 장지신근(short and long toe extensors), 전경골근(tibialis anterior), 전방 하퇴구획(anterior crural compartment).

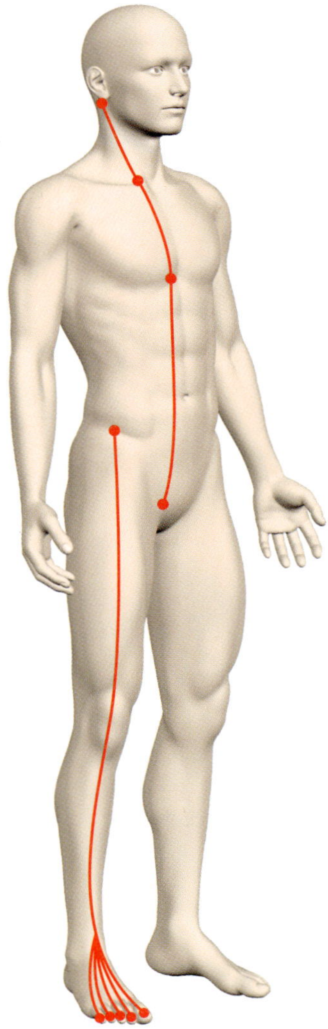

그림 2.2
표면 전방선(Superficial Front Line)

임상적 의미(Clinical implications)

- 상체가 굽어 있거나, '거북목'이라고도 불리는 일자목이 있거나 또는 무릎을 구부리거나 펴는 데 어려움이 있는 경우는 모두 표면 전방선(SFL) 근육 근막의 과도한 수축으로 인해 생기는 증상일 수 있다(Myers 2014).
- ***흉근이 수축됨***으로써 일자목 증상이 생길 수 있는데 흉근을 감싸고 있는 근막은 치골결합 부위와 대퇴사두근까지 연결된다(그림 2.3).
- ***망치 발가락*** 증상이 생기면 발의 균형을 잡아주는 뼈와 근육(후경골근, 내재근, 장비골근)이 약해지게 된다. 이로 인해 균형을 잡기 위해 발가락의 신전근을 과도하게 움직이게 되고 항상 긴장하게 된다. 발가락의 신전근은 근막으로 표면 전방선에 연결되어 있어 표면 전방선에 생긴 문제가 망치 발가락이 생기는 원인이 되기도 한다.
- ***복부 흉터***는 부위가 잘 아물었어도 만약 흉터의 위치가 표면 전방선이나 심부 전방선의 근막 부위에 있다면, 긴장이 생겨 몸의 다른 부위에 기능 이상이 생길 수 있다. 예를 들어, 제왕절개 흉터가 전방 상완 관절과 견갑골을 잇는 근막에 근접해 있으면 움직이는 데 장애가 생겨 견갑골과 상완

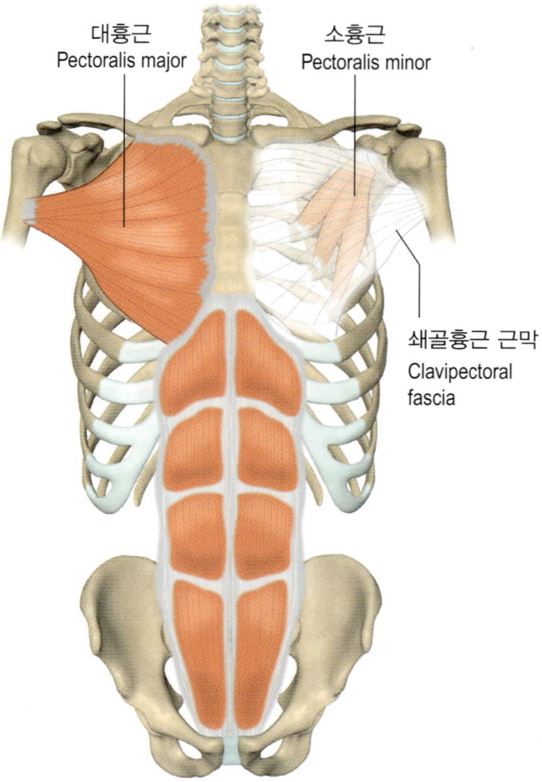

그림 2.3

표면 전방선은 복직근과 흉근을 연결하고 있다.

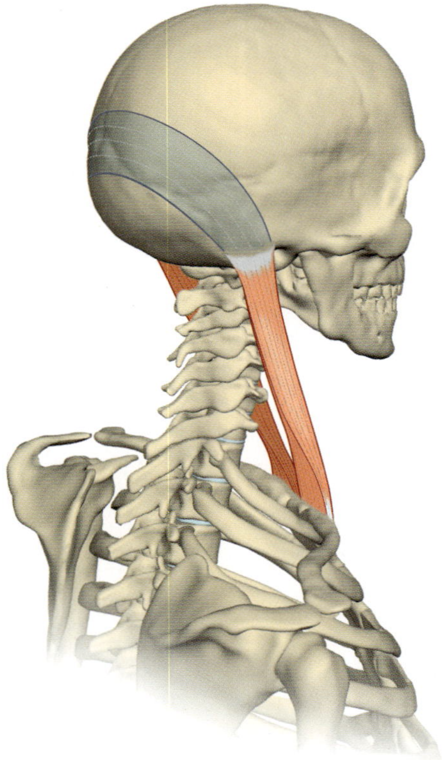

그림 2.4

후두부에 매달려 두 흉쇄유돌근과 연결되는 표면 전방선 근막.

관절을 전방으로 계속 기울어지게 해서 어깨를 제대로 움직이지 못할 수도 있다.

- 일자목 증상이 있으면 ***흉쇄유돌근***(SCM)이 수축되기 쉽다. 후두부에서 양쪽 흉쇄유돌근을 연결하는 근막 띠에 문제가 생기면 후두 신경통의 원인이 될 수도 있다. 흉쇄유돌근(SCM)을 여러 개의 근막이 싸고 있기 때문에 이 부위에 긴장이 생기면 발(표면 전방선)이나 흉곽 측면까지 수축하게 된다.

또한 이 부위에 긴장이 생기면 후두 유돌 봉합 부위를 압박하게 되어 뇌신경 장애를 일으킬 수도 있다. 흉쇄유돌근은 측두골을 강하게 잡아당겨 얼굴을 후방으로 회전시킬 수도 있다. 얼굴이 후방으로 돌아가게 되면 턱관절(TMJ)뿐만 아니라 목, 흉곽 및 견갑대 자세까지 영향을 받게 된다(그림 2.4).

표면 후방선과 표면 전방선 간 불균형 (Imbalance of the Superficial Back and Superficial Front Lines)

토마스 마이어스는 근육과 근육을 싸고 있는 근막은 골격의 양쪽에서 서로 반대 방향으로 움직인다고 말한다. 즉 한쪽 근육이나 근막이 만성적으로 수축되면("locked short" 수축이 고착되고) 다른 쪽은 계속 당겨지게 된다("locked long" 당김이 고착된다).

근육과 근막의 수축이 지속되거나(예: 요통의 경우) 늘어난 상태가 지속되어 계속 당겨진다면 통증을 느끼게 된다(예: 복부 통증이나 가슴 통증) (그림 2.5).

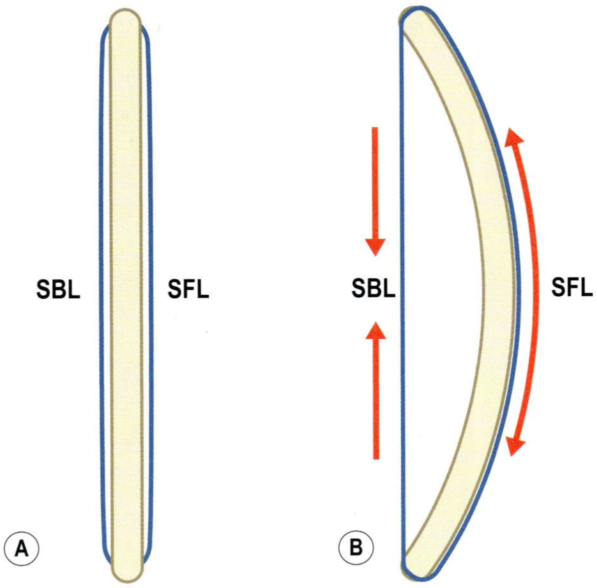

그림 2.5

A. 표면 후방선과 표면 전방선 사이의 균형 잡힌 근막의 긴장.

B. 표면 후방선의 수축 고착과 표면 전방선의 당김 고착.

외측선(Lateral Line)

외측선(그림 2.6)은 다음과 같은 구조로 이루어져 있다:

- 두판상근(splenius capitis), 흉쇄유돌근(SCM)
- 외늑간근과 내늑간근(external and internal intercostals), 늑골(ribs), 외측 복사근(lateral abdominal obliques), 장골능선(iliac crest), 전상장골극과 후상장골극(ASIS / PSIS)
- 대둔근(gluteus maximus), 대퇴근막장근(TFL), 장경인대(ITB), 비골두(fibular head), 비골근(peroneal muscles), 측면 하퇴 구획(lateral crural compartment)

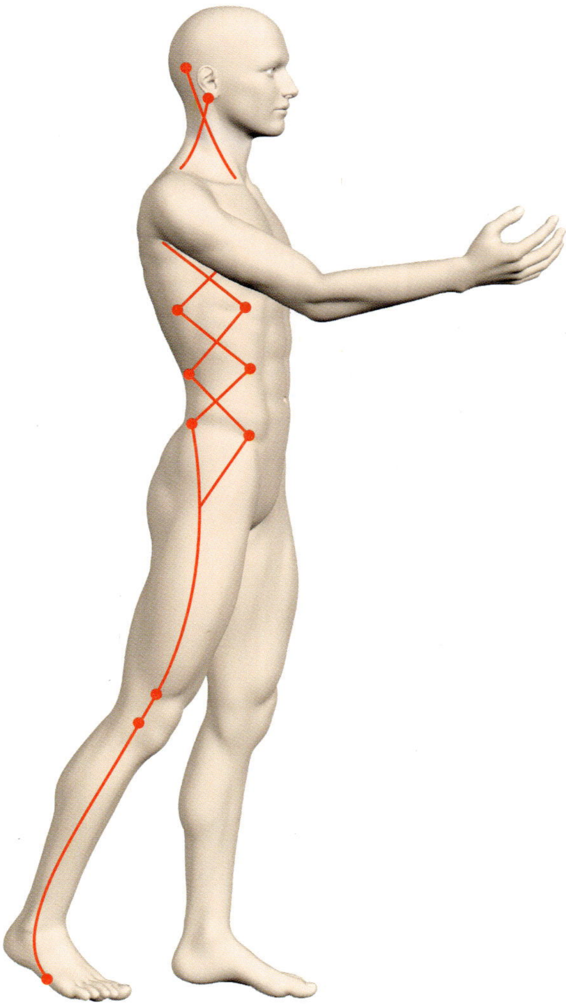

그림 2.6
외측선(Lateral Line).

임상적 의미(Clinical implications)

토마스 마이어스에 따르면 외측선의 기능은 다음과 같은 구조로 이루어져 있다:

- 외측선은 전방과 후방, 왼편과 오른편 몸의 자세의 균형을 잡아주는 역할을 한다.
- 외측선은 또한 다른 표면선 근육과 근막의 긴장을 완화하기도 한다.
- 외측선에 긴장이 과다하면 **장골능선** 부위에 통증이 생길 수 있는데, 이 부위는 결합조직에 섬유조직이 빈번하게 과다 생성되어 축적되는 부위이다(9장 MMS 기술 참조).
- 사각근과 요방형근(QL)은 심부 전방선에 속하며, 외측선에서 심층부에 위치해 있는 근육들이다(그림 2.7).

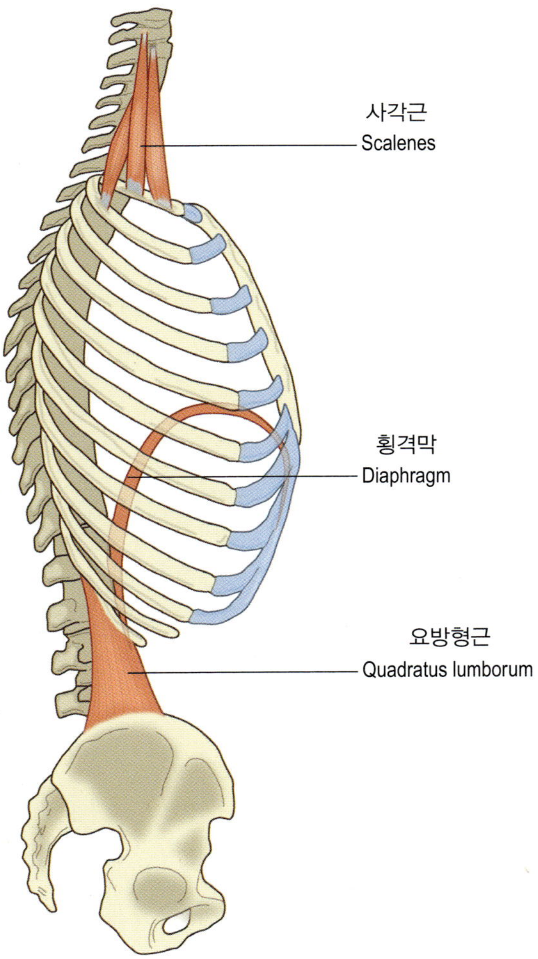

그림 2.7

사각근과 요방형근은 외측선에서 보다 심층부에 들어있는 근육들이다.

임상적 경험에 비추어 외측선을 이루는 근막과 관련하여 다음과 같은 사실을 알게 되었다:

- *사각근이 지속적으로 긴장* 수축하는 것은 심부 전방선에 위치한 목의 균형을 잡아주는 역할을 하는 근육이 약해져서 이를 보완하기 위한 것이거나 아니면 호흡 방식이 잘못된 것일 수도 있다.

  또는 외측선이나 심부 전방선 근육이 긴장한 것이 원인일 수도 있다(MMS 기술은 5장을 참조).

- *요방형근이 지속적으로 수축*하는 것은 고관절 주변 근육이 약해졌거나 기능을 할 수 없기 때문에 이를 보완하기 위해 근육을 긴장하기 때문일 수 있다. 요방형근은 또한 외측선이나 심부 전방선의 근막과 매우 밀접하게 연결되어 있다(9장 MMS 기술 참조. 이 근막선들의 근막과 관련된 요방형근 긴장을 완화하는 방법이 소개되어 있다).

- *장경인대 증후군*의 경우, 장경인대 부위만 국소적으로 집중하면 치료가 어려울 수 있다. 장경인대는 둔부 근육이 불균형하면 이에 연결된 장경인대가 수축하기 때문에 둔부 근육 문제를 먼저 치료해야 한다. 통합 시스템 모델(ISM, Integrated Systems Model)(Lee & Lee 2011)의 관점에서 장경인대 수축과 둔부 근육 불균형 문제는 신체 다른 부위의 기능 이상으로 인한 가능성이 있을 수 있는데, 주로 흉곽이나 골반 또는 발 근육의 문제일 가능성이 높다. 이와 같은 관련 요인들을 살펴보아도 여전히 장경인대가 수축되어 있으면 도수치료를 실시할 수 있는데, 이때 장경인대가 외측선의 근막에 연결되어 있다는 점을 고려해야만 한다. 따라서 도수치료는 장경인대뿐만 아니라, 비골근, 늑간근, 흉쇄유돌근(SCM)까지 포함해야 한다(11장 하지와 5장 경추 MMS 기술 참조).

- **턱관절(TMJ) 근육**(측두근과 교근 표층부)은 외측선에 속하지 않으나 외측선과 매우 밀접하게 연결되어 있다(6장 MMS 기술 참조). 외측선 근막의 긴장을 이완하면 턱관절 근육의 통증유발점을 감소시킬 수 있다.

나선선(Spiral Line)

나선선(그림 2.8)은 다음과 같은 구조들로 이루어져 있다:

- 두판상근(splenius capitis), 경판상근 경추(splenius cervicis)
- C6부터 흉추 T5까지 극상돌기(spinous processes), 대능형근과 소능형근(rhomboids major and minor), 극하근(infraspinatus), 전거근(serratus anterior), 외복사근(external oblique), 내복사근(internal oblique), 전상장골극(ASIS)
- 대퇴근막장근(tensor fasciae latae), 장경인대(ITB), 전경골근(tibialis anterior), 장비골근(peroneus longus)
- 대퇴이두근(biceps femoris), 천결절인대(sacrotuberous ligament), 천골근막(sacral fascia), 척추기립근(erector spinae).

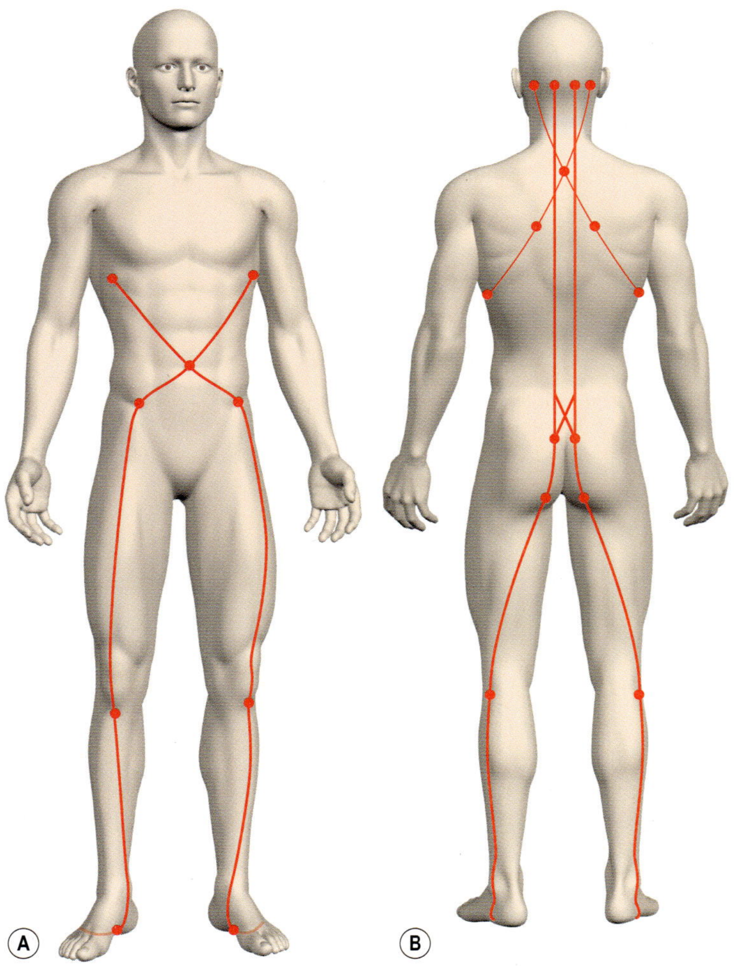

그림 2.8

A 전방에서 본 나선선(오른편과 왼쪽편; [LD 11:]

B 후방에서 본 나선선(오른편과 왼쪽편)

임상적 의미(Clinical implications)

토마스 마이어스의 이론에 따르면 나선선의 기능은 몇 가지 중요한 기능을 하고 있다:

- 몸의 전체 균형을 유지하는 역할을 한다.
- 족궁에서 골반의 가장자리까지 연결한다.
- 보행 시 슬개골 주행을 보완한다.
- 나선선에 균형이 깨지면 몸이 비틀리거나 회전하게 되고, 외측변위가 발생한다.

나는 임상적 경험에 비추어 나선선을 이루는 근막과 관련하여 다음과 같은 사실을 알게 되었다:

- ***외복사근 부위가 지속적으로 긴장***하는 것은 이 부위와 반대 방향의 장골근을 연결하는 나선선이 수축하기 때문일 수도 있다(또는 장골근에서 외복사근 방향으로 수축) (MMS 기술은 8장 참조). 나선선이 과긴장되면 흉곽 변위가 발생할 수 있다. 또한 흉부나 요추, 또는 경추에 이르기까지 통증이 동반될 수 있다(통합 시스템 모델, ISM) (Lee & Lee 2011).
- 오른쪽 나선선 근막은 목의 오른쪽 두판상근에서 경추/요추의 극상돌기를 지나 반대편으로 가로질러 왼쪽 능형근과 전거근을 연결한다(능형-전거근 복합체)(그림 2.9).
  두개골과 경추 접합부에 지속적으로 긴장이 발생하는 것은 이 부위의 오른쪽 나선선 긴장 때문일 수 있다. 경추 C2 오른쪽 부위에 지속적으로 긴장이 생기는 것은 오른쪽 나선선, 특히 경추 C2 오른쪽 추궁판(메이틀랜드의 경추 도수치료 중 후방에서 전방으로 압박 방법)에서 왼쪽 관절과 흉곽까지 이르는 부위가 수축하기 때문일 수 있다 (MMS 기술은 5장 참조).

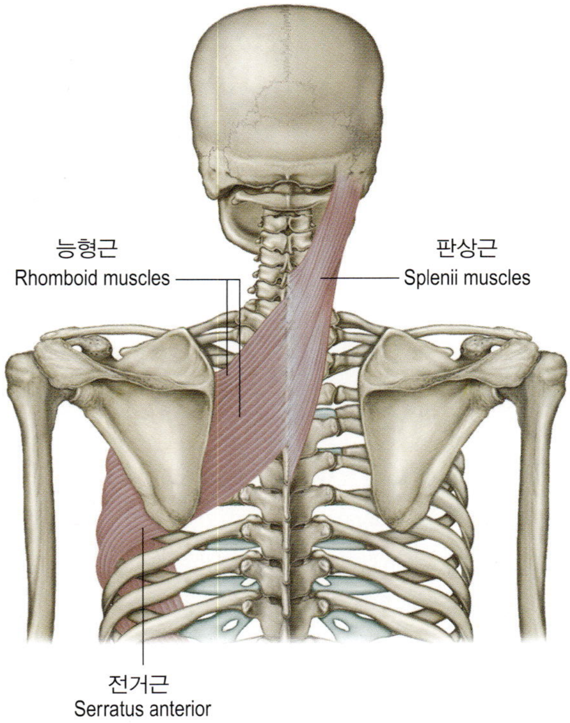

그림 2.9

오른쪽 상부 나선선.

출처: 토마스 마이어스(Tom Myers)(2014), *Anatomy Trains: Myofascial Meridians for Manual and Movement Therapists*, 3rd edition, Elsevier

심부 전방선(Deep Front Line)

심부 전방선(그림 2.10)은 표면 전방선과 반대로 흉골 **뒤쪽에서** 복직근과 연결되며, 심부 전방선은 몸 전체를 연결하여 중심을 이룬다. 심부 전방선은 다음과 같은 구조들로 이루어져 있다:

- 설골하근(infrahyoid muscles),
  설골상근(suprahyoid muscles),
  턱근육(jaw muscles),
  두개골과 안면골(cranium, and facial bones)
- 경장근과 두장근(longus colli and capitis),
  인두봉선(pharyngeal raphe),
  사각근(scalene muscles),
  벽측 흉막(parietal pleura),
  심낭막(pericardium),
  후방 횡격막(posterior diaphragm),
  중심건(central tendon),
  전방 횡격막(anterior diaphragm)
- 장요근(psoas), 장골근(iliacus),
  요방형근(quadratus lumborum)
- 전종인대(anterior longitudinal ligament),
  골반저 근육, 항문거근(levator ani),
  내폐쇄근막(obturator internus fascia),
  전방 천골 근막(anterior sacral fascia)
- 치골근(pectineus),
  장내전근과 단내전근
  (adductor longus and brevis),
  대내전근과 소내전근
  (adductor magnus and minimus),
  슬와근(popliteus),
  후경골근(tibialis posterior),
  장굴근(long toe flexors).

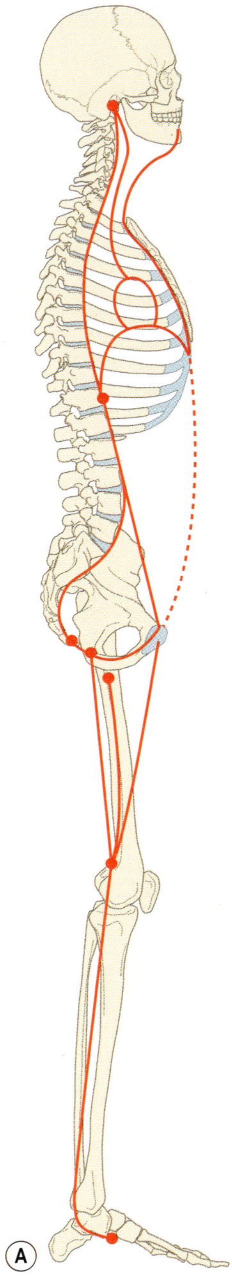

그림 2.10

A: 심부 전방선(Deep Front Line)의 측면

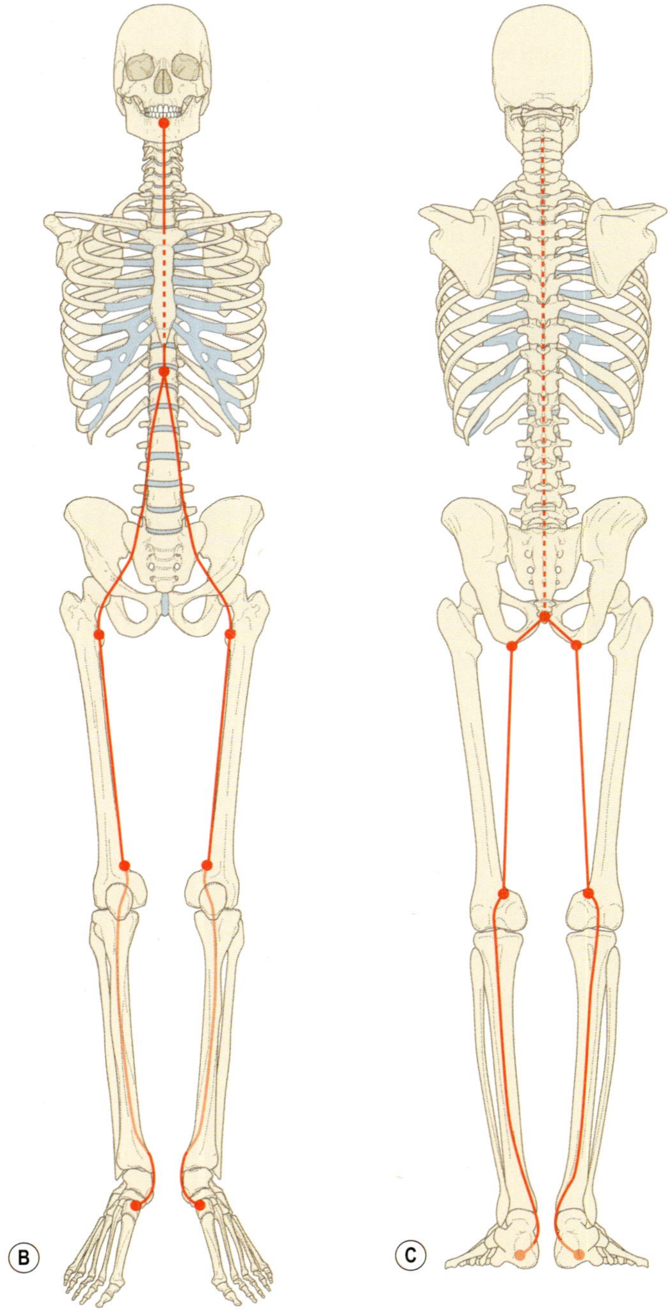

그림 2.10 - 계속

B: 심부 전방선(DFL)의 전면, **C:** 심부 전방선의 후면

전방 천골 근막은 골반기저근과 연결되어 치골미골근을 통해 치골결합에 이른다. 이렇게 연결된 근막은 심층부에서 복횡근을 통해 복부 전체를 감싸게 된다. 전방 천골 근막은 또한 요추 앞에서 전종인대와 연결하여 머리 쪽으로 향한다(그림 2.11).

심부 전방선은 전방과 중앙, 후방의 세 부분으로 나뉜다. 전방부는 횡격막을 따라 흉골의 후방쪽에 붙어 설골근 쪽으로 올라간다. 중간부는 횡격막을 따라 심낭막을 거쳐 인두봉선까지 이르고 사각근을 향해 올라간다. 세 번째로 가장 심층에 있는 후방부

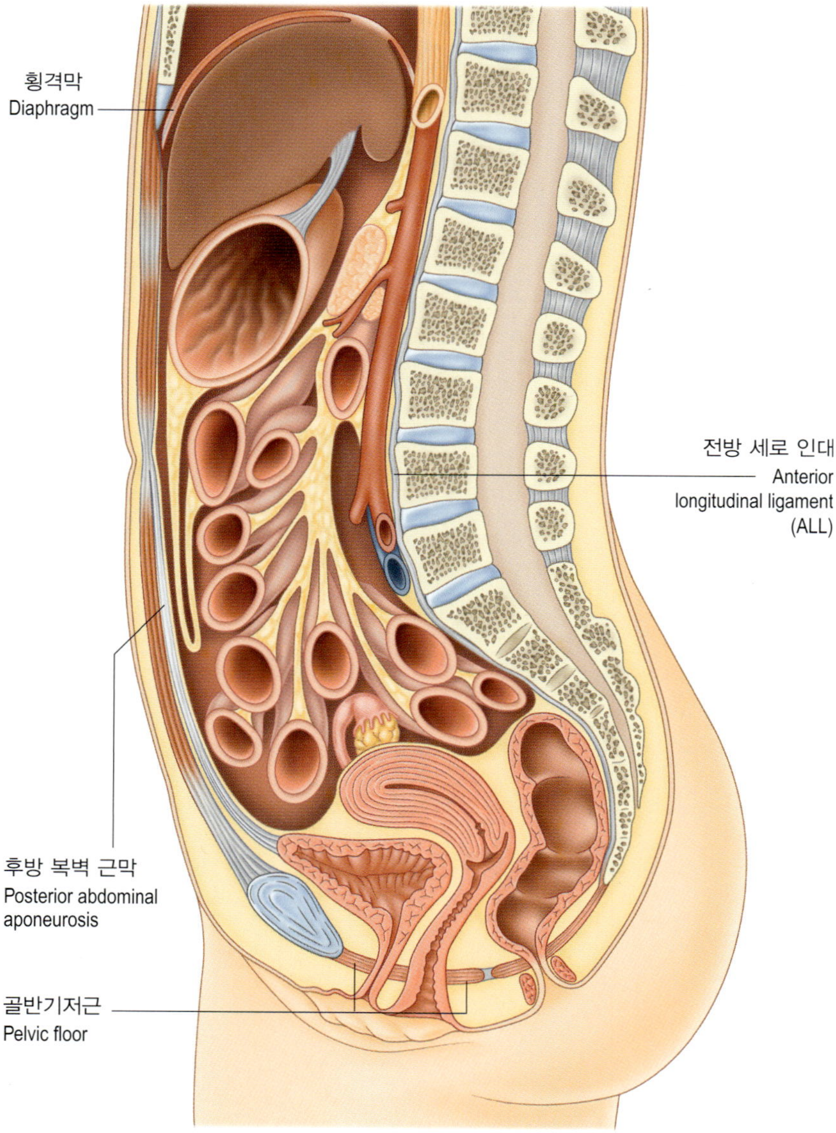

그림 2.11

심부 전방선-골반기저근 근막은 전방 세로 인대, 전방 천골 근막 및 후방 복벽 근막에 연결되며, 내장 근막과 횡격막을 모두 포함한다.

는 전종인대를 따라 경장근과 두장근에 이른다(Uridel 2015).

비복근은 표면 후방선에 속하고, 전경골근은 표면 전방선, 후경골근은 심부 전방선(DFL)(그림 2.12)에 속한다는 것을 기억해야 한다. 후경골근이 경골 후방에 위치해 있으나 심부 전방선을 이루는 근막의 일부이다.

다음의 근육들은 심부 전방선에 포함된다는 것을 유념한다(그림 2.13):

- 횡격막(diaphragm)
- 요방형근(quadratus lumborum)
- 장골근(iliacus)
- 요근(psoas)
- 치골근(pectineus).

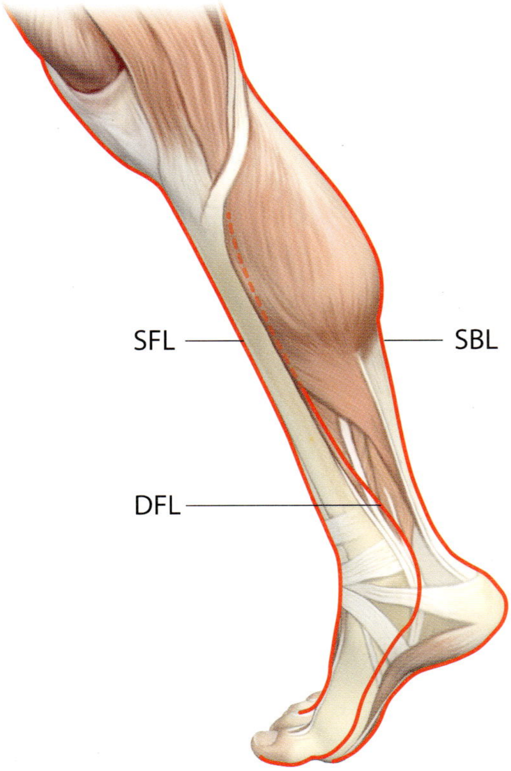

그림 2.12

하퇴의 표면 전방선(SFL), 심부 전방선(DFL), 요근, 장골근 및 표면 후방선(SBL)의 관계

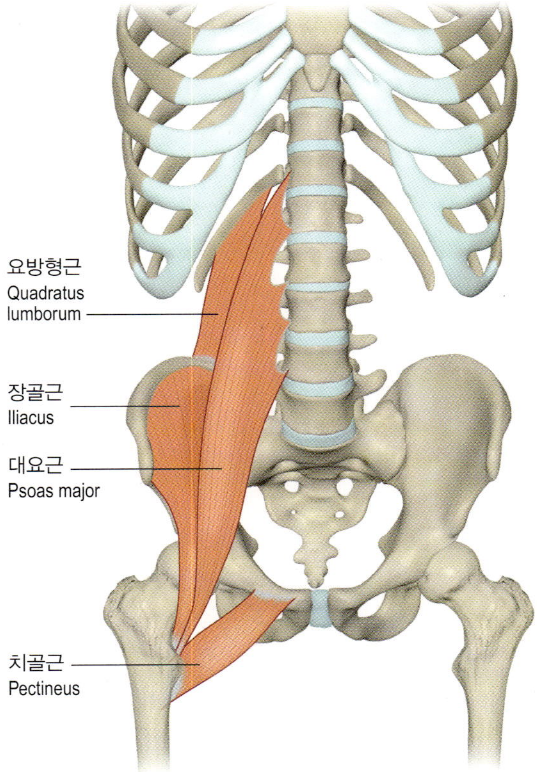

그림 2.13

표면 심부 전방선 내에서 횡격막, 요방형근, 흉근 사이의 연속성

임상적 의미(Clinical implications)

심부 전방선(DFL)은 머리 끝에서 시작하여 발 끝까지 이르기 때문에(또는 보는 이의 시점에 따라 발 끝에서 시작하여 머리 끝까지 이른다고 봐도 된다) 몸의 기능에 방대한 영향을 미친다. 횡격막이 몸 중심에 균형을 잡아주는 역할을 하기 때문에 따라서 호흡도 몸의 중심에 영향을 미친다. 이러한 사실을 통해 알 수 있는 사실은 설골근이 몸의 중심의 균형을 잡아주는 역할을 하며, 인두봉선(인후)과 사각근이 이에 관여하며, 전방에서 목을 안정적으로 균형 잡기 위해 경장근과 두장근의 역할이 아주 중요하다는 것이다(Uridel 2015). 이렇게 심부 전방선은 신체의 중심에 균형을 잡아주는 핵심 요소이다. 주로 오랜 시간 앉아서 일하는 직업을 가진 사람의 심부 전방선은 지속적으로 긴장하게 된다. 따라서 몸의 전방선을 "펴주는" 활동이나 운동을 함으로써 오랜 시간 과도하게 굴곡된 몸의 자세를 바꿔줄 필요가 있다(근막과 운동에 관한 보다 자세한 내용은 14장 참조).

임상 경험에 비추어 심부 전방선과 관련하여 다음과 같은 사실을 알게 되었다:

- ***후경골근***과 장굴근은 심부 전방선의 마지막 부분으로 발목을 배측굴곡/외번하면 심부 전방선에 위치한 모든 부위로 긴장이 전달될 것이다. 예를 들어, 고관절 굴곡근 부위의 잦은 긴장은 장골근과 횡격막의 중심건을 연결하는 심부 전방선이 수축하면서 생길 수 있다. 8장에서 설명한 MMS 기술을 장골근에서 횡격막의 중심건에 이르는 심부 전방선에 적용할 수 있을 것이다. 진행 과정에서 동일한 기술이 반복될 수 있지만, 이번에는 발과 관련된 배측굴곡/외번에 위치하여 심부 전방선을 사전에 긴장시킨다.
- ***요방형근의 반복적인 긴장***은 외측선(앞에서 설명한) 또는 심부 전방선의 긴장 때문일 수 있다. 요방형근을 장경인대(ITB)에 연결하면 외측선의 하위 사분선이 평가된다(MMS 기술의 8장 참조). 능동적 또는 수동적 배측굴곡/외번을 추가하여 QL을 발과 연결하면 DFL이 평가된다(MMS 기술 9장 참조).
- ***골반기저근 통증***은 이 부분을 전문으로 하는 골반기저근 전문가의 영역이다. 그러나 치료 효과가 정체될 경우, 골반기저근 기능에 직 · 간접적인 영향을 미치는 신체의 다른 부분을 고려하도록 한다(예: 통합 시스템 모델의 흉부 등). 또 다른 고려 사항은 골반저 근육이 근막의 심부 전방선의 일부이며 이 부위의 긴장은 턱관절 근육 및 발가락 굴곡근까지 추적할 수 있다는 점이다. 골반기저근 통증을 경험하는 고객의 심부 전방선의 긴장을 풀어주는 작업은 매우 보람 있을 것이다. 특정 골반저 근육은 외부 촉진을 통해 접근할 수 있으므로(예: 둔부 내막, 둔부 외막), 내부 골반기저근 기술을 훈련하지 않은 물리치료사가 시작하기 좋은 곳일 수 있다(MMS기술에 대해서는 10장 참조).

상부 사분위와 관련하여 DFL은 몇 가지 주요 구조가 포함된다:

- 사각근을 포함한 전방 경추
- 턱관절과 두부 통증 장애와 관련
- 설골 주변의 근육(설골하와 설골상근) (그림 2.14)
- 심낭 근막(흉골 깊이)
- 횡격막은 흉부 및 복부 근막 시스템을 분리하고 연결하는 중요한 근막 요소이다(그림 2.15).

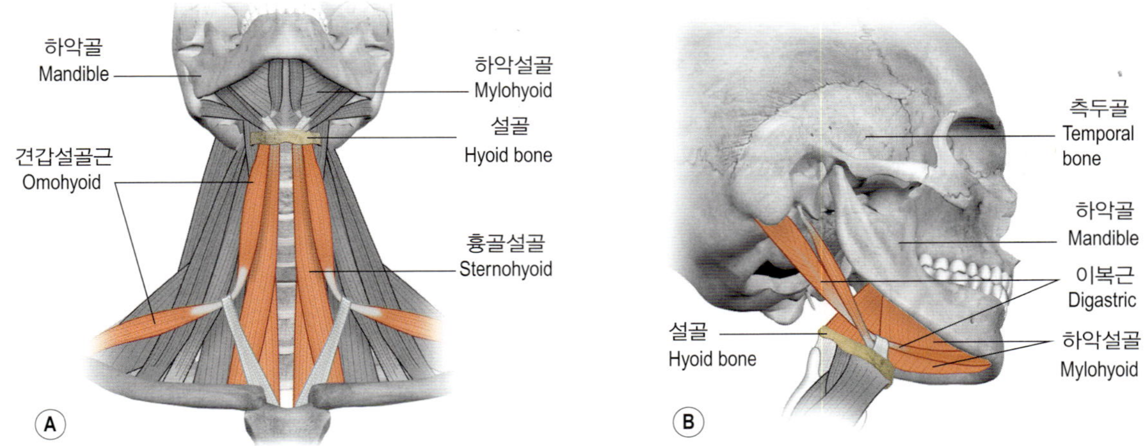

그림 2.14

A 심부 전방선 내의 설목하근과 근막, **B** 설골상근과 근막

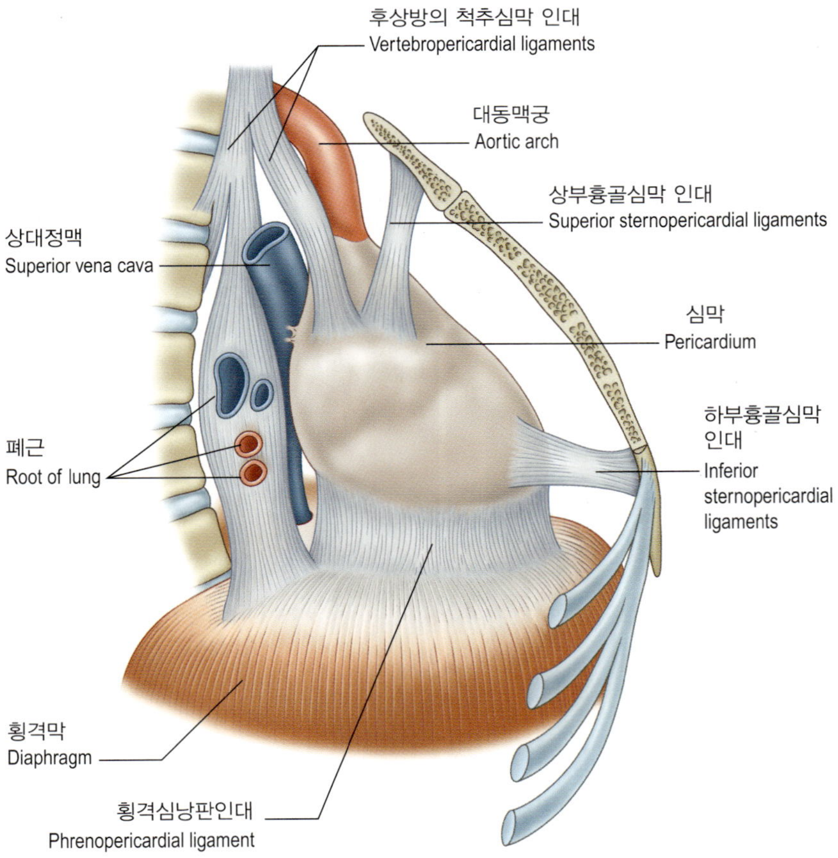

그림 2.15

이 도표는 심낭, 폐, 횡격막 및 전방 척추 기둥 사이의 밀접한 관계와의 상호 연결을 보여준다.

Adapted from *The Fasciae: Anatomy, Dysfunction and Treatment.* With kind permission from Serge Paoletti

임상적 의미(Clinical implications)

- 표면 전방선 또는 표면 후방선의 장력은 두개골의 과도한 확장에 기여하여 머리를 앞쪽으로 향하게 한다(그림 2.16). 그 후 심부 전방선은 경추 상부에 만성 목 통증 또는 편타성 손상 관련 장애(WAD) 병력이 있는 환자는 종종 목 안정화 근육의 약화를 보인다. 근막선 사이의 이러한 불균형은 상태를 악화시킨다.

- 머리를 앞쪽으로 하는 자세를 취하면 경추 중추는 경추 상부 및 하부 부위를 기준으로 앞쪽으로 위치하는 경우가 많다(전만증 증가 또는 과장된 전방 전단). 이 전방 당김은 후관절, 구상돌기 관절 및 근육을 포함한 중경부 부위의 모든 구조에 영향을 미친다. 전방 경추의 긴장은 심부 전방선의 과도한 긴장으로 유지될 수 있다(심부 전방선과 관련된 경추 중간 영역의 MMS 기술은 5장을 참조).

- ***목이 당기는 불편감***이 있는 환자는 종종 설골 주변의 근육을 포함하는 근막선에 문제가 있다. 인후 긴장을 일으키기 전에 수행된 복부 또는 전흉부 수술병력이 있는 경우가 일반적이다. 이러한 문제는 심부 전방선에 주의를 기울일 때 성공적으로 치료할 수 있다(MMS 기술은 6장 참조).

- ***턱관절(TMJ) 근육***의 반복적인 긴장은 심부 전방선의 긴장으로 인한 것일 수 있으며 최적의 결과를 위해서는 그 문제를 해결해야 한다. 측두근과 표면 근육은 머리 바깥쪽에 슬링을 형성하고 내측 익상근이 안쪽에 있는 모습을 보인다(그림 2.17). 턱관절 근육과 심낭, 횡격막, 심지어 경골 뒤쪽까지 과도한 긴장을 풀어 턱관절 근육의 반복적인 긴장을 완화할 수 있다(MMS 기술은 6장 참조).

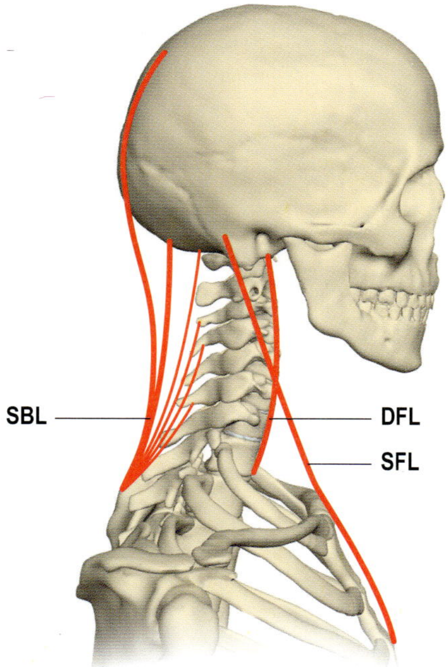

그림 2.16

경추의 표면 및 심부 전방선과 표면 후방선의 관계

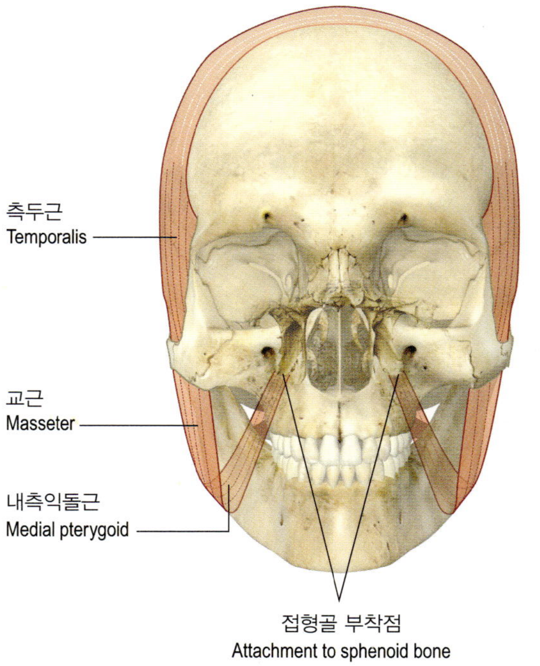

그림 2.17

심부 전방선의 상부와 관련된 측두하악 관절(TMJ) 근육-내측 익상근, 표면 종괴 및 측두근 사이에 근막 슬링 형성

심부 전방 상지선 및 표면 전방 상지선 (Deep and Superficial Front Arm Lines)

상지에는 두 개의 앞쪽 라인, 즉 표면 전방 상지선(SFAL)과 심부 전방 상지선(DFAL)이 있다(그림 2.18).

표면 전방 상지선(**SFAL**)은 아래와 같은 구조로 되어 있다.

- 대흉근(pectoralis major), 광배근(latissimus dorsi), 내측근 중격(medial intermuscular septum), 굴근군(flexor group of muscles), 손목터널(carpal tunnel)

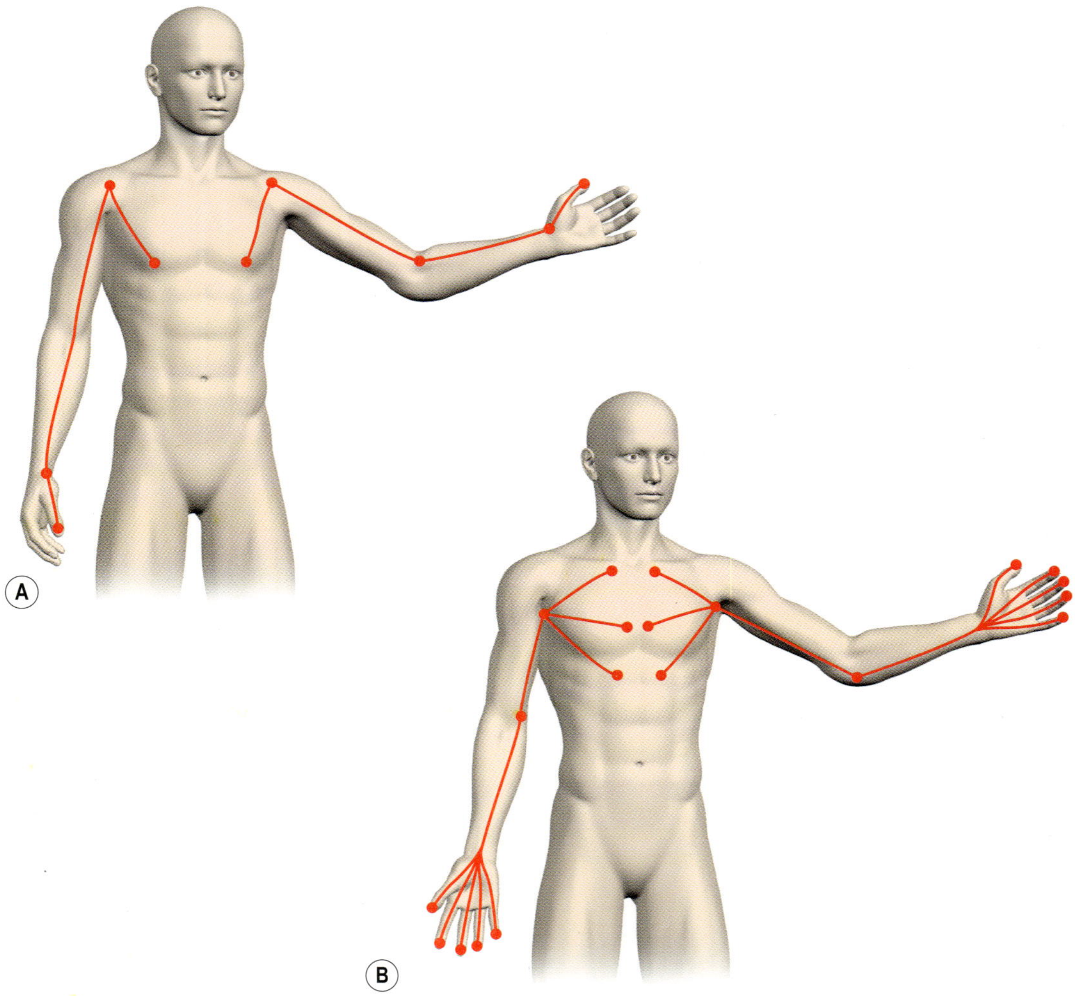

그림 2.18

A 심부 전방 상지선, **B** 표면 전방 상지선

임상적 의미(Clinical implications)

- ***광배근***은 몸의 뒤쪽에서 시작되지만, 해부학적 및 기능적으로 주요 가슴근육과의 관계에 의해 몸통의 표면 전방선의 일부에 포함된다. 상완골을 따라 내측 근육간 격막과의 연결 또한 표면 전방 상지선과 연결된다. 따라서, 이 부분은 어깨 운동 범위에 문제가 있는 환자에게 고려해야 할 중요 영역이 된다. 광배근의 유연성 감소는 흉요근막을 통해 하부 요추 및 천골 부위에도 영향을 미치며 반복되는 "천장관절" 통증의 원인이 될 수 있다(MMS 기술은 9장 참조).
- 표면 전방 상지선은 중앙신경 분포 영역을 넘어 확장된다. ***정중신경***의 이동성 문제를 치료할 때 우리는 굴근 지지띠와 전방 경추 외에 가슴 근육을 포함하는 상호작용을 고려할 수 있다.
- SFAL과 DFAL(아래)의 장력은 어깨 테두리 위치에 대한 작용을 통해 머리 앞쪽 자세를 유지할 수 있다.
- ***듀피트렌 구축***(Dupuytrens contracture)은 단순히 손에 있는 손가락 굴근 힘줄만 포함하지 않는다. 이 기능 장애에 기여할 수 있는 SFAL에 대한 강력한 근막 연결도 포함된다(MMS 기술에 대해서는 13장 참조).

DFAL(Deep Front Arm Line, 심부 전방 상지선)에는 아래와 같은 구조가 포함된다.

- 소흉근(pectoralis minor)
- 쇄골 근막(clavipectoral fascia)
- 이두근(biceps)
- 요골 골막(radial periosteum)
- 수장근(thenar muscles)

임상적 의미(Clinical implications)

- 손목 신전과 척골 편위를 추가하면 거북목 증후군인 사람들의 일반적인 기능 장애인 ***소흉근*** 조임과 관련된 근막선을 이완하는데 도움이 될 수 있다(MMS 기술에 대해서는 13장 참조).
- ***쇄골 주변의 근막***을 풀어주는 것은 어깨 가동성을 개선하고 축 방향으로 신전된 자세를 촉진하는데 긍정적인 영향을 미칠 수 있다(MMS 기술에 대해서는 12장 참조).
- 골막이 "조밀한 근막"으로 간주해야 한다면(적절한 치유 시간이 발생한 후), ***쇄골 골절*** 부위는 상부 사분면에 대한 쇄골 단축의 영향을 최소화하기 위해 쇄골 근막의 근막 방출로 효과를 볼 수 있다(MMS 기술에 대해서는 12장 참조).
- ***드퀘르벵 손목 건초염*** 치료는 이 근막선이 이두근, 쇄골 근막 및 소흉근을 포함하는 것으로 간주하는 경우 핀켈스테인 위치(Finkelstein position)에서 엄지와 함께 지대의 횡방향 마찰(손목 척골 편위가 있는 엄지 내전)을 넘어 신전될 수 있다(MMS 기술에 대해서는 13장 참조).

심부 후방 상지선 및 표면 후방 상지선 (Deep and Superficial Back Arm Lines)

상지에는 SBAL(Superficial Back Arm Line, 표면 후방 상지선)과 DBAL(Deep Back Arm Line, 심부 후방 상지선)의 두 개의 상지선이 있다.

SBAL(**Superficial Back Arm Line**, 표면 후방 상지선)(그림 2.19)은 다음의 구조를 포함한다.

- 승모근(trapezius muscles)(상부, 중간, 하부), 삼각근(deltoid), 상완(brachialis), 외측 근육간 중격(lateral intermuscular septum), 손목 및 손가락의 신근 근육(extensor muscles of wrist and fingers)

임상적 의미(Clinical implications)

- 이 선은 요골 신경 분포의 영역을 넘어서 확장된다. ***요골 신경***의 이동성 문제를 치료할 때 요골두와 전경추의 영역 외에도 승모근, 삼각근, 경흉 등의 인터페이스를 고려할 수 있다.
- **UFT(upper fibers of trapezius, *승모근의 상부 섬유*)*의 반복적인 긴장***은 SBAL의 긴장 때문일 수 있으며, 최적의 결과를 얻기 위해서는 이를 해결해야 한다. 이 근육의 반복적인 발통점에 수근 굴곡을 추가하면 이 긴장을 풀 수 있다(MMS 기술에 대해서는 5장 참조).

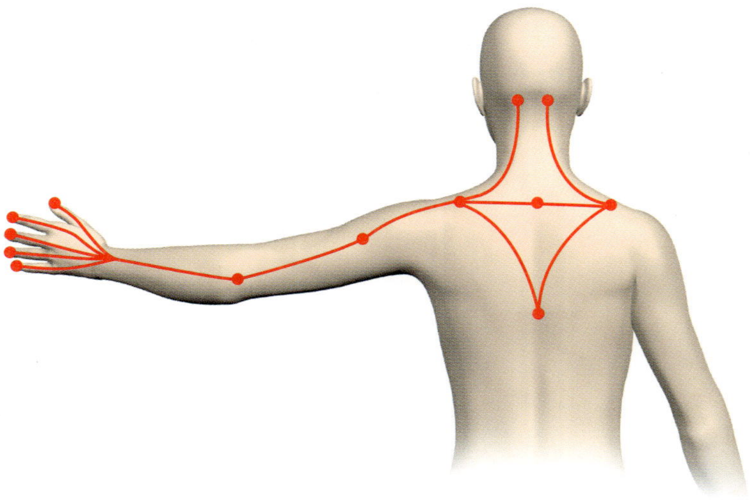

그림 2.19
표면 후방 상지선(SBAL)

- 삼각근, 상완근 및 손목 신근 그룹은 모두 SBAL을 통해 근막이 연결되어 있다(그림 2.20). 외측 팔꿈치 부위의 지속적인 통증과 긴장은 이 근막선과 관련된 긴장 때문일 수 있다. 이 근막을 풀어주는 것은 ***외측 상과증***의 난치성 문제에 도움이 된다(MMS 기술에 대해서는 13장 참조).
- 고정 후 ***콜리스 골절*** 치료는 손목 관절의 이동성뿐 아니라 이 SBAL(Superficial Back Arm Line, 표면 후방 상지선)을 따른 원위 요골 근막의 이동성을 포함한다(MMS 기술에 대해서는 13장 참조).

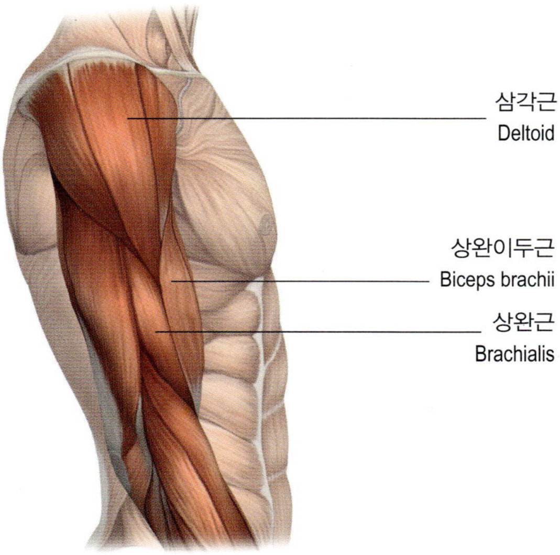

그림 2.20

상완 삼각근막 – 표면 후방 상지선과 심부 전방 상지선과 연결

DBAL(Deep Back Arm Line, 심부 후방 상지선)(그림 2.21)은 다음과 같은 구조를 포함한다.

- 외측 두직근(rectus capitis lateralis), 능형근(rhomboids), 견갑거근(levator scapula), 회전근개 근육(rotator cuff muscles), 삼두박근(triceps), 척골 골막(ulnar periosteum), 소지구 근육(hypothenar muscles)

임상적 의미(Clinical implications)

- 이 선은 ***척골 신경*** 분포의 영역 넘어까지 확장된다. 척골 신경의 이동성 문제로 치료할 때 손목과 경추 앞쪽에 있는 가이언 터널(tunnel of Guyon) 영역 외에 회전근개와 견갑거근을 포함하는 인터페이스를 고려할 수 있다.
- 능형근은 "길게 고정"되어 있으므로 반복적인 발통점이 흔히 발생하는 영역이다. 전방 상지선(Front Arm Lines)을 풀어주면 균형을 잡는데 도움이 된다. 이러한 근육은 늘리기보다는 "수축하기" 위한 재교육이 가장 자주 필요하다. 그러나, 능형근이 승모근보다 우세한 경우 견갑골의 하방 회전 위치에 기여할 수 있으며, 어깨를 올릴 때 최적의 기능을 수행하기에 바람직하지 않다.

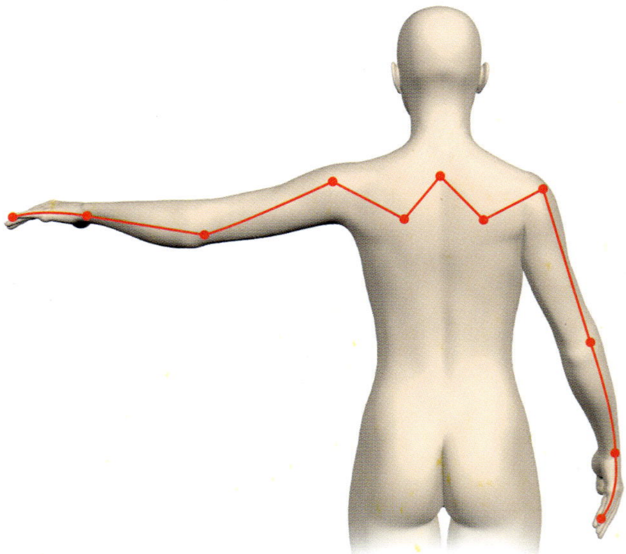

그림 2.21

심부 후방 상지선(DBAL)

기능선(Functional Lines)

후방 기능선(Back Function line)

- 여기에는 광배근, 흉요근막, 천골근막, 대둔근, ITB의 후방 가장자리 및 슬개건이 포함된다(그림 2.22).

전방 기능선(Front Function line)

- 여기에는 대흉근의 하부, 복직근 외측면, 치골 및 반대쪽 내전근이 포함된다(그림 2.23).

임상적 의미

이 경선을 사용하면 신체를 가로질러 골반 거들의 반대쪽 팔다리에 연결하여 레버암을 늘려 팔다리의 움직임에 추가적인 힘과 정밀도를 부여할 수 있다. 상지선(Arm Lines)의 동맥 확장에 의한 것으로 간주할 수 있다(Myers 2014).

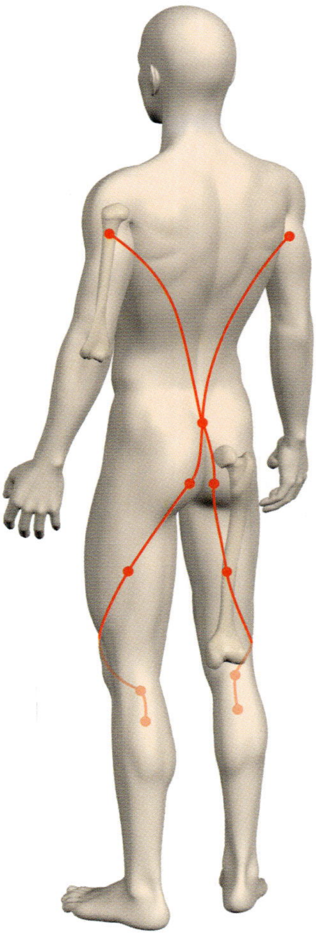

그림 2.22

후방 기능선(오른쪽 및 왼쪽)

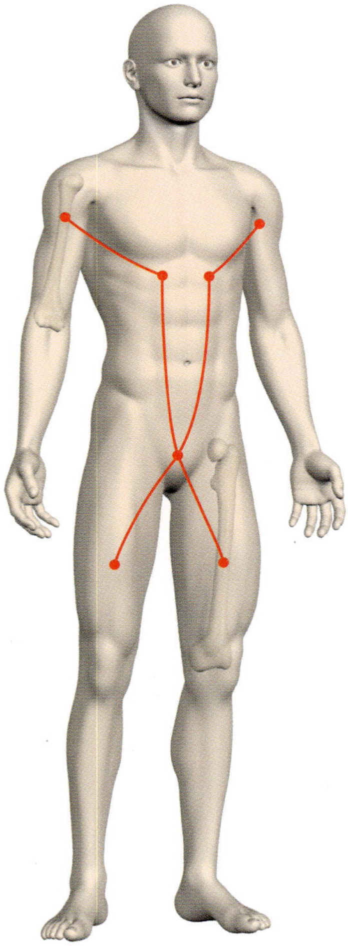

그림 2.23

전방 기능선(오른쪽 및 왼쪽)

동측 기능선(Ipsilateral Functional Line)

- 여기에는 광배근의 측면부분, 하부 외측 늑골, ASIS 위의 외측경사, 무릎 관절융기까지의 봉공근이 포함된다(그림 2.24)

임상적 의미

이 선은 수영 시 크롤 스크로크를 당길 때 몸통을 안정시키는데 사용된다(Myers 2014).

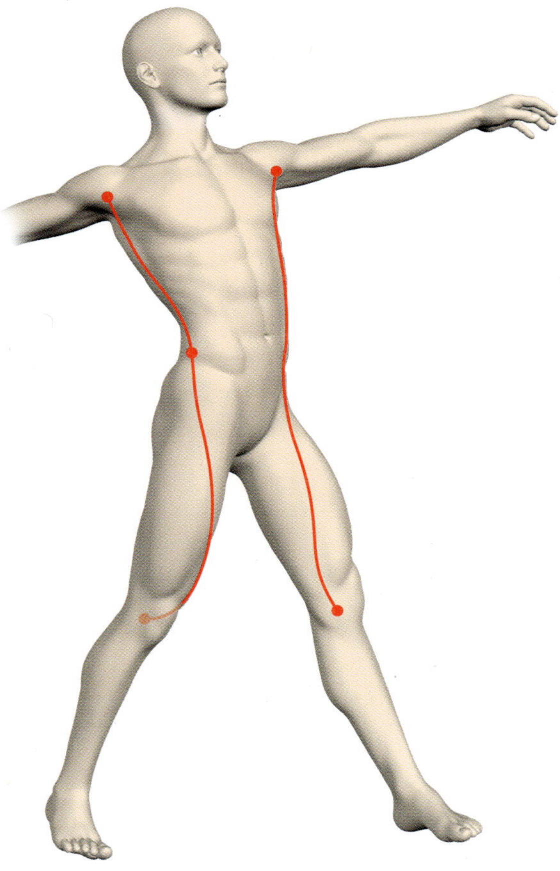

그림 2.24
동측 기능선(오른쪽 및 왼쪽)

근막선과 침술과의 연관성 (Fascial lines and their connection to acupuncture)

근막은 우리 몸의 정의하는 측면이다. 근막은 팔의 근육, 신체 기관 심지어 뇌의 호두 질감 표면을 나타낸다. 한의학은 근막의 2개의 기관(심낭과 삼초)에 집중하고 있다. 특히, 삼초는 이름은 있지만, 형태는 없는 기관이다. 그것은 타오의 통로인 근막의 통로이다. 근막은 정말로 그 자체의 형태는 없는 기관이지만 어디에나 있다(Keown 2014).

면허가 있는 침술사인 헬렌 랭빈(Hélène Langevin) 박사는 근막 분야에서 유명한 연구원이다. 2002년 그녀는 경락이 근막을 따른다고 제안했다. 특정 자오선을 보면 토마스 마이어스의 "근막경선 해부학"의 근막선과 유사점이 있는 것을 확실히 볼 수 있다(아래의 그림 2.25~2.27 참조). 랭빈 박사는 연구에서 경혈 부위와 경락 부위는 근육간 결합조직 평면의 위치 사이에 80% 일치한다는 것을 발견했다. 여기에 침술에서 시술을 하는 것이 바늘과 결합조직 사이의 기계적 결합 때문이라는 가설을 두었다. 바늘 조작은 기계 변환을 통해 결합조직 세포에 기계적 신호를 전달한다. 이 발견으로 침술의 치료 효과를 설명할 수 있다(Langevin & Yandow 2002).

연구 증거(Research evidence)

근막 사슬에 대한 어떤 증거가 있는가? 2016년 윌크(Wilke)와 동료들은 해부학적 연구를 기반으로 6개의 근막 경락의 존재에 대한 증거를 평가하기 위해 체계적인 문헌 검토를 수행한 바 있다. 1900년~2014년 사이에 발표된 해부학적 분석 연구를 검색한 결과 6,584건의 간행물이 있었다.

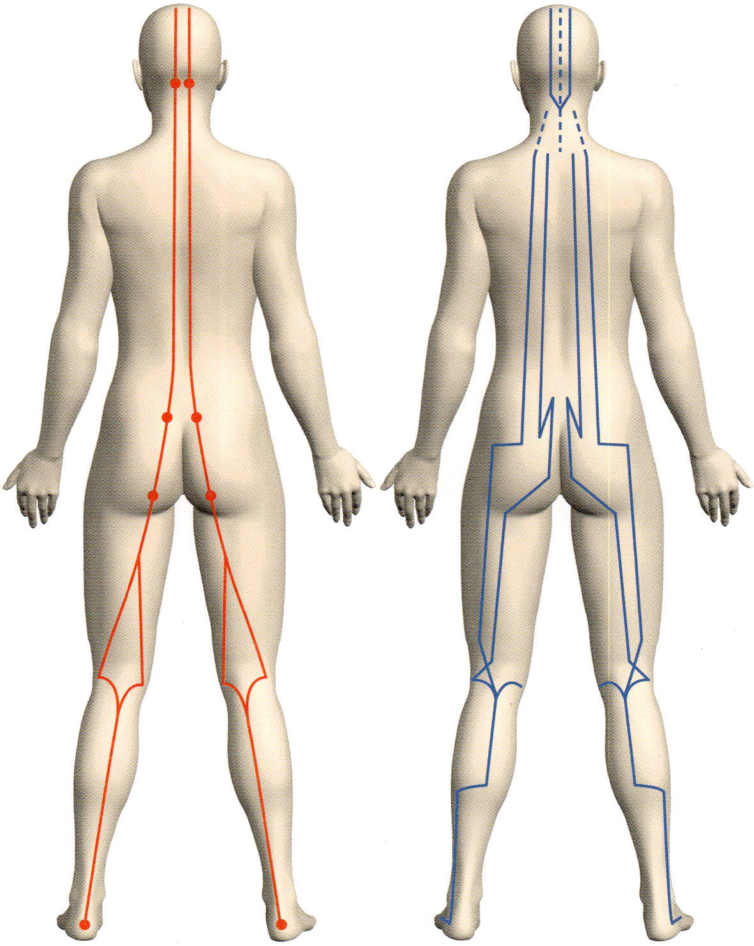

그림 2.25

방광 경락(Tai Yang)과 표면 후방선의 유사점

다음으로 중복 논문 및 연구 질문과 관련 없는 논문을 삭제하고 제외 기준을 적용했다(Wilke 등 2016). 최종 검토 결과 62건의 연구로 모아졌다. 이 연구 중 각 자오선과 그 전이의 증거는 강함, 보통, 제한적, 충돌 또는 존재하지 않음으로 분류되었다(Wilke 등 2016). 전환은 두 근육 사이의 근막 연결로 간주됐다. 예를 들어, 비복근과 햄스트링은 표면 후방선으로 간주된다. 결과는 6개의 검사된 근막 경락 중 3개에서 근막 전이에 대한 강력한 증거를 보였다. 이 3개는 표면 후방선(Superficial Back Line), 후방 기능선(Back Functional Line), 전방 기능선(Front Functional Line)이다.

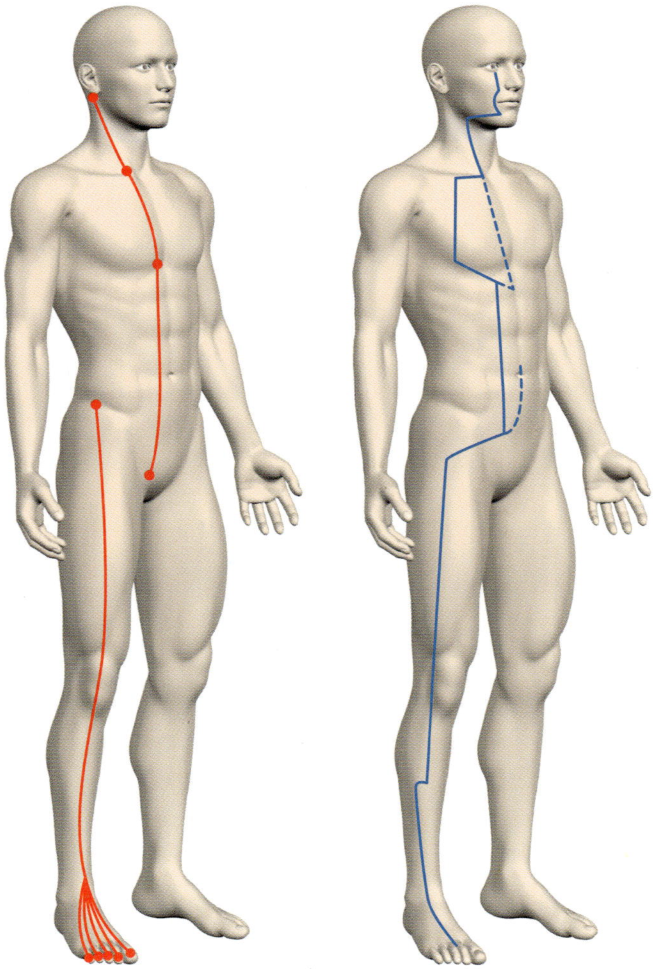

그림 2.26

위 경락(Tai Yin)과 표면 전방선의 유사점

표면 후방선에 대한 15건의 연구 중 3개의 근막 전이(발바닥–비복근, 비복근–근막–햄스트링, 햄스트링–요추 근막/기립 척추)가 확인되었다. 후방 기능선에 대한 8건의 연구에서 3개의 근막 전환(활배–요추 근막, 요추 근막–대둔근, 대둔근–외측광근)이 확인되었다. 마지막으로 전방 기능선에 대한 6건의 연구에서 2개의 근막 전이(대흉근–복직근, 복직근–내전근)에 대한 강력한 근거를 확인했다. 나선선(Spiral Line, 21건의 연구에 근거하여 9개의 확인된 전이 중 5개)과, 외측선(Lateral Line, 10개의 연구

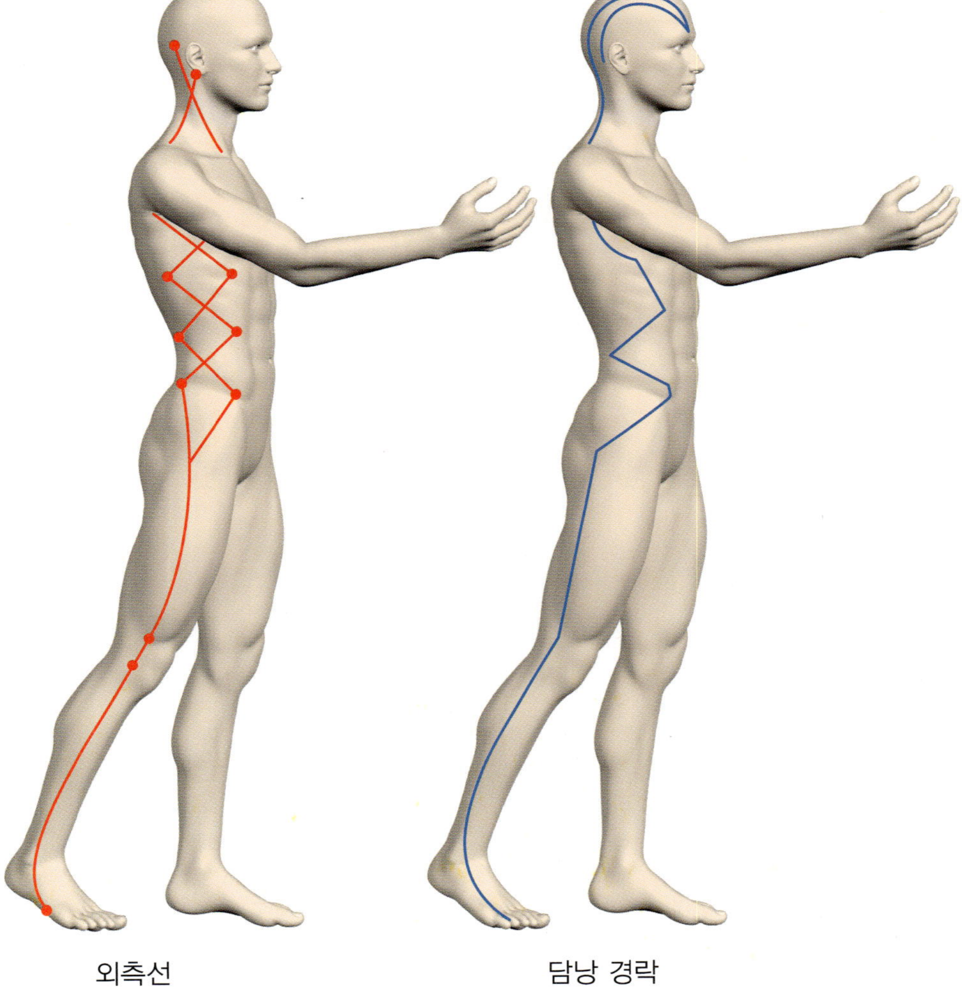

그림 2.27

담낭 경락(Jue Yin)과 외측선의 유사점

에 근거하여 5개의 확인된 전이 중 2개)에 대한 적절한 증거가 있다. 7건의 연구에 근거한 표면 전방선의 경락과 전환에 대한 증거는 없었다(Wilke 등 2016).

연구원들은 나선선, 외측선 및 표면 전방선에 대한 추가 연구를 수행하여 그들의 존재를 뒷받침하는 더 강력한 증거가 있는지를 확인하고 심부 전방선 및 상지선에 대한 증거를 탐색하기 시작할 것이다. 근막경선 해부학의 근막선 경락에 대한 향후 연구 결과는 매우 흥미로울 것이다.

요약(Summary)

이 장에서는 ***근막경선***에서 토마스 마이어스가 설명한 근막선에 대해 검토했다. 이 근막경선과 임상적 의미들에 대한 인식은 많은 MMS 기술의 기초를 밝히는데 도움이 될 것이다. 다음 장에서는 근막 시스템의 평가와 전체 물리치료 평가와의 관계에 대해 설명할 것이다.

근막 기능 장애의 평가 (Assessment of fascial dysfunction)

3장

근막 기능 장애는 어떻게 생기는 것일까?

주관적 검사(The subjective exam)

도수 물리치료의 대가인 제프리 메이틀랜드(Geoffrey Maitland)는 업계 종사자들에게 세계적으로 중요한 영향을 주었다. 그가 물리치료사들에게 전달한 중요한 메시지 중 하나는 철저한 주관적 평가의 중요성이었다. "철저한 주관적 검사는 당신에게 존재하는 문제가 무엇인지 뿐만 아니라 이것을 어떻게 치료할 것인지를 이야기해 줄 것이다"라고 그는 말한다. 이는 모든 경우의 근골격계 통증에 해당되며, 특히 근막 기능 장애의 경우 중요하다.

좋은 주관적 검사에서 물어보는 전형적인 질문들은 아래와 같다:

- 통증의 부위와 서로간의 연관성
- 이상감각, 저림 등과 같은 신경학적 증상의 호소
- 증상을 호소했던 과거 병력
- 약 복용을 포함하는 의학적 과거 병력
- 실시했던 의학적 검사들과 그 결과
- 이전에 실시한 치료들과 그 결과
- 밤낮 동안 통증의 상태
- 증상을 유발하거나 감소시켜 주는 요소
- 기능적인 장애
- 치료를 위한 환자의 목표

근막 기능 장애가 있는 환자들은 **아래의 추가적인 주관적 통증이 있을 것이다:**

- "내 근육에 비해 피부가 너무 작은 것 같아요."
- "꼬여있는 팬티스타킹을 신은 것처럼 다리에 전체적으로 긴장이 느껴져요."
- "다른 치료사들과 의사들은 내 오른쪽 다리와 팔의 증상이 서로 분리된 문제라고 하는데, 제가 느끼기에는 그렇지 않아요."

근막 통증의 또 다른 특성은 아래와 같다:

- 통증이 둔하거나 쑤시거나 가끔 깊게 느껴진다.
- 통증의 강도가 낮은 단계에서 심각한 수준까지 이른다.
- 많은 부위에서 빈번하게 국소적으로 민감한 부위가 있다.
- 수면 패턴을 방해 받는 조직이 있다.
- 통증이 피부 분절, 근육 분절, 뼈 분절의 형태를 따르지 않는다.

마지막으로 분류한 증상들은 섬유근육통이 의심스럽지 않은가?

임상적으로, 이러한 상태에 있는 환자들은 신경계의 긴장을 낮추기 위해 능동적 운동, 건침, 두개천골요법, 근막 이완 등과 리리카(프레가발린) 등과 같은 적절한 약물의 조합을 이용해 그들의 증상을 관리하려고 한다.

근막 기능 장애가 있는 환자들은 빡빡한 근막경선에 긴장을 더하는 움직임을 하지 않는다면(예: 근막의 심부 전방선이 제한되어 있는 경우, 장시간 걷거나 서 있는 것은 요통을 유발한다), 증상을 재발시키는 특정한 자극적인 움직임을 거의 식별할 수 없다. 그러나 우리는 이러한 증상을 재발시킬 수 있는 돌기사이관절의 과도한, 또는 감소된 가동성과 발, 무릎, 고관절, 요추, 골반, 흉곽 등의 좋지 못한 가동성이나 동적 조절 능력 등을 일으키는 다른 기능 장애들을 반드시 배제해야 한다. 이러한 좋지 못한 기능들은 요통을 발생시킬 수도 있다. 신체 부위 사이의 연결성과 연관성을 고려해 볼 때, 신체 모든 부위는 요통에 기여할 수 있다.

근막계의 기능 장애를 다룰 때 **고려해야 할 단서**:

- 환자가 치료 받는 동안에는 좋은 결과를 얻음에도 불구하고 치료 효과를 유지하는 데 어려움이 있다.
- 환자가 추천된 자세, 스트레칭, 안정성 운동을 모두 성실히 수행함에도 불구하고 치료 효과를 유지하는 데 어려움이 있다.
- 청소년의 경우 최근 급격한 성장이 원인일 수도 있다.
- 환자가 최적의 자세를 유지하는데 어려움이 있다.

객관적 검사(The objective exam)

객관적으로 아래의 사항들이 발견될 것이다:

관찰

- 환자의 자세를 관찰했을 때 자세적 결함이 발견되지만 각 관절의 움직임 검사에서는 자세적 결함의 일부분에 대한 설명만 제공된다. 예를 들어, 이상적으로 골반에 대한 대퇴 골두의 위치를 평가할 때, 치료사들은 고관절 생체역학의 필수 조건대로 대퇴 골두가 중심에 있기를 원한다. 자세적 결함의 한 가지 예시는 대퇴 골두가 장골에 대해 앞쪽으로 이동해 있는 것이다. 만약 치료사들이 관절 요소만 가지고 생각한다면, 이러한 고관절 관절낭이 자세적 결함의 원인이라고 추정할 것이다. 그러나, 적절한 생체역학에는 정상적인 관절 가동성뿐만 아니라 모든 근육과 근막적인 벡터의 균형 잡힌 활성화가 필수적이다.

능동 관절가동범위(AROM)

- 문제의 영역은 정상, 또는 정상 범위 근처지만, 신체의 자세가 달라질 경우 범위가 감소하는 관절가동범위다. 예를 들어, 근막의 표면 후방선이 경직되어 있는 경우, 능동적으로 경추 굴곡 검사를 하면 선 자세에서 검사할 때보다 앉은 자세에서 검사할 때 더 제한되는 것으로 나타난다.
- 능동 관절가동범위는 통증을 만들어낼 수도, 만들어내지 않을 수도 있다. 하지만 환자들은 "뻣뻣함"이나 "당기는 느낌"을 빈번하게 호소할 것이다.
- 각각의 관절의 가동성이나 근육의 길이를 검사하면 정상 범위에(때때로 과운동성이) 있을 수 있으나, 결합된, 기능적인 움직임에서는 제한되는 것으로 나타날 수 있다.

근육 길이 검사

근육 길이는 보통 정상 범위에 있을 것이다. 만약 근육이 경직되어 있고 치료를 국소적 근육에 맞춰 실시할 경우, 환자와 치료사 모두 치료의 효과가 짧고 조만간 근육이 다시 뻣뻣해 지는 경향을 느낄 수 있을 것이다.

관절 가동성(수동적인 움직임과 부가적 움직임 모두 포함)

수동적인 움직임은 사지나 척추를 지지하는 동작을 발생시키는 움직임이다. 이러한 기술은 근육이 이완된 자세에서 관절을 평가하기 위해 선택된다. **부가적 또는 관절운동학적 움직임은 관절 자체의 움직임으로 개별적으로는 일어날 수 없다. 구름(roll), 축돌림(spin), 미끄러짐(slide)을 포함하는 이러한 부가적 움직임은 관절의 생리적 움직임에 동반되어 나타난다. 물리치료사들은 관절의 수동적인, 또는 부가적 움직임을 평가할 때, 단순히 움직임의 끝느낌에서만이 아니라 전체 움직임이 일어나는 동안의 느낌을 주의 깊게 봐야 한다고 배워왔다.**

모든 관절은 2가지 구역으로 나눠는 관절가동범위를 가진다:

1. 아무런 저항도 느껴지지 않는 중립구간(neutral zone; NZ)이 있다. 중립구역은 움직임 시 처음으로 저항을 받는 지점(R1)에서 끝난다.
2. 탄력구간(elastic zone; EZ)은 움직임이 처음으로 저항을 받는 부분(R1)에서부터 가동범위의 끝에서 단단한 저항이 느껴지는 부분(R2)까지를 말한다. 정상적인 관절에서, R2는 관절낭과 인대의 긴장에 의한 것으로 고려된다(움직임 도표와 수동적 움직임의 등급에 대한 더 많은 정보는 4장 참조).

관절의 정상적인 부가적 움직임은 아무리 작은 크기(단지 몇 밀리미터의 구름이나 미끄러짐)여도 움직임이 시작할 때 저항이 느껴지지 않는 작은 중립구간을 가지고, R2가 느껴질 때까지 점진적으로 탄력 구간이 늘어난다. 관절의 부가적 움직임이 정상인지 비정상인지 결정하기 위해서는 훈련이 필요하다.

- 근막에 제한이 있을 때, 관절의 부가적 움직임은 점점 더 뻣뻣해지고 딱딱해지는 섬유증이나 딱딱한 관절의 끝 느낌과는 대조적으로 "탄력 있거나 고무 같은" 끝 느낌을 가진다.
- 예를 들어, 굴곡 시 수동적 척추간 움직임(passive intervertebral movement; PIVM)에서 요추 수준에서 많은 경직이 나타날 것이다. 만약 근막경선(fascial line)에서 제한이 있다면, 이러한 관절을 가동화하는 것은 단지 부분적인 이완만 이끌어낼 것이다.
- 환자의 관절이 과운동성을 보여도, 능동적 관절가동범위 검사를 하면 제한된 가동범위를 나타낼 것이다.

벡터 분석: 부하 및 청취(경청) 검사

이 검사는 바랄 연구소(Barral Institute)의 게일 웩슬러(Gail Wexler)에 의해 개발된 청취 강의에서 유래되었다. 이러한 청취의 기술은 능동적과 수동적으로 나뉜다. "부하 및 청취(Load and Listen)"는 청취의 두 가지 영역을 포함한다. 나는 이것이 관절에 영향을 주는 원초적인 근막 벡터를 찾는 데 아주 유용한 도움을 준다는 것을 찾았다.

관절의 부가적 움직임이 평가될 때, 부가적 움직임의 저항에 주목하는 것뿐만 아니라, 이 검사에서 부가적인 미끄러짐의 요소를 이완하는 데에도 주의를 기울여야 한다. 다시 말해서, 당신이 교정을 하려고 할 때, 어디서 당기고 있는가? 이것이 벡터 분석이다. 통합 시스템 모델(ISM) 접근법에서의 벡터 분석은 바랄의 내장기 접근법의 "부하 및 청취" 개념을 근골격계에 적용하고, 이는 기저 시스템의 장애를 확인하는데 도움을 주어 최적의 정렬, 생체역학, 신체 조절을 만들어 준다.

- ***건강한 고관절***에서, 치료사들이 대퇴 골두를 후방으로 활주시킬 때, 관절면으로 떠다니듯 돌아와야 하고, 이것은 마치 "줄 달린 비누"를 물 위에서 잡아 당겼을 때 튕겨 돌아오는 느낌과 매우 유사하다(Diane Lee, 개인적 의사소통).
- 만약 부하 및 청취 검사에서 ***관절의 문제인 제한***이 나타난다면, 치료사들은 관절 끝 느낌에서 상대적으로 더 단단하고 뻣뻣한 부가적 미끄러짐을 느낄 것이다. 부가적 미끄러짐의 이완으로, 작은 진폭의 움직임들은 관절이 더 중립적인 상태로 재확립되도록 할 것이다.
- 만약 부하 및 청취 검사에서 ***근막적인 제한***이 나타난다면, 치료사들은 부가적 움직임에서 저항은 느끼지만 끝 느낌에서는 단단함이 느껴지지 않을 것이다. 더 중요한 것은 미끄러짐의 이완에 따라 당기는 벡터 방향 쪽으로 관절이 "견인"이 발생할 것이다. 이러한 근막적인 제한은 근신경적 벡터(신경 드라이브에 의해 증가된 근육 긴장도), 내장의 벡터, 근육과 근막의 벡터의 결합일 것이다(이러한 모든 조직은 근막으로 싸여 있다는 것을 명심하자).

각종 이완 기법을 사용할 때, 이러한 검사는 보통 "사전"과 "사후" 검사를 한다. MMS 기법을 할 때 사전, 사후 검사는 유용하다. 이는 치료사에게 근막 벡터가 부분 관절의 가장 큰 영향을 미친다는 사실을 알게 해주고 근막 벡터에 대한 탐구를 하게 만든다. 이완은 해당 근육과 연결된 근막경선 모두에서 실시되어야 한다(***근막경선 해부학***에 기초).

(11장은 고관절에 대한 부하 및 청취(경청) 검사의 개요를 서술한다.)

같은 개념으로 부하 및 청취 검사를 다른 관절에도 적용한다. 예를 들어, 만약 어깨관절(GH joint)이 견봉에 비해 앞쪽으로 위치되어 있는 경우, 부하 및 청취 검사는 어깨관절을 후방활주시킬 때 약간의 제한을 찾을 것이다(검사의 부하 측면): 그러나 전후방 활주의 이완에서는(검사의 청취 측면), 만약 표면 전방선이 단축된 상황이라면 상완골두가 상완이두근 방향으로 당겨지는 벡터가 있음을 느낄 것이다(13장에서는 견관절에 대한 부하 및 청취 검사에 대한 개요를 서술한다).

동적 안정성 검사(Dynamic stability test)

동적 불안정성은 환자가 하프 스쿼트나 한발서기 검사와 같은 기능적인 과제를 수행할 때 체중 이동의 실패(failed load transfer)를 나타내는 것으로 정의된다. 기능적인 검사에서의 체중 이동의 실패(FLT)는 한 부위나 여러 부위에서 나타날 수 있다(Lee & Lee 2011):

- **골반:** 골반의 "열림"이 나타날 수 있다. 이 상황에서, 천장관절은 장골에서 천골이 앞끄덕임(nutation)된 채로(천장관절이 안정성이 최적인 자세) 유지하는 데 실패한다. 치료사는 하프 스쿼트나 한발 서기 검사를 할 때 이를 장골이 전방 회전한 것으로 인지한다(천골의 상대적 뒤끄덕임).

- **고관절:** 이상적으로 대퇴골두는 한발 서기나 스쿼트를 하는 동안 골반에 대해 중심을 유지해야 한다. 기능이상의 흔한 임상적 형태는 대퇴골두가 중심화를 유지하는 대신에 정면으로 활주 되거나 내회전되어 있는 것이다.

- **발:** 발은 중립자세를 유지할 수 있어야 한다. 거골이 경골의 바로 아래에 있어야 하고 전족부가 후족부에서부터 중립자세에 있어야 한다.

- **흉곽:** 한발 서기나 스쿼트 등의 기능적 검사에서 흉곽 고리의 측면 이동이 없어야 한다 (Lee & Lee 2011).

근막의 기능 장애를 가진 환자들은 흔히 동적 불안정성의 신호를 나타낸다. 이는 특히 근막의 단축이 있는 부위에서 그렇다. 운동 조절에 도움을 주기 위한 근육 동원은 환자나 치료사 모두에게 불만스러운 경험이었을 것이다. 근막의 긴장성은 안정화 근육이 "제역할을 시작하는 것"을 자주 방해하는 요소이다.

근막계의 평가 (Assessment of the fascial system)

반복된 관절 기능 장애에서 근막 제한의 검사

만약 이전 치료와 가동성과 안정성 운동의 준수, 그리고 자세인지 등에서 좋은 효과보다는 반복되는 관절 제한이 있었다면, 근막적 요소의 제한을 다뤄야 될 것이다. 예를 들어, 경추 4번과 5번 수준에서의 치료를 통해 이완을 하더라도 전후방 가동에서 만성적인 경직이 있다면, 우리는 이것이 연결된 다른 근막경선에서 기능 장애가 있는 것인지, 재발에 영향을 주는 요소가 있는지 고려해 봐야 한다. 만약 치료사가 근막을 움직임 제한의 요소로 의심한다면, 그들은 어떤 경선의 긴장도가 가장 문제가 있는지 찾을 수 있을 것이다.

이 책에서는 근막 시스템 이완술(MMS) 기법을 두 가지 요소로 묘사한다:

1. 치료사는 반복적인 기능 장애가 있는 부위를 한 손으로 **고정한다** – 관절의 부가적 움직임과 반복적인 근막 통증유발점을 둘 다 고정

2. 치료사의 다른 손은 근막경선을 **만지고 움직이는 역할을 한다.** 항상 "스타 개념"을 이용한다(아래에 설명).

경추 4번에서의 제한된 전후방 가동의 예를 이어 가자면, 경추 4번 수준에서는 전후방 가동이 두개골 쪽으로 각도가 형성되어야 안정화될 수 있고 아래의 고려사항이 있다:

- 표면 전방선을 촉진하기 위해 치료사는 다음과 같이 한다:
  - 동측 또는 대측 견갑골 쪽으로의 전후방 가동
  - 흉골 전방 조직으로 하방으로 향하는 전후방 압력
  - 이 경선의 나머지 부분은 복직근이나 치골결합으로 아래로 향하는 전후방 압박으로 만질 수 있다(자세한 내용은 5장 참조).
- 심부 전방선을 만지기 위해 치료사는 다음과 같이 한다:
  - 흉골 후방 조직(심막)으로 하방으로 향하는 전후방 가동
  - 좌우 횡격막을 향해 아래로 향하는 전후방 가동
  - 발목에서의 능동적 배측굴곡/외번은 이 경선의 꼬리부분인 후경골근에서 심부 전방선을 늘어나게 한다 (자세한 내용은 5장 참조).
- 외측선 탐색을 위해 치료사는 고객을 옆으로 누운 상태로 배치하고 A/P 가동으로 몸통을 안정시키고 몸통 측면의 늑간 근막을 탐색할 수 있다(자세한 내용은 5장 참조).

치료사는 근막경선의 일부에 제한이 있는 것을 어떻게 아는가?

치료사들(표면 전방선 제한에서)은 손으로 흉골 앞쪽을 부드럽게 압박할 때 도수 안정화에 긴장도가 즉시 증가되는 것을 느낄 것이다(이 경우 경추 4번의 전후방 가동이다). 흉골 부위에 압력을 가했을 때, 특정한 저항이 느껴지는 것은 정상이다. 하지만 이러한 방식의 매우 극초반부터 느껴지는 저항은 정상이 아니다. 이것은(메이틀랜드의 용어로) "발가락 부위(toe region)"이고 이 부위는 움직임의 초반에 저항이 있다(4장 메이틀랜드의 움직임 단계 부분을 참조하기 바란다). 근막경선이 제한되어 있을 때, 발가락 부위는 없거나 초반 저항에서 꽤 제한될 것이고 치료사의 양손 사이에서 느껴질 것이다. 치료사가 한 부위(이 경우, 경추 4번)를 고정하고 더 강하게 누른다면 환자도 이것을 인지할 것이고, 실제로 치료사는 경추 4번에서 근막 조직이 아래쪽으로 활주하는 것을 막는다.

스타 개념(Star Concept)의 사용

스타 개념은 치료사들이 관절 활주의 경선을 생각하지 말아야 하고 별 모양과 같이 여러 방향을 탐색해야 한다는 것을 의미한다. 목적은 도수 안정화와 흉골 전면에 있는 근막 조직들 사이에 어느 부위가 가장 긴장도가 높은지를 찾는 것이다(문제가 발생한 표면 전방선의 예). 치료사들은 근막 조직을 "울타리"를 치고, 양손 사이에서 가장 긴장도가 높은 부위의 벡터를 "알아채야" 한다. 위의 예시에서, 흉골의 전면부 조직에 가해지는 아래쪽으로의 압력은 똑바로 직선방향으로 아래로, 환자의 오른쪽 아래로, 왼쪽 아래로, 아니면 내측/외측으로 또는 시계 방향/반시계 방향으로 가해질 수 있다. 제한은 여러 방향에서 느껴질 것이다. 치료는 가장 제한되는 방향을 이용해 시작되며, 일단 이완되면, 같은 경선에서 제한된 다른 방향을 찾아 이완한다.

이러한 "스타 개념"은 어떠한 근막경선에서 어떠한 근막 시스템 이완술에도 적용된다.

근막경선의 탐색

- 토마스 마이어스의 '근막경선 해부학'은 매우 적절한 근막 시스템 이완술이지만, 치료사가 근막을 탐색할 수 있는 유일한 방법은 아니다. '근막경선 해부학'은 근막 구조의 "결"의 간단한 지도이고, 그래서 대부분의 지도가 그렇듯, 오직 보기에 좋은 표시이다(Myers 2014).
- ***신경계*** 역시 가이드라인으로 쓰이곤 한다 (9장에서 예시로 나온 대퇴신경 근막 기법 참조).
- 환자의 ***기능적인 문제***는 어디를 탐색해야 하는지 단서가 될 수 있다.
  5장에 언급한 대로(전면 경추와 어깨 움직임의 상관관계) 환자는 팔을 옆으로 외전해서 뻗을 때와는 대조적으로 앞으로 뻗을 때 팔에 통증을 호소한다.
- "바로 여기가 다쳤다." ***환자의 주요 통증호소 부위***는 좋은 시작점이 될 수 있다.
  이 부위를 고정하고 근막경선을 탐색하는 것은 통증이 있는 부위를 "묶을" 수 있다.
  통증이 있는 부위는 흔히 인접한 다른 부위의 기능 장애에 의한 "피해자"이다
  (예: 상부 요추의 신전 기능 장애나 좋지 못한 고관절 신전에 의한 보상작용이 있다면 서있거나 걸을 때 하부 요추에 증상이 있을 수 있다). 그러나 증상이 있는 부위 역시 뻣뻣한 근막경선에 묶일 수 있고, 이는 증상이 재발하는데 역할을 할 수 있다.

정복과 검사(Reposition and test)

한 가지 근막 벡터로 인해 제한된 관절낭 때문에 관절의 부가적 움직임이 제한되는지를 감별하는 데 도움이 되는 또 다른 방법은 신체의 다른 부위를 긴장시키고 부가적 움직임을 반복해 보는 것이다. 예를 들어, 경추 중간부위인 경추 4번 수준의 전후방 가동에서 같은 움직임을 동측 팔을 70° 외전시키고 반복해 보는 것이다. 만약 경추 4번이 전후방에서 더 뻣뻣해진다면(통증은 재발할 수도 안할 수도 있다), 이는 근막이 제한을 재발시키는 요인이라는 것을 시사한다. 근막은 근육계(예: 사각근), 쇄골, 신경계(예: 정중신경), 내장계(예: 심막) 또는 이 4가지 부위의 결합과 연관될 수 있다.

또 다른 예시는 경추 4번의 기능 장애의 재발과 관련된 심부 전방선 근막을 탐사하는 것이다. 이는 위와 같이 경추 4번은 안정화하고 발목에 능동적(또는 수동적) 배측굴곡/외번을 가했을 때, 경추 4번에 영향이 있는지 보는 것이다(후경골근은 토마스 마이어스의 심부 전방선의 꼬리 부위이고, 따라서 배측굴곡/외번으로 긴장도를 높인다는 사실을 명심하자). 만약 심부 전방선에 비정상적인 긴장도가 있다면, 배측굴곡/외번은 가하는 것은 전후방 활주에서 경추 4번을 고정하고 있는 손에 즉각적인 긴장도 증가의 원인이 될 것이다(5장의 MMS 기법 참조).

근육 통증유발점을 재발시키는 근막 제한의 검사

근막의 긴장성은 아래의 요소들이 없다면 재발하는 경향이 있다:

- 그 부위에서의 근육군 사이 균형의 최적화(예: 뻣뻣한 근육의 스트레칭과 약한 근육의 강화)
- 증가된 신경 드라이브로 과긴장성이 있는 근육이 이완될 수 있게 하는 침술이나 IMS기법의 사용

- 증상이 있는 부위에 영향을 줄 수 있는 신체 다른 부위에 대한 고려(ISM의 운영개념)
- 마지막으로, 중요한 근막적인 요소가 제한에 영향을 줄 수 있다는 것에 대한 고려

마지막 개념에 대해 근막 시스템 이완술을 사용하는 예시는 아래와 같다.

승모근 상부 섬유의 반복되는 긴장은 표면 후방 상지선의 긴장 때문이고, 이는 적절한 결과를 얻기 위해 다뤄질 필요가 있다. 이 예시에서, 치료사는 승모근 상부 섬유에 반복적인 근막 통증유발점을 전후방 방향으로 집어서 "안정화" 한다. 만약 표면 후방 상지선에 긴장도가 있다면, 수동적으로 손가락과 손목을 굴곡시키자마자 승모근 상부 섬유를 "안정화"하고 있는 손에 즉각적인 긴장도의 증가가 느껴질 것이다. 손가락과 손목의 신전근이 표면 후방 상지선의 꼬리 부분임을 명심하자(2장 참조). 통증유발점을 잡은 채로 진동과 같은 손목 굴곡 움직임을 하는 것은 경선의 긴장도를 이완하는데 도움이 될 것이다(5장의 근막 시스템 이완술 참조).

신경 가동 검사를 통한 근막 제한의 검사

특정한 신경의 감소된 가동성 문제를 대처하기 위한 도수치료의 흔한 접근법은 문제가 있는 신경의 경계면을 가동시키는 것이다. 예를 들어, 정중신경의 경우, 약간의 어깨 외전과 외회전, 팔꿈치 신전, 손목과 손가락 신전을 한 자세로(이는 정중신경 가동 검사에서 조직의 과민성과 처음 저항을 느끼는 부위에 따른다.) 경추 5, 6, 7번의 전후방이나 측면 움직임 가한다. 또한, 신경 가동 검사는 치료 기법으로 사용되곤 한다. 활주 기법과 신장 기법 모두 그렇다. 그러나 만약 치료를 위해 이러한 방법을 썼음에도 신경계의 긴장이 남아있다면, 치료사는 평균적인 신경의 경계보다 좀 더 넓은 부위를 탐색해야 한다. 예를 들어, 치료사는 정중신경에 미리 긴장을 가하기 위해 팔을 외전, 외회전하고 손목과 손가락을 신전한 상태로 전방 경추에 가동술을 사용하고 그리고 나서 몸통의 표면 전방선을 만진다. 아니면 치료사는 정중신경을 가동하면서 경추의 다른 부위(특히, 경추 1, 2번 수준)를 만진다(5장의 근막 시스템 이완술 참조).

근막 시스템 이완술(MMS) 치료법의 적응증/금기증

근막 시스템 이완술을 사용하는 치료법의 금기증은 일반적인 도수치료의 금기증과 비슷하다(상자 3.1). 중추신경계, 척수 또는 말총신경의 질환이나 부상은 어떠한 도수 치료도 명백하게 금기시된다. 하지만 혈관문제나 대사, 계통적 금기증과 같은 상황도 있다(캐나다 물리치료 연합회).

상자 3.1 도수치료 금기증

특정 환자에 대한 금기증

- 동의의 부재
- 정신적 감정적 상태 이상
- 의사소통 불능/신뢰할 수 없는 병력
- 이완능력 불능
- 지속되는 진단 미확정의 통증
- 약물 중독이나 취한 상태

골격계 금기증

- 유의미한 최근의 부상(골절, 탈구)
- 이전이나 최근의 뼈로 전이 가능한 암(유방,

기관지, 전립선, 갑상선, 신장, 장, 림프종 등)
- 감염(골수염, 결핵, 이전의 골 감염)
- 초음파나 영상 검사에서의(신전상태로 실시한) 척추관이나 신경공의 현저한 축소

신경계 금기증

중추신경계 질환 및 부상

- 목의 수동적 굴곡 시 증가하는 분절 외 통증
- 목의 수동적 굴곡 시 증가하는 양지 및 사지의 다중 분절 이상 감각
- 경도 마비 또는 다중 분절 마비
- 과다반사
- 바빈스키/오펜하임/호프만 경련
- 운동 실조
- 신경성 경직
- 방광 또는 배변 장애
- 연하장애/실어증
- 바렌베르그 증후군(후하 소뇌 동맥)
- 뇌신경의 증상
- 안구진탕(감별진단이 필요한 현기증/어지럼증의 경우)

척수 질환 및 부상

- 목의 수동적 굴곡 시 증가하는 병변 아래쪽의 분절 외 통증
- 목의 수동적 굴곡 시 증가하는 양지 및 사지의 다중 분절 이상 감각
- 병변 아래쪽의 양지 및 사지의 다중 분절 약화 및 경련성 약화
- 병변 아래쪽의 과다반사
- 병변 아래쪽의 반사저하증 존재 가능성
- 바빈스키 및 오펜하임 사인
- 병변이 경추 5–6번 위일 경우 호프만 사인의 존재
- 병변 부위 아래의 경련
- 운동 실조
- 반사 방광(방광이 팽창된 채로 비워짐)

말총신경 압박

- 반사저하증 또는 무반사(양지 및 다중 분절)
- 감각이상/양지 또는 다중 분절 통증
- 초기 방광 과활성화(절박뇨와 증가된 빈도) 이후 방광의 마비(배뇨의 넘침)
- 배변의 과부하나 넘침을 동반하는 변비
- 생식기 감각의 부재
- 발기 및 사정의 부재
- 양지 또는 다중 분절 신경근 병변의 증상

혈관계 금기증

- 척추 동맥 불충분
- 혈관 질환(동맥류)
- 출혈 문제(혈우병)

교원병(콜라겐병) 관련 금기증

- 엘러스–단로스 증후군
- 마르팡(말판) 증후군
- 골형성부전증
- 양성 과운동성 증후군(경계)– 결합조직의 부족
- 급성 외상 후 단계(6–8주는 경계)

연령 관련 금기증

- 어린이(골격 미성숙, 동의 문제)
- 노인(골다공증, 혈관 질환, 척추관 협착증의 위험성 증가)

대사적 금기증

- 골 병변(예: 골다공증, 파제트 병)

계통 질환

- 당뇨병(경계)
- 천식(코르티코스테로이드 부작용 주의)
- 내분비계 질환(경계) – 갑상선 기능 저하증, 갑상선 기능 항진증, 부갑상선 기능 항진증
- 내분비계 질환(콜라겐에 영향을 주는 약물 치료 시 금기)
- 임신, 아래의 경우 금기
  - 유산 병력
  - 과운동성, 불안정성 – 최근 출산한 경우 (관절 불안정성, 분만 후 출혈의 위험성)

약물

- 진행성 염증 질환(예: 류마티스 관절염, 건선성 관절염, 강직성 척추염, 라이터 증후군)
- 비진행성 염증 질환(경계)
- 혈액응고 방지제(쿠마딘(와파린), 헤파린)
  - ASA(아세틸살리실산, 아스피린)에 주의
- 콜라겐에 영향을 주는 약물 – 코르티코스테로이드, 타목시펜
- 골다공증 관련 약물(아래 목록 참조)
- 항우울제(경계)
- 뼈에 해로운 약물

– 글루코코르티코이드

글루코코르티코이드로 치료하는 질환

류마티스 관절염, 골관절염, 활액낭염

천식, 만성 폐색성 폐질환(COPD), 알러지성 비염

간 질환

낭창, 건선, 중증 피부염

암: 백혈병, 림프종

궤양성 대장염, 크론병

다발성 경화증

장기 이식 후

염증과 안구 질환(녹내장)

– 메토트렉사트

메토트렉사트로 치료하는 질환

암

면역성 질환

저항성 관절염 상태

– 시클로스포린 A

면역 억제약으로 치료하는 질환

이식 후

면역 질환

– 다른 약물들

헤파린

콜레스티라민(혈중 콜레스테롤 농도 조절)

갑상선 호르몬

항경련제

제산제 함유 알루미늄

근막 시스템 이완술(MMS)은 부분적으로 아급성 또는 만성 상태에 적응증이기도 하다.

만약 상태가 급성이라면, 치료사는 마이어의 근막 경선에 따라, 증상이 있는 부위의 근위부와 원위부를 둘 다 다뤄야 한다. 아급성 단계를 처음 다룰 때는, 신체가 더 진행해도 된다고 초록 불을 나타내기 전까지는 너무 직접적인 것보다는 "청취(경청) 기법"을 잘 이용하는 것이 현명하다.

최근 골절이 있었다면 골절 부위의 근막을 직접 만지기보다는 회복의 시간을 주어야 한다. 하지만 골절부위의 위아래 부위는 만지고 치료할 수 있다.

요약(Summary)

이 장에서는 근막계의 평가와 이와 관련된 전체적인 물리치료적 평가를 다뤘다. 4장에서는 근막계의 가동을 이용한 치료의 원리에 중점을 둘 것이다.

근막 시스템 이완술 치료 원리 4장
(Principles of treatment with Mobilization of the Myofascial System)

이 장의 목적은 근골격계 문제가 있을 경우, 근막 시스템 이완술을 사용하는 개념에 대해 독자들에게 소개하는 데에 있다.

치료를 위한 근막 시스템 이완술 (MMS) 가이드라인

관절을 우선적으로 치료

일반적으로, 관절 기능 장애가 있다면, 특히 섬유증이나 관절의 느낌이 있는 경우라면, 단계적인 가동과 촉진을 통해 이를 치료하는 것이 먼저다. 그러나 만약 척추의 여러 분절이 굴곡에 제한이 있다면, 수동적 척추간 움직임(PIVM) 검사에서 근막적 요소에 제한이 있을 것이다. 이러한 경우, 근막 기법은 치료의 첫 번째 접근이 될 것이고, 이는 한 두 개의 제한된 관절낭에 집중하는 것보다 더 쉬울 것이다.

스타 개념(Star concept)

치료는 근막의 평가와 직결된다(3장 평가 참고). 한 손은 반복적인 관절 기능 장애 부위나 근육 통증 유발점을 잡는다. 치료사의 다른 손은 고정된 손 사이에서 가장 제한되는 부위를 찾는다. 상대적으로 부분적인 근막경선에서는 항상 "스타" 개념을 사용한다. 예를 들어, 표면 전방선에 경추 4번 관절의 반복된 전후방 기능 장애와 관련된 문제가 발견되었다면, 치료사는 경추 4번을 고정한 손과 흉추의 전방 조직에 부드럽게 전후방 압력을 가하는 손 사이에서 긴장도를 찾을 수 있을 것이다. 이렇게 만지는 손은 치료사의 양손 사이에서 가장 긴장도가 높은 방향을 찾는 스타 개념에 사용한다. 만지는 손의 방향은 똑바로 아래쪽 일수도 있고, 환자에게 약간 왼쪽이나 오른쪽으로 아래쪽일 수도 있으며 아마 내측이나 외측, 심지어는 시계방향이나 반시계 방향일 수도 있다. 치료사의 양 손 사이에서 저항이 느껴지는 방향은 여러 방향일 수 있음을 명심하자. 치료는 **가장 저항이 있는** 방향을 이용해야 하고, 일단 이완되면 근막경선에서 긴장된 다른 방향을 찾아 이완해야 한다. 일단 경추 4번과 흉골 전면의 손 사이가 이완되면, 치료사는 복직근 전체와 치골결합을 모두 포함하는 표면 전방선의 나머지 부분들을 찾아서 치료해야 한다.

기법의 깊이: 부가적 움직임과 움직임의 단계의 이해

메이틀랜드의 수동적 움직임의 단계는 근막 시스템 이완술 접근법에 필요한 기법의 깊이를 설명한다.

도수 물리치료사들은 관절의 수동적인 움직임이나 수동적 부가적 움직임을 평가할 때, 단지 움직임의 끝느낌이 아니라 움직임의 전체에 걸친 느낌에 집중해야 한다고 배운다.

수동적 움직임의 단계

수동적 움직임뿐만 아니라 움직임 도표는 물리치료사들 사이에 의사소통을 위해 만들어졌다. 이것은 과학이 아니며 과학적이거나 딱딱한 용어를 사용할 필요가 없다. 움직임 도표는 수동적 움직임을 검사할 때 손에 느껴지는 감각을 그림을 이용한 형태로 표현하는 것이다(메이틀랜드 2005). 움직임의 단계는 치료 기법이 사용될 수 있는 범위를 나타내는 데 사용된다.

역사적으로 수동적 움직임의 단계를 나누는 데는 두 가지 방식이 있다. 칼텐본에 의한 방법은 부가적 미끄러짐과 관련해 움직임을 3단계로 나눈다(1, 2, 3단계).

R1은 치료사가 부가적 움직임 또는 수동적으로 생리학적 움직임을 할 때 처음으로 저항이 느껴지는 지점을 이야기한다. R2는 움직임 수행 시 두 번째 장벽 또는 저항의 끝부분을 이야기한다. "발가락 부위(toe region)"라고 불리는 1단계는 저항이 시작되는 지점(R1) 이전의 전체를 이야기한다. "느슨해진 부분에서."라고 일컬어지는 2단계는 R1과 R2 사이로 저항이 느껴지는 부분이다. "스트레치"라 불리는 3단계는 R2부위와 R2의 범위를 더 늘리는 단계를 이야기한다(Kaltenborn 2014).

메이틀랜드에 의해 나눠는 체계는 모든 관절 가동범위를 2가지 구간으로 나눈다:

- **중립구간**(NZ)은 저항이 전혀 느껴지지 않는 부분을 말한다. 움직임 시 처음으로 저항이 느껴지는 부분에서 중립구간은 끝난다.
- **탄력구간**(EZ)은 움직임 시 처음 저항이 느껴지는 지점(R1)에서부터 가동범위의 끝에서 단단한 저항이 느껴지는 부분(R2)까지이다. 이러한 저항은 인대나 관절낭에 의한 긴장도 때문이다.

메이틀랜드의 가동 단계는 Ⅰ~Ⅳ단계로 묘사된다(표 4.1). 여기서는 관절가동범위가 정상인지 제한되는지에 상관없이 가동의 단계를 항상 4단계로 나눈다. Ⅴ단계는 가능한 가동범위의 끝인 R2 부위에서 적은 진폭으로 빠르게 밀어 넣는 방법인 촉진 기법으로 묘사된다.

표 4.1 메이틀랜드의 가동 단계의 정의

단계	정의
Ⅰ단계	가동범위의 시작점 근처에서 작은 진폭의 움직임
Ⅱ단계	저항이 없는 구간에서의 큰 진폭의 움직임; Ⅰ단계 보다는 더 가지만 R1까지는 가지 않음
Ⅲ단계	저항이 느껴지는 큰 진폭의 움직임
Ⅳ단계	저항이 느껴지는 작은 진폭의 움직임

이러한 체계에서 Ⅰ~Ⅳ단계는 R1(저항의 첫 번째 장벽)과 R2(저항의 두 번째 장벽 또는 마지막 범위)의 관계에 따라 결정된다(그림 4.1). ***Ⅰ단계와 Ⅱ단계는 R1 이전***에 발견된다. 따라서 저항이 없는 구간이다. ***Ⅲ단계와 Ⅳ단계는 저항을 관통하는 단계***이고 따라서 R1과 R2 사이에서 발견된다.

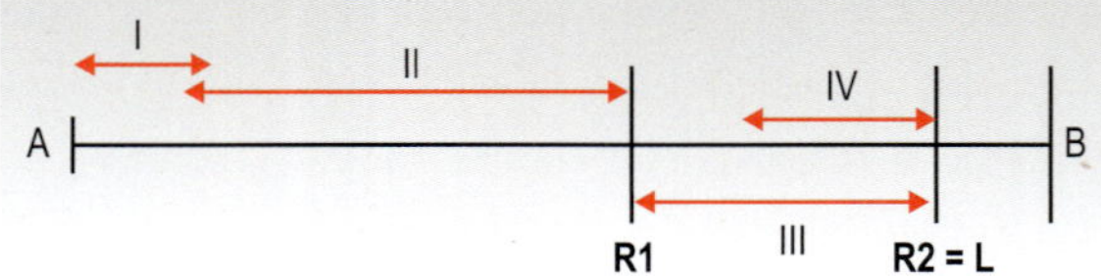

그림 4.1

메이틀랜드의 움직임 단계: R1 = 저항의 첫 번째 장벽; R2 = 저항의 두 번째 장벽; L = 가동범위의 한계. A에서 B까지의 선이 정상 관절가동범위를 나타낸다. 이 예시에서 R2는 총 관절가동범위의 약 85% 지점이다.

표 4.2 아래와 같이 움직임의 단계에 저항을 규정할 수 있다.

Ⅳ- 단계, 또는 Ⅲ- 단계	저항이 느껴지는 초기 1/3의 움직임(때때로 R1과 R2 사이 거리의 25%로 표현)
Ⅳ 단계, 또는 Ⅲ 단계	저항의 절반에서 2/3 지점의 움직임(때때로 R1과 R2 사이 거리의 50%로 표현)
Ⅳ+ 단계, 또는 Ⅲ+ 단계	저항이 느껴지는 후기 1/3의 움직임(때때로 R1과 R2 사이 거리의 75%로 표현)

따라서 단계는 증상이 아니라 ***저항***에 따라 나뉜다. 치료에서 적당한 단계를 선택하는 것은 고려사항이 될 수 있다.

이러한 단계를 임상적으로 더 유용하게 만들고 치료 기법의 과정을 더 정확하게 반영하기 위해 메이틀랜드는 더 나아가 단계에 움직임이 수행될 때 저항의 양을 +와 –를 추가해 표현했다(표 4.2; 그림 4.2).

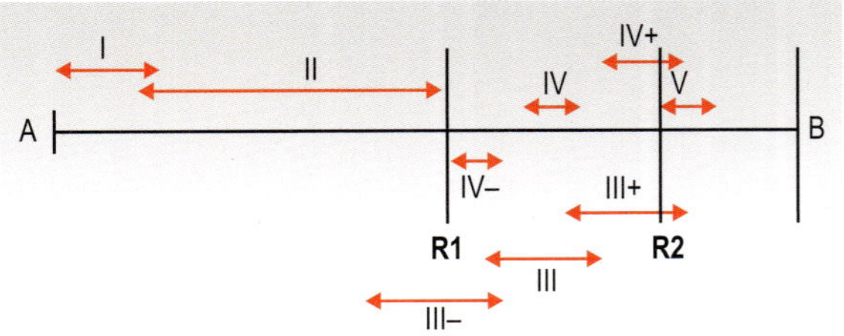

그림 4.2

메이틀랜드의 움직임 단계를 저항에 따라 +와 -로 나눌 수 있다. A에서 B까지의 선이 정상 관절가동범위를 나타낸다. 이 예시에서 R2는 총 관절가동범위의 약 80% 지점이다.

예를 들어, Ⅳ-단계는 Ⅳ단계보다는 저항이 적고, Ⅳ+단계는 Ⅳ단계보다는 저항이 크다. 유사하게 Ⅲ-단계는 Ⅲ단계보다는 저항이 적고, Ⅲ+단계는 Ⅲ단계보다는 저항이 크다. Ⅳ+단계와 Ⅲ+단계는 모두 R2까지 누른다. Ⅲ단계와 Ⅳ단계는 가동범위에서 같은 구간을 이야기하고 이 둘 사이의 차이점은 각각의 진폭이다. 따라서 치료 시 Ⅲ단계를 Ⅳ단계로 진전시킬 필요는 없고 그저 구간을 일컫는 용어일 뿐이다. 하지만 Ⅲ단계는 Ⅲ-단계의 진전이고, Ⅲ+단계는 Ⅲ단계의 진전이다. 유사하게 Ⅳ-단계는 Ⅳ단계, Ⅳ+단계로 진전된다.

이러한 정의는 주관적이고 치료사에 따라 다양할 수 있다. 75% 저항과 80% 저항의 차이를 구별하는 것이 어렵고 실제로 존재하지도 않기 때문에 이러한 단계를 연구 상황에서 사용하는 데에는 어려움이 있다. 이러한 개념은 단지 ***가이드라인***이지만 치료 기법 선택을 위한 임상적인 추론에서 사용할 수 있다(Maheu 2007).

근막 시스템 이완술(MMS)을 사용할 때, 표면 전방선과 연관된 반복되는 경추 4번에서의 제한을 위의 예시에 적용한다면, 경추 4번과 흉골 사이에서 **하방으로** 전후방 압력을 가하면 특정한 저항이 느껴지는 것이 정상이다. 그러나 이러한 기법의 극초반에 저항이 느껴지는 것은 정상이 아니다. 정상적으로, 근막경선에 좋은 가동성이 있다면, 움직임 초반 치료사의 양 손 사이에서 약간 또는 저항이 아예 없는 "발가락 부위(toe region)"가 존재해야 한다. 치료사는 흉골 조직에 완전한(하지만 부드러운) 전후방 압력을 수행할 수 있어야 한다. 그리고 가동 범위의 극후반까지도 도수 안정화에 압력에 상응하는 긴장도의 증가는 없어야 한다.

근막 시스템 이완술에서 가장 흔히 사용하는 움직임의 단계는 저항이 있는 조직에 가하는 큰 진폭의 움직임이다; 이는 Ⅲ-단계, Ⅲ단계, Ⅲ+단계다. 도수 안정화는 관절이나 근육을 고정하고 움직이는 손은 근막을 가동한다. 이는 Ⅲ-단계에서 시작해서 Ⅲ단계로, 마지막에는 Ⅲ+단계로 진전시킨다. 이러한 기법의 목적은 양 손 사이에 중립구역(NZ)을 증가시키는 것이다. 이는 저항을 처음 받는 R1에서부터 치료사가 경추 4번을 고정시킨 부분에 더 이상의 긴장도의 증가가 느껴지지 않는 정상범위의 한계까지(예: 움직임 도표에서 B 지점) R2를 점진적으로 "미는" 것이다. 치료사의 양 손 사이의 이완은 일반적으로 20~30초 동안 이루어진다(아마도 신경생리학적 또는 수화작용의 효과일 것이다). 이러한 기법은 반응이 빠르기 때문에, 단일 치료 세션 동안 치료사는 신체 한 부위와 연관된 저항의 여러 방향 외에도 특정 근막경선의 여러 부위도 쉽게 평가하고 치료할 수 있다.

근막 시스템 이완술 치료 개념 (MMS treatment concepts)

근막 시스템 이완술(MMS)을 사용하는 데 있어 4가지의 치료 개념이 있다.

1. 반복되는 관절의 기능 장애나 근육 통증유발점을 선택하고 이와 관련된 근막경선을 촉진한다.
2. 관절 가동술을 근막 기법으로 전환한다.
3. 신경 가동술을 근막 기법으로 전환한다.
4. "의식적 이완"의 개념을 사용한다.

반복되는 관절의 기능 장애나 근육 통증유발점을 선택하고 이와 관련된 근막경선을 탐사한다.

이것은 근막계 이완 접근법에서 가장 많이 사용하는 기법이다. 이는 치료사의 양 손 사이에서 초반 긴장도를 찾기 위해, 반복되는 관절의 기능 장애(또는 근육 통증유발점)를 고정하고 고정된 부위에 관련해 근막경선의 긴장도를 찾는 것이다.

근막 조직을 이완하는 몇몇 방법이 있다. 특정 환자에 적용할 때 환자의 반응은 가장 좋은 접근법에 영향을 준다.

- 치료사는 규칙적인 **진동**으로 일한다 (Ⅲ-단계로 시작해서 Ⅲ단계로, 그리고 나서 Ⅲ+단계로 진전한다). 이러한 진동은 치료사의 손에 부드러워지는 느낌이 들 때까지 계속된다. 환자는 이러한 부드러워짐을 "치료사가 도수 안정화를 더 이상 강하게 누르지 않는다."라고 인지한다. 실제로는 조직의 신경생리학적 또는 수화작용의 반응으로 치료사와 환자가 "이완"되는 느낌을 받는 것이다. 치료사는 양 손 사이에 "발가락 부위(toe region)"가 증가하는 것을 느낀다; 이는 감소된 저항이다.

치료사가 도수 안정화에 더 이상의 긴장도의 증가 없이 Ⅲ+단계 가동술을 할 수 있게 되면, 근막경선의 나머지 부분도 비슷한 방법으로 평가하고 치료된다. 예를 들어, 일단 경추 4번에서의 전후방 가동으로 표면 전방선과 관련된 흉골조직이 이완되고 나면, 치료사는 복직근 부위의 근막과 치골결합 부위의 근막을 촉진하고 이완할 것이다. 이러한 방식으로 표면 전방선의 상부 사분면이 탐사되고 치료된다.

진동을 가할 때, 진동을 반복하면서 초반 저항이 느껴지는 부위(R1)의 범위를 기억하는 것은 중요하다.

교육 관점에서 보면 진동 기법을 사용할 때 흔히 나타나는 두 가지의 실수가 있다. 첫 번째는 이러한 기법을 실시하는 동안 관절이나 통증유발점에 대한 도수 안정화 시 **움직이면 안 된다.** 이러한 진동은 도수 이완술의 의해서 실시되어야 하고 이 손이 안정적인 고정점에 대해 근막경선을 탐사해야 한다.

두 번째 흔히 나타나는 실수는 치료사가 진동을 점진적으로 계속 진행하고 R1이 느껴지는 지점으로 돌아오지 않는 것이다. 다시 말하자면, 치료사가 점진적으로 R2까지 진행해서 이러한 기법을 "10단계"로 수행하며 끝낸다는 것이다. 이러한 지점을 고려사항으로 여기지 않는다면 이완되는 느낌을 느끼는 것은 어려워진다; 즉, 치료사는 선택한 진동 움직임(등급 Ⅲ-, Ⅲ, Ⅲ+)을 반복하기 전에 반드시 R1이 어디인지를 분명히 해야 한다.

- **일관된 압력**의 적용 – 어떤 신체 부위는 치료 시 "청취(경청, listening)" 기법을 선호하고 진동 치료에는 잘 반응하지 않을 수 있다. 이는 조직이 치유의 아급성 단계에 있거나 신경계가 예민한 환자의 경우 부분적으로 사실이다. 청취(경청) 기법을 사용하는 개념은 도수 안정화와 탐색하는 손 사이의 근막 조직에 부하를 가하는 것이다(긴장된 경선에 첫 번째 저항을 형성). 그리고 나서 신체가 이 긴장으로 무엇을 하기 원하는지 지켜보는 것이다. 신체가 여러 방향으로 작은 미세조정을 가함으로써 치료사는 양 손 사이에 긴장도가 증가하는 것을 느낄 것이다. 이러한 느낌은 꼬여있는 고무 밴드가 스스로 돌아가려고 하는 느낌과 비슷하다. 치료사들은 조직들이 원래 있던 방향으로 되돌아가는 것을 방지하기 위해 이러한 풀림을 따라야 한다. 이러한 긴장도는 점진적으로 형성되는 경향을 보이다가 이후 액체와 같은 느낌으로 갑작스럽게 이완되고 종종 치료적 파동에 동반된다. 이러한 방식을 적용하면 환자는 치료사가 의도하지 않고 신체의 즉각적으로 나타나는 치료 통증을 느끼기 어렵다.
- "**하모닉스**(harmonics)"의 적용. 영국의 정골요법사인 로리 하트만(Laurie Hartman) 박사는 그의 관절 촉진 수업에서 진동 기법을 소개하고, *Handbook of Osteopathic Techniques* (Hartman 1997)에 이를 서술했다. 하모닉스 기법은 관절이나 조직에 가해지는 수동적 진동 움직임 기법이다. 이 기법에서는 조직에 반동을 가하는 것이 주요 부분이며 치료사는 이 기법으로 단지 촉매 역할을 한다. 예를 들어, 치료사는 고관절의 내회전을 유발하고 그리고 외회전이 일어나도록 허용한다. 이 기법은 초당 1회의 반복수로 실시된다. 이 반복수는 치료의 신경생리학적 효과를 유발하고 이완을 촉진한다. 특정한 근막 기법들이 이러한 접근법을 적응시킨다(9장의 흉요근막에 대한 하모닉스 기법 적용 예시 참고).

관절 가동술의 근막 기법으로의 전환

치료사가 사용하는 어떠한 관절 가동술도 신체 자세를 바꿈으로써 간단하게 가동을 반복해 특정 근막 경선의 긴장도를 높여주는 근막 기법으로 전환할 수 있다. 예를 들어, 발목의 배측굴곡을 증가시키기 위해 실시하는 발목관절의 전후방 가동술은 길게 앉은 자세로 가동을 반복하는 근막기법으로 전환할 수 있으며, 이는 표면 전방선의 긴장도를 증가시킨다(11장 참고). 이러한 접근법은 흔히 관절 가동술이 정체기에 왔을 때 특히 유용하다.

신경 가동술의 근막 기법으로의 전환

신경가동(neurodynamics)의 개념과 통증 기전의 기여자로서의 중요성은 널리 연구되어왔다(Butler 1991; Shacklock 2005). 양성 신경가동 검사는 실제 신경 가동성의 감소나 신경에 접하고 있는 근막 조직의 가동성과 관련된 문제의 결과다. 치료사가 사용하는 어떠한 신경 가동술도 근막 기법으로 전환될 수 있다. 이는 신경을 가동하려는 부위에 고정을 하는 동작을 추가하고 신경 가동술을 반복함으로써 전환된다(9장의 대퇴신경 근막 기법 참고). 또한 치료사들은 신경이 실제 접하고 있는 부위보다 좀 더 넓게 탐사할 수 있다. 예를 들어, 치료사들은 전방 경추에 대한 가동을 할 때 정중신경에 사전 긴장을 가하기 위해 팔을 외전, 외회전하고 손목과 손가락을 신전하고 가동을 한다. 그리고 나서 체간의 표면 전방선을 탐사한다(5장 근막 시스템 이완술 참고).

"의식적 이완" 개념의 사용

의식적 이완(RWA; release with awareness)은 다이앤 리와 제이 리에 의해 개발된 바이오피드백 기법이다(Lee & Lee 2011). 이 기법은 신경계의 긴장도를 약화시키기 위해 사용되고 전체 스트레칭으로 진행해 결국 근막계의 유착에 영향을 줄 수 있다. 환자는 촉진되는 근육을 인지하고 근육이 이완되도록 촉진하는 여러 가지 비유적 지시에 반응하도록 요구받는다. 환자의 이러한 개입이 치료사들의 손을 통해 피드백이 되어 이완을 유도한다.

이러한 바이오피드백의 과정이 어떻게 작동하는지 예를 들어, 발목의 배측굴곡이 감소된 경우에 내측 비복근에 근신경적 벡터가 있다는 것이다. 이렇게 되면 완전한 배측굴곡이 일어나도록 거골이 후방으로 움직이는 것을 막는다(11장 참고).

치료사는 한 손으로는 거골의 전후방 가동을 위한 부가적 움직임을 실시하고, 움직임에서 초기에 저항이 느껴지는 지점에서 유지한다. 동시에 치료사는 거골의 전후방 가동과 가장 연관이 있는 비복근 부위를 촉진하며 지켜본다; 내측 비복근에 부드러운 압력과 스트레칭을 가하는 부위는 거의 즉각적으로 거골의 부가적 움직임에 영향을 주고, 이는 치료사들에게 거골이 전방으로 눌려지는 느낌을 준다. 치료사가 비복근에 도수적 압력을 제공할 때, 환자는 "근육을 부드럽게 하고, 그냥 내버려두면서 손가락이 근육에 스며들게 하라"고 지시받는다. 동시에, 치료사는 관절이나 근육을 기시 정지가 가까워지도록 움직여서 근방추의 긴장도를 약화시킨다. 이후 치료사는 환자의 시스템이 이완하도록 기다린다. 치료사는 도수적으로 언어적으로 지시를 준다. 일단 최대 이완을 달성하면, 보통 10~15초 정도 근육 전체에 부드러운 스트레칭을 실시한다. 이때 치료사는 반응을 주시하면서 과활성화의 반복을 피한다. 완전한 전후방 움직임이 촉진되면, 발목에 지속적인 움직임을 적용한다. 동시에 치료사는 근육 다발을 위쪽 방향으로 이완해서 늘어나는 능력을 잃은 결합조직의 "꼬임"을 이완하는 것을 돕는다. 일단 이완되면, 치료사는 부가적 움직임을 제한하는 종아리의 다른 부위를 찾아야 한다. 임상적으로 이 기법은 매우 유용하다. 더 장기간의 이완 효과가 만들어진 듯한 환자를 포함해, 한 가지 치료는 다음으로 이어가는 것이 매우 좋다(Lee & Lee 2011).

근막 도수치료의 효과 (MMS 기법)

근막의 이완 기법에 대한 연구 근거들로부터 우리가 배울 수 있는 것은 무엇일까? 치료사가 어떠한 근막기법을 사용하든 "이완"되는 느낌을 받는 이유에는 수많은 가설과 이론들이 있다. 가능성이 있는 설명들은 아래와 같다:

- 근막을 자유롭게 만들어 근육 긴장도를 낮추는데 도움
- 콜라겐 섬유를 신장시키고, 콜라겐 섬유 사이의 유착과 다른 근막 층 사이의 탄력 섬유를 부수어 섬유증을 변화시킴
- 조직의 약화시킬 수 있는 괴사성 세포 조각과 누적된 독소를 배수
- 통증유발점의 이완
- 세포기질의 졸/겔 화학 반응의 변화 야기
- 수화작용의 촉진
- 인테그린/기계적 에너지 변환을 통해 신경조절에 영향
- 환자와 치료사 사이에 에너지 전달에 영향

기계적 모델에서는 도수 압박을 적용했을 때 근막의 밀도, 점성 그리고 콜라겐의 배열에 변화가 있었다고 제안한다(Paoletti 2006).

로버트 슐립은 독일 울름 대학의 근막 연구회의 대표다. 근막 기법이 근막의 콜라겐에 영향을 주는 가능성과 관련해 그는 이야기했다:

***근막 시스템 이완술의 대부분에서 "스트로크"나 조직의 특정 부분에 기법을 가하는 기간은 몇 초에서 1분 30초 사이이다. 매우 드문 종사자들이 2분 이상의 연속된 도수 압박을 적용하는 것을 보았다(또는 배웠다). 결합조직 가소성(크립과 스트레스 이완 측면에서)에 의존한 시간과 힘을 주제로 하는 연구에서 치밀한 결합조직의 변화에는 더 긴 시간이나 유의하게 더 큰 힘을 가하는 것이 둘 다 요구된다*(Currier & Nelson 1992). *추가적인 모델에서 단기 가소성에 대한 설명이 필요하다*(Schleip 2003).**

요변성 모델은 결합조직이 열이나 기계적 투입에 의해 겔에서 액체로 변할 수 있다고 제안한다. 이 모델에서는 이러한 변화가 근본적으로 근막의 세포 기질에서 발생한다고 제안한다(Myers 2014).

압전기 모델은 근막이 격자무늬의 전력망으로 구성되어 전신에 전기신호를 전도한다고 제안한다. 근막에 있는 콜라겐은 반-수정 구조로 이루어져 전기적 속성을 가진다(수정은 압전기이다. 즉, 치료나 움직임으로 인해 물체에 변화가 생길 때, 작은 전류를 생산할 수 있다.)(Keown 2014). 이 모델은 근막에 가해지는 도수 치료가 전기적 신호를 발생시켜 세포의 기능에 직접적인 영향을 준다고 제안한다. 도수적 압박은 전기적 신호를 발생시키고, 이는 섬유아세포와 섬유파괴세포를 자극한다. 이 가설은 근막의 콜라겐에 생기는 효과를 설명한다(Myers 2014).

수화 모델: 장-크라우드 김베르토(Jean-Claude's Guimberteau)의 중대한 작업은 살아있는 근막의 혼란스러운 섬유의 배열을 보여준다. 이는 미세혈관 활주 체계의 다각형 구조에 의해 다양화되며 액체와 프로테오글리칸으로 채워져 있다. 그의 영상은 시험관에서 근막 조직이 움직임 시 실제로 어떻게 수화되고 섬유가 활주하며 형태를 지속적으로 바꿔 나가는지를 살아있는 근막으로 묘사한다. 이는 치료

사들이 근막계에 기법을 사용할 때, 한 손에 이완되는 느낌이 드는 것이 액체 때문이라고 설명한다. 우리는 근본적으로 미세관을 열어서 조직이 더 수화되도록 해야 할 것이다(Guimberteau 2015).

신경전달물질 모델: 가소성의 느린 적응은 장기간 사용 형태에 타당하다. 하지만 우리는 치료 시 우리가 봐왔던 빠른 변화에 대한 다른 설명이 필요하다. 아마도 우리가 근막계에 하는 치료의 주된 효과는 신경전달물질에 의해 발생한다. 우리는 환자의 조직에 인지를 가져다줌으로써 감각 입력에 변화를 주어 운동 출력을 효과적으로 변화시킨다. 근막 가소성에 대한 슐립의 논문에서는 신경계를 "축축한 열대 정글"로 묘사했다. 좀 더 전통적인 표현으로 "교환 체계"라 한다. 그는 신경계를 근본적으로 유체역학이 주 역할을 하는 액체 시스템으로 봤다(Schleip 2003). 이 모델은 오직 환자만이 두뇌 회로에서 변화를 만들 수 있고, 치료사는 단순히 코치로서의 역할만 한다고 제안한다.

통증 조절을 목적으로 생체 역학적 이상을 식별하고 치료하는 것 대신에, 도수 치료는 통증과 관련된 움직임을 조절하기 위해 신경계를 끌어 들이는 매개체로 사용되어야 한다고 주장하는 사람들이 있을 수도 있다. 가동술, 촉진, 마사지, 통증유발점 이완 등과 같은 도수 치료는 온열 치료와 전기치료 장비와 비슷한 물리치료기로 생각될 수 있다. 이것들의 역할은 기저 조직의 기능 장애를 "고정" 하지 않는 것보다는 운동이나 활동을 좀 더 성공적으로 할 수 있도록 통증을 조절하는 것이다(Orthopaedic Division Review).

근막이 신경분포가 매우 높기 때문에(1장 참고), 치료사가 신경계를 조정할 수 있다는 것은 가장 중요한 방법 중 하나다.

근막 연구 분야에서, 몇몇 연구에서 최근에 알려진 하나의 합의가 있다. 근막의 콜라겐은 실제로는 스트레칭되지 **않는다는** 것이다. 로버트 슐립은 이를 잘 통합했다: "근막에 대한 도수 치료의 수년간의 연구 결과, 우리는 콜라겐을 늘린다는 개념을 버려야만 한다. 우리가 롤핑을 하며 '근막 가소성'을 경험한 것은 사실은 근신경계의 가소성 때문이다."

전체적인 치료 접근에 대한 근막 시스템 이완술의 관계

치료에 대한 환자의 반응

일반적으로 말하자면 근막 시스템 이완술로 근막을 이완하면 아주 약간의 근육통이 있다. 이러한 이점은 치료 통증이 자주 발생하는 부위에서는 가동술이나 촉진 기법과는 대조적이다. 다른 연부조직 기법과 마찬가지로, 조직의 변화는 한 번의 치료 후 다음까지 약간씩 돌아오는 경향이 있다. 하지만 다른 전통적 도수 치료보다는 적다. 기법은 최적의 이완이 될 때까지 반복될 필요가 있다. 특히 문제가 오래 지속된 경우라면 작업을 하는 동안 "양파 껍질"과 같이 느껴질 수 있다. 그러나 이어지는 운동에서 근막 가동성을 유지하고(14장 참고), 운동 조절을 재교육한다면 치료 효과를 유지하는데 도움이 된다.

가동성과 동적 안정성을 위한 기능적 검사의 재평가

일단 근막경선이 이완되면, 가동성 검사와 동적 안정성 검사를 통해 치료의 효과를 재평가해야 한다. **가동성 검사**의 재평가의 포함요소는 아래와 같다:

- 능동적 관절가동범위(예: 외측선 근막 이완 이후 요추 측면 굴곡의 재평가)

- 관절 가동성 부가적 움직임이나 수동적인 움직임 사용(예: 상지 표면 전방선 이완 후 수동적 손목 신전 재평가)
- 근육 유연성(예: 심부 전방선 이완 이후 고관절 굴곡근 유연성 재평가)

한발 서기 검사(OLS)와 하프 스쿼트 검사와 같은 ***동적 안정성 검사***도 재평가되어야 한다. 이러한 검사는 환자가 호소했던 기능적 문제와 연관되어야 한다. 예를 들어, 하프 스쿼트 검사는 앉는 데 어려움을 호소하는 사람들에게 사용되어야 한다. 한발 서기 검사는 서거나 보행에 문제가 있는 경우 사용할 수 있다. 일반적으로 임상에서는 근막의 경직이 있는 부위가 "불안정성"이 특히, 동적 불안정성이 발견된다. 그리고 이러한 부위는 적절하지 않은 움직임 형태가 발생하는 경향이 있다. 동적 안정성은 최적의 운동 조절에 의해 성취된다. 하지만 그 부위에 근막의 경직이 있는 경우 운동 조절에 도움을 주는 근육 동원이 방해받는 경험을 하게 될 것이다. 근막의 긴장도는 안정성 근육을 방해하는 요소이다. 경직된 근막이 이완되면, 동적 안정성 검사에서 부분적으로든 전체적으로든 향상이 생긴다. 만약 동적 안정성이 완전히 향상(음성)되었다면, 안정근 체계는 따로 평가할 필요는 없다. 환자는 바로 기능적이고 스포츠 특성 훈련으로 진행할 수 있다. 만약 동적 안정성 검사가 여전히 양성으로 나온다면, 추가적인 검사가 필요하고, 이로써 의미 있는 특정 과제에 가장 좋은 운동 조절을 위한 전략을 찾아야 한다. 이러한 과정은 움직임 적절하지 않게 유지시키는 원인을 찾는 것도 포함해야 한다(Lee & Lee 2011).

남아 있는 과긴장성 근육을 이완하기 위한 ***IMS나 침술 사용***(1장 참고, 근막 관련 장애로서의 통증유발점 부분, 위 두 가지 접근법에 대한 설명). 임상적인 경험에서 근막 통증유발점과 근막 기능장애는 빈번하게 함께 존재한다는 것을 볼 수 있다. 근막 시스템 이완술을 먼저 사용해 근막을 이완하고 적은 통증유발점을 IMS나 침술로 치료할 수 있다.

능동적 접근을 통한 후속조치

통합 시스템 모델(Diane Lee & L. J. Lee)에 따른 치료 처방을 위한 임상 추론 구조에는 약어 RACM〔Release(이완), align(정렬), connect/control(연결/조절), move(움직임)〕이 포함되어 있다. 모든 치료 세션에는 아래의 구성요소가 있다:

- **R: *release* 이완.** 이것은 인지적, 감정적, 사회적, 신체적 관문으로 적용된다. 과활성화된 근육을 이완하고 유착(근막, 관절, 신경, 장기의 장애)을 풀기 위해 수많은 기법들이 사용되어 왔다. 기법의 선택은 벡터 분석에 의해 이루어진다. 이완은 벡터 분석에 따라서 관절 가동술이나 촉진기법, 장기 기법 또는 근막계 이완기법이 될 수 있다. 이것은 또한 간단하게 구두 지시가 될 수도 있다("설골을 그대로 두어라", "흉골을 들어 올려라", "공간을 만들어라").
- **A: *align* 정렬:** 지시/교정으로 신체부위 내부와 부위 사이를 정렬을 잡는다. 환자가 그 부위를 포함해 척추의 중립자세를 찾도록 교육하라.
- **C: *connect/control* 연결/조절:** 심부와 표면 근육계의 활성화와 협응을 위해 지시하자. 이 단계에서는 두뇌의 경로와 지도에 배선을 다시하기 위해 형상화의 폭넓은 사용이 포함된다.
- **M: *move* 움직임.** 두뇌 지도에 배선을 다시 해서, 목표 성취에 의미가 있는 기능이나 수행

에 효과적인 전략을 만들어 내기 위해 신경 가소성의 원리를 사용하자(Lee & Lee 2011).

치료를 위한 근막계 이완 기법의 접근은 문제를 없애고 최적의 정렬과 움직임 전략을 성취하기 위해 가장 많이 사용되는 기법 중 하나다. (다른 기법들은 관절 가동술이나 촉진기법, MET, PNF 등을 포함할 수 있다.) 근막의 신경분포가 너무 광범위하기 때문에, 근막계 이완 기법은 치료사가 두뇌 지도를 재형성하는 창을 열 수 있게 하는 강력한 신경생리학적 효과를 가진다. 일단 최적하의 움직임 전략과 관련된 근막 긴장도가 이완되면 정렬하고 연결하고 움직이는 것은 매우 쉬워진다.

근막계 이완 기법의 후속 조치로 환자 신체의 변화를 최적으로 통합할 수 있는 움직임 치료가 강력하게 추천된다:

- 근막경선의 유연성을 유지하기 위한 운동
- 마사지 볼을 이용한 이완
- 인지를 동반한 스트레칭
- 요가 치료
- 근막 가동성을 향상 시킬 수 있는 도구의 사용

14장에는 이 주제에 대한 더 많은 정보가 있다.

요약(Summary)

이 장은 근막계 이완 기법을 이용한 치료에 대한 가이드라인과 개념에 대해 묘사되어 있다. 또한 물리치료사들이 근골격계 상태를 관리하기 위해 사용하는 전체 치료 전략의 맥락에서 이러한 접근을 어떻게 해야 하는지 밝히고 있다. 마지막으로, 근막 분야의 현재 연구를 기반으로 한 간략한 요약은 근막 기술이 신체에 영향을 미칠 수 있는 가능한 방법에 대한 설명을 제공한다.

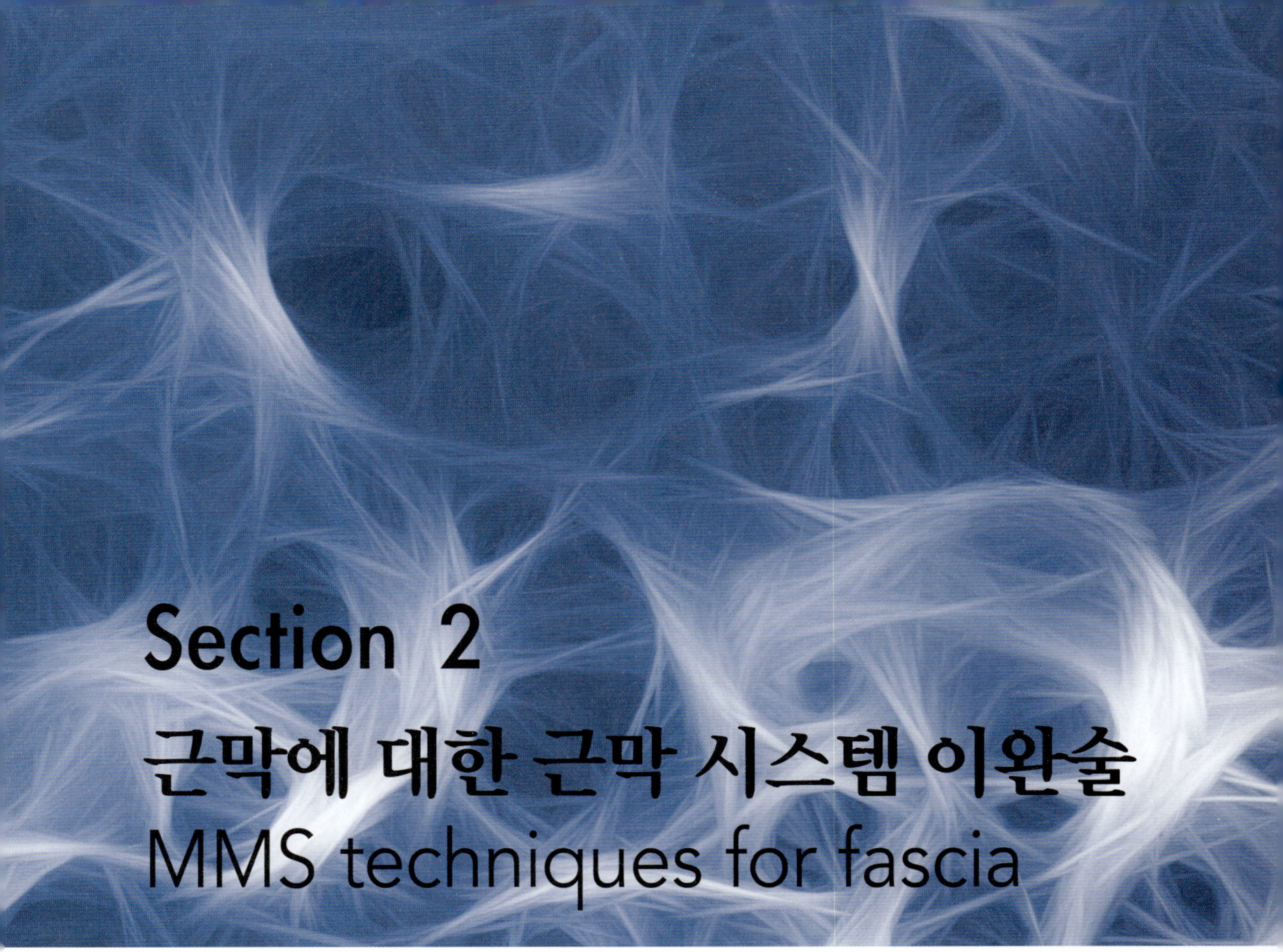

Section 2
근막에 대한 근막 시스템 이완술
MMS techniques for fascia

경추(The cervical spine) 5장

경추에 문제가 있는 환자를 치료할 때, 물리치료사들은 거북목으로 인해 제한되기 쉬운 관절을 평가하고 치료하도록 훈련받아야 한다. 특히, 후두와 경추 1번 사이의 굴곡의 제한, 경추/흉추 부위 신전의 제한, 그리고 돌기사이관절의 굴곡, 신전 둘 다 제한이 존재하는 경추 중간 부위의 제한을 포함하는 경우가 흔히 발견된다. 경추의 전방 촉진(메이틀랜드의 전후방 가동술)은 목 부위 전면부의 관절 주변부위 조직을 가동하는데 흔히 쓰이곤 한다. 이는 경추의 가동성을 증가시키는 것뿐만 아니라 신경계의 감소된 가동성 문제를 치료하는 데에도 유용하다.

추가적으로, 상부 사분면 과긴장되고 경직된 근육과 약한 근육 사이의 불균형을 평가하고 치료한다. 그러나 근막 시스템의 고려사항을 확보하지 못한다면 관절을 가동하고 개별 근육을 스트레칭 및 강화하는 것은 단지 일부분의 이점만 얻을 수 있다.

이 장에서는 아래의 근막 기능 장애를 이완하기 위한 기법에 대해 묘사할 것이다.

1. 표면 후방선과 표면 전방선에 연관된 두개 구조 부위(후두, 경추 1번, 경추 2번)
2. 표면 전방선, 심부 전방선, 어깨관절, 견갑골, 외측선, 나선선 그리고 상지의 신경 조직과 연관된 경추 중부 부위 (경추 2번-6번)
3. 외측선과 심부 표면선과 연관된 경흉 관절 부위(경추 7번-흉추 2번)
4. 표면 후방 상지선과 표면 전방선에 연관된 상부 승모근 부위

이 장의 MMS를 필요로 하는 증상

1. 아래의 치료적 접근에도 재발하는 목 부위 통증:
   - 경추와 흉추 부위의 가동술/촉진기법
   - 경추 부위의 안정화 운동
   - 도수 및 침술 치료를 사용한 경추 부위 근육의 통증유발점 이완
2. 전방 경추 및 인후 부위의 긴장성

자세 분석(Postural analysis)

이상적으로, 시상면에서는 수직선이 외이도에서 경추의 몸통을 지나야 한다. 만약 추선을 턱에서 내린다면, 흉골에 닿아야 한다. 자세 분석은 부분적인 근막경선을 찾는데 가이드라인으로 사용할 수 있다. 예를 들어, 표면 전방선과 심부 전방선의 제한은 거북목 자세를 유지할 수 있다. 이러한 긴장성은 복부의 수술 흉터와 같은 외상의 결과로 발생할 수 있다. 또한, 장시간 좌식 자세를 취하는 것과 같은 일상생활의 특정한 활동이 이러한 근막경선의 긴장을 만들어내는 요소가 될 수 있다.

만약, 근막의 외측선에 제한이 있다면 흉곽, 경추, 요추나 골반에 측방 경사나 측면 이동을 만들어 낼 수 있고, 그리고 이러한 부위에 반복되는 문제를 만들 수 있다.

만약, 근막 나선선에 제한이 있다면 흉곽이나 경추에 측방 경사나 측면 이동이 있을 수 있고, 또한 복사

근 부위에 편측 긴장성이 생길 수 있다. 이는 견갑골 위치에 영향을 줄 수 있고, 그럼으로 인해 어깨 복합체의 기능에 영향을 줄 수 있다. 자세 분석은 전체 자세의 평가를 위해 근막계 이완 기법 사용 후 재평가되어야 한다.

자세 검사(Positional test)

치료사들은 환자의 유의미한 업무와 연관된 경추의 자세에 대해 주목해야 한다. 후두는 경추 1번에 정확하게 위치해야 하고 측면 굴곡이나 회전이 없어야 한다 – 귀의 위치가 상대적인 정렬을 알아내는데 사용되곤 한다. 흉곽이나 견갑대와 관련해 전반적인 치우침도 없어야 한다. 경추의 분절 사이 촉진에서도 어떠한 측면 이동도 있어서는 안 된다(보통 경추 중간부위의 대측 회전과 관련되어 있다). 어떠한 이동이나 치우침은 부분적인 분절의 제한(관절이나 근막 둘 다)이나 그 부위의 동적 조절의 부족 때문일 수 있다. 자세 검사는 근막 시스템 이완술 전후에 평가되어야 한다.

능동적 관절가동범위 검사 (Active range of motion test)

경추 움직임 검사는 관절가동범위에 대한 효과를 평가하기 위해 근막 시스템 이완술 전후에 수행되어야 한다. 이러한 움직임에는 경추 굴곡, 신전, 회전, 측면 굴곡뿐만 아니라 두개부의 굴곡, 신전 그리고 경흉부의 굴곡, 신전까지 포함한다. 치료사는 증상을 재생성하는 움직임의 질과 양을 모두 평가해야 한다. 주안점은 환자의 기능적 문제와 가장 관련 있는 움직임에 두어야 한다.

기능적 검사(Functional test)

좌식 상지 거상 검사(Sitting arm lift, SAL). 이 검사는 복와위 좌식 상지 거상 검사의 응용으로 흉곽과 경추의 동적 안정성을 평가하기 위해 린다 조이(Linda-Joy Lee)에 의해 개발되었다(Lee 2003). 이것은 하지 직거상 검사(ASLR)를 발전시킨 것이다(Mens 등, 1999, 2001). 앉은 자세의 환자의 팔을 중립자세에서 약 90°까지 굴곡하게 한다. 그리고 좌우 팔을 올릴 때 요구되는 노력의 차이점을 주목한다.(한쪽 팔이 올릴 때 더 무겁거나 어려웠는가?) 이 작업을 하는 동안 경추를 안정화시키는데 사용되는 전략을 관찰한다. 이 작업을 하는 동안 경추는 측면으로 이동하거나 회전되어서는 안 된다. 단순히 견관절 굴곡의 마지막 부분만 보는 것이 아니라 들어올리기 시작하는 순간부터 경추에 무슨 일이 일어나는지 관찰하는 것이 중요하다. 이 작업 동안 경추에서 움직임이 있다면, 치료사는 경추 분절을 수동적으로 중심선으로 교정해야 한다(예: 만약 분절이 오른쪽으로 측면 이동되어 있다면, 치료사는 분절을 부드럽게 중심선(왼쪽)으로 이동시키고 중립으로 역회전시켜야 한다). 좌식 상지 거상 검사는 노력의 변화나 통증이 관찰된다면 반복해야 한다. 이 검사는 또한 흉추와 견갑골을 안정화하는 전략을 평가하는 데에도 사용된다(Lee 2003). 적절하게 기능하는 동적 목 안정근들이 근막적 제한을 받는다면, 이 검사는 근막 시스템 이완술 사용 전후에 평가되어야 한다. 만약 경추와 연관된 경직된 근막을 이완시킨 이후에도 이 검사가 양성으로 나온다면, 치료사들은 경추 근육들의 안정화 기능을 평가하고 치료해야 한다.

근막 시스템 이완술(MMS)을 사용하는 치료의 개념

이 장에서 근막적 가동 기법을 사용할 때 치료의 우선적 개념을 먼저 사용할 것이다; 즉, 반복되는 관절 기능장애 또는 근막 통증유발점을 선택하고 이와 연관된 근막경선을 살피는 것이다. 치료사는 반복되는 관절 기능장애나 근막 통증유발점에 자신을 고정하고, 양 손 사이의 초기 긴장을 찾음으로써 고정점에 대한 근막경선의 긴장을 평가한다.

조직이 어떻게 반응하는지에 따라 아래의 접근법들이 사용된다:

- 진동(등급 III−, III, III+)을 활용한다.
- 지속적인 압력을 활용한다.
- "하모닉스"를 활용한다(Dr Laurie Hartman).

근막 시스템 이완술을 사용하는 치료 개념에 대한 세부사항을 4장을 참조하기를 바란다.

아래의 기법들은 경추 부위의 근막적 제한이 있을 때 추천된다.

근막 시스템 이완술(MMS): 표면 후방선과 연관된 두개 부위

토마스 마이어스의 표면 후방선에 대한 설명에는 두피 근막, 후두부 능선, 척추 기립근, 흉요근막, 천골의 후면부, 엉치결절 인대, 햄스트링 근육, 비복근, 아킬레스 건, 족저근막과 짧은 발가락 굴곡근을 포함한다(이 근막경선에 대한 전체 설명과 그림은 2장을 참조). 이 장에서 설명하는 근막 시스템 이완술을 사용할 때, 이러한 근막의 연결은 매우 중요해진다.

표면 후방선을 위한 기법은 아래에 설명된다:

중앙 후두부와 경흉 부위의 MMS (표면 후방선)(그림 5.1)

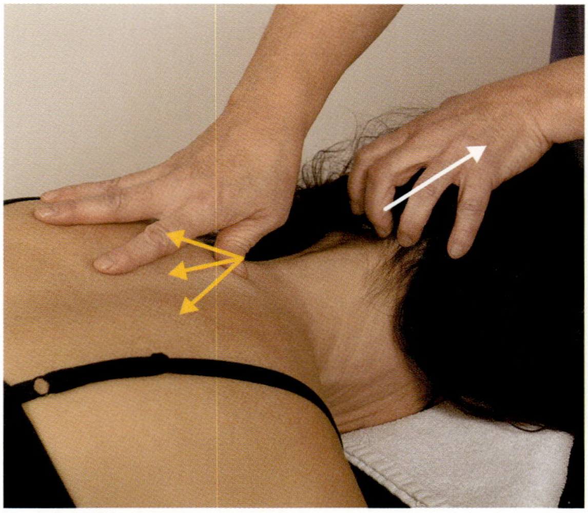

그림 5.1
중앙 후두부와 경흉 부위의 MMS

도수 안정화 환자는 엎드린 자세를 한다. 치료사는 중앙 후두하 부위를 한손으로 고정하고 (가운데 손가락이 가장 중앙부위에 위치한다) 이 부위의 긴장도를 유지하면서 머리 방향으로 부드럽게 당긴다.

도수 이완술 치료사는 경흉 부위의 극돌기나 횡돌기를 살핀다. 먼저 경흉 부위의 조직에 후방에서 전방으로 부드럽게 파고들고 나서 아래쪽 방향으로 부드럽게 눌러준다. 이를 유지하는 동안 근막경선의 깊이는 유지하도록 한다. 치료사는 후두를 촉진하고 있는 손에 생기는 즉각적인 긴장의 방향을 본다. 치료사의 양 손 사이의 긴장도는 도수 이완술이 전후방 압박을 할 때 가장 잘 느껴질 것이다. 또한 간단히 압박의 방향은 아래쪽, 아래쪽에서 오른쪽, 아래쪽에서 왼쪽이 될 수 있다. 이 기법은 경추 7번에서 흉추 4번까지 어디든 할 수 있다(극돌기나 후관절 부위). 긴장도가 느껴지지 않는다면, 이 부위와 연관된 표면 후방선은 경직되지 않은 것이다. 근막경선이 뻣뻣하다면, 후두하 조직을 아래쪽으로 당길 때 도수 안정화에 긴장도의 증가를 느낄 것이다. 환자도 치료사가 후두부에 압력을 증가시킬 때 이 느낌을 받을 것이다. 만약 긴장도가 느껴진다면(치료사의 양 손 사이의 즉각적인 저항), 4장의 접근법에 따라 가동될 수 있다.

우측 후두부와 경흉 부위의 MMS (표면 후방선) (그림 5.2)

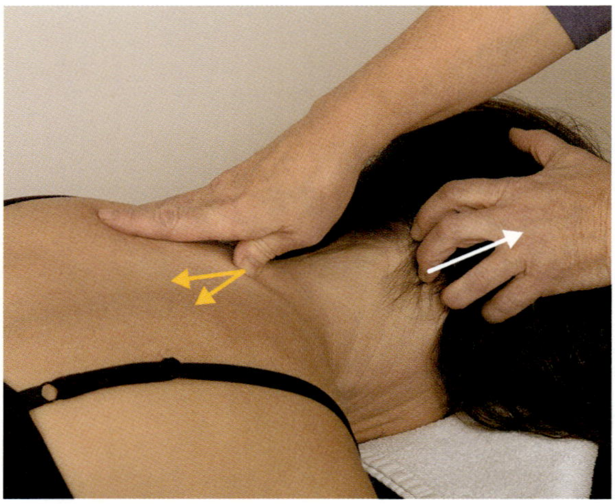

그림 5.2
우측 후두부와 경흉 부위의 MMS

도수 안정화 치료사는 우측 후두하 부위를 한손으로 고정하고 머리 방향으로 부드럽게 당긴다.

도수 이완술 위의 기법에 따라 좌우측 후두부 모두 비슷한 방식으로 살핀다.

두개 구조 부위 또한 아래로 척추에서 천골까지 살필 수 있다는 것을 주목하자. 이 부위도 표면 후방선의 부분이며 기법을 하는 깊이에 따라 후면 경뇌막까지 가동할 수 있다(7장 참조).

근막 시스템 이완술(MMS): 표면 전방선과 연관된 두개 부위

후두 부위는 표면 전방선에 연관해서도 빈번하게 경직된다. 이 경선은 두피 근막, 흉쇄유돌근, 흉연골 근막, 치골결합과 이어지는 복직근까지 포함한다. 그리고 나서 대퇴사두근의 대퇴직근 시작점에서 다시 시작되어 슬개건, 긴 발가락 폄근과 짧은 발가락 신전근, 전경골근 그리고 전방 하퇴 구획 부위까지 간다. 후두 부위는 후면 구조물이고 표면 후방선의 일부라고 생각할 수 있지만, 토마스 마이어스는 양쪽 흉쇄유돌근이 슬링처럼 후두부의 후면을 향해 뻗어 있는 근막의 연결을 설명한다(이 경선에 대한 그림과 전체 설명은 2장을 참조). 이러한 근막 슬링은 표면 전방선과 후두 부위를 연결한다.

이 경선을 위한 기법은 아래에 설명되어 있다. 여기에 설명된 기법이 두개 부위의 우측을 위한 설명일지라도, 이것들은 좌측에서도 수행될 수 있다.

대측 경추에 전후방 압박을 동반하는 우측 후두근의 MMS(그림 5.3)

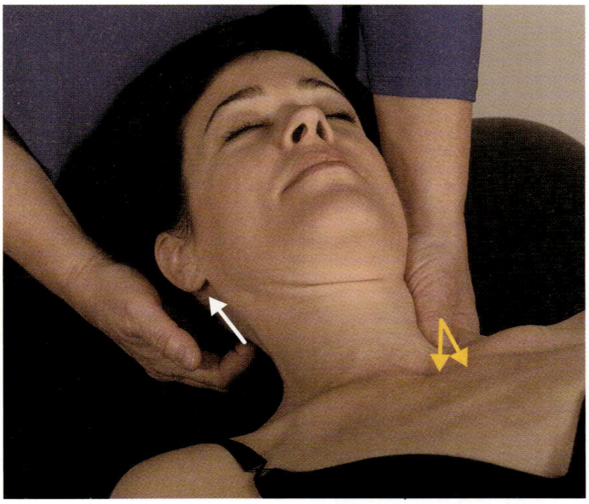

그림 5.3
대측 경추에 전후방 압박을 동반하는 우측 후두근의 MMS

도수 안정화 환자는 바르게 눕는다. 치료사는 오른손으로 우측 후두하 부위와 후두근(약 3㎝의 부위)을 고정하고 머리 방향으로 부드럽게 당긴다. 이 부위에 대한 긴장도는 유지되어야 한다.

도수 이완술 치료사는 왼손으로 대측 중간 경추 부위의 조직을 살핀다. 경추 1번에서 6번까지의 좌측에 전후방 압박(메이틀랜드 기법)을 사용한다. 치료사는 후두를 고정하고 있는 손에 즉각적인 긴장이 느껴지면 그 각도를 본다. 치료사의 양 손 사이의 긴장도는 도수 이완술이 전후방 압박을 할 때 가장 잘 느껴지고 이 압박의 방향은 아래쪽, 아래쪽에서 왼쪽, 아래쪽에서 오른쪽이다. 이 근막경선이 경직되어 있다면, 우측 후두근이 아래쪽으로 당겨질 때, 도수 안정화에 긴장이 증가하는 것을 느낄 수 있을 것이다. 치료사가 후두근에 압력을 증가시킬 때 환자도 이를 느낄 것이다. 긴장도가 느껴진다면(치료사의 양 손 사이의 즉각적인 저항) 4장의 접근법에 따라 가동될 수 있다.

동측 경추에 전후방 압박을 동반하는 우측 후두근의 MMS(그림 5.4)

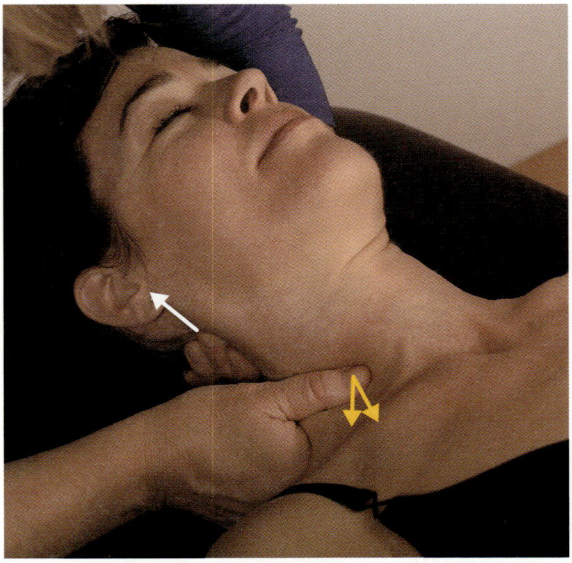

그림 5.4
동측 경추에 전후방 압박을 동반하는 우측 후두근의 MMS

도수 안정화 치료사가 왼손으로 환자의 우측 후두근을 고정하는 것을 제외하고, 위의 기법대로 실시한다.

도수 이완술 치료사가 오른손으로 동측 중간 경추 부위의 조직을 살피는 것을 제외하고 위의 기법대로 실시한다.

표면 전방선은 흉근 부위도 포함하는데, 이는 견갑대 부위를 앞쪽으로 움직여 "거북목" 자세를 만드는데 기여한다. 견갑대와 연관된 후두 부위의 근막을 가동하는 것은 최적의 자세를 재정립하는데 도움이 된다. 이는 아래와 같이 가동될 수 있다:

어깨 부위의 전후방 아래쪽 활주를 동반하는 우측 후두근의 MMS — 동측 또는 대측(표면 전방선) (그림 5.5, 5.6)

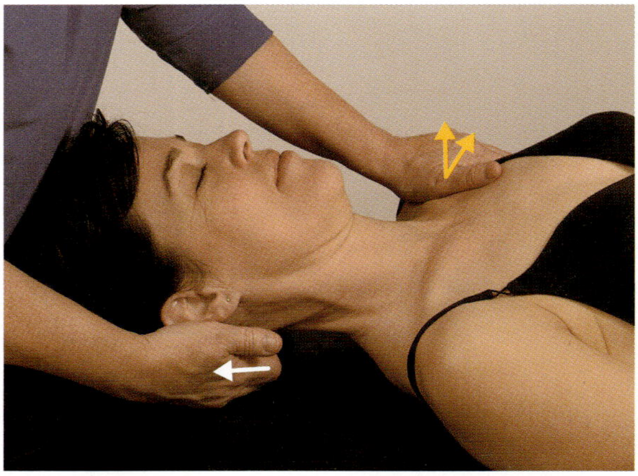

그림 5.6
어깨 부위의 전후방-아래쪽 "활주"를 동반하는 우측 후두근의 MMS - 대측

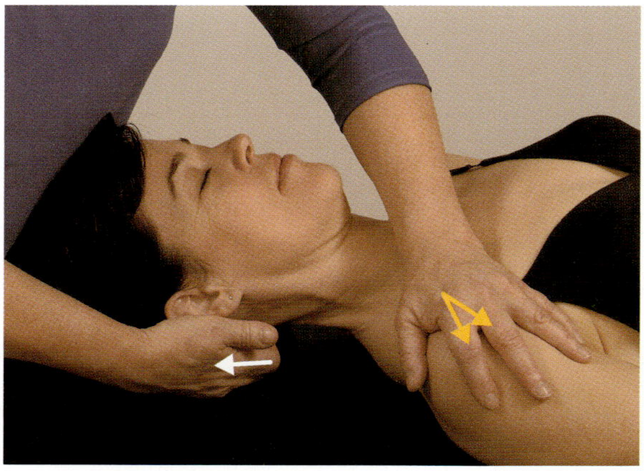

그림 5.5
어깨 부위의 전후방-아래쪽 "활주"를 동반하는 우측 후두근의 MMS - 동측

도수 안정화 이 기법을 위해 치료사의 오른손은 위에 묘사된 것과 같이 우측 후두근 부위를 똑같이 고정해야 한다.

도수 이완술 치료사는 왼손으로 외측 쇄골이나 어깨 관절부위의 조직에 "전후방 아래쪽 활주"를 실시하면서 어깨와 견갑대 부위를 살핀다. 이때 양 손 사이에 가장 긴장된 방향을 찾기 위해 "스타 개념"을 사용한다. 때때로 긴장도는 견갑골의 후방 경사나 외측 "활주"를 할 때 가장 잘 느껴진다. 동측과 대측 견갑대 모두 이와 같은 방식으로 살핀다. 만약 이 근막 경선이 긴장되어 있다면, 치료사는 후두근을 아래쪽으로 움직일 때 도수 안정화에 긴장도의 증가를 느낄 것이다. 환자는 치료사가 후두부에 압력을 증가시킬 때 이를 느낄 것이다. 만약 긴장도가 느껴지지 않는다면, 이 부위와 연관된 표면 전방선의 근막은 경직되지 않은 것이다. 긴장도가 느껴진다면(치료사의 양 손 사이의 즉각적인 저항) 4장의 접근법에 따라 가동될 수 있다. 치료사는 동측과 대측 어깨부위의 전후방 가동을 반복할 때 움직임을 예방하기 위해 후두부의 고정점을 유지해야 한다.

NB 이 기법은 나머지 표면 전방선과 연관된 후두부위를 살피는 것으로 진행한다; 이는, 흉골 부위, 복직근 그리고 치골 결합이다(중간 경추 부위와의 연관성은 아래에 설명되어 있다).

근막 시스템 이완술(MMS): 표면 전방선(SFL)과 연관된 중간 경추 부위

이 경선을 위한 기법은 아래에 설명되어 있다. 중간 경추 부위의 우측을 설명하고 있지만, 좌측에도 동일하게 수행할 수 있다.

흉골과 연관된 우측 중간 경추의 MMS 전후방 압박(표면 전방선) (그림 5.7)

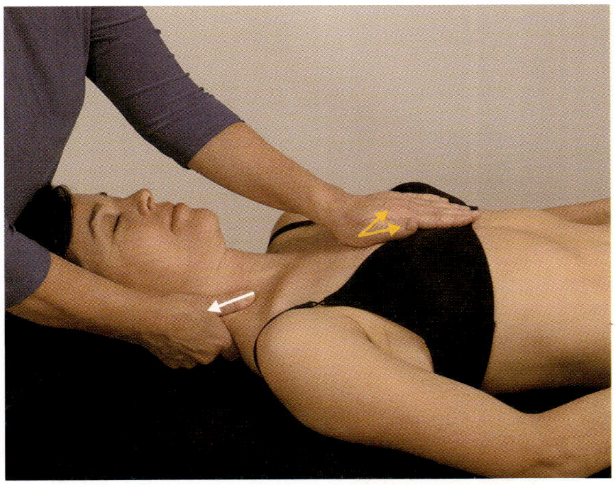

그림 5.7

흉골과 연관된 우측 중간 경추의 MMS 전후방 압박 (표면 전방선)

도수 안정화 환자는 바르게 눕는다. 치료사는 오른손을 이용하여 만성적으로 뻣뻣한(주로 경추 4번) 중간 경추의 앞쪽 부위를 고정한다. 전후방 압박은 머리 쪽 방향으로 사용한다(Ⅳ–단계).

도수 이완술 치료사는 왼손으로 흉골병과 흉골 부위를 전후방 아래쪽 활주를 하며 살핀다. 접촉은 표면 전방선의 면에 가볍게 유지해야 한다. 치료사는 앞쪽 경추를 고정하고 있는 손에 즉각적인 긴장이 느껴지면 그 각도를 본다. 치료사의 양 손 사이의 긴장도는 도수 이완술이 근막을 움직일 때 가장 잘 느껴지고 이 움직이는 방향은 아래쪽, 아래쪽에서 왼쪽, 아래쪽에서 오른쪽이다. 때때로 긴장도는 흉골 조직을 내외측이나 시계/반시계 방향으로 움직일 때 잘 느껴진다. 조직의 깊이는 항상 유지되어야 한다. 이 근막경선이 긴장되어 있다면, 치료사는 중간 경추 부위를 앞쪽과 아래쪽으로 움직일 때 도수 안정화에 긴장도의 증가를 느낄 것이다. 환자는 치료사가 경추의 앞쪽에 압력을 증가시킬 때 이를 느낄 것이다. 만약 긴장도가 느껴지지 않는다면, 이 부위와 연관된 표면 전방선의 근막은 경직되지 않은 것이다. 긴장도가 느껴진다면(치료사의 양 손 사이의 즉각적인 저항) 4장의 접근법에 따라 가동될 수 있다. (치료사는 흉골병/흉골 부위가 가장 제한되는 방향으로 전후방 가동을 반복할 때 분절이 움직이는 것을 예방하기 위해 전후방 압박을 유지한다.)

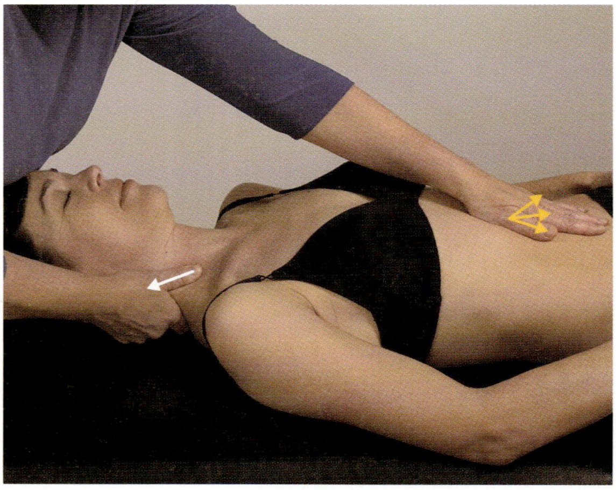

그림 5.8
복직근과 연관된 우측 중간 경추의 MMS 전후방 압박(표면 전방선)

복직근과 연관된 우측 중간 경추의 MMS 전후방 압박(표면 전방선) (그림 5.8)

도수 안정화 위의 기법대로 한다.

도수 이완술 치료사가 복직근(동측과 대측)을 치골결합의 부착부위 쪽으로 아래로 향하는 것을 제외하고는 위의 기법대로 한다. 긴장도가 느껴진다면(치료사의 양 손 사이의 즉각적인 저항) 4장의 접근법에 따라 가동될 수 있다.

치골결합과 연관된 우측 중간 경추의 MMS 전후방 압박(표면 전방선) (그림 5.9)

도수 안정화 위의 기법대로 한다.

도수 이완술 치료사가 치골결합 부위(좌, 우, 중앙)를 촉진하는 것을 제외하고는 위의 기법대로 한다.

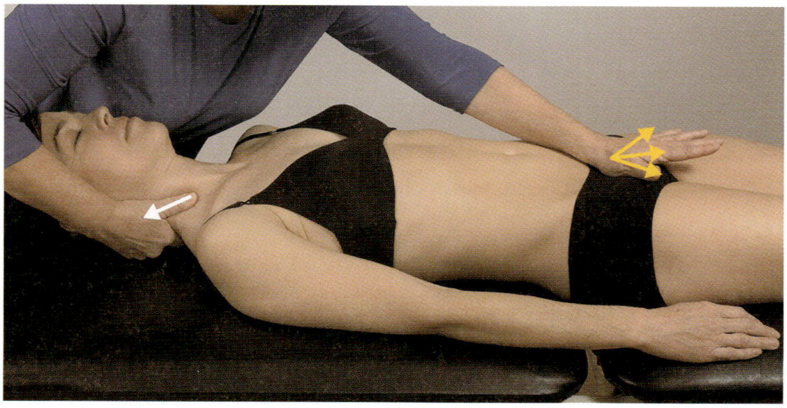

그림 5.9
치골결합과 연관된 우측 중간 경추의 MMS 전후방 압박(표면 전방선)

어깨 부위의 전후방 아래쪽 활주를 동반하는 우측 중간 경추의 MMS 전후방 압박 – 동측과 대측(표면 전방선) (그림 5.10, 5.11)

중간 경추 부위를 고정하는 것 외에는 후두 부위와 연관해 설명했던 기법과 유사하다.

도수 안정화 위의 기법대로 한다.

도수 이완술 치료사의 왼손은 외측 쇄골과 어깨관절 부위의 조직에 전후방 아래쪽 활주를 하며 어깨와 견갑대 부위를 살핀다. 항상 아래쪽 손으로 부드러운 압력을 가할 때 긴장도의 즉각적인 선을 봐야 한다. 때때로 견갑골을 후방 경사했을 때 긴장도가 가장 잘 느껴진다. 이 근막경선이 긴장되어 있다면, 치료사는 중간 경추 부위를 앞쪽과 아래쪽으로 움직일 때 도수 안정화에 긴장도 증가를 느낄 것이다. 환자는 치료사가 앞쪽 경추 부위에 압력을 증가시킬 때 이를 느낄 것이다. 이 경선을 가동할 때는 비슷한 개념으로 이전의 기법을 따른다.

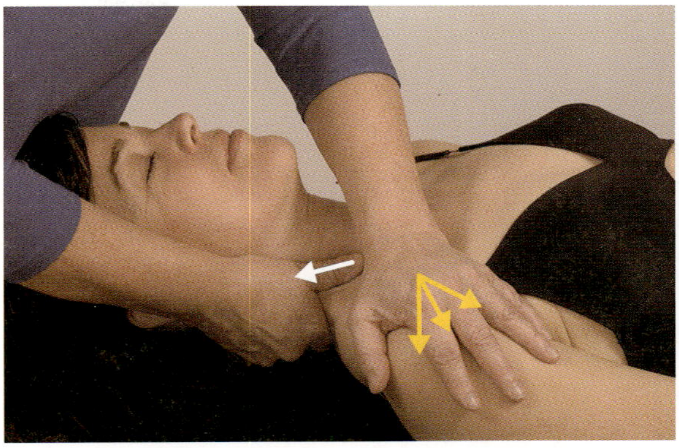

그림 5.10
어깨 부위의 전후방 아래쪽 활주를 동반하는 우측 중간 경추의 MMS 전후방 압박 — 동측(표면 전방선)

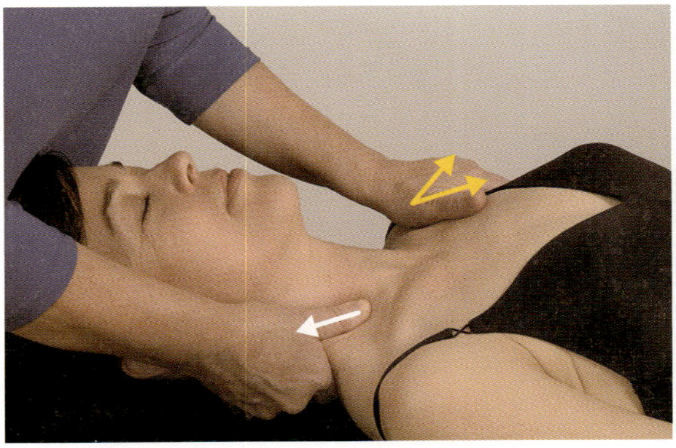

그림 5.11
어깨 부위의 전후방 아래쪽 활주를 동반하는 우측 중간 경추의 MMS 전후방 압박 — 대측(표면 전방선)

근막 시스템 이완술(MMS): 근막의 심부 전방선(DFL)과 연관된 경추 부위

토마스 마이어스의 심부 후방선에 대한 설명에는 턱관절 근육, 경장근, 두장근, 설골하근, 설골상근, 두개골, 안면골뿐만 아니라 심막, 전방 횡격막, 후방 횡격막, 횡격막의 중심 힘줄, 요근, 장골근, 골반 기저근막, 전방 천골 근막, 대내전근, 단내전근, 장내전근, 슬와근, 후경골근 그리고 긴 발가락 굴곡근을 포함한다. 심부 전방선의 긴장도를 평가하고 치료하는 수많은 근막 기법들은 발목의 배측굴곡과 외전이 결합되어 사용되고, 이는 심부 전방선의 원위부의 긴장도를 증가시킨다. 횡격막을 포함하는 깊은 자극도 사용될 수 있다. 아래 설명된 근막 시스템 이완술(MMS)을 하다보면 이러한 근막의 연결은 매우 분명해진다(이 경선에 대한 그림과 전체 설명은 2장 참조).

이 경선을 위한 기법은 아래에 설명되어 있다. 여기에 설명된 기법이 중간 경추 부위의 우측을 위한 설명일지라도, 이것들은 좌측에서도 수행될 수 있다.

심막과 연관된 우측 중간 경추의 MMS 전후방 압박(심부 전방선) (그림 5.12)

도수 안정화 표면 전방선과 연관된 경추에 대한 기법대로 한다. 아래쪽 방향으로 Ⅳ- 단계의 전후방 이완술을 사용한다.

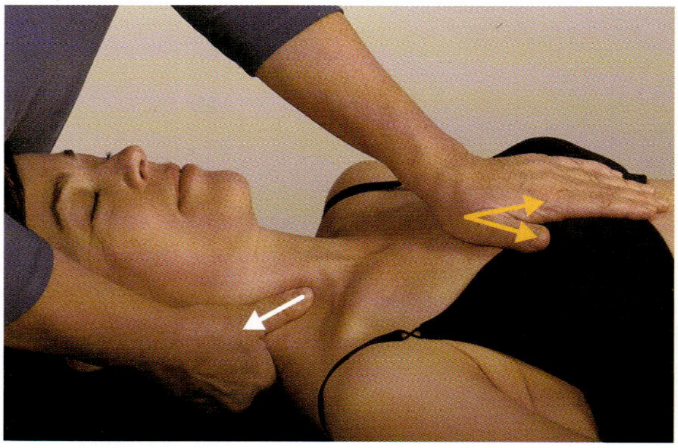

그림 5.12
심막과 연관된 우측 중간 경추의 MMS 전후방 압박 (심부 전방선)

도수 이완술 왼손을 사용해 치료사는 심막 부위를 살핀다. 먼저, 흉골의 **후방** 조직으로 천천히 빠져들어가고 부드럽게 아래쪽 방향으로 움직인다. 모든 근막경선의 깊이를 흉골의 뒤쪽으로 유지한다. 치료사는 전후방 압박으로 중간 경추를 고정하고 있는 손에 즉각적인 긴장이 느껴지면 그 각도를 본다. 이러한 긴장도는 아래쪽, 아래쪽에서 왼쪽, 아래쪽에서 오른쪽 방향으로 움직일 때 심막에 가장 잘 느껴진다. 때때로 긴장도는 심막 조직을 내외측이나 시계/반시계 방향으로 움직일 때 잘 느껴진다. 조직의 깊이는 항상 유지되어야 한다. 만약 긴장도가 느껴지지 않는다면, 앞쪽 경추 부위와 연관된 심부 전방선의 근막은 경직되지 않은 것이다. 이 근막경선이 긴장되어 있다면, 치료사는 중간 경추 부위를 앞쪽과 아래쪽으로 움직일 때 도수 안정화에 긴장도의 증가를 느낄 것이다. 환자는 치료사가 앞쪽 경추 부위에 압력을 증가시킬 때 이를 느낄 것이다. 이 경선을 가동할 때는 비슷한 개념으로 이전의 기법을 따른다.

횡격막과 연관된 우측 중간 경추의 MMS 전후방 압박(동측/대측) (심부 전방선) (그림 5.13, 5.14)

도수 안정화 위의 기법대로 한다.

도수 이완술 치료사의 왼손은 아래쪽/외측 활주를 하며 앞쪽 횡격막 부위를 살핀다. 항상 양손 사이의 즉각적인 긴장의 선을 봐야 한다. 조직의 적절한 깊이가 요구된다. 기법이 표면적으로 수행된다면 복직근과 복사근 주변 근막이 평가될 것이다. 그러나 횡격막은 심부 전방선의 부분이기 때문에, 치료사는 먼저 하방 늑골의 뒤쪽 조직으로 천천히 촉진하면서 들어가고 이후 부드럽게 아래쪽/외측 방향으로 움직인다. 이러한 기법은 동측과 대측 횡격막에서 모두 실시한다.

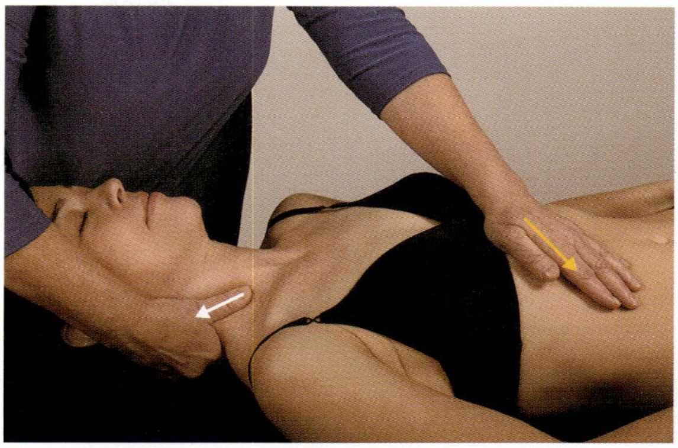

그림 5.13
동측 횡격막과 연관된 중간 경추의 MMS 전후방 압박(심부 전방선)

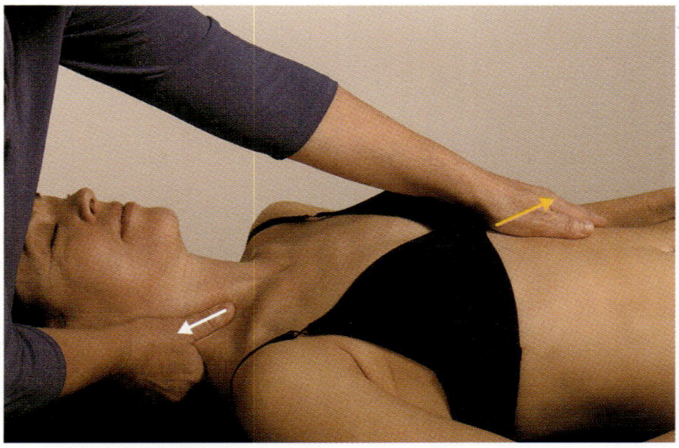

그림 5.14
대측 횡격막과 연관된 중간 경추의 MMS 전후방 압박(심부 전방선)

고관절은 신전, 무릎은 굴곡한 채로 우측 중간 경추의 MMS 전후방 압박 (표면 전방선과 심부 전방선) (그림 5.15)

위에 설명된 모든 기법을 환자가 바로 누워 고관절은 신전하고 무릎은 굴곡한 채로 진행한다. 테이블은 환자의 요추를 위해 편안한 자세로 높이를 조절한다. 이러한 자세는 표면 전방선과 심부 전방선에 추가적인 긴장도를 가할 것이다.

무릎 굴곡+어깨 굴곡한 채로 우측 중간 경추의 MMS 전후방 압박 (표면 전방선과 심부 전방선) (그림 5.16)

위 기법에 양측 어깨 굴곡을 추가해서 진행한다.

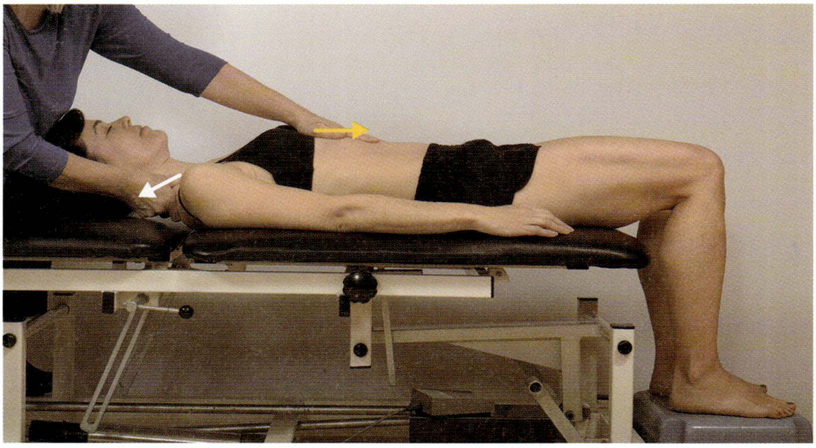

그림 5.15
무릎을 굴곡한 채로 중간 경추의 MMS 전후방 압박 (표면 전방선과 심부 전방선)

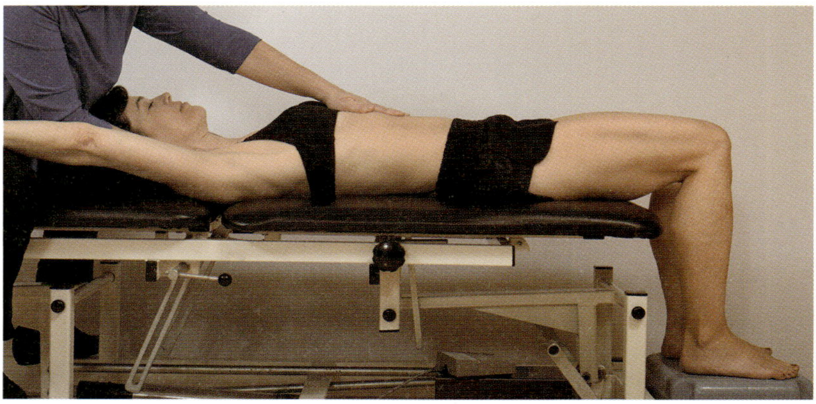

그림 5.16
무릎 굴곡+어깨 굴곡한 채로 우측 중간 경추의 MMS 전후방 압박(표면 전방선과 심부 전방선)

발목 배측굴곡/외전한 채로 우측 중간 경추의 MMS 전후방 압박 (심부 전방선) (그림 5.17)

이 기법을 진전시키는 또 다른 방법은 발목 배측굴곡/외전을 추가하는 것이다. 그럼으로써 심부 전방선의 끝부분인 후경골근을 늘린다. 환자는 능동적으로 양쪽 발목을 배측굴곡하고 외전해서 심부 전방선의 아래쪽에서부터 긴장도를 증가시킨다. 만약 경선이 매우 경직되어 있다면, 간단하게 배측굴곡과 외전을 추가하는 것으로도 치료사가 머리 쪽으로 전후방 압박을 해 고정하고 있는 중간 경추 부위에 즉각적으로 긴장도가 증가할 것이다. 만약 근막경선이 경직되어 있다면, 앞쪽 경추의 조직이 앞쪽과 아래쪽으로 당겨질 때, 손에 긴장도의 증가를 느낄 것이다. 치료사는 시스템의 이완이 될 때까지 중간 경추에 아래쪽/머리 쪽 방향으로 고정을 유지한 채로 기다리며 환자의 발을 이완시킨다. 치료사는 아래쪽/머리 쪽 방향으로 약간 더 전후방 압력을 "가하는" 느낌을 받을 수 있다. 조직의 여유는 환자가 능동적으로 발목의 배측굴곡/외전을 계속할 때 치료사에 의해 이어진다. 이러한 지속은 치료사의 손에 받는 느낌에 더 이상의 변화가 없을 때까지 이어진다. 그리고 일반적으로 대략 5~6회 반복이 요구된다. 이러한 기법은 횡격막을 포함해서 더 진전시킬 수 있다. 그리고 환자는 깊게 호흡을 마시고 뱉도록 한다. 마지막으로, 이 기법은 치료사가 심막과 횡격막 등을 살필 때 환자가 배측굴곡/외전을 유지하면 더 진전될 것이다. 이러한 접근법은 윗부분에 설명된 모든 기법에 적용할 수 있다.

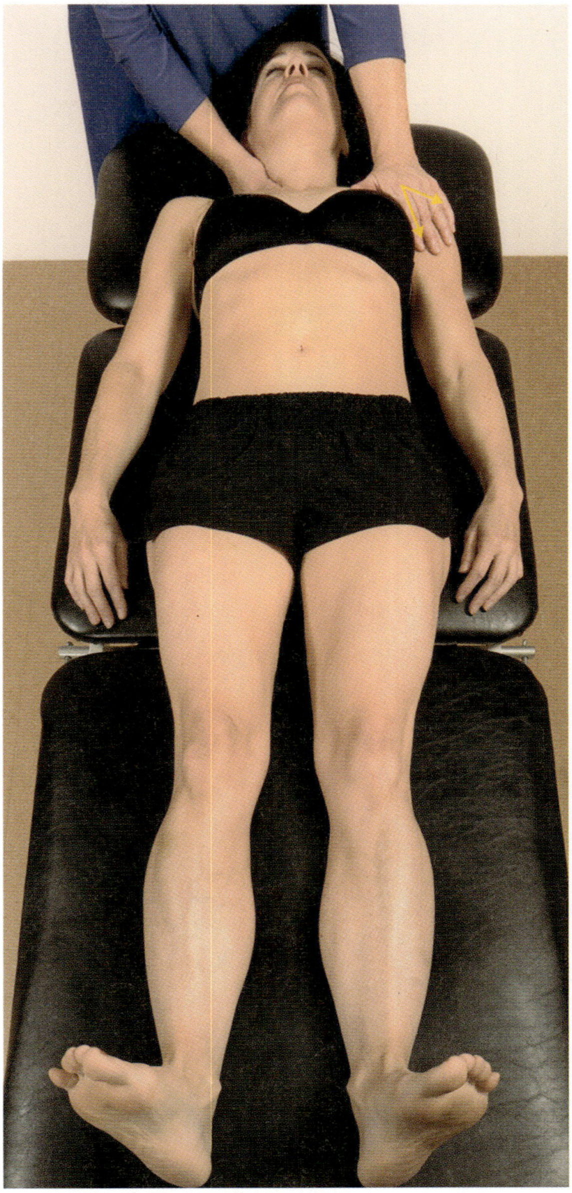

그림 5.17

발목 배측굴곡/외전한 채로 우측 중간 경추의 MMS 전후방 압박(심부 전방선)

사례 보고 5.1
캐롤라인의 이야기*

이 52세의 환자는 전방과 후방 모두에 느껴지는 만성적이고 지속되는 우측 경추 통증으로 상담을 받았다. 2년 전에 경미한 목뼈 손상(whiplash)이 있었고 또한 4년 전에는 유착성 관절낭염이 있어 관절 조영 팽창술(distension arthrography)로 치료하고 물리치료로 관절가동범위 85%를 회복했다. 그녀는 신발에 교정용 깔창을 신으며 양 발에 관절 기능 장애가 있어 물리치료사에게 치료를 받았었다. 현재 그녀는 발에 통증은 없다. X 레이와 MRI는 경추에 약간의 퇴행성 변화가 있음을 보이고 있다. 그녀의 목은 남편의 "과격한 운전 습관"으로 민감해져 있고 남편의 차에 탈 때마다 매우 긴장하게 만든다. 그녀는 다른 물리치료사에게 이전에 목 치료를 받았다. 치료사는 경추 가동술, 관절가동 운동, 침술 등 단지 증상을 잡기 위한 치료를 했다. 검사에서 통증에 민감한 문제가 있음을 확인했고 경고 신호를 표시했다.

그녀는 증상에 남편의 역할도 있음을 언급했다. 이것을 염두에 두고 우리는 그녀의 상태를 평가했고 약간의 관절 제한과 경추 4-5번과 경추 5-6번에 굴곡의 부족함이 있음을 찾았다. 뿐만 아니라 경추 4, 5, 6번의 우측에 전후방 압박을 하면 뻣뻣함이 국소 통증을 재발시키는 것을 찾았다. 그녀의 목 안정화 근육의 동작과 지구력을 평가하기 위해 머리-목 굴곡 검사(CCFT)를 했다. 그녀의 점수는 낮았고, 단지 22mmHg의 압력을 5초간 유지할 수 있었다. 추가적으로 경추 고유 수용성 기능에 결손이 있었다. 근막계 평가에서는 표면 전방선과 심부 전방선에 긴장도가 밝혀졌다. 흉골과 치골결합과 관련해 경추 4-6번의 우측에 전후방 압박을 했을 때 부분적으로 제한이 있었고 어깨 부위에서 우측의 전후방 아래쪽 활주(표면 전방선 기법)뿐만 아니라 심막과 우측 전방 횡격막과 관련(심부 전방선 기법)해서도 제한이 있었다. 이러한 모든 문제점들이 적절한 기법에 의해 치료되었고 최초 치료로부터 통증이 60% 감소했다. 8회의 치료 이후 그녀는 고점을 찍었다. 이후 그녀의 머리-목 굴곡 검사는 정상이 되었고 경추의 심부 신전근 검사도 정상 범위 안에 들어왔다. 경추 고유수용성 검사에서도 매우 향상되었고 위의 근막 기법을 해도 더 이상 긴장도가 없었다. 그녀의 발에 대한 이전 병력을 고려해서, 심부 전방선에 미리 긴장을 주기 위해 발을 움직이고 (배측 굴곡/외전) 앞쪽 경추 근막 기법으로 살피고 치료했다. 그녀의 발끝까지 근막경선을 이완하자 그녀의 만성적인 경추 증상이 해결되었다. 우리는 그녀의 예전 발 기능 장애가 경추에 영향을 주는 심부 전방선이 긴장하는 데 영향을 주었다고 추정할 수 있었다. 아마도 그녀의 "운전 중에 잔소리를 하는" 습관 때문에 상상으로 브레이크를 잡는 압박이 있었고 심부 전방선으로 인해 경추의 긴장도가 증가되었을 것이다!

*환자의 개인 정보를 보호하기 위해 가명을 썼다.

근막 시스템 이완술(MMS): 어깨 관절과 연관된 중간 경추 부위

중간 경추와 어깨관절 사이 근막의 제한은 지속되는 "어깨"의 제한, 경추 긴장 그리고 신경계 가동성의 손실 등의 경우에 반드시 거론되는 요소다. 아래의 설명은 몇몇 공통된 근막 제한의 형태이다. 어깨 관절의 어떠한 움직임도 이 기법을 사용할 수 있다. 어깨 외전, 외회전, 굴곡이 아래에 설명되어 있다.

수동적 어깨 외전과 연관된 중간 경추의 MMS 전후방 압박(그림 5.18)

도수 안정화 환자는 왼쪽 옆으로 눕는다. 치료사는 왼손으로 만성적인 뻣뻣한(주로 경추 4번) 중간 경추의 앞쪽 부위를 전후방 압박을 사용해 고정한다.

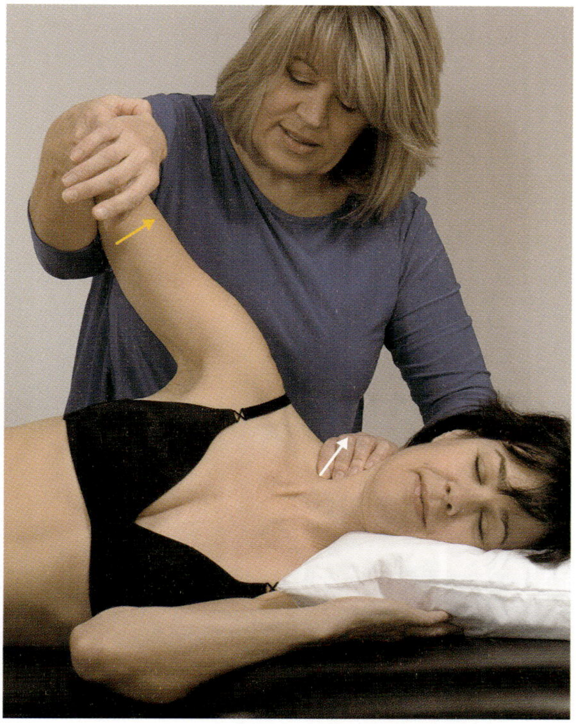

그림 5.18

수동적 어깨 외전과 연관된 중간 경추의 MMS 전후방 압박

도수 이완술 치료사는 오른손으로 상지의 가장 위쪽을 잡고 어깨관절의 외전의 수동적인 움직임을 뒷받침한다. 중간 경추의 전후방 방향을 만지는 손에 긴장도의 증가가 느껴지면 바로 멈춘다(메이틀랜드의 움직임 도표에서 첫 번째 저항 또는 R1까지). 이 근막경선에 긴장도가 있다면, 어깨 관절의 완전한 외전이 일어나기 전(보통 90–100° 외전)에 중간 경추 부위가 앞쪽으로 이동되는 것으로 보인다. 치료사는 전후방 압박을 유지하면서 분절이 앞으로 이동하는 것을 막는다. 환자는 치료사가 경추에 압력을 증가시킬 때 이러한 느낌을 받을 것이다. 치료사는 경추 부위에 지속적인 압력을 유지하면서 어깨의 수동적인 외전을 반복한다. 항상 R1까지만 실시한다(메이틀랜드의 용어에서 Ⅲ–단계의 수동적인 움직임). 이 움직임은 치료사의 양손에 이완이 느껴질 때까지 반복하고, Ⅲ–단계에서 Ⅲ단계로 진행하고, 마지막에는 Ⅲ+단계까지 진전한다. 대략 5~8회 반복이 요구된다.

수동적 어깨 외회전과 연관된 중간 경추의 MMS 전후방 압박(그림 5.19)

도수 안정화 위의 기법대로 한다.

도수 이완술 치료사가 어깨관절의 외회전 수동적인 움직임을 수행하는 것을 제외하면 위의 기법대로 한다.

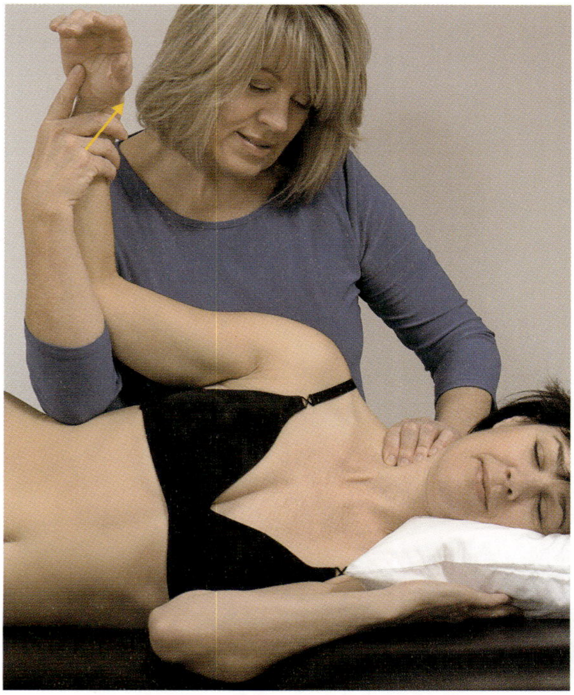

그림 5.19

수동적 어깨 외회전과 연관된 중간 경추의 MMS 전후방 압박

수동적 어깨 굴곡과 연관된 중간 경추의 MMS 전후방 압박 (그림 5.20)

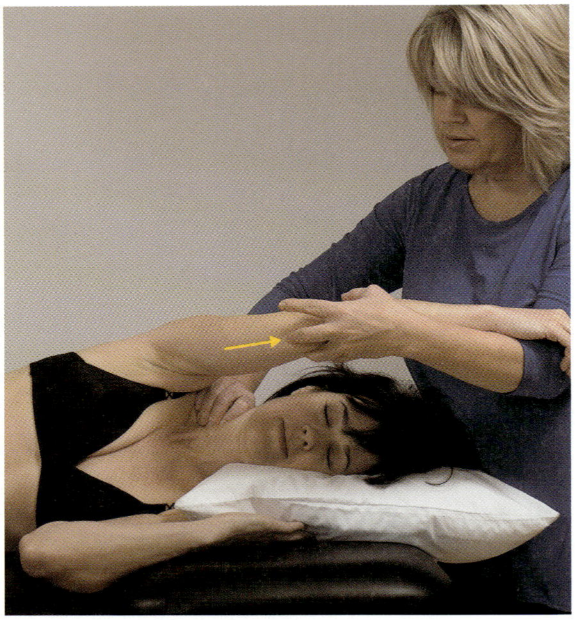

그림 5.20
수동적 어깨 굴곡과 연관된 중간 경추의 MMS 전후방 압박

도수 안정화 치료사가 중간 경추를 오른손으로 고정하는 것을 제외하면 위의 기법대로 한다.

도수 이완술 치료사가 왼손으로 수동적인 어깨 굴곡을 수행하는 것을 제외하면 위의 기법대로 한다.

사례 보고 5.2
베벌리의 이야기

이 45세의 환자는 오른손으로 어깨의 외전이 요구되는 손을 뻗는 움직임을 수행할 때마다 긴장도가 증가되어 이를 치료하기 위해 처음으로 방문했다. 우측 정중신경과 요골신경에 신경역동학 긴장도 검사에서 양성으로 나오며 중간 경추 부위의 가동성 문제에 직면한 것이다. 특히 경추 2-7번의 전후방 가동에서 좌측으로의 외측 전단과 연관되어 있다. 치료는 정중신경의 가동성(어깨의 외전, 외회전, 팔꿈치 신전, 손목/손가락 신전 자세)을 향상시켜야 한다. 그리고 나서 경추 2-7번의 전후방 가동과 외측 전단 움직임을 추가한다.(신경 주변의 근막이 경추 5-7번을 넘어까지 연장되어 있다는 것을 명심하자.) 물론, 신경 가동 검사 자체도 활주 기법과 긴장 기법과 마찬가지로 치료 기법으로 쓰이곤 한다. 요골신경을 위한 접근법도 비슷하다. 유일한 차이점은 어깨가 내회전되고 손목/손가락이 굴곡된 자세라는 것이다. 세 차례의 치료 후에, 그녀는 더 이상 외전 움직임에 문제를 호소하지 않았다. 그러나 벽장에서 무언가를 꺼내는 것과 같이 어깨를 굴곡해 앞으로 뻗는 동작에서는 여전히 팔에 증상을 느꼈다. 이전 검사는 양성이고 기법은 음성이었기에, 왼쪽 옆으로 누워 수동적인 어깨 굴곡을 동반한 앞쪽 경추 근막의 가동성을 검사해보았다(위의 기법). 어깨의 수동적인 외전과 외회전에서는 중간 경추에 매우 약간의 긴장도가 있었지만, 45° 어깨 굴곡에서는 이 방향의 근막 조직이 경추의 앞쪽과 묶인 것처럼 앞쪽의 중간 경추의 긴장도가 증가했다. 우리는 그녀가 중간 경추 부위의 지속적인 당김 없이 전체적 어깨 굴곡을 회복하고 남아있는 증상을 성공적으로 치료할 때까지 근막 시스템 이완술을 사용했다. 이 사례 이전에 나는 어깨 굴곡과 연관된 앞쪽 경추 근막을 살펴본 적이 없었다. 이것은 "환자의 말을 들어라. 그들은 당신에게 문제가 무엇인지 그 문제를 어떻게 치료하는지 이야기해줄 것이다"라는 말의 완벽한 사례였다(메이틀랜드 1992; 베일 IFOMPT 컨퍼런스, 베일, 콜로라도, 1992).

근막 시스템 이완술(MMS): 견갑골과 연관된 중간 경추 부위

근막의 제한은 중간 경추와 견갑골 사이에 흔히 발생한다. 중간 경추가 어깨의 움직임보다는 견갑골의 움직임과 연관된 것으로 평가된다면, 비슷한 접근법이 사용된다. 이상적으로 견갑골이 어떤 방향으로든(특히, 견갑골 거상, 하강, 후인, 상방회전) 완전한 움직임을 이루기 전에는, 치료사는 중간 경추의 앞쪽 이동을 느낄 필요가 없다. 이러한 기법은 운동 프로그램에도 불구하고 지속적인 견갑골 기능 장애인 경우나 만성적 경추 긴장의 경우에 유용하게 사용할 수 있다.

견갑골 하강과 연관된 우측 중간 경추의 MMS 전후방 압박 (그림 5.21)

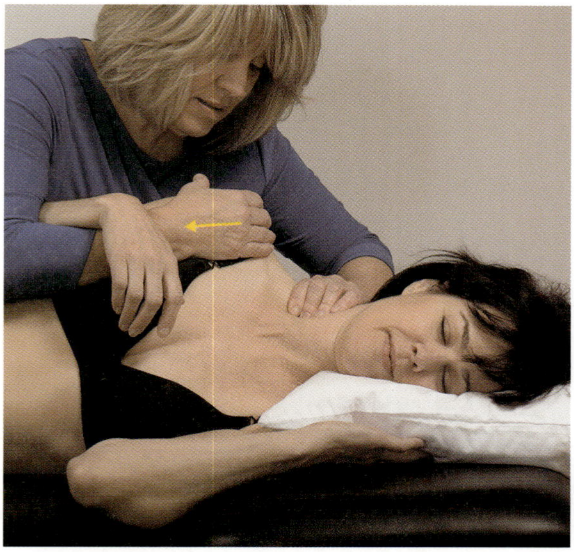

그림 5.21
견갑골 하강과 연관된 중간 경추의 MMS 전후방 압박

도수 안정화 왼쪽으로 옆으로 누워서 위의 기법대로 한다.

도수 이완술 치료사가 견갑골 하강의 수동적인 움직임을 수행하는 것을 제외하면 위의 기법대로 한다.

견갑골 거상과 연관된 우측 중간 경추의 MMS 전후방 압박(그림 5.22)

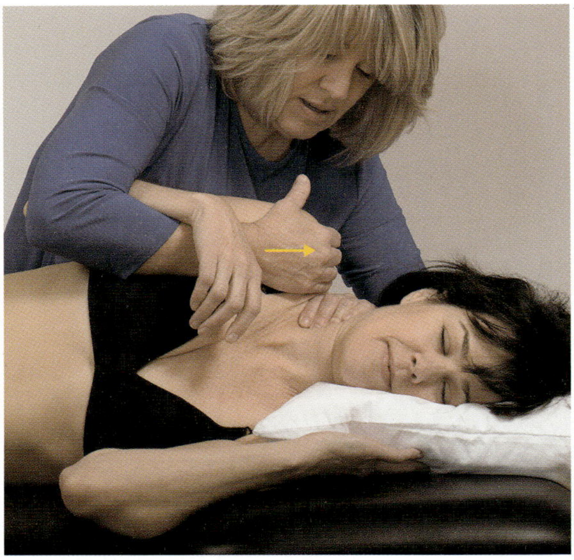

그림 5.22
견갑골 거상과 연관된 중간 경추의 MMS 전후방 압박

도수 안정화 위의 기법대로 한다.

도수 이완술 치료사가 견갑골 거상의 수동적인 움직임을 수행하는 것을 제외하면 위의 기법대로 한다.

견갑골 후인과 연관된 우측 중간 경추의 MMS 전후방 압박(그림 5.23)

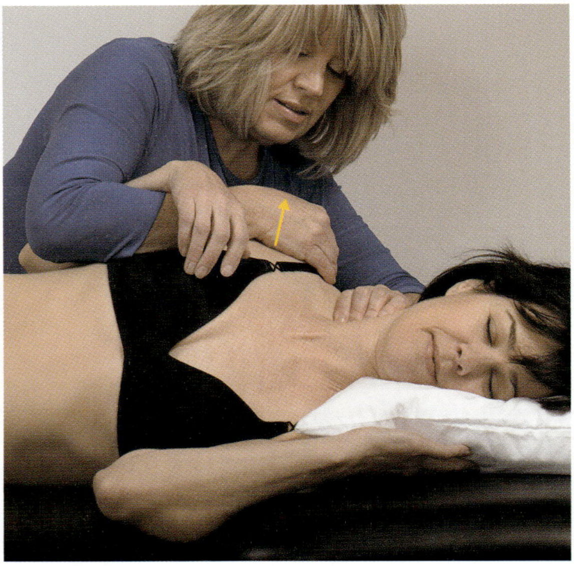

그림 5.23
견갑골 후인과 연관된 중간 경추의 MMS 전후방 압박

도수 안정화 위의 기법대로 한다.

도수 이완술 치료사가 견갑골 후인의 수동적인 움직임을 수행하는 것을 제외하면 위의 기법대로 한다.

근막 시스템 이완술(MMS): 외측선과 연관된 중간 경추 부위

토마스 마이어스가 설명한 외측선에는 두판상근, 흉쇄유돌근, 외/내늑간근, 늑골, 외측 복사근, 장골능, 전/후상장골극(ASIS, PSIS), 대둔근, 대퇴근막장근, 장경인대(ITB), 비골두, 비골근, 외측 하퇴구획까지 포함한다(이 경선에 대한 그림과 전체 설명은 2장 참조). 아래에 나오는 기법들은 경추와 흉추의 지속적인 긴장/통증을 다룬다.

외측 흉곽과 연관된 우측 중간 경추의 MMS (그림 5.24)

도수 안정화 환자는 왼쪽으로 옆으로 눕는다. 치료사는 왼손을 이용해 경추의 외측을 외측에서 내측으로 조직을 압박해 고정한다(예: 주춧돌을 향해서). 이러한 손의 고정은 관절 요소뿐만 아니라 사각근과 견갑거근과 같은 외측 경추 근육도 포함한다. 추가적으로, 환자의 어깨는 광배근과 그 근막에 긴장도를 증가시키기 위해 굴곡시켜 둔다.

도수 이완술 치료사는 오른손으로 스타 개념을 이용해 외측 흉곽과 늑간 부위를 살핀다. 치료사는 수많은 방향으로 외측 흉곽을 살필 수 있다:

- 아래쪽 방향(환자의 발쪽으로)
- 아래쪽-앞쪽 방향(환자는 도수의 시작을 위해 전완을 외측 흉곽의 약간 뒤쪽으로 위치해야 한다)
- 아래쪽-뒤쪽 방향(환자는 도수의 시작을 위해 전완을 외측 흉곽의 약간 앞쪽으로 위치해야 한다)

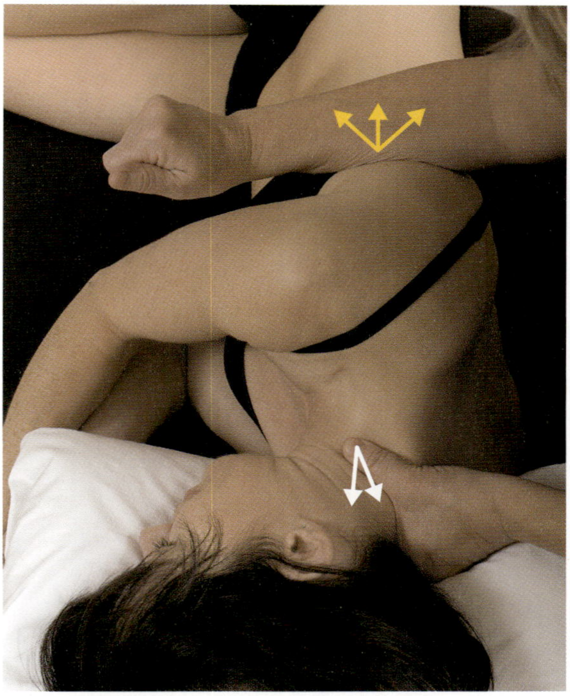

그림 5.24
외측 흉곽과 연관된 중간 경추의 MMS 전후방 압박

가동하는 전완 방향은 늑간근의 마름모꼴 모양을 따라야 한다는 것에 주의하자. 흉곽은 아래 부위와 중간 부위도 이와 같은 방식으로 살펴야 할 것이다. 여기에서 이 기법을 특정 흉골 고리를 교정하는데 사용하지만, 이 기법은 특정 흉골 고리를 위한 것이 아닌 일반적인 기법이다. 치료사는 중간 경추 부위를 만지고 있는 손에 즉각적인 긴장도가 느껴지게 하는 흉곽의 각도와 부위를 찾는다(메이틀랜드의 움직임 도표에서 첫 번째 저항 또는 R1까지). 이 근막경선에 긴장도가 있다면, 흉곽의 완전한 아래쪽 활주가 이루어지기 전에 중간 경추 부위가 외측으로 움직이는 것이 보일 것이다. 치료사는 경추 부위에 내측 압박을 유지해서 분절이 외측으로 이동하는 것을 예방한다. 환자는 치료사가 경추에 압박을 증가시킬 때 이를 인지할 것이다. 이 근막경선을 가동하기 위한 비슷한 개념이 이전의 기법들처럼 적용된다.

근막 시스템 이완술(MMS): 나선선과 연관된 중간 경추 부위

표면 후방선의 제한 외에, 두개 부위(Cr/V)(후두부와 경추 2번)의 지속적인 긴장이나 통증은 나선선의 제한 때문일 수도 있다. 반대쪽 흉곽과 연관해 이 두 부위를 살피는 것은 나선선에 문제가 있는 경우에 효과적이다. (이 근막경선에 대한 전체 설명과 그림은 2장 참조.)

우측 나선선과 연관된 우측 경추 2번의 MMS 편측 후전방 압박(그림 5.25)

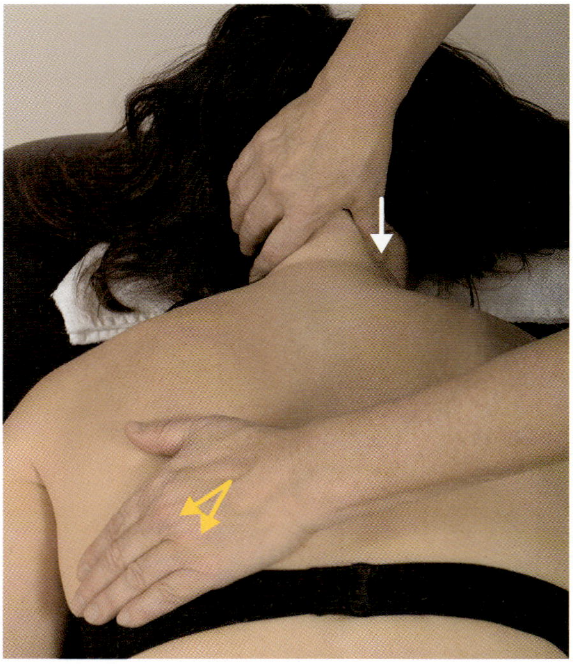

그림 5.25
우측 나선선과 연관된 경추 2번의 MMS 편측 후전방 압박

도수 안정화 환자는 엎드려 눕는다. 치료사는 오른쪽 엄지손가락을 이용해 우측 경추 2번의 추궁판에 편측 후전방 압박을 가한다(Ⅳ–단계).

도수 이완술 치료사는 왼손으로 좌측 흉곽 조직에 아래쪽/외측 활주를 하면서 관찰한다. 이때 양손 사이의 즉각적인 긴장을 찾아야 한다. 적절한 조직의 깊이가 요구된다: 때때로 긴장은 흉곽의 표면 활주를 할 때 발견된다: 때때로 더 깊고/더 앞쪽 부위를 아래쪽/외측 활주를 할 때 긴장이 발견된다. 긴장이 없다면, 경추 2번과 연관된 나선선은 경직되지 않은 것이다. 만약 근막경선이 경직되었다면, 치료사는 경추 3번에 비해 경추 2번을 우측 회전방향으로 당길 때, 도수 안정화에 즉각적인 긴장도의 증가를 느낄 것이다. 환자는 치료사가 경추 2번 부위에 압박을 증가시킬 때 이를 인지할 것이다. 만약 긴장도가 인지된다면(치료사의 양손 사이에 느껴지는 즉각적인 저항), 치료사는 우측 경추 2번에 일정한 압박을 유지한 채로 좌측 흉곽에 아래쪽/외측 움직임을 반복한다. R1은 항상 인지되게 한다. 이는 치료사의 양손에 이완이 느껴질 때까지 반복한다;
이는 일반적으로 대략 5~8회 반복이 요구된다.

우측 나선선과 연관된 우측 후두의 MMS(그림 5.26)

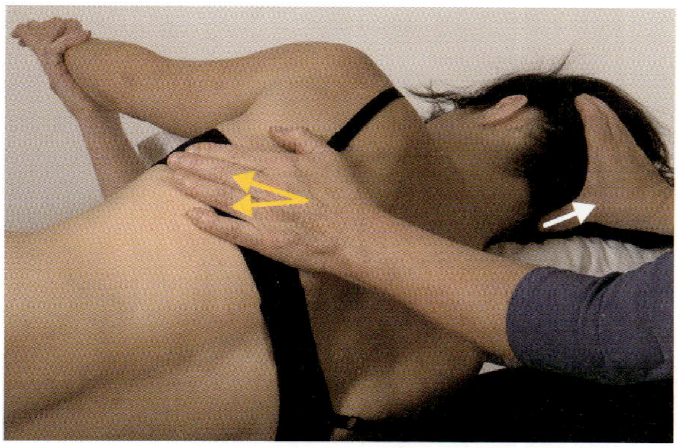

그림 5.26
우측 나선선과 연관된 우측 후두의 MMS

도수 안정화 환자는 오른쪽을 바라보고 옆으로 눕는다. 치료사는 오른쪽 엄지손가락을 이용해 우측 후두부에 굴곡 움직임(머리쪽 활주)을 가한다. 환자의 팔은 견갑골을 전인시켜 이 경선에 긴장도를 더하기 위해 보충될 수 있다(위쪽 팔을 더 앞으로).

도수 이완술 위의 기법대로 한다.

경흉 부위를 위한 근막 시스템 이완술(MMS)

경흉 부위(C/Thx)의 근막은 심부 전방선의 심부 근막에서 뿐만 아니라 나선선과 연관해서도 살필 수 있다. 아래의 기법들이 추천된다:

외측 흉곽과 연관된 경흉 부위의 MMS(그림 5.27)

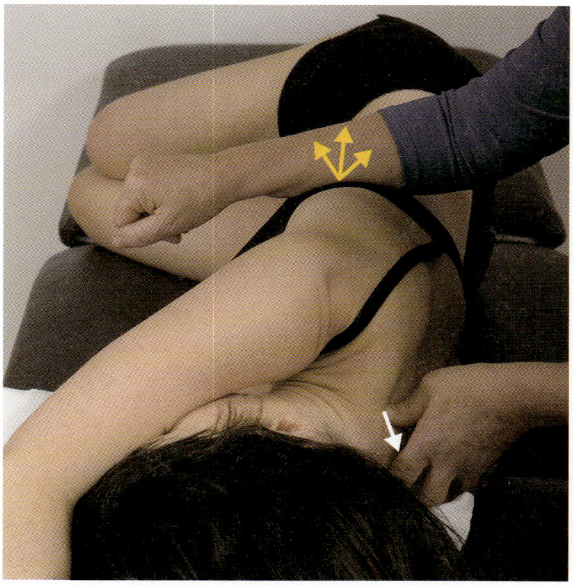

그림 5.27
외측 흉곽과 연관된 우측 경흉 부위의 MMS

도수 안정화 환자는 왼쪽으로 옆으로 눕는다. 치료사는 경흉 부위(경추 7번–흉추 2번)의 극돌기를 외측에서 내측으로 조직을 압박해 고정한다.

도수 이완술 외측 흉곽과 연관된 오른쪽 외측 중간 경추의 MMS 기법대로 한다.

우측 전방 경추 부위와 연관된 경흉 부위를 위한 근막 시스템 이완술(MMS)

이 특정한 기법은 토마스 마이어스의 표면 전방선과 표면 후방선을 검토하지는 않는다. 이는 경추의 전방과 후방 구조물 사이(심부 전방선)에 발생해 거북목 자세에 기여하는 근막 긴장을 검토한다.

우측 앞쪽 경추 부위와 연관된 경흉 부위의 MMS (동측) (그림 5.28)

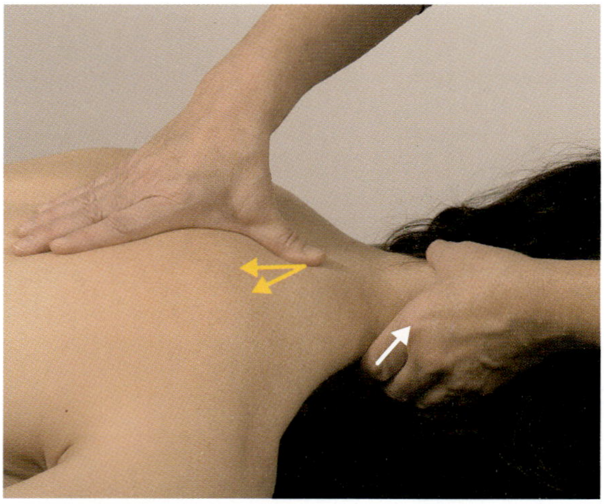

그림 5.28
우측 앞쪽 경추부위와 연관된 경흉 부위의 MMS (동측)

도수 안정화 환자는 엎드려 눕는다. 치료사는 우측 앞쪽 경추를 머리쪽으로 향하는 전후방 압박을 가해 고정한다 – 이 기법은 중간 경추 부위, 특히 경추 4, 5, 6번 수준에서 수행될 수 있다.

도수 이완술 치료사는 왼손을 이용해 우측 경흉 부위의 극돌기나 후관절을 살핀다. 먼저, 경흉 부위의 조직에 천천히 파고들어가서 근막경선의 깊이를 유지한 채로 아래쪽으로 부드럽게 누른다. 치료사는 앞쪽 경추 부위를 촉진하고 있는 손에 즉각적인 긴장이 가해질 때 각도를 찾는다. 긴장도는 경흉 부위가 아래쪽이나 아래쪽에서 오른쪽이나 왼쪽으로 가동될 때 가장 잘 느껴질 수 있다. 이 기법은 경추 7번에서 흉추 4번(극돌기나 후관절)까지 어디든 살필 수 있다. 치료사는 이 근막을 살필 때 늑골의 늑횡돌기관절의 아래쪽 활주를 이용해 상부 늑골, 특히 늑골 1번과 2번을 살필 수 있다. 긴장도가 인지되지 않는다면, 앞쪽 경추와 경흉 부위 사이의 근막은 경직되지 않은 것이다. 만약 근막이 경직되어 있다면, 치료사는 중간 경추 부위를 앞쪽과 아래쪽으로 움직일 때 도수 안정화에 즉각적인 긴장도 증가를 느낄 것이다. 환자는 치료사가 앞쪽 경추에 압박을 증가시킬 때 이를 인지한다. 이 근막경선을 가동하기 위한 비슷한 개념이 이전의 기법들처럼 적용된다.

우측 앞쪽 경추 부위와 연관된 경흉 부위의 MMS(대측) (그림 5.29)

도수 안정화 위의 기법대로 한다.

도수 이완술 치료사는 상부 늑골을 포함하는 좌측 경흉 부위의 조직을 살핀다. 기법은 위의 방식과 유사하다.

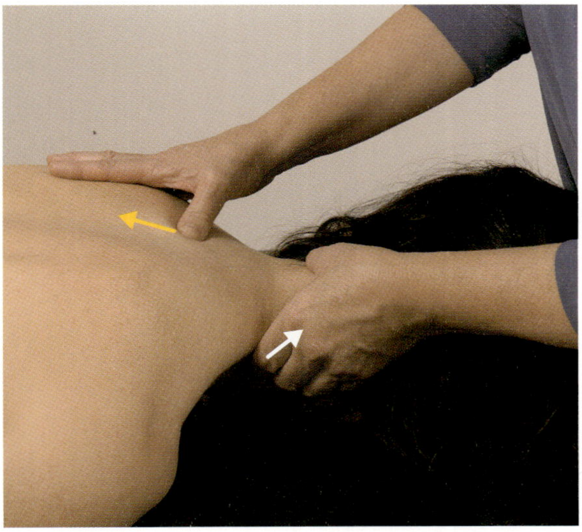

그림 5.29
우측 앞쪽 경추 부위와 연관된 경흉 부위의 MMS (대측)

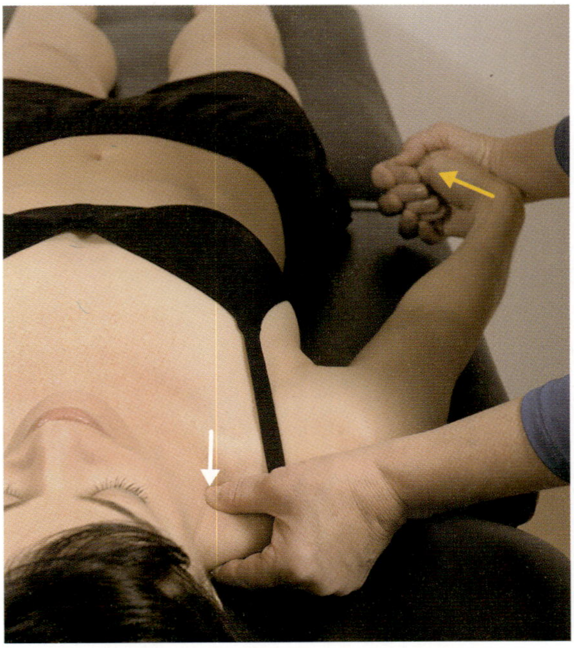

그림 5.30
손목 손가락 굴곡과 연관된 승모근 상부섬유의 MMS

승모근 상부섬유의 근막 시스템 이완술(MMS)

승모근 상부섬유(UFT)는 빈번하게 과긴장되고 활성화된다. 침술 요법이 이 근육을 정상 긴장도로 회복하는데 도움이 될 수도 있다. 하지만, 이 근육 주위에 경직된 근막은 근절하기 어려운 경향에 기여한다. 승모근 상부 섬유는 토마스 마이어스의 표면 후방 상지선의 부분이고, 이는 손목/손가락 굴곡으로 인해 긴장도가 증가된다(이 근막경선에 대한 전체 설명과 그림은 2장 참조).

손목 손가락 굴곡과 연관된 승모근 상부섬유의 MMS(표면 후방 상지선) (그림 5.30)

도수 안정화 치료사는 엄지손가락과 다른 손가락들 사이에 승모근 상부섬유를 "꼬집어" 근육의 세로로 긴장도를 살핀다.

도수 이완술 치료사는 환자의 손목과 손가락을 굴곡하고, 승모근 상부섬유에 긴장도의 증가가 인지되면 바로 멈춘다. 이 근막경선에 긴장도가 있다면, 손목과 손가락의 완전한 굴곡이 이루어지기 전에 승모근 상부섬유에 긴장도가 증가할 것이다. 치료사는 승모근 상부섬유의 고정을 유지해 아래쪽으로 활주하는 것을 막는다. 환자는 치료사가 근육에 압박을 증가시키면 이를 인지한다. 치료사는 승모근 상부섬유에 일정한 압박을 유지한 채로 손목의 아래쪽 움직임을 반복한다. R1은 항상 인지되게 한다. 이는 치료사의 양손에 이완이 느껴질 때까지 반복한다. 이는 일반적으로 대략 5~8회 반복이 요구된다.

비록 토마스 마이어스의 표면 전방선의 부분은 아니지만, 승모근 상부섬유는 종종 이 경선과 연관되어 근막이 경직된다. 이는 아래와 같이 가동될 수 있다:

표면 전방선과 연관된 승모근 상부섬유의 MMS

도수 안정화 이전의 기법대로 한다.

도수 이완술 아래쪽 손은 흉골병과 흉골 부위에 전후방 아래쪽 활주를 하면서 살핀다. 표면 전방선과 연관된 앞쪽 경추를 위한 기법과 비슷하게 접촉은 가볍게 표면 전방선의 면에 머물러야 한다. 치료사는 승모근 상부섬유를 도수 안정화에 즉각적인 긴장도가 느껴지면 각도를 찾는다. 긴장도는 움직이는 손이 아래쪽이나 아래쪽에서 오른쪽이나 왼쪽으로 가동될 때 가장 잘 느껴질 수 있다. 때때로 긴장도는 흉골 부위 조직이 내측에서 외측으로 또는 시계/반시계 방향으로 움직일 때 가장 잘 느껴질 것이다. 조직의 깊이는 유지되어야 한다. 긴장도가 느껴지지 않는다면, 이 부위와 연관된 표면 전방선의 근막은 경직되지 않은 것이다. 만약 긴장도가 인지된다면(치료사의 양손 사이에 느껴지는 즉각적 저항), 4장에 서술된 접근법대로 가동될 수 있다.

이 기법은 복직근과 치골결합 쪽으로 표면전방선의 아래쪽을 살피는 데 사용될 수 있다. 또한 어깨부위의 전후방 아래쪽 활주와 연관된 중간 경추에 대한 MMS 기법대로 어깨/외측 쇄골 부위에도 사용될 수 있다 – 동측과 대측(기법의 사진은 촬영하지 않았다.)

아래의 기법대로, 우리는 MMS 기법을 사용할 때 주로 치료의 3번째 개념을 사용할 것이다. 즉, 신경가동 기법을 근막기법으로 전환한다(MMS를 사용하는 치료의 개념에 대한 세부사항은 4장을 참조).

근막 시스템 이완술(MMS): 상지의 신경 조직과 연관된 중간 경추 부위

적응증(Indication)

- 경추 및 상지의 지속적인 긴장이나 통증
- 상지와 연관된 신경 경계면의 가동

견갑골 후인, 정중신경을 위한 팔의 ULNT2a 자세와 연관된 우측 중간 경추의 MMS 전후방 압박(그림 5.31)

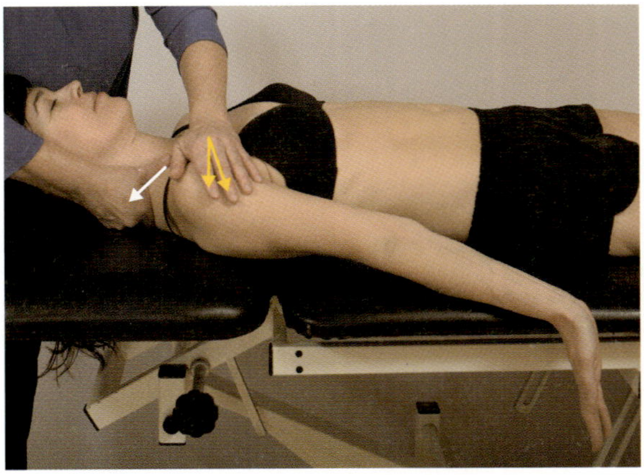

그림 5.31
견갑골 후인, 정중신경을 위한 팔의 ULNT2a 자세와 연관된 중간 경추의 MMS 전후방 압박

도수 안정화 환자의 팔은 정중신경을 미리 긴장시키기 위해 손목과 손가락을 신전한 채로 30° 외전해 위치한다. 치료사는 오른손으로 머리쪽 방향으로 전후방 가동을 이용해 만성적으로 뻣뻣한 중간 경추(주로 경추 4번) 부위의 앞쪽을 고정한다.

도수 이완술 치료사는 왼손으로 외측 쇄골이나 어깨 관절 부위의 조직에 전후방 아래쪽 활주를 통해 동측 어깨와 견갑대 부위를 살핀다. 항상 아래쪽 손으로 부드럽게 압박하면서 긴장도의 즉각적인 선을 찾는다. 때때로 긴장도는 견갑골의 후방 경사나 외측 활주 시 가장 잘 느껴진다. 이 기법은 경추 1번에서 7번까지 어디든 적용할 수 있다. 이러한 방법은 근막 경선을 가동하기 위한 비슷한 개념이 이전의 기법들처럼 적용된다.

견갑골 후인, 요골 신경을 위한 팔의 ULNT2b 자세와 연관된 우측 중간 경추의 MMS 전후방 압박(그림 5.32)

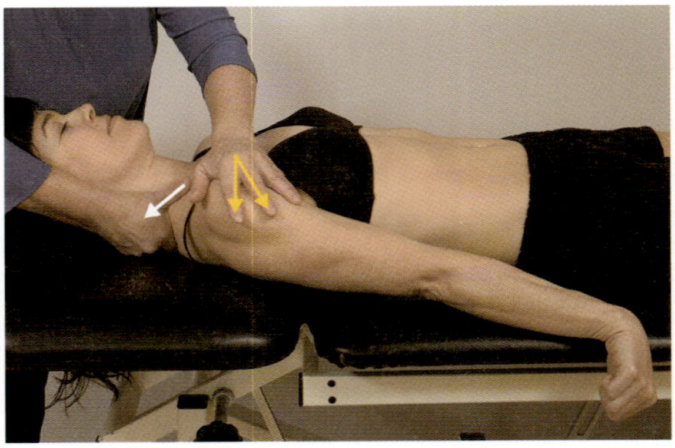

그림 5.32
견갑골 후인, 요골신경을 위한 팔의 ULNT2b 자세와 연관된 중간 경추의 MMS 전후방 압박

도수 안정화 환자의 팔은 요골신경을 미리 긴장시키기 위해 손목과 손가락 그리고 엄지를 굴곡한 채로 30° 외전해 위치한 채로 위의 기법대로 한다.

도수 이완술 위의 기법대로 한다.

견갑골 후인, 척골 신경을 위한 팔의 ULNT3 자세와 연관된 우측 중간 경추의 MMS 전후방 압박(그림 5.33)

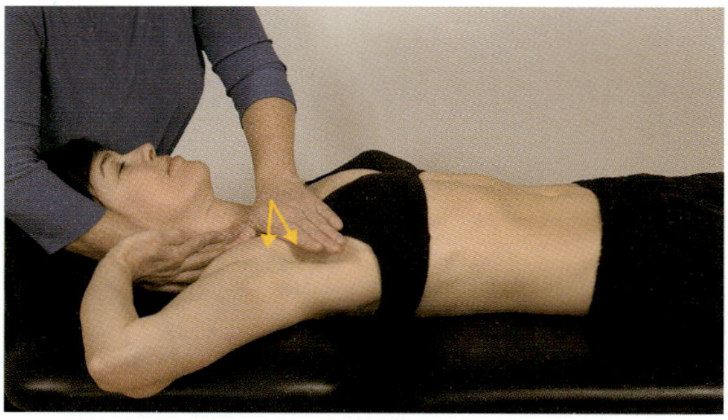

그림 5.33
견갑골 후인, 척골신경을 위한 팔의 ULNT3 자세와 연관된 중간 경추의 MMS 전후방 압박

도수 안정화 환자의 팔은 척골신경에 사전-긴장을 주기 위해, 팔꿈치 굴곡, 전완 회내, 손목과 손가락은 신전하고 어깨를 80° 외전해 위치한 채로 위의 기법대로 한다.

도수 이완술 위의 기법대로 한다.

근막 시스템 이완술(MMS): 견갑대/쇄골과 연관된 중간 경추 부위

중간 경추 부위는 견갑대와 쇄골과 연관해서도 살필 수 있다(12장 참조).

근막 시스템 이완술(MMS): 경뇌막의 가동성과 연관된 경흉 부위, 중간 경추 부위 그리고 두개 부위

중간 경추 부위는 경뇌막과 연관해서도 살필 수 있다(7장 참조).

요약(Summary)

이 장에서는 경추의 각 부위에 사용되는 근막 시스템 이완술(MMS)에 대해 설명했다: 두개 부위, 중간 경추 부위 그리고 경흉 부위. 이러한 기법들은 토마스 마이어스의 근막경선, 특히 표면 후방선, 표면 전방선, 심부 전방선, 외측선, 나선선과 연관해 설명했다. 경추 부위를 위한 근막 시스템 이완술(MMS)은 승모근 상부섬유와 연관된 통증유발점을 위한 근막 시스템 이완술(MMS)과 마찬가지로, 어깨관절과 견갑골을 연관해서도 설명되었다. 이러한 개념은 경추의 기능 장애와 관련된 반복적인 통증유발점에도 적용할 수 있다. 다음 장에서는 두개-안면 부위와 턱관절(TMJ)을 위한 기법들에 초점을 맞출 것이다.

두개안면 영역(두개, 측두하악 관절)
The craniofacial region (cranium, temporomandibular joint)

6장

두통을 치료할 때 도수 치료사들은 경추 관절(특히 상경추), 턱관절(TMJ), 상경부 근육(고장성, 긴장된 근육, 경추와 견갑골의 약한 근육 사이의 불균형을 찾아)을 평가하고 치료하는 훈련을 받는다. 그러나 관절을 가동하고 개별 근육을 스트레칭하는 것은 부분적인 이점만 얻을 수 있다.

이 장에서는 제한에 대한 임상 결과를 설명한다. 다음 영역에 대한 근막경선:

- 턱관절(TMJ)의 근육 SFL 및 DFL과의 관계
- 두피의 근막(두개외근막)과 SFL과 SL과의 관계
- 혀와 SFL 및 DFL과의 관계

두개골 내 경질막과 근막에 대한 기법은 이 장과 관련이 있지만(이 조직들은 머리와 얼굴 통증을 가진 고객에서 자주 문제가 발생하기 때문에) 7장을 참조하기를 바란다.

이 장의 MMS를 필요로 하는 증상

1. 다음과 같은 치료 접근에도 불구하고 반복되는 두개안면 통증:

- 경추 및 흉추의 가동화 및 교정술
- 경추 및 흉추의 안정화 운동
- 턱관절(TMJ)의 가동술
- 경추 및 흉추와 턱관절 근육에 대한 도수 기법 또는 건식 침술요법을 사용하여 통증유발점 치료
- 두개골 기능 장애 치료

2. 전방 경추와 흉추 부위의 긴장.

자세 분석(Postural analysis)

만약 근막의 DFL에 제한이 있는 경우 이는 자세, 특히 너무나 흔한 거북목 자세에 영향을 미칠 수 있다. 이러한 긴장은 복부에 외과적인 흉터를 포함하여 외상으로 인해 발생할 수 있다.(제왕절개 흉터, 오래된 맹장 수술 흉터, 탈장 수술 등의 영향을 생각할 수 있다.) 경추는 앉은 자세에서 과도한 시간을 보내는 것도 이러한 긴장의 문제를 만드는 요인이 될 수 있다.

근막의 측면 경선에 제한이 있는 경우, 흉부, 경추, 요추 또는 골반의 측면 기울기 또는 측면 이동이 발생할 수 있다. 이것은 또한 하악관절의 이상과 두통의 반복적인 문제, 특히 턱관절 기능 장애에 기여하는 요인이 될 수 있다.

MMS를 사용한 치료 개념

이 장에서는 MMS 기법을 사용할 때 주로 첫 번째 치료 개념을 사용할 것이다. 즉, 재발성 관절 기능 장애 또는 근막의 통증유발점을 찾고 그와 관련된 근막경선을 촉진한다. 치료사는 재발성 관절 기능 장애 또는 근막 통증유발점에 자신의 두 손을 이용해 긴장된 근막을 촉진하여 근막경선을 평가한다.

다음에 따라 다음과 같은 방법을 사용할 수 있다. 조직이 반응하는 방법:

- 진동(등급 III−, III, III+)을 활용한다.
- 지속적인 압력을 활용한다.
- "하모닉스"를 활용한다(Dr Laurie Hartman).

MMS를 이용한 치료 개념에 대한 자세한 내용은 4장을 참조하기를 바란다.

TMJ 근육: 해부학적 개요 및 촉진

TMJ 주위의 근육은 반복적인 장력의 흔한 현장이며 종종 근막선의 기능 장애에 관여한다(그림 6.1, 6.2). 측두근, 교근의 표층부, 내측익돌근, 하악설골근, 협근, 설골하근과 상부와 하부 근육을 포함한다.

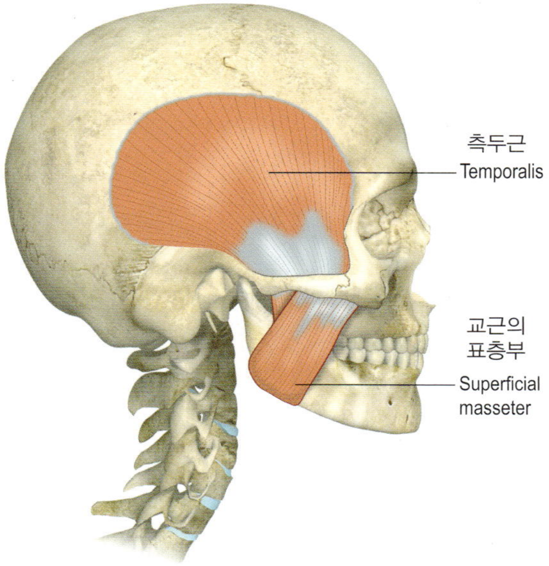

그림 6.1
측두근과 교근의 표층부

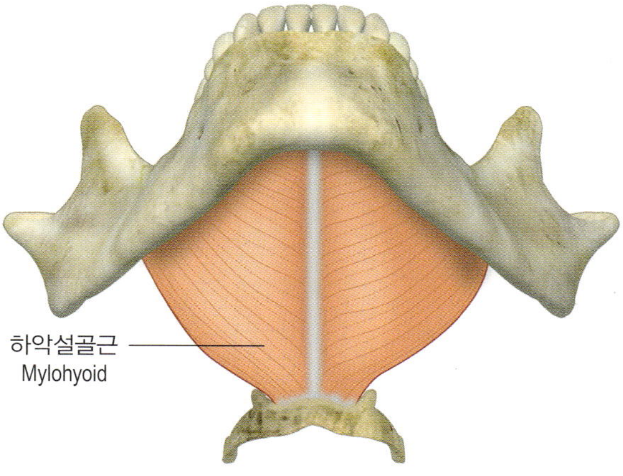

그림 6.2
하악설골근

TMJ 근육에 고정(Anchoring)

측두근에 고정(그림 6.3)

측두근은 전체 넓이를 따라 촉진하게 될 수 있는데, 여기에는 근복 자체의 전측, 중측, 후측부, 그리고 척추뼈의 접형골 부분의 근육의 건골 접합부가 포함된다. 치료사는 근육의 여러 부분에서 반복적인 긴장감을 찾는데, 이 긴장은 촉진 시 통증을 동반하는 경우가 많다. 치료사는 가장 긴장이 많은 근육 부위에 접근하여 양손으로 두개골 방향으로 당긴다.

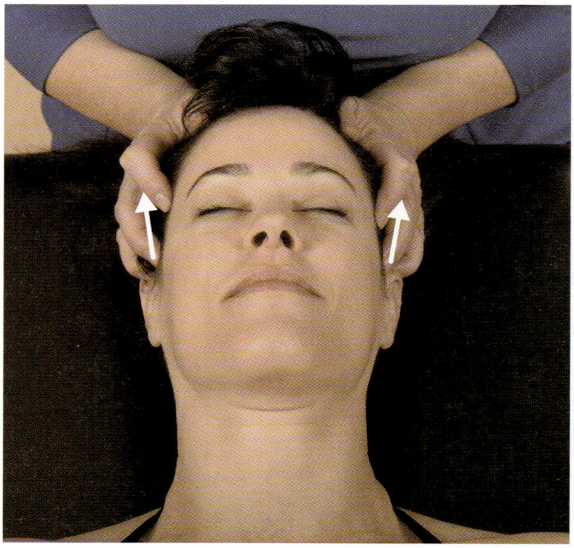

그림 6.3
측두근에 고정

교근의 표층부에 고정(그림 6.4)

교근의 표층부 근육은 광대뼈와 하악에 부착 및 근육의 중간 부분을 포함하여 전체 폭을 따라 촉진될 수 있다. 근육은 또한 앞부분에서 후방으로 귀 쪽으로 촉진될 수 있다. 치료사는 근육의 여러 부분에서 반복되는 긴장을 찾는다. 치료사는 긴장이 가장 많은 근육 부위에 살며시 손 끝을 이용해 고리 모양으로 걸고(흔히 근육의 중간 좌표의 앞면) 양손으로 결합된 횡방향/골격방향으로 당긴다.

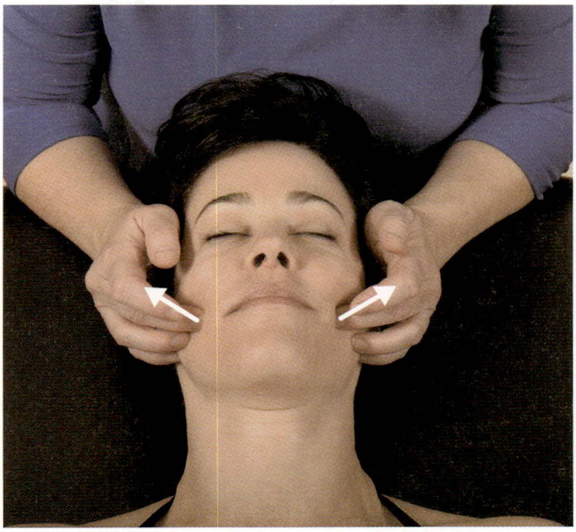

그림 6.4
교근의 표층부에 고정

내측 익상근에 고정(그림 6.5)

내측 익상근은 턱 아래의 부착된 부분을 따라 가장 잘 촉진된다. 턱밑에 근육은 또한 앞부분에서 후방으로 귀 쪽으로 촉진될 수 있다. 치료사는 근육의 여러 부분에서 반복적인 긴장감을 찾는데, 이 긴장은 촉진 시 통증을 동반하는 경우가 많다. 치료사는 긴장이 가장 높은 근육 부위에 부드럽게 고리를 걸고 양손으로 결합된 횡방향/골격방향으로 당긴다.

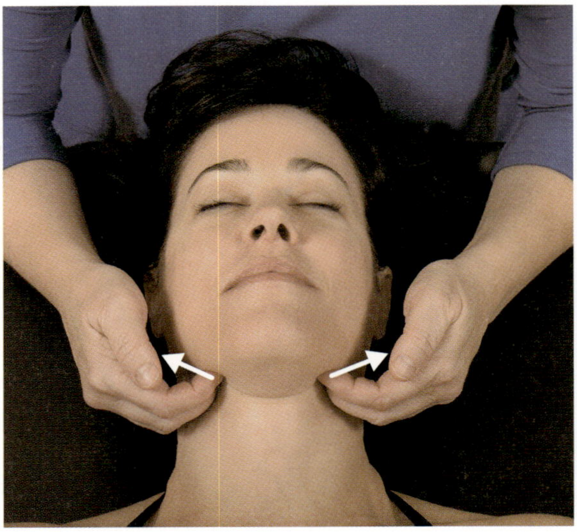

그림 6.5
내측 익상근에 고정

하악설골근 고정(그림 6.6)

하악설골 근육은 하악 아래의 부착된 부분을 따라 가장 잘 촉진된다. 중앙에 가까운 하악골 아래 또한 근육은 앞부분에서 양쪽이 약 2cm인 귀 쪽으로 후방으로 촉진될 수 있다. 치료사는 근육의 여러 부분에서 반복적인 긴장감을 찾는데, 이 긴장은 촉진 시 통증을 동반하는 경우가 많다. 치료사는 긴장이 가장 높은 근육 부위에 부드럽게 고리를 걸고 양손으로 결합된 횡방향/골격 방향으로 당긴다.

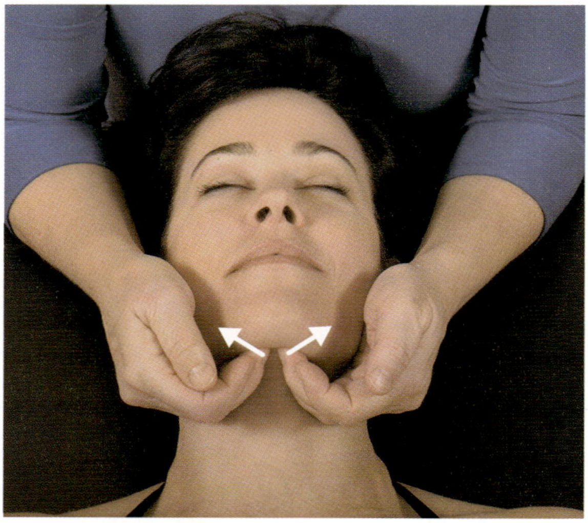

그림 6.6
하악설골근 고정

MMS 기법: 근막의 SFL과 관련된 측두하악 관절 근육

근막의 SFL에 대한 토마스 마이어스의 설명은 두피 근막, SCM, 흉골 근막, 대흉근, 복직근과 치골 결합을 포함한다. 그 후 직장 대퇴직근의 기시점에서 다시 시작하며, 대퇴사두근, 슬개건, 단/장지신근, 전경골근, 앞쪽 대퇴격실을 포함한다(이 근막선에 대한 자세한 설명과 그림은 2장을 참조). 이 장에 설명된 MMS 기법으로 작업할 때 이러한 근막 연결은 매우 명백해진다. 다음 기법은 표층면 근육과 관련하여 입증되지만, 턱관절 근육은 유사한 방법으로 촉진할 수 있다.

어깨 부위(SFL)의 전후방향의 기시점에 미끄러지듯이 하는 MMS 우측 교근의 표층부(그림 6.7, 6.8)

도수 안정화 치료사는 손의 안정화를 위해 오른손으로 오른쪽 교근의 표층부에 고리를 걸어 촉진한다(아래 설명).

도수 이완술 손을 가동하는 치료사 왼손은 양손 사이의 가장 긴장의 방향을 찾기 위해 "스타 개념"을 사용하여 측면 쇄골 또는 관절와상완관절(GH) 관절 부위에 있는 조직의 전 · 후방향의 기시점에 미끄러지듯이 하며 어깨와 견갑대 주위를 촉진한다. 때로는 이 부분의 긴장이 가장 많이 느껴진다. 목의 뒤쪽과 함께 교근을 잡아 당긴다. 이 근막선이 팽팽하면 치료사는 마치 교근의 표층부 근육이 안쪽과 정지점 부위로 움직이는 것처럼 고정된 손에 긴장이 증가되는 것을 느낄 것이다. 환자는 이것을 치료사가 표면 마사지에 대한 압력을 증가시키는 것으로 인식

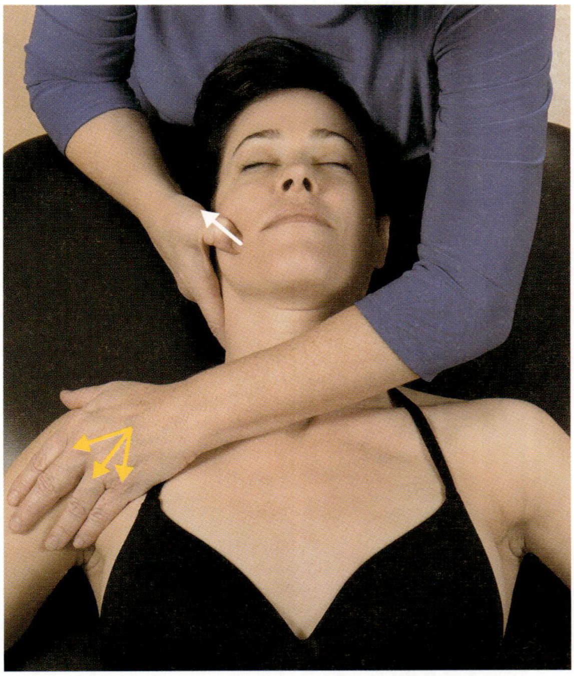

그림 6.7
동측 우측 어깨 부위(SFL)의 전후방향의 기시점의 미끄러지듯이 하는 교근의 표층부 MMS

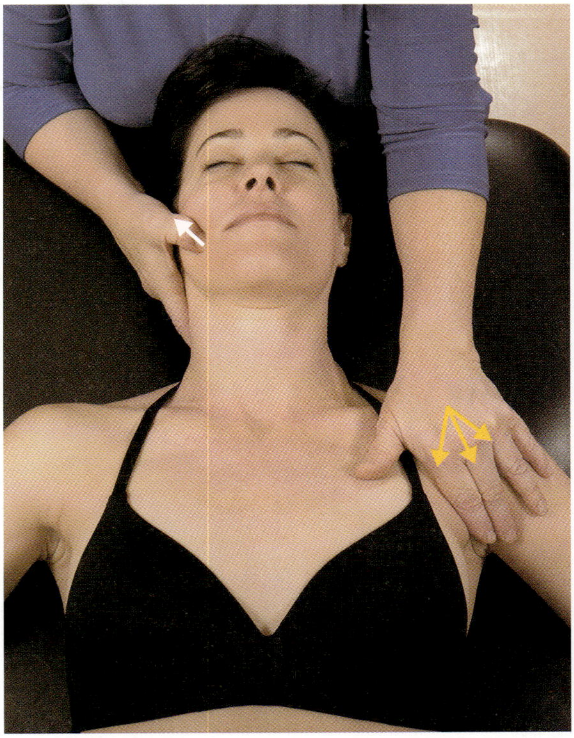

그림 6.8
대측 어깨 부위(SFL)의 앞쪽 기시점에 있는 오른쪽 교근의 표층부의 MMS

한다. 장력이 감지되지 않는 경우 이 영역과 관련된 근막의 SFL은 팽팽하지 않는다. 장력이 감지되는 경우(치료사의 양손 사이에 빠른 저항이 느껴짐) 4장에서 설명한 접근법에 따라 가동할 수 있다. (치료사는 동측 또는 반대측 어깨 부위에 반복적인 A/P 가동을 수행하면서 움직이지 않도록 교근의 표층부에 촉진을 유지한다.)

NB 이 기법은 복직근 및 치골 결합과 관련하여 교근의 표층부를 촉진하여 SFL의 상부 사분면 측면을 탐구함으로써 진행될 수 있다(전측 중절 부위와 관련된 유사한 기법은 제5장 참조).

교근의 표층부에서 입증되었음에도 불구하고, 이 기술은 턱관절 근육과 함께 사용될 수 있다.

MMS 기법: 근막의 DFL에 대한 턱관절 근육

근막의 심부 전방선(DFL)에 대한 토마스 마이어스의 설명에는 턱관절 근육, 두장근 및 경장근, 설골하근 및 설골상근, 두개골과 안면 뼈는 물론 심막, 전격막, 후격막, 횡격막, 중심 힘줄, 장요근, 장골근, 골반기저근, 전방 천골 근막, 대내전근, 단내전근, 장내전근, 슬와근 그리고 마지막으로 후경골근과 긴 발가락 굴곡근 등이 포함된다.

DFL의 장력을 평가하고 치료하기 위한 많은 기초 기술은 발목의 결합된 족배굴곡/외전을 특히 사용하므로 DFL의 원위 측면의 장력이 증가한다. 또한 깊은 들숨이 사용될 수 있는데, 이것은 횡격막을 포함한다. 이러한 기초적인 연결은 아래에 설명된 MMS 기법으로 작업할 때 매우 명백해진다(그림은 2장의 이 근막선에 대한 것은 전체 설명을 참조).

아래 기법에 대한 사진이 시연된다는 점에 유의해야 한다. 그러나 위에서 언급한 모든 턱관절 근육은 이러한 기법과 함께 사용될 수 있다.

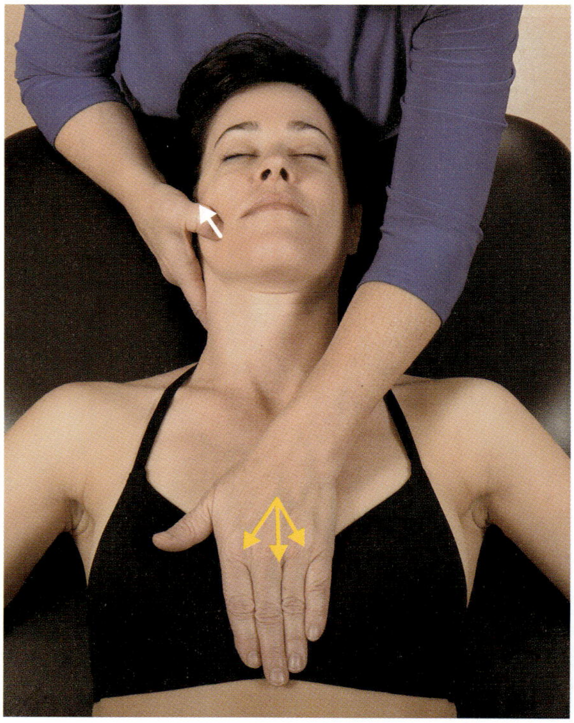

그림 6.9
심부근막(DFL)과 관련된 우측 교근의 표층부의 MMS

심부근막(DFL)과 관련된 오른쪽 교근의 표면층의 MMS (그림 6.9)

도수 안정화 오른손을 이용하여 치료사는 표면 교근에 촉진을 하고, 이 근육의 긴장을 유지하며, 옆으로 부드럽게 잡아당긴다.

도수 이완술 치료사는 그 다음 왼손을 사용하여 심막 부위를 촉진하는데, 처음에는 천천히 흉골 **후방의** 조직으로 가라앉은 다음 기시점 방향으로 부드럽게 밀어 넣으면서, 그 동안 내내 흉골 후방의 근선 깊이를 유지한다. 치료사는 손에서 표면 장력을 촉진시키는 즉각적인 긴장을 감지하는 각도를 찾는다. 대부분의 긴장의 방향을 찾기 위해 스타 개념을 사용하는 것은 여기서 유용하다. 이러한 긴장은 가장 단순하게는 기시 방향으로, 또는 고객의 오른쪽 기시점, 왼쪽 기시점으로 느껴질 수 있다. 때로는 심막 조직을 보통 또는 시계/반시계 방향으로 이동할 때 장력이 가장 많이 느껴지며, 항상 조직의 깊이를 유지한다. 장력이 감지되지 않으면 이 근육과 관련된 근막의 DFL은 팽팽하지 않다. 이 근막선이 팽팽하다면, 치료사는 더 많은 것을 느낄 것이다.

심부 전방선(DFL)과 관련된 오른쪽 교근의 표면층의 MMS (그림 6.10, 6.11)

도수 안정화 위의 기법에 따라 실행한다.

도수 이완술 치료사의 왼손은 조직의 기시점과 측면으로 미끄러지듯이 전방 횡격막 영역을 촉진하며 항상 두 손 사이의 즉각적인 긴장선을 찾는다.

적절한 조직 깊이가 필요하다. 이 기술을 표면적으로 수행하는 경우 복직근 및 복사근 주위 근막에 접근할 수 있다.(이것은 SFL의 기술이 될 것이다.) 그러나, DFL의 일부인 횡격막에 접근하기 위해, 치료사는 먼저 하부 갈비뼈 뒤 조직으로 천천히 움직인 다음 기시점에서 가로 방향으로 부드럽게 문질러야 한다. 이 기술은 동측 또는 반대측 횡격막으로 수행할 수 있다.

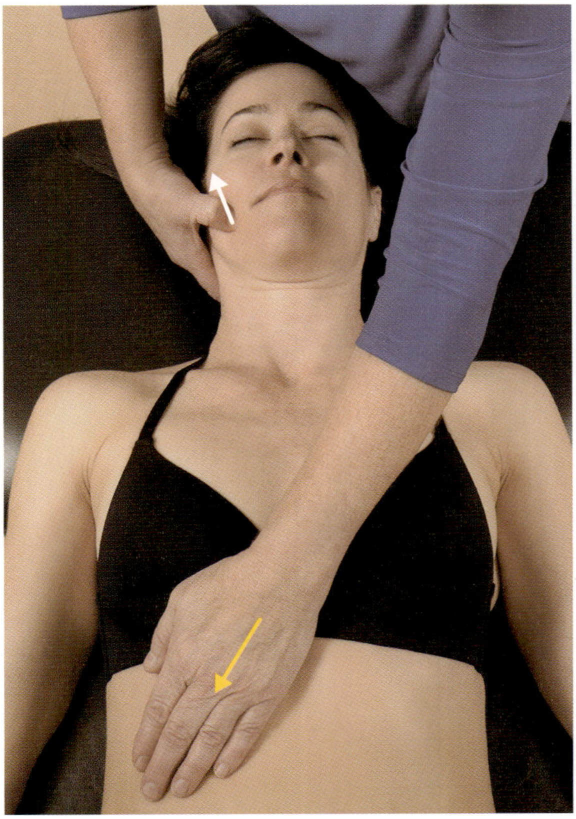

그림 6.10
심부 전방선(DFL)과 관련된 오른쪽 교근의 표면층의 MMS

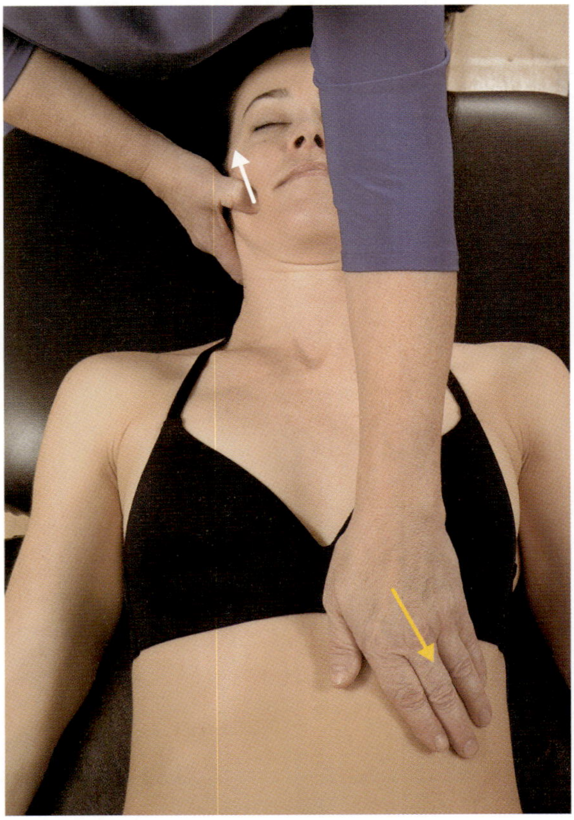

그림 6.11
반대측 심부 전방선(DFL)과 관련된 우측 교근의 표면층 MMS

발목의 배측굴곡과 외전이 있는 교근의 표층면 MMS(후경골근의 DFL의 장력 강화)(그림 6.12)

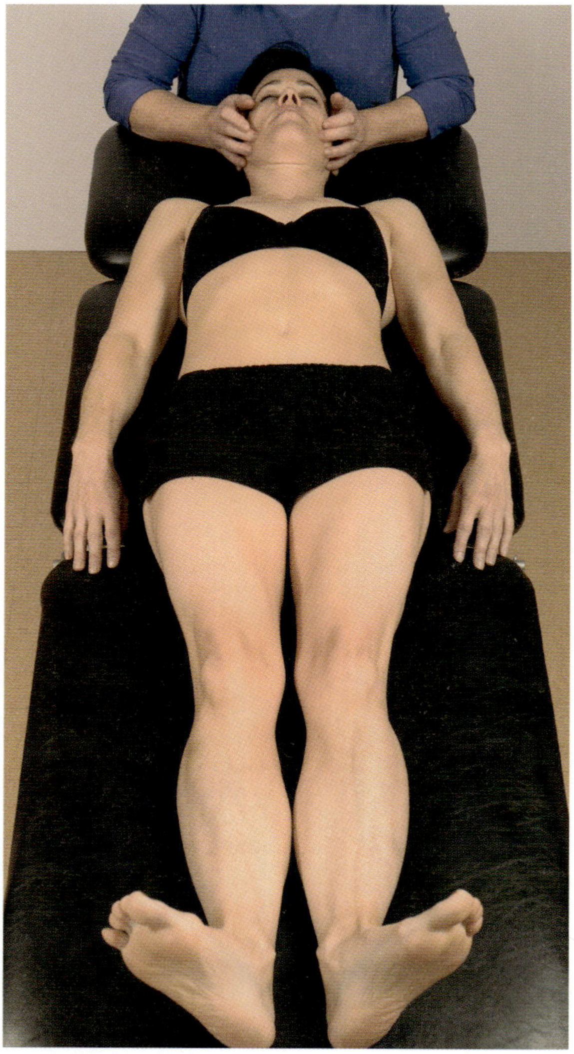

그림 6.12

발목의 배측굴곡과 외전이 있는 교근의 표층면 MMS

도수 안정화 이 기술을 위해 치료사 손은 동시에 두 개의 표면 교근에 동일한 촉진을 사용하고 치료사는 양손을 두개골 측면으로 부드럽게 당긴다.

움직임 환자는 적극적으로 배측굴곡을 하고 양쪽 발목을 움직이며 심호흡을 함으로써 아래에서 DFL의 장력을 증가시킨다. 이 근막이 조여지면 치료사는 마치 조직의 끝이 중간 방향으로 당겨지는 것처럼 손의 긴장이 증가하는 것을 느낄 것이다. 치료사는 시스템의 이완이 감지될 때까지 양손으로 두개골 중앙 방향으로 고정을 유지한다. 그런 다음 고객은 발을 돌려 놓고 정상적으로 호흡한다. 치료사는 양손이 조금 더 깊게 미끄러질 수 있다고 생각할 수 있다. 환자가 이완과 심호흡을 계속하면서 능동적으로 발목을 외번/내번하는 동안 조직의 이완을 치료사가 시킨다. 이 순서는 치료사 손에 더 이상 변화가 없을 때까지 지속되며 일반적으로 약 5~6회 반복이 필요하다.

마지막으로, 치료사가 심막, 횡격막 등을 촉진할 때 환자에게 등축성/회전을 유지하도록 요청하여 기법을 진행할 수 있다. 이는 위에 요약된 모든 기법에 적용된다.

NB 이 기법은 턱관절 근육과 함께 사용할 수 있다.

골반의 전방경사가 있는 측두근 MMS (그림 6.13)

도수 안정화 위의 기법에 따르면 치료사가 양쪽 측두근에 고정하는 것을 제외한다(6장 시작 부분의 고정 기법 참조).

움직임 환자는 골반의 전방경사를 수행하여 아래에서 DFL의 장력을 증가시킨다. 이 근막선이 팽팽하면 치료사는 마치 조직이 끝 방향으로 당겨지는 것처럼 손에 긴장이 증가되는 것을 느낄 것이다.

치료사는 두 손으로 두개골 방향을 향해 잡는다. 시스템 이완 상태가 감지될 때까지 환자는 골반을 다시 중립적인 자세로 놓아준다. 치료사는 두 손이 조금 더 깊게 미끄러질 수 있다고 느낄 수 있다. 조직의 이완은 환자가 골반 전방경사를 능동적으로 계속함에 따라 치료사가 담당하게 된다. 이것은 치료사의 손에 더 이상의 변화가 감지되지 않을 때까지 계속하며 일반적으로 약 5~6회 반복이 필요하다.

NB 이 기법은 턱관절 근육과 함께 사용할 수 있다.

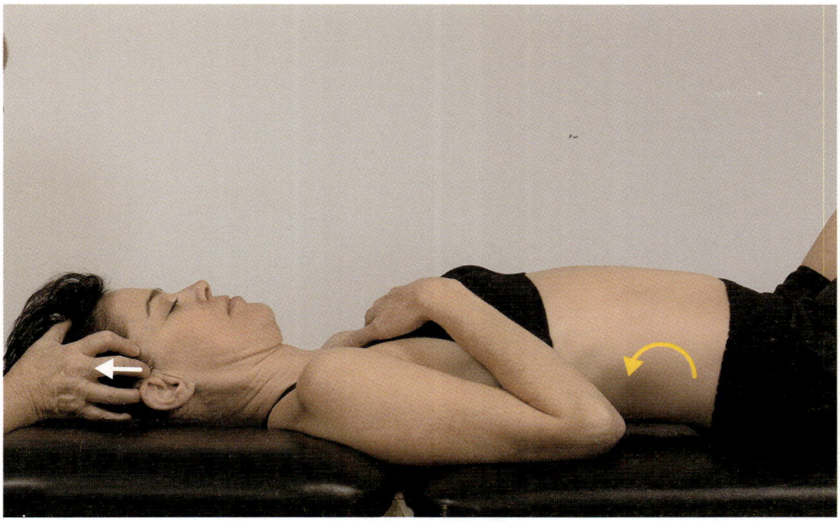

그림 6.13
골반의 전방경사 상태의 측두근 MMS

MMS 기법: 근막의 외측선과 관련된 턱관절 근육

토마스 마이어스의 근막 외측선에 대한 설명은 두판상근, 흉쇄유돌근, 외/내늑간근, 늑골, 외복사근, 장골근, 전상장골극 및 후상장골극(ASIS 및 PSIS), 대둔근, 대퇴근막장근, 비골두, 외측 하퇴 구획을 포함한다. 기술적으로 외측선은 아니지만 턱관절 근육은 이 선과 임상적으로 연결되어 있다(그림과 이 근막선에 대한 자세한 설명은 2장 참조).

측면 갈비뼈와 우측 교근의 표면층 MMS(그림 6.14-6.16)

도수 안정화 환자는 왼쪽 측면에 누워 있다. 치료사들은 손 촉진을 "고리 모양"으로 사용하여 교근의 표층부 위에 올려놓았다.

도수 이완술 치료사들은 스타 개념을 이용하여 측면 늑골 사이의 영역을 촉진한다. 치료사는 가능한 여러 방향으로 측면 늑골 이동을 탐구할 수 있다.

- 기시점 방향(환자 발에 위치)
- 기시점 전 방향(치료사가 팔뚝을 조정하여 측면 늑골의 약간 후방으로 동작을 시작해야 함)
- 기시점 후 방향(치료사는 측면 늑골 부위보다 약간 앞쪽에 있는 동작을 시작하도록 팔뚝을 조정해야 한다)

팔뚝을 가동하는 방향은 원추간 근육의 다이아몬드 형상을 따른다는 점에 유의한다. 늑골은 하부 흉부 영역과 중간 흉부 영역 모두에서 이러한 방식으로

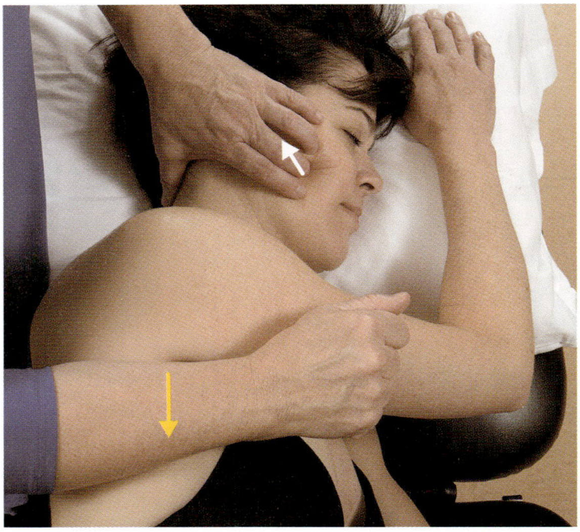

그림 6.14
측면 갈비뼈와 우측 교근의 표면층 MMS(기시점 방향)

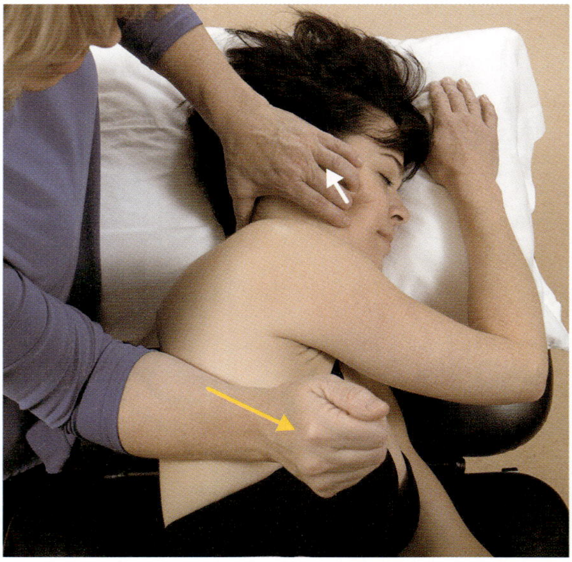

그림 6.15
측면 갈비뼈와 우측 교근의 표면층 MMS(기시점 앞쪽 방향)

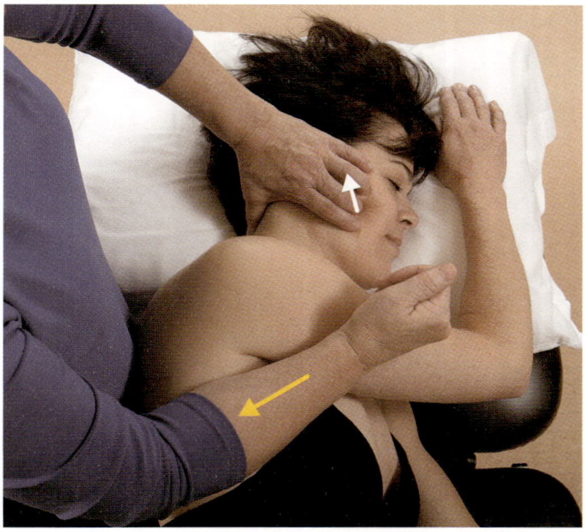

그림 6.16
측면 갈비뼈와 측두근 MMS(기시점 뒤쪽 방향)

촉진할 수 있다. 이것은 일반적인 기술이지만, 특정한 흉부 촉진 방법과 관련해서도 사용될 수 있다. 치료사는 오른쪽 교근의 표층부를 도수 안정화의 즉각적인 긴장을 감지하는 각도와 늑골 부위를 찾는다. 이 근막선이 긴장하면 치료사는 마치 조직이 기시점 방향으로 당겨지는 것처럼 고정된 손에 긴장이 증가함을 느낄 것이다. 장력이 감지되는 경우(치료사의 두 손 사이에 빠른 저항이 느껴짐), 4장에 기술된 접근방법에 따라 장력을 가동할 수 있다.

측면 갈비뼈와 측두근 MMS (그림 6.17)

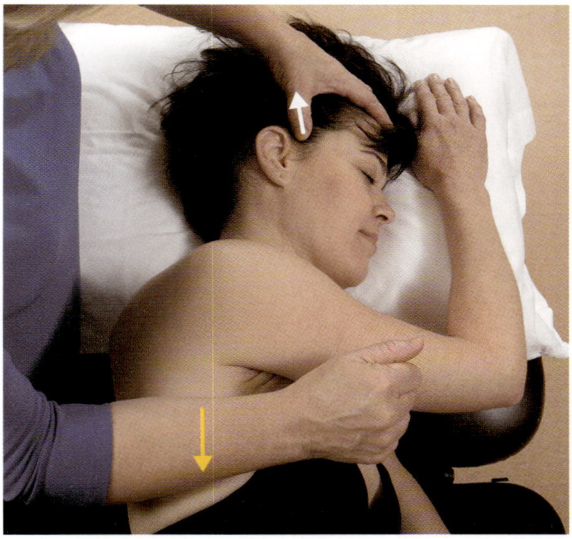

그림 6.17
측면 갈비뼈와 측두근 MMS

이 기법은 치료사가 측두근(전면, 중간, 후면)에 촉진을 하고, 근육 전체를 탐구하는 것을 제외하고는 위와 같이 수행된다.

MMS 기법: 나선선과 관련된 턱관절 근육

외측선과 마찬가지로 턱관절 근육도 척추선에 관여했다는 임상적 근거를 가지고 있다(그림은 제2장의 이 근막선에 대한 전체 설명 참조).

요추 회전과 측두근 MMS(그림 6.18)

도수 안정화 이 기술을 위해 치료사의 손은 머리의 표면 근육 또는 측두근에 동일하게 촉진하여 적용한다. 치료사는 두 손을 두개골 방향으로 부드럽게 당긴다.

움직임 환자는 무릎을 세우고 누워있다. 무릎이 천천히 오른쪽으로 내려가도록 해 요추 회전을 왼쪽으로 유도하도록 한다.

척추선이 팽팽하면 치료사는 마치 조직이 기시점 방향으로 당겨지는 것처럼 손에 긴장이 증가함을 느낄 것이다. 환자는 이것을 치료사가 압력을 증가시키는 것으로 인식한다. 치료사는 표재성 근육 또는 측두근에 대한 압박을 하면서 긴장이 이완이 느껴질 때까지 두개골 방향으로 촉진을 유지한다. 그런 다음 환자는 무릎을 더 중립적인 자세로 되돌린다. 치료사는 양손이 약간 더 부드럽게 미끄러진다고 생각할 수 있다. 조직의 이완은 환자가 계속해서 오른쪽이나 왼쪽으로 부드럽게 회전할 때까지 치료사가 관리한다. 이것은 치료사의 손에 더 이상의 변화가 감지되지 않을 때까지 계속되며 일반적으로 약 5~6회 반복이 필요하다.

NB 이 기법은 턱관절 근육과 함께 사용할 수 있다.

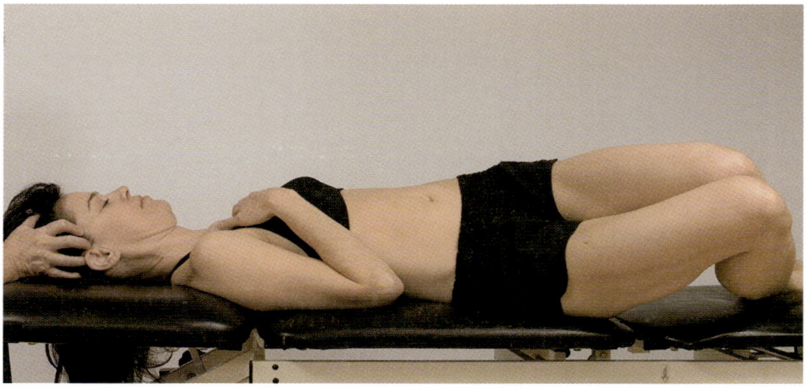

그림 6.18
요추 회전과 측두근 MMS

사례 보고 6.1
로이스의 이야기*

로이스 교수는 40세의 대학 영문과 교수로 양측 측두근과 후두부 부위의 만성통증과 왼쪽 아래 하악골 부위의 치아 통증을 호소했다. 그녀는 또한 두어 달 전에 치료받은 경추와 척추통증의 이력이 있었다. 이 머리와 치아 통증은 그녀의 수면을 방해했고 특히 아침에 심했다. 최악의 경우 집중을 할 수 없었고 메스꺼움을 느꼈고, 직립 자세를 참을 수 없었다. 이 통증은 2년 전 교통사고로 인한 목 부상 이후 시작되었고, 얼마 지나지 않아 치과용 레이저 시술이 그녀의 경추, 척추, 머리, 치아 통증을 악화시켰다. 치아 부상은 그녀의 윗니와 아랫니가 더 이상 오른 쪽에 닿지 않도록 물린 데 영향을 미쳤다. 치과 전문의는 환자의 물림을 정상화하기 위해 이를 발치할 것을 권고했으나 환자는 이 절차를 거치지 않았다. 그녀는 자신의 문제를 해결하기 위해 여러 가지 치료를 받았다. 보톡스, 건식 침술, 치아교정기, 두개골 및 일반골병증, 마취 주사(통증 클리닉의 의사들에 의해 관리됨) 이러한 접근법은 그녀의 경추와 척수통증에 도움을 주었지만 그녀의 치아통증은 줄어들지 않았고 단지 그녀의 머리 두통을 일시적으로 나마 완화해줄 뿐이었다. 만성적인 고통은 대개 다방면에 걸친 것이며 이 경우도 예외는 아니었다.

초기 물리치료 평가는 경부 및 두개관절의 관절 이동성, 자궁 경부 및 견갑골 안정화의 약화, 경막 이동성 감소 및 긴장성 TMJ 근육을 포함하여 상부 사분면의 근육 불균형 문제와 관련된 문제를 보여주었다. 이 모든 문제들은 적절한 기법으로 다루어졌다. 그러나 턱관절과 관련된 근시안적인 기법이 소개되고 나서야 환자는 머리 통증 증상에 주관적인 개선을 보이기 시작했다. 또한, 그녀의 치과의사는 그녀가 물린 것이 완전히 정상적인 위치로 돌아왔다고 증언했다. 심부 전방선, 나선선, 외측선 및 나선선 기법과 관련하여 턱관절 근육(측두근, 심부교근, 내측 및 횡방향 익상근, 협근군)의 처리는 후두부(5장 참조)와 전방 천골 근막에 대한 MMS 기법을 사용하였다(10장 참조). 또한 문제가 된 치아의 경련은 근육이 긴장하는 것으로 밝혀져 하악골에 근육 부착과 동시에 경막의 DFL과도 관련이 있다.

이러한 치료 방법은 그녀의 치아 통증을 해결하고 집중을 할 수 있을 정도로 머리 통증을 줄였다. 잠은 더 잘자고, 글쓰기를 다시 시작하게 했다. 운동요법과 MMS의 결합(기공, 필라테스, 에어로빅 운동)은 이 환자가 이제 더 기능적으로 될 수 있게 해주는 프로 그램이다.

*환자의 사생활 보호를 위해 가명을 썼다.

협근/인두의 괄약근 및 그 근막 (그림 6.19)

임상적 의미

이 근육 복합체는 입 주위의 구강근 근육에서 이어지는 협근으로 구성되어 있으며, 이 근육은 표재성 근육 근막의 앞쪽에서 쉽게 만져지며 근막 뒤쪽으로 연결된다. 그런 다음 후두근과 연결되며, 후두근과 C2의 몸체 앞쪽에 부착된다. 설상 뼈의 익상 판도 이 복합체와 근접한 관계를 가지고 있다. 턱관절이 재발하는 경우는 자주 문제가 되는데, 여기서의 긴장은 하악골을 수축시켜 턱관절 디스크 기능 장애와 턱관절 근막 통증으로 이어질 수 있기 때문이다. 이 복합체를 방출하는 것은 종종 마사지와 신경성 근육과 같이 필수적으로 팽팽한 다른 턱관절 근육을 방출하는 데 도움이 된다.

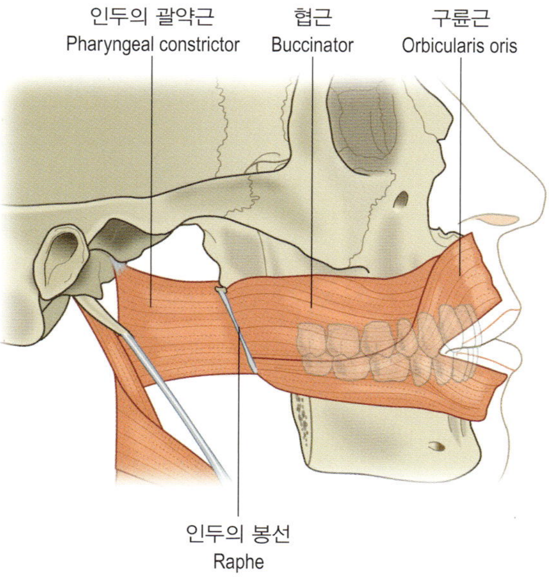

그림 6.19
협근/인두의 괄약근

우측 협근의 봉합선 MMS(그림 6.20)

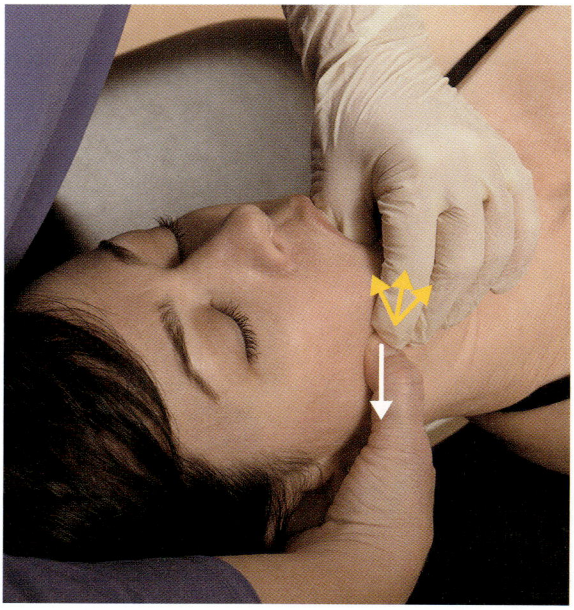

그림 6.20
우측 협근의 봉합선 MMS

도수 안정화 치료사는 오른손의 엄지손가락으로 환자의 오른쪽 뺨의 바깥쪽에 고리를 걸고 후두쪽으로 부드럽게 잡아당겨 고정시키고 나머지 손은 머리와 후두부를 감싼다.

도수 이완술 치료사들은 왼손 엄지손가락이 입 안에, 왼손 엄지손가락은 뺨 바깥쪽에 있는 상태에서, 왼손은 가능한 한 오른쪽 뺨을 꼬집는다. 왼쪽 손을 이용해 치료사는 스타 개념을 이용해 치료사 두 손 사이에 가장 긴장이 많은 방향을 모색하면서 환자 입 쪽으로 부드럽게 당긴다(내부 당김에 두개골이나 기시점이 해당할 수 있음). 치료사는 근막이 부드러워질 때까지 두 손으로 잡고 있어야 한다. 또한 환자의 호흡을 용이하게 하기 위해 사용될 수 있다.

우측 협근의 접형골 MMS(그림 6.21)

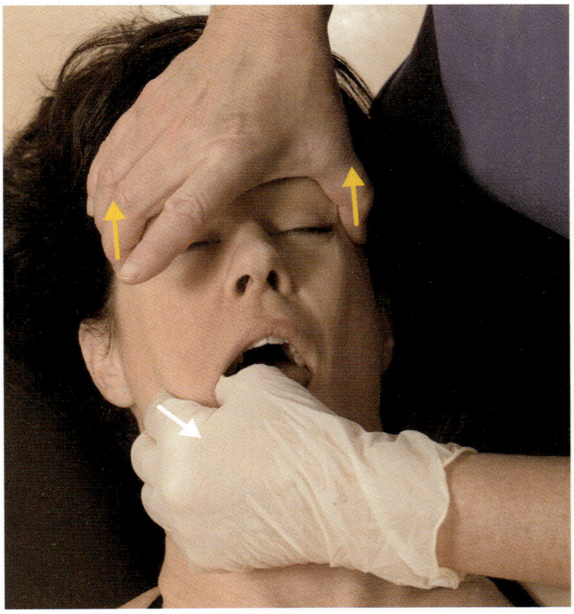

그림 6.21
우측 협근의 접형골 MMS

도수 안정화 치료사들은 왼손이 입안에서 같은 위치를 유지하지만 치료사가 조직을 꼬리 방향으로 부드럽게 잡아당기기 때문에 안정화가 된다.

도수 이완술 치료사는 오른 손의 위치를 바꿔 환자의 익상근에 해당하는 눈 바로 옆에 있는 설상골(설상골의 왼쪽과 오른쪽을 모두 고정)을 포함시킨다. 치료사는 두 손 사이의 초기 긴장을 찾으며 조심스럽게 양쪽 관자놀이를 두개골 방향으로 당긴다. 만약 이 근막선에 긴장이 있다면, 치료사는 도수 안정화의 긴장이 증가함을 느낄 것이다. 환자는 치료사가 협근의 봉합에 대한 압력을 증가시키는 것으로 인식한다. 치료사는 근막이 부드러워질 때까지 두 손으로 잡고 있어야 한다. 환자 호흡은 이완을 용이하게 하기 위해 사용될 수 있다.

우측 협근의 후두부 MMS(그림 6.22)

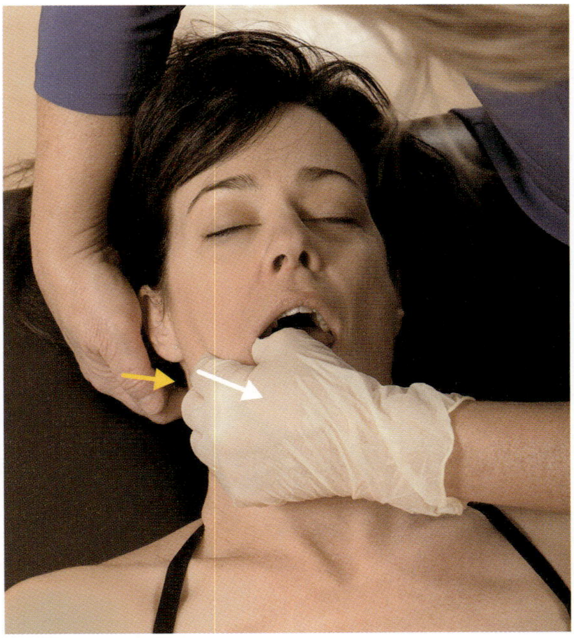

그림 6.22
우측 협근의 후두부 MMS

도수 안정화 위의 기법에 따라 실행한다.

도수 이완술 치료사는 오른손의 위치를 바꿔서 후두부를 감싸도록 하는데, 검지와 가운데 손가락이 오른쪽 후두과에 초점을 맞추고, 이 후두부를 안쪽 방향으로 당겨 두 손 사이의 초기 긴장을 찾는다. 환자 호흡은 이완을 용이하게 하기 위해 사용될 수 있다.

기본 구성 요소 추가

이 세 가지 기법은 근위축 기법에 부드럽고 능동적으로 턱을 당기는 동작을 추가하여 협근/인두의 괄약근 복합체를 이완할 수 있다. 단순히 양쪽 발목 뒤틀림/탈골 또는 전방 골반 기울임을 추가하고 그 과정을 반복함으로써 DFL과 관련하여 평가 및 치료될 수 있다.

전경부 근막: 설골상 및 설골하 부위 (Anterior cervical fascia; supra- and infrahyoid region)

이 부위는 특히 목의 긴장을 호소하는 환자나 지속적인 경추나 턱관절 통증이 있는 환자에게 적용하는 것이 중요하다.

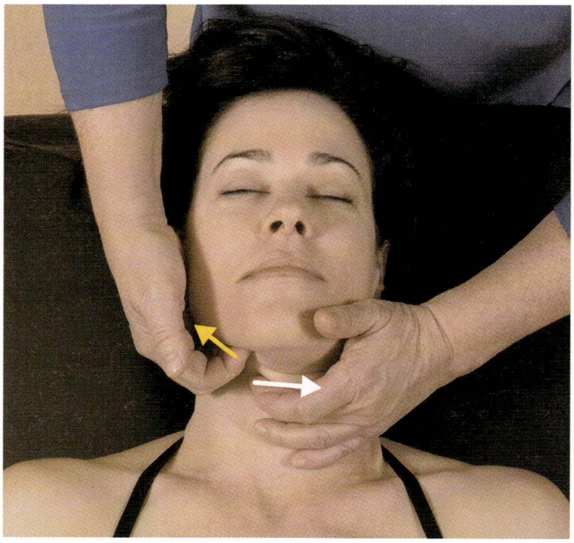

그림 6.23
오른쪽 설골상부 근막 MMS

오른쪽 설골상부 근막 MMS (그림 6.23)

도수 안정화 치료사들은 왼손 고리를 설골뼈의 우측에 대고, 부드럽게 왼쪽으로 살짝 당긴다.

도수 이완술 치료사들은 오른손에 있는 턱 아래 가장자리의 근육과 근막을 촉진하며, 이것들을 두개골과 측면 방향으로 부드럽게 끌어당긴다. 만약 이 기초적인 선이 팽팽하다면, 치료사는 그들의 안정화된 손에 즉각적인 긴장감을 느낄 것이다. 치료사는 근막이 부드러워질 때까지 두 손으로 잡고 있다. 환자 호흡은 분비를 용이하게 하기 위해 사용될 수 있다. 근막은 단순히 양쪽 발목 배측굴곡/외번 또는 앞쪽 발목만 추가하면 DFL과 관련하여 평가 및 치료를 할 수 있다. 골반 기울기 환자가 골반 전방경사 또는 배측굴곡/외번을 계속해서 능동적으로 하기 때문에 조직의 이완은 치료사가 담당한다. 이것은 치료사의 손에 더 이상의 변화가 인식되지 않을 때까지 계속된다. 이것은 일반적으로 약 5~6회 반복이 필요하다.

쇄골의 우측 표면 전방선(SFL) MMS(그림 6.24, 6.25)

도수 안정화 치료사들은 오른손에 있는 턱 아래 가장자리의 근육과 근막을 촉진하며, 이것을 두개골과 측면 방향으로 부드럽게 당긴다.

도수 이완술 치료사의 왼손은 전체 쇄골 및 GH 관절 부위에 있는 조직의 앞뒤로 미끄러지듯이 촉진하며 어깨와 견갑대 부위를 촉진하며, 스타 개념

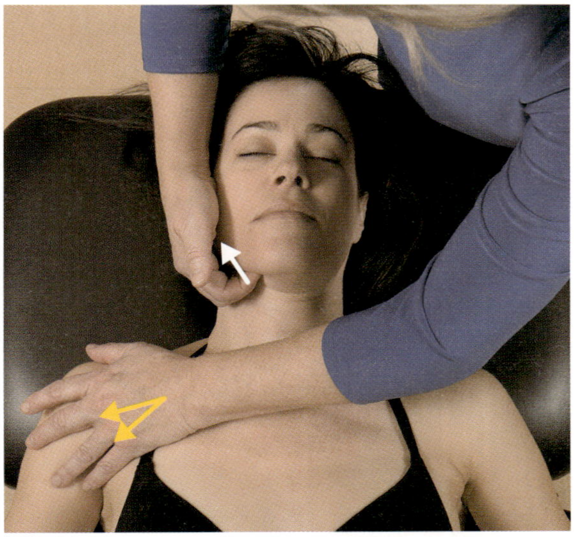

그림 6.24
동측 쇄골의 우측 표면 전방선(SFL) MMS

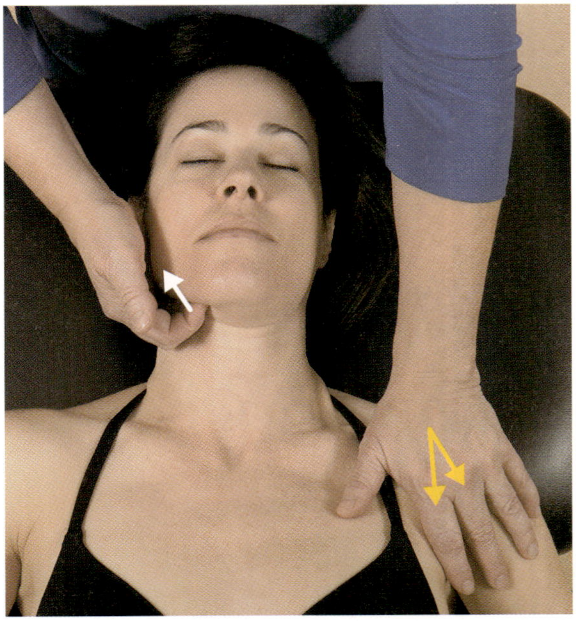

그림 6.25
반대측 쇄골의 우측 표면 전방선(SFL) MMS

을 사용해 꼬리쪽 손과 함께 부드러운 압력이 가해짐에 따라 치료사 손 사이에 즉각적인 긴장선이 느껴지는 방향을 모색한다. 이것은 치료사가 근막의 SFL을 촉진할 때 입자 또는 대측 쇄골/어깨 부위를 사용하여 수행할 수 있다. 만약 이 근막선이 긴장되어 있다면, 치료사는 과긴장한 부위를 도수 안정화하면 긴장이 즉시 증가함을 느낄 것이다. 치료사는 근막이 부드러워질 때까지 두 손으로 잡고 있다. 환자는 이를 치료사가 하악에 대한 압력을 증가시키는 것으로 인식한다. 장력이 감지되지 않을 경우 이 부위와 관련된 근막의 SFL은 팽팽하지 않다. 장력이 감지되면(치료사의 양손 사이에 빠른 저항이 느껴짐) 4장에서 설명한 접근방법에 따라 가동할 수 있다.(치료사는 입자 또는 대측 어깨 부위의 반복 A/P 가동을 수행함에 따라 움직이지 않도록 설골상부 부위의 촉진을 유지한다.)

심부 전방선(DFL)의 우측 설골상근 근막 MMS

흉골병, 흉골, 심막의 면적은(근막 DFL의 경우) 이러한 방식으로 찾을 수 있다. 또한 근막은 단순히 양쪽 발목 등축/변위 또는 골반 전방경사를 추가하기만 하면 DFL과 관련하여 평가 및 치료를 할 수 있다. 치료사는 환자가 앞쪽 골반 기울기 또는 배측 굴곡/외번을 능동적으로 할 때 조직의 이완을 도와준다. 이것은 치료사의 손에 더 이상의 변화가 인식되지 않을 때까지 계속된다. 이것은 일반적으로 약 5~6회 반복이 필요하다(기술은 표시되지 않음).

심부 전방선(DFL)의 우측 설골하근 근막(6.26)

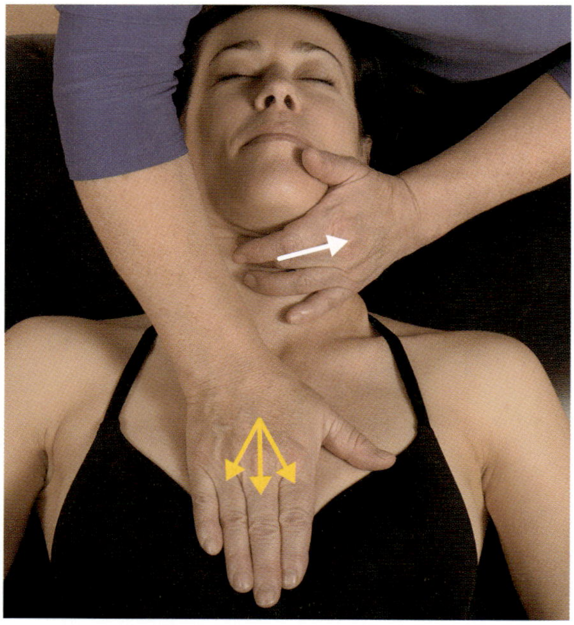

그림 6.26
심부 전방선(DFL)의 우측 설골하근 근막

도수 안정화 치료사들은 SFL이나 DFL과 관련하여 오른쪽의 설골하근막을 방출하기 위해 왼손을 설골 뼈의 오른쪽에 손을 사용하여 왼쪽을 향해 부드럽게 잡아당기고 약간 두개골 쪽으로 당긴다.

도수 이완술 위와 같이 설골상근막에 대한 두 가지 기법에 따른다. 그림 6.26은 심부 근막(근막의 DFL에 대하여)과 관련하여 수행된 기법을 묘사하고 있다.

MMS 기법: 두피 근막(scalp fascia)

상완골 근막의 긴장은 긴장성 두통으로 고통받는 환자들에게 흔한 문제이다. 두개관은 두개내 근막과도 연결되어 있으며, 긴장되면 두개내 기능 장애를 유발할 수 있다(Paoletti 2006). 이 문제를 가진 환자들은 자신이나 다른 누군가가 그들의 머리카락을 잡아 당기면 머리 통증이 줄어 들었다. 머리카락(있는 경우)은 그 아래 있는 두개외근막을 움직이고 긴장을 조절하는 유용한 지렛대가 될 수 있다.

두피 근막 MMS(외피): "헤어-풀" (그림 6.27)

이 기술을 위해 치료사는 환자의 머리카락을 움켜쥐고(전반적 고정) 두개골 방향으로 부드럽게 당긴다. 두피와 후두정맥의 다양한 부위에 이런 식으로 접근할 수 있다. 고객이 머리카락이 거의 없는 경우 치료사 손끝의 고리모양 그립을 이용해 두피 조직을 두개골 방향으로 부드럽게 당겨주면 두피 근막에 접근할 수 있다.

SFL 또는 근막의 DFL을 촉진하기 위해 아래로부터의 많은 움직임이 이 헤어 풀 기법에 추가될 수 있다. 예를 들어, 다음과 같다.

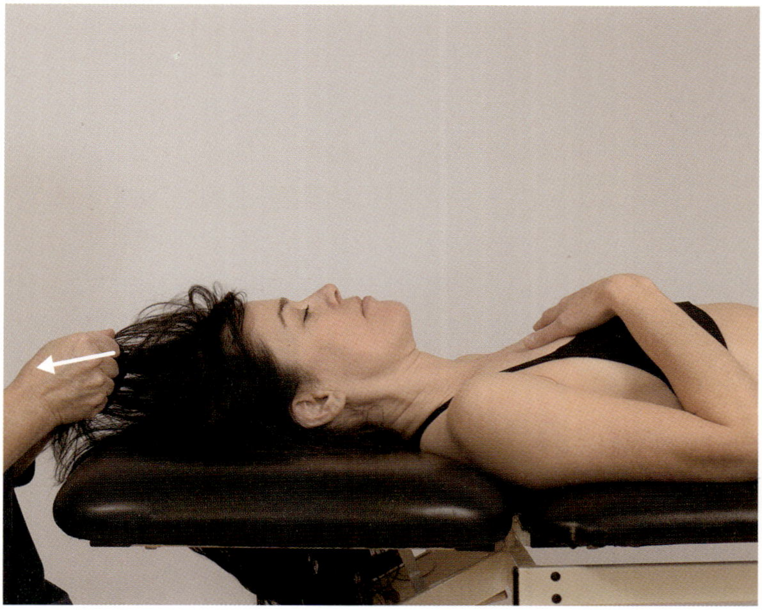

그림 6.27

두피 근막(두개외피) MMS – “헤어 풀 기법”

골반의 전방경사를 추가하고 "헤어-풀"(그림 6.28)

치료사가 “헤어-풀”을 유지하는 동안 환자에게 골반의 전방경사를 수행하도록 요청하여 아래에서 SFL 또는 DFL의 장력을 증가시킨다. 만약 이러한 기초적인 선들이 팽팽하다면, 치료사는 그들의 손에 긴장감을 느낄 것이다. 환자는 이것을 치료사가 머리카락이나 두피를 더 세게 잡아당기는 것으로 인식한다. 치료사는 근막의 이완이 감지될 때까지(두개내) 두개골 방향을 향해 양손으로 잡은 상태를 유지한다(몇 초). 그러면 환자는 골반을 다시 중립적 자세로 놓아준다. 치료사는 두 손이 조금 더 간결하게 미끄러질 수 있다고 느낄 수 있다. 조직의 이완은 환자가 골반의 전방경사를 활발하게 계속함에 따라 치료사가 담당한다. 이 조치는 치료사 손에 더 이상의 변화가 감지되지 않을 때까지 계속되며 일반적으로 약 5~6회 반복이 필요하다.

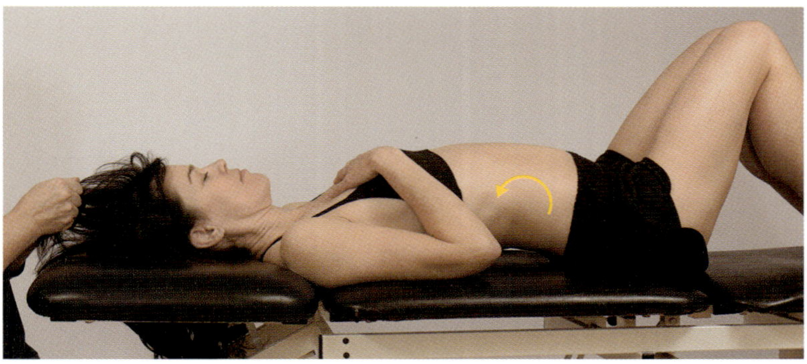

그림 6.28

골반의 전방경사를 추가하고 “헤어-풀”

나선선과 관련된 두피 근막 MMS (그림 6.29)

(전두근을 사용하여 표시)

치료사는 그림과 같이 전두엽에 "헤어-풀" 또는 긴장을 유지한다. 환자는 구부러진 무릎을 천천히 오른쪽으로 움직여 요추 회전을 왼쪽으로 유도하도록 한다. 나선선이 팽팽하면 치료사는 한 손이나 양손에 긴장이 고조되는 것을 느낄 것이다.

치료사는 보통 몇 초 안에 근막의 이완 상태가 감지될 때까지 두 손으로 두개골 방향을 향해 잡은 상태를 유지한다. 그러면 환자는 무릎을 좀 더 중립적인 자세로 되돌린다. 조직의 이완은 환자가 계속해서 오른쪽이나 왼쪽으로 활발하게 회전할 때 치료사가 담당한다. 이 시퀀스는 치료사의 손에 더 이상의 변화가 감지되지 않을 때까지 계속된다. 일반적으로 약 5~6회 반복이 필요하다.

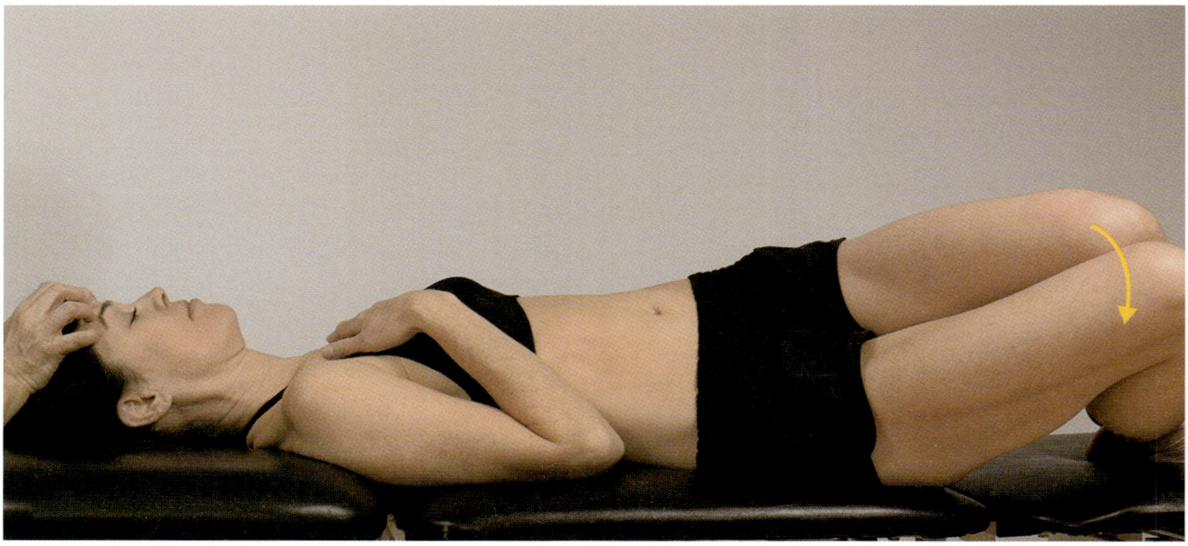

그림 6.29
전두근에 사용하는 나선선과 관련된 두피 근막 MMS

MMS 기법: 혀와 그 근막(DFL)

토마스 마이어스의 심부 전방선의 해부학에서 혀가 이 선의 가장 두드러진 두개골 구성 요소 중 하나라는 것을 보여주었다(그림 6.30). 환자 혀를 치료하는 것이 목과 하악 부위의 긴장을 호소하는 고객들에게 임상적으로 유용한 것으로 밝혀졌다.

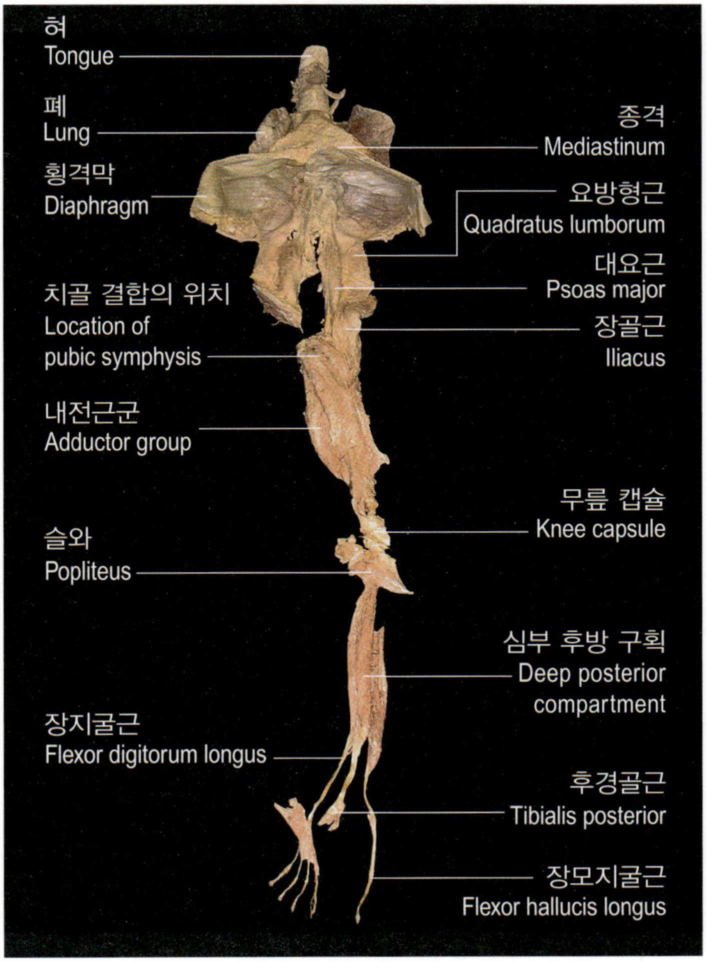

그림 6.30

혀를 포함한 DFL의 해부도. 근막경선 해부학 3판의 엘스비어 출판사의 허가를 받았다.

심부 전방선(DFL)의 혀 MMS (그림 6.31)

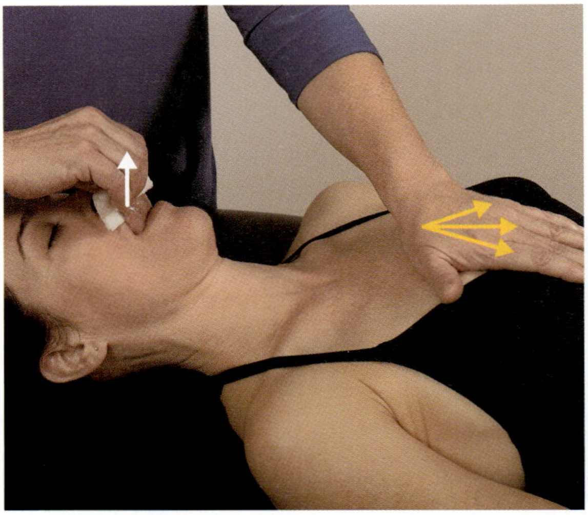

그림 6.31
심부 전방선(DFL)의 혀 MMS

도수 안정화 치료사는 환자의 혀를 잡고(종이 타월을 사용하여) 앞뒤로 부드럽게 잡아당긴다. 다른 방향은(귀하게) 오른쪽 두개골 방향으로 또는 왼쪽 두개골 방향으로 혀를 당기는 것과 같은 진행으로 촉진할 수 있다.

도수 이완술 그런 다음 치료사는 후두와 후두 방향으로 심막 부위를 촉진하며, 치료사가 혀를 잡고 있는 손의 즉각적인 긴장을 감지하는 각도를 찾는다. 장력이 감지되지 않으면 혀와 관련된 근막의 DFL이 팽팽하지 않다. 만약 이 선에 긴장이 있다면, 이것은 마치 혀가 목 부위 쪽으로 후방으로 당기고 싶어하는 것처럼 치료사에게 느낄 것이다. 환자는 실제로 치료사가 단순히 혀의 움직임을 멈추게 할 때 이것을 치료사가 혀를 더 세게 잡아당기는 것으로 인식한다. 장력이 감지되는 경우(치료사의 두 손 사이에 빠른 저항이 느껴짐), 4장에 기술된 접근방법에 따라 장력을 가동할 수 있다.

어깨와 혀의 MMS: 동측 또는 대측(SFL) (그림 6.32)

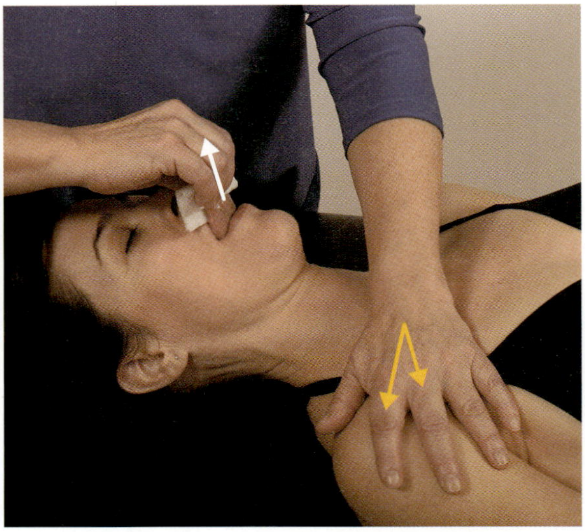

그림 6.23
어깨와 혀의 MMS: 동측 또는 대측(SFL)

도수 안정화 위의 기법에 따라 실행한다.

도수 이완술 치료사는 손가락 끝을 이용하여 측면 쇄골 또는 GH관절 부위에 있는 조직을 앞뒤로 미끄러지듯이 촉진하며 어깨와 견갑대 부위를 촉진하고, 항상 꼬리쪽 손의 부드러운 압력으로 즉각적인 긴장 선을 찾는다. 이 기법은 입자 또는 횡방향 어깨 부위를 사용하여 수행할 수 있다. 입자형 어깨를 촉진할 경우 앞쪽과 두개골 당김(즉, 왼쪽 어깨 부위를 사용할 경우 혀를 오른쪽으로 당기고 그 반대도 마찬가지) 외에 혀의 횡방향 움직임을 더해 혀 근막의 긴장을 더욱 쉽게 느낄 수 있다.

이 기법은 DFL의 근막뿐만 아니라 치골결합에 이르기까지 근막의 표면적인 전면선을 촉진하는 데 사용될 수 있다. 다음의 사례 보고서는 이 점을 예시하고 있다.

사례 보고 6.2
리터즈 팝시컬의 이야기*

47세의 이 환자는 프랑스 빵을 씹는 데 어려움을 호소하며 오른쪽 턱관절 부위에 통증을 호소하며 치료를 받으러 왔다. 턱관절에 대한 외상 이력은 없었고 그녀의 의료 병력은 과민성 대장 증후군에 대한 오랜 문제를 지적했으며 현재 약물 치료로 통제되고 있다. 그녀의 상태에 대한 초기 평가와 치료에는 경추와 턱관절이 포함되었으며, 두 부위의 관절과 근위축 제한에 주목했다. 그녀는 두 부위의 근육 불균형을 해결하기 위한 수동 치료와 운동에 잘 대응했다. 세 번의 치료 후, 그녀의 초기 문제는 더 이상 요인이 되지 않았지만, 그녀는 아이스캔디를 핥는 것이 그녀의 턱관절에서 고통을 재현한다는 점에 주목했다. 이전에 언급했던 문제들은 재평가되었지만 생체역학 시험은 부정적이었다. 최근의 이 주관적인 불평에 혀가 관련된 것을 고려하면, 그것 역시 기동성과 힘에 대한 평가를 받았다. 그 시험도 문제없었다. 그러나 위의 기법을 사용하여 근막의 DFL에는 혀와 심막 사이에 긴장이 기록되고, 그 뒤를 이어 혀와 복부 부위에 긴장이 나타나는 등 상당한 긴장이 있음을 알 수 있었다. 이 기술들은 그녀의 두개골 통증을 재현 했다. 이 DFL을 풀어주는 한 번의 치료로 그녀의 두개안면통증의 문제가 해결되었다.

우리는 환자의 IBS에 2차 염증이 많이 발생하여 복부 부위에 약간의 장력이 발생하여 근막의 DFL을 통해 혀에 긴장을 증가시켰다는 이 사례를 가정할 수 있다.

*환자의 개인 정보를 보호하기 위해 가명을 썼다.

요약(Summary)

이 장의 기술은 연결에 초점을 맞추었다. 턱관절 근육, 두개관 및 혀와 관련된 연결부. 이 조직들은 머리, 얼굴, 턱관절 통증이 지속되는 경우, 자주 문제가 되며 MMS 기법을 사용하여 촉진해야 한다. 다음 장에서는 두개골 내의 경막과 근막에 대한 MMS 기법에 초점을 맞출 것이다.

경막 가동성(Dural mobility) 7장

두통이나 척추 통증을 치료할 때, 물리치료사들은 하지 직거상 검사(SLR) 또는 슬럼프 검사와 같은 기법을 통해 경막의 가동성을 평가하고 치료하도록 훈련받는다. 그러나 이러한 단일 치료 접근법을 사용하는 것은 부족할 수 있다. 왜냐하면 신경 구조의 연결부가 고려되어야 하기 때문이다. 우리는 경막이 두개골 부위에서 끝나는 것이 아니라 두개골까지 확장되는 것을 고려해야 한다.

두개골에서 골반기저근과 연결되는 여러 연결부가 있다:

- **관절 연결부**: 미골, 천골, 골반, 요추, 흉부, 경추, 두개골
- **근막 연결부**: 심부 전방선(횡격막 포함), 경막, 대뇌겸, 소뇌천막
- **신경 연결부**: 횡격막 신경, 미주 신경, 경막, 대뇌겸, 소뇌천막.

이 장에서는 지속적인 두통, 척추통증, 미골통증, 골반기저근 통증의 경우 이러한 조직들이 자주 문제가 되기 때문에 두개골과 골반기저근 사이의 근막연결에 초점을 맞출 것이다.

주목할 것은 경막, 대뇌겸, 소뇌천막 등이 모두 신경조직뿐만 아니라 근막조직(Diane Lee, 개인소통)으로 간주된다는 점이다. 두개골 내에서는 경막의 대뇌겸이 사골의 볏돌기에 붙는데, 이것은 전두골의 미간을 통해 간접적으로 촉진될 수 있다(이것은 이마에 작은 움푹 들어간 느낌이다). 이 영역은 대뇌겸을 고정시키는 고리로 사용될 것이다.

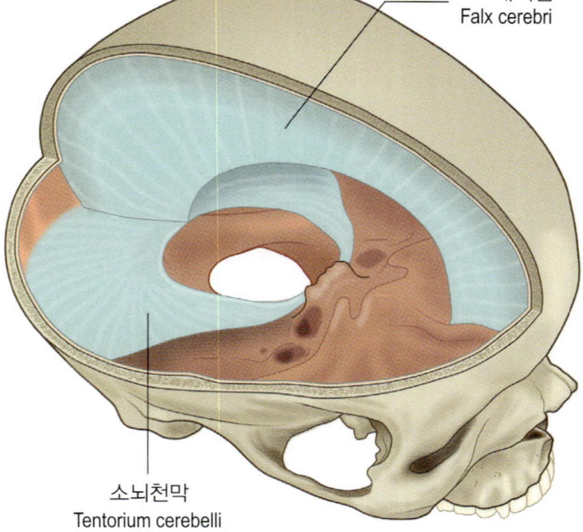

그림 7.1
대뇌겸을 감싸고 두개골 내의 대뇌겸에 부착하는 대뇌겸의 양쪽에 있는 수평 근막

소뇌천막은 수더랜드 풀크룸(Sutherland's fulcrum)이라는 접합부에서 대뇌겸을 감싸고 두개골 내의 대뇌겸에 부착하는 대뇌겸의 양쪽에 있는 수평 근막이다(그림 7.1). 뒤쪽 하방으로 귀를 잡아당기는 것은 치료사에게 소뇌천막을 긴장시킬 수 있는 부드러운 지렛대를 제공한다.

대뇌겸과 소뇌천막은 뇌를 둘러싸고 있는 경막과 연결된다. 그리고 나서 경막은 꼬리쪽으로 확장되어 척수를 둘러싸게 되고 결과적으로는 미골에 붙어 있게 된다. 경막은 척추의 움직임을 수용하기 위해 선천적인 유연성이 있어야 한다. 척수관은 척주 전체를 구부리는 동안 9cm만큼 길어진다(Louis 1981년).

그러나 척추 신경구조의 미끄러짐은 복잡하고 완전히 이완되지 않는다. 목 굴곡은 요추 부위에서 신경성분의 머리쪽 미끄러짐을 생성한다(Breig & Troup 1979). 그러나 SLR은 요천골추간공에서 신경근의 끝 부분의 미끄러짐을 생성한다(Goddard & Reid 1965; Breig & Troup 1979). 신경구조 주위의 척추가 움직이는 것은 신경조직의 대여와 차입의 복잡한 과정으로서, 척수 분절의 가장 가동성이 높은 C5−6과 L4−5를 향해 모여지며 생성한다(Shacklock 2005; Louis 1981; Adams & Logue 1971).

경막은 가동성이 자연스럽게 더 모여지는 많은 영역을 가지고 있다. 이것들은 후두부/Cl, C2/3, 경흉 접합부, 중부 흉추(T4−6), 흉요추 접합부, 요천골 접합, S2/3 및 미골에 있다. 이 부분에서 재발하는 통증은 드문 일이 아니다. 많은 수평 근막 구조가 이러한 수준에서 경막에 부착된다는 점도 주목할 만하다(Th/L 수준의 횡격막, C/Thx 수준의 흉곽입구 및 골반횡격막).

후방경막은 전방경막 보다 극돌기에 가까우며 일반적으로 슬럼프 자세로 늘어난다(그림 7.2). 전방경막은 전방 종인대에 더 가깝고 근막의 DFL과 함께 장력이 가해진다. 이와 같이 요추 신전, 무릎, 엉덩이 신전 등은 전방경막을 긴장시킬 수 있는 원인이다.

경막 가동성 장애의 징후와 증상은 다음과 같다.

- 경막의 신경 공급을 통한 두통 및 역추행 통증(삼차신경 및 미주신경, 제1경추, 제2경추, 제3경추신경)
- 측두 하악 관절(TMJ)은 경막으로 덮여 있고 삼차 신경과 삼차 신경절을 통한 근육의 안면 통증 및 비정상적인 긴장과 경막 스트레스에 취약하다(Liem 2005).

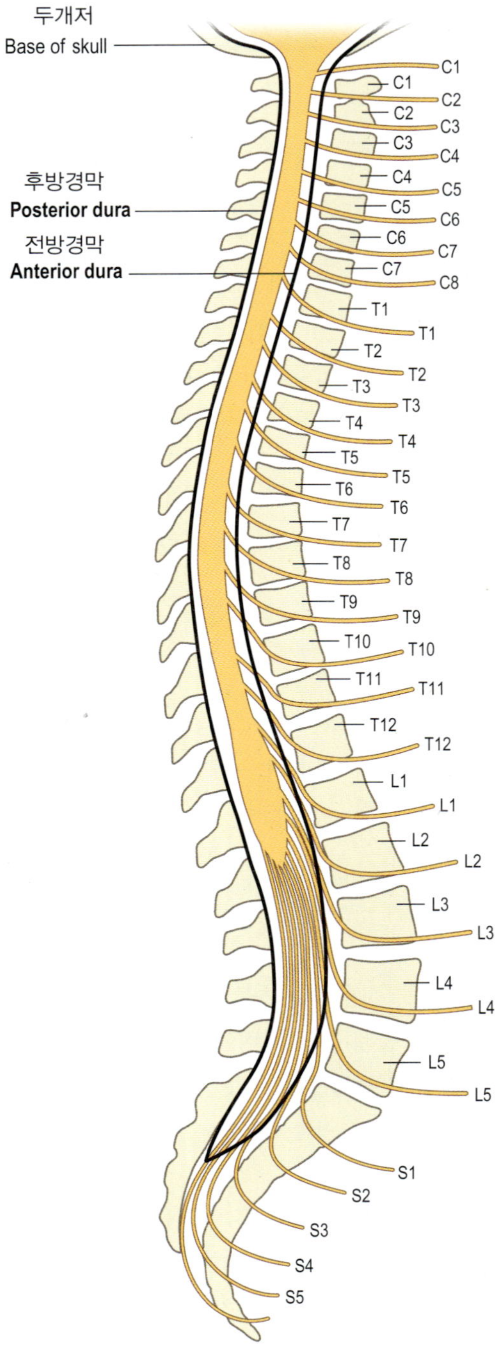

그림 7.2
후방 및 전방 경막

- 두개골, 천골 및 미골의 가동성 제한 (Liem 2005)
- 슬럼프 검사 또는 상지 신경 기술(ULNT)과 같은 신경역학적 가동성 문제
- ISM 접근방식에서, 환자의 기분을 현저히 좋게 하지 않는 경우, 골격이 아닌 경막/신경계에 문제가 있는 경우가 많다.

경막은 두개천골 시스템의 이상에 의해 영향을 받을 수 있다. 이러한 이상들은 뇌 대뇌겸 및 소뇌천막의 장력에 영향을 주기 때문이다. 또한 경막은 목, 쇄골, 흉부 또는 천골의 이상에 의해 영향을 받을 수 있으므로 전신을 고려해야 한다(ISM 모델).

이 장에서는 다음의 가동성 회복에 사용되는 MMS 기법에 대해 설명한다:

- 후방 경막
- 전방 경막
- 미골
- 전방 천골 근막

또한 다음과 같은 MMS 균형 기법이 설명될 것이다:

- 대뇌겸과 소뇌천막의 균형
- 천골과 후두부의 균형을 맞춘다.

이러한 기법에 대한 **적응증**은 다음과 같다:

- 머리에 대한 외상(후부 뇌진탕)
- 경막(예: 경막외막 후)과 관련된 외상 또는 수술 기법
- 엉덩방아를 찧는 경우
- 슬라이더 또는 텐셔너 기법을 사용했음에도 불구하고 슬럼프 또는 ULNT 위치에서 반복적인 긴장

정골 요법인 두개천골 시스템의 치료는 환자의 머리 통증을 완전히 해소하기 위해서도 필요할 수 있다는 점에 유의해야 한다. 처음에는 회의적 이었음에도 불구하고, 나는 이 접근법이 두통 치료에 매우 유용하다는 것을 발견했다. 이 책의 범위는 아래에 설명된 균형조정 기법이 일부 두개천골 기법에 기초하고 있지만, 이 방법을 다루지 않았다.

MMS를 사용한 치료의 개념

이 장에서는 MMS 기법을 사용하기 위해 치료의 첫 번째 개념을 주로 사용할 것이다. 그러나 치료사는 반복적인 관절 기능 장애나 근막 통증유발점을 선택하는 대신 가동성이 손상되었을 때 묶이는 경향이 있는 경막 부위에 촉진을 한다. 치료사의 손 사이에서 초기 긴장이 발견되면 조직이 어떻게 반응하는지에 따라 다음과 같은 접근법을 사용할 수 있다:

- 진동(등급 III-, III, III +)을 활용한다.
- 지속적인 압력을 활용한다.

MMS를 사용한 치료 개념에 대한 자세한 내용은 4장을 참조한다.

MMS 기법: 후방 경막(posterior dura)

후방 경막의 가동성을 평가하고 치료하기 위해 다음과 같은 기법을 사용할 수 있다. 이러한 기법들이 척추기립근을 포괄하는 심부 후방선(SBL)의 긴장을 푸는 방법으로도 고려될 수 있다고 언급할 수 있다. 다른 점은 기법의 깊이와 치료사의 의도에 있다 – 후방 경막은 등의 SBL 근막보다 깊다.

S2/3와 관련된 흉요추 접합부: 후방 경막 MMS(그림 7.3, 7.4)

도수 안정화 환자는 엎드린 자세에서 치료사는 적용하는 과정의 우측에 있는 두개골 방향 P/A를 통해 Th/L 접합부(Tll–L1)에 고정시킨다. 극돌기의 하부 측면은 치료사가 이 수준을 안정화시키기 위해 사용할 수 있는 완벽한 "고리"를 제공한다.

도수 이완술 그런 다음 치료사는 천골의 오른쪽 S2/3 부위에 P/A 압력을 가한다.

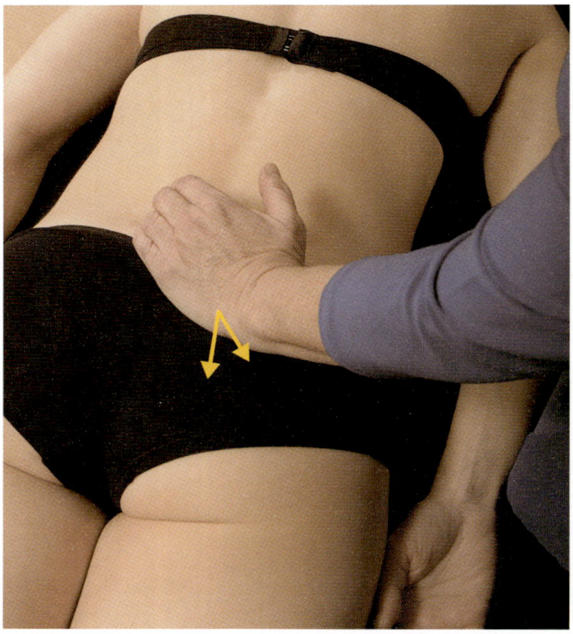

그림 7.3

후방 경막 — 손의 위치 P/A S2/3®

후방 경막을 이 수준에서 적용하면 치료사는 S2/3의 완만한 P/A 압력이 수행되는 것과 동시에

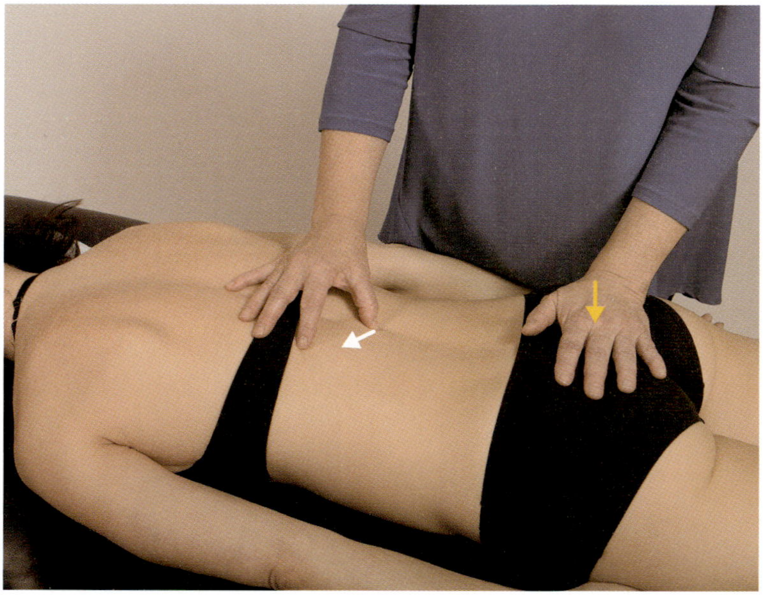

그림 7.4

후방 경막 — P/A S2/3® + Th/L

경사(또는 T12, L1)의 극돌기 오른쪽을 안정시키고 있는 엄지손가락에 대한 압력이 즉시 증가하는 것을 인지하게 될 것이다(그림 7.4). 환자는 이것을 치료사가 접합부에서 더 강하게 압박하는 것으로 인식하는데, 실제로는 치료사의 손이 접합부가 아래쪽으로 움직이는 것을 단순히 막고 있는 것이다. 치료사는 접합부에서 장력이 더 이상 증가하지 않을 때까지 S2/3 (등급 IV−에서 등급 IV에서 등급 IV+)에서 진동을 사용할 수 있다. 이 레벨에서 긴장이 발견되면 레벨 T12와 L1에 대해 반복될 수 있다.

S2/3와 관련된 중간 흉추: 후방 경막 MMS(그림 7.5)

도수 안정화 치료사는 극돌기의 우측에 두개골 방향 P/A를 통해 T4–6 중간을 촉진을 한다. 극돌기의 하부 측면은 치료사가 이 수준을 안정화시키기 위해 사용할 수 있는 "고리"를 제공한다.

도수 이완술 그런 다음 치료사는 이전 기법에 따라 천골의 오른쪽 S2/3 부위에 P/A 압력을 가한다. 만약 후경막이 이 수준으로 고정된다면 치료사는 이것을 엄지손가락에 가해지는 압력이 즉시 증가하여 오른쪽이 안정되는 것으로 인식하게 될 것이다. S2/3의 완만한 P/A 압력이 수행되는 동시에 T4(및/또는 T5, T6)의 극돌기에 촉진된다. 이 근막선을 가동하기 위한 유사한 개념들이 이전 기법에 따라 적용된다.

이 기법은 T5와 T6 레벨에서 긴장이 발견될 경우 반복될 수 있다.

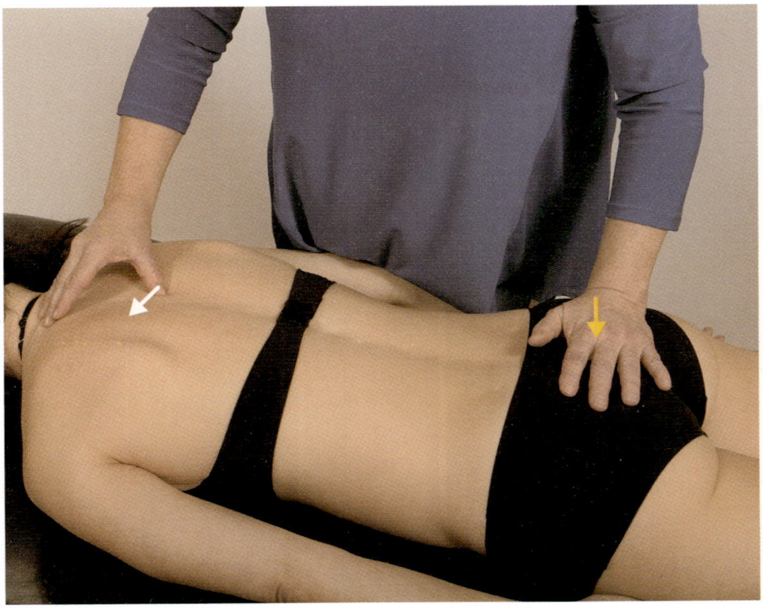

그림 7.5

후방 경막 — P/A S2/3® + 중부-흉추

C2와 관련된 S2/3: 후방 경막 MMS (그림 7.6)

도수 안정화 치료사는 C2의 우측에 일방적인 P/A 압력을 통해 C2에 고정시킨다.

도수 이완술 치료사는 위의 기법에 따라 천골의 오른쪽 S2/3 부위에 P/A 압력을 가한다. 만약 후방 경막이 이 수준에서 치료된다면 치료사는 S2/3의 완만한 P/A 압력이 수행되는 동시에 C2의 오른쪽 극돌기를 안정화시키는 엄지손가락에 대한 즉각적인 압력을 감지하게 될 것이다. 환자는 이것을 치료사가 C2를 더 강하게 압박하는 것으로 인식하는데, 실제로는 C2가 C3에 비해 우회전하는 것을 단순히 막고 있는 것이다. 이 근막선을 가동하기 위한 유사한 개념들이 이전 기법에 따라 적용된다.

후두부의 굴곡과 관련된 S2/3: 후방 경막 MMS(그림 7.7)

도수 안정화 치료사는 후두 오른쪽의 두개골 방향 P/A 압력을 통해 양측 후두부에 고정시킨다. 이 기법을 사용하여 후두부에서 약 2cm 정사각형 모양의 부분을 촉진할 수 있다.

도수 이완술 그런 다음 치료사는 이전 기법에 따라 천골의 오른쪽 S2/3 부위에 P/A 압력을 가한다. 만약 후방 경막이 이 수준으로 고정 된다면, 치료사는 이것을 안정화되는 것으로 인식하게 될 것이다. S2/3의 완만한 P/A 압력이 수행되는 것과 동시에, 후두부를 안정시키는 엄지손가락에 가해지는 압력의 증가를 감지할 것이다. 환자는 이것을 치료사가 후두부를 "더 세게 압박하는" 것으로 인식하는데, 실제로는 후두부의 끝 방향으로 움직이는 것을 단순히 막고 있는 것이다. 이 근막선을 동원하기 위한 유사한 개념들이 이전 기법에 따라 적용된다.

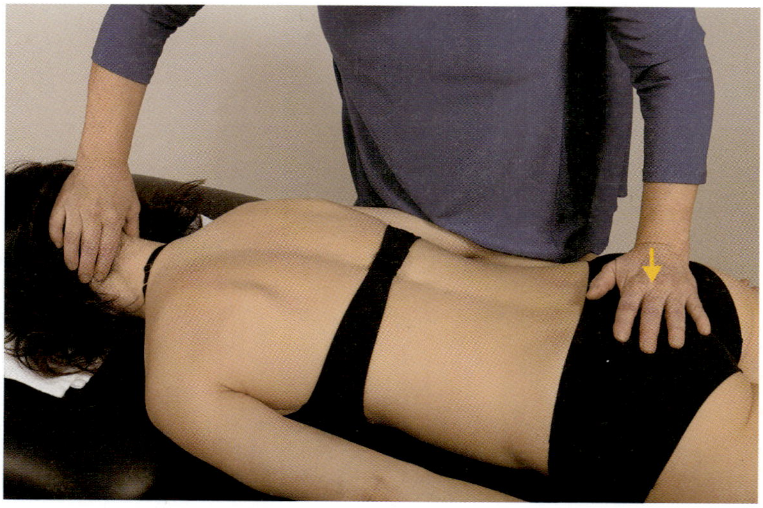

그림 7.6

후방 경막 — P/A S2/3® + C2

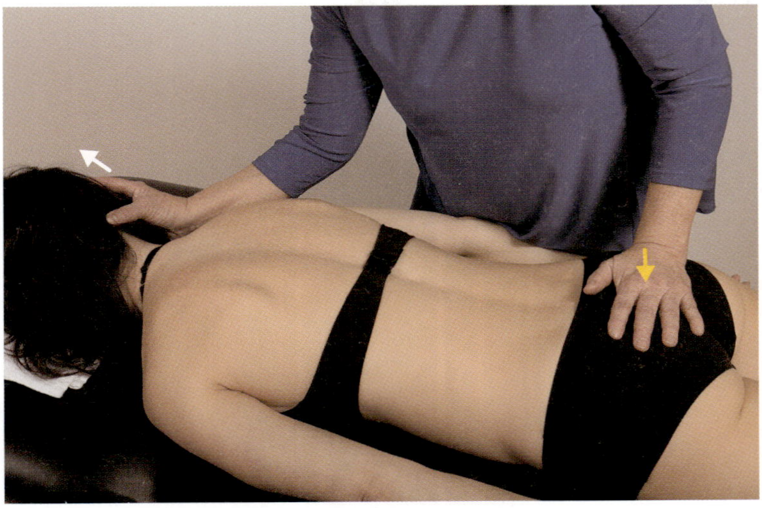

그림 7.7

후방 경막 — P/A S2/3® + 후두부 굴곡

또한 위의 기법은 후방 경막 치료에 자주 관여하는 영역인 요천골 접합부와 관련해서도 탐색할 수 있다. 아래의 예는 위의 기법이 이 특정 시스템을 작동시키기 위해 어떻게 변경될 수 있는지를 보여준다. 중부 흉추뿐만 아니라 C2와 후두부에도 사용할 수 있다.

흉요추 접합부와 관련된 L5/S1: 후부 경부 MMS(그림 7.8)

도수 안정화 치료사는 S2/3과 관련하여 후방 경막에 대한 기법에 따라 Th/L 접합부(T11–L1)에 고정한다.

도수 이완술 후방 경막이 이 수준에 묶여 있으면 치료사는 T11(또는 T12, L1)의 극돌기의 오른쪽을 안정화시키는 엄지손가락의 압력 증가를 감지할 것이다. L5/S1에서는 P/A 압박을 수행한다. 환자는 치료사가 T11을 더 세게 압박하는 것으로 인식하

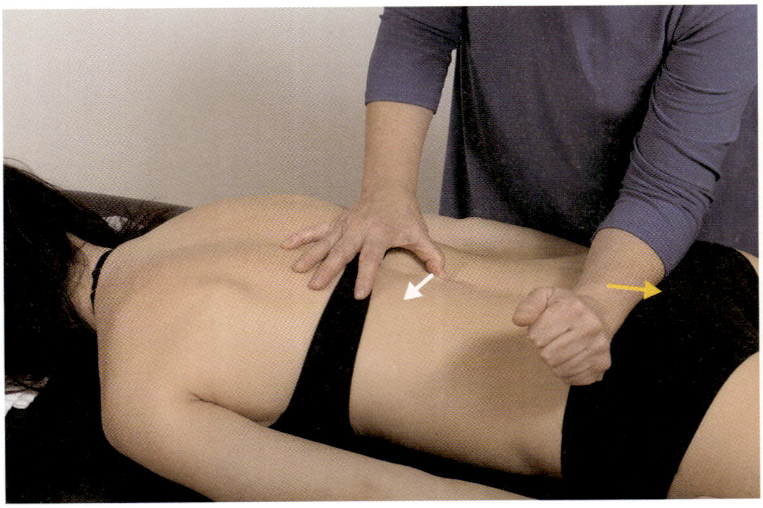

그림 7.8

후방 경막 — P/A 천골 하부 + Th/L

는데, 실제로 치료사는 T11이 끝 쪽으로 움직이지 못하도록 막는 것이다. 치료사는 T11에서 더 이상의 긴장의 증가가 감지되지 않을 때까지 L5/S1(등급 IV−에서 등급 IV에서 등급 IV+)에서 진동을 사용할 수 있다. 이 수준에서 장력이 발견되면 T12 및 L1 수준에 대해 반복될 수 있다.

MMS 기법: 전방 경막(anterior dura)

전방 경막의 가동성을 평가하고 치료하기 위해 다음과 같은 기법을 사용할 수 있다. 전방 경막은 무릎 굴곡(배측굴곡/외번)과 발목(DFL의 끝 쪽인 경골 후근에 장력을 가하는 것)을 가미하여 엎드린 자세에서 무릎 굴곡으로 장력을 가할 수 있는 심근전선의 일부로 간주된다.

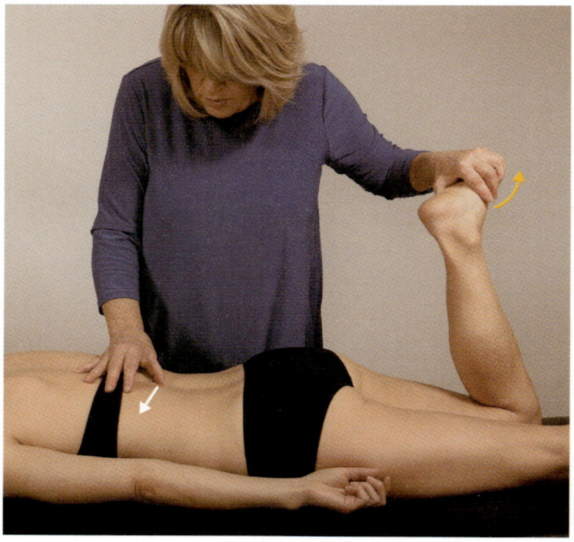

그림 7.9

전방 경막 — DF/EV + 무릎 굴곡 + Th/L

MMS 전방경막: 편측 무릎 굴곡 +/- 동축/외측 발목과 관련된 흉요 접합부 (그림 7.9)

도수 안정화 치료사는 극돌기의 우측에 있는 두개골 방향 P/A를 통해 Th/L 연결부(Tll–L1)에 고정시킨다. 극돌기의 하부 측면은 치료사가 이 수준을 안정화시키기 위해 사용할 수 있는 "고리"를 제공한다.

도수 이완술 치료사는 오른쪽 손의 무릎 굴곡의 수동적인 움직임을 수행하여 도수 안정화의 즉각적인 장력 증가를 찾는다. 전방 경막이 치료된 경우 이 수준에서, 치료사는 이것을 90°의 무릎 굴곡이 이루어지기 전에 접합부(또는 T12, L1)의 극돌기의 오른쪽을 안정화시키는 엄지손가락에 가해지는 압력의 즉각적인 증가라고 인식할 것이다.

환자는 이것을 치료사가 접합부에서 더 강하게 밀어붙이는 것으로 인식하는데, 실제로는 치료사가 접합부에서 아래쪽으로 움직이는 것을 단순히 막고 있는 것이다. 치료사는 접합부에서 더 이상의 장력 증가가 감지되지 않을 때까지 무릎 굴곡의 반복적인 수동적인 운동(등급 IV−에서 등급 IV에서 등급 IV+)을 진동 방식으로 사용할 수 있다. 이 레벨에서 장력이 발견되면 레벨 T12와 L1에 대해 반복될 수 있다.

진행 Th/L 수준에서 해당하는 긴장의 증가 없이 무릎 굴곡 90°가 달성되면, 치료사는 무릎 굴곡의 90°로 편측 발목의 소극적인 생리학적 배측굴곡/외전을 추가하여 기법을 진행할 수 있다. 위의 기법에 따라 안정화 손의 긴장 증가를 인지하는 유사한 개념이 존재하며, 이와 유사한 방식으로 취급된다.

MMS 전방 경막: 정방형 무릎 굴곡 +/- 동측/외번 발목과 관련된 흉부 척추 부위(그림 7.10)

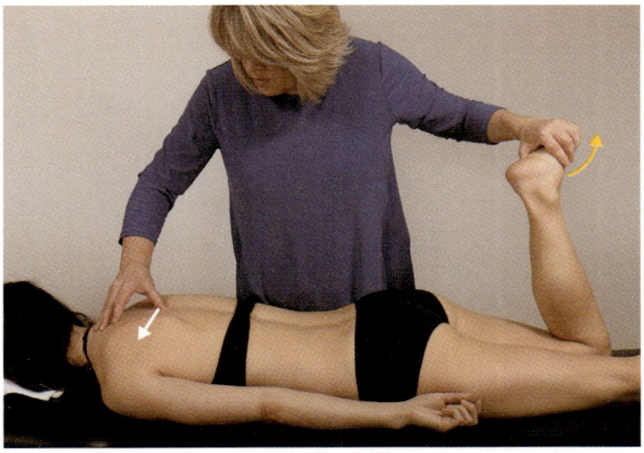

그림 7.10
전방 경막 — DF/EV + 무릎 굴곡 + 중부 흉추

도수 안정화 치료사는 S2/3와 관련하여 후방 경막의 기술에 따라 극돌기의 오른쪽에 두개골 방향으로 P/A를 통해 흉부 중간 영역(T4–6)에 고정된다.

도수 이완술 치료사는 위의 기술에 따라 오른쪽(한쪽) 무릎 굴곡의 수동적인 움직임을 수행한다. 이 근막을 가동하기 위한 유사한 개념이 적용된다. 이러한 수준에서 긴장이 발견되면 T5 및 T6에 수준에서 기법을 반복할 수 있다.

진행 위의 기술에 따라, 치료사는 90°의 무릎 굴곡에서 동측 발목의 수동적인 배측굴곡/외번을 추가함으로써 비슷한 방법으로 기법을 적용할 수 있다.

MMS 전방 경막 : 동측 무릎과 관련된 C2 굴곡 +/- 배측굴곡/퇴화 발목 (그림 7.11)

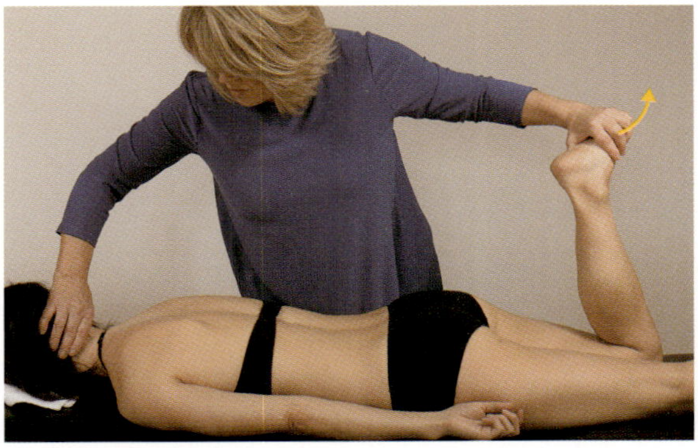

그림 7.11
전방 경막 — DF/EV + 무릎 굴곡 + C2

도수 안정화 치료사는 S2/3와 관련하여 후방 경막의 기술에 따라 C2의 층의 오른쪽에 있는 일방적인 P/A 압력을 통해 C2에 고정된다.

도수 이완술 치료사는 오른쪽 손의 무릎 굴곡의 수동적인 움직임을 수행하여 안정화하는 손의 긴장의 즉각적인 증가를 확인한다. 전방 경막이 이 수준으로 안정화 된 경우 치료사는 90°의 무릎 굴곡이 달성되기 전에 C2의 단층의 오른쪽을 안정화시키는 엄지 손가락의 즉각적인 압력 증가를 감지한다. 대신 치료사가 단순히 C2가 C3에 대해 오른쪽 회전으로 이동하는 것을 막을 때 환자는 치료사가 C2를 더 강하게 밀고 있는 것으로 인식한다. 치료사는 C2에서 더 이상의 장력 증가가 감지되지 않을 때까지 진동 방식(등급 IV–에서 등급 IV에서 등급 IV+)으로 무릎 굴곡의 수동적인 움직임을 사용할 수 있다.

진행 위의 기술에 따라, 치료사는 90°의 무릎 굴곡에서 동측 발목의 수동적인 배측굴곡/외번을 추가함으로써 비슷한 방법으로 기법을 적용할 수 있다.

MMS 전방 경막 : 동측 무릎 굴곡 +/- 배측굴곡/퇴화 발목과 관련된 후두부 (그림 7.12)

도수 안정화 치료사는 후두의 오른쪽에 두개골 방향으로 향한 P/A 압력을 통해 동측 후두에 고정된다. 이 기술을 사용하여 약 2cm 정사각형 영역이 후두부에서 탐색 될 수 있다.

도수 이완술 치료사는 오른쪽 손의 무릎 굴곡의 수동적인 움직임을 수행하여 안정화 손의 즉각적인 장력 증가를 찾는다.

전방 경막이 이 수준으로 안정화 되어 있으면 치료사는 90°의 무릎 굴곡이 달성되기 전에 오른쪽 뒷부분을 안정화시키는 엄지손가락의 압력이 즉각적으로 증가하는 것으로 인식한다. 실제로 치료사가 단순히 후두가 끝 쪽으로 움직이는 것을 막는 경우, 환자는 치료사가 후두를 더 세게 밀고 있는 것으로 인식한다. 이 근막을 가동하기 위한 비슷한 방법이 적용된다.

진행 위의 기술에 따라, 치료사는 90°의 무릎 굴곡에서 동측 발목의 수동적인 배측굴곡/외번을 추가함으로써 비슷한 방법으로 기법을 적용할 수 있다.

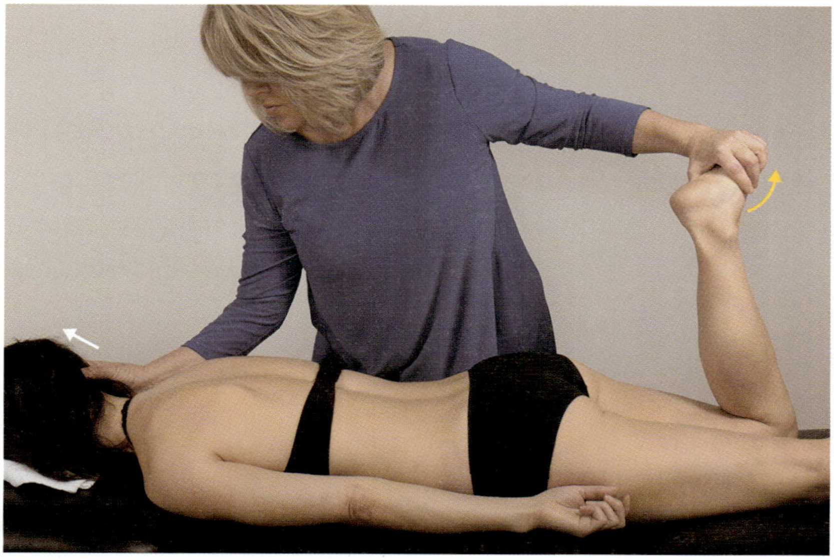

그림 7.12
전방 경막 — DF/EV + 무릎 굴곡 + Occ

MMS 기법 : 미골(coccyx)

다음과 같은 기법은 미골 통증과, 경막 가동성 문제에 도움이 될 수 있다.

오른쪽 MMS A/P 미골 + 오른쪽 천골 P/A 기저부(그림 7.13, 7.14)

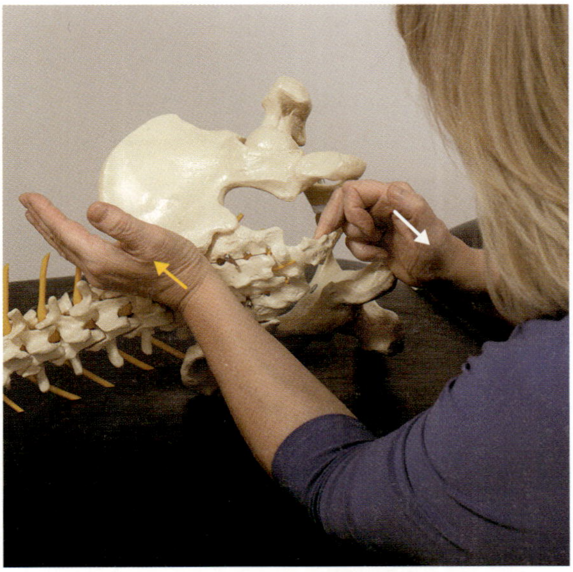

그림 7.13
오른쪽 A/P 미골 + 오른쪽 천골 P/A 기저부 MMS — 뼈

도수 안정화 환자를 왼쪽 방향으로 눕힌 상태에서 치료사는 세 번째 손가락을 사용하여 미골의 오른쪽 앞쪽에 **부드럽게** 고정시키고 미골의 오른쪽에 일방적인 A/P 압력을 수행한다.

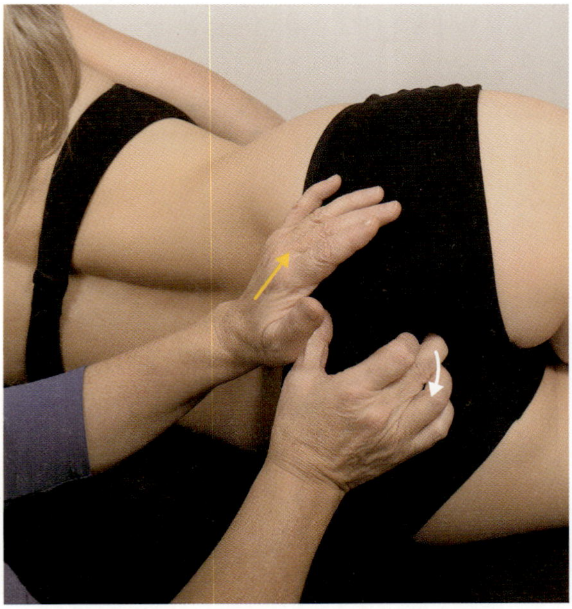

그림 7.14
오른쪽 A/P 미골 + 오른쪽 천골 P/A 기저부 MMS

도수 이완술 그런 다음 치료사는 두개골쪽 손의 콩알뼈 부분을 사용하여 천골의 우측(오른쪽 천장관절 부분)에 영양을 공급하기 위해 P/A 압력을 가하고, 두 손 사이의 즉각적인 긴장선을 찾는다. 경막이 이 수준에서 치료된 경우, 치료사는 이를 오른쪽 S1의 완만한 P/A 압력이 수행되는 동시에, 세 번째 손가락에 대한 즉각적인 압력으로 인지할 것이다. 환자는 이것을 치료사가 미골을 더 세게 잡아당기는 것으로 인식하는데, 실제로는, 치료사가 단순히 미골이 앞쪽으로 움직이는 것을 막고 있는 것이다. 치료사는 미골에서 장력이 더 이상 증가하지 않을 때까지 우측 천골 기저부(등급 IV−에서 등급 IV에서 등급 IV+)에 진동을 사용할 수 있다. 민감한 환자의 경우, 이 부위에 비수술적 또는 "청취" 기법이 더 적합할 수 있다.

진행 안정화시킨 손은 동일하게 유지한다. 가동은 Th/L 영역(그림 7.15, 7.16), Thx 중간 영역, C2 및 후두부(표시되지 않음)와 같이 경막이 묶일 수 있는 다른 영역을 촉진할 수 있다.

위의 기법은 환자를 오른쪽 측면으로 눕힌 상태에서 미골의 왼쪽에서 수행할 수도 있다. 또한 환자가 한쪽 방향으로 누운 상태에서 중앙에서 미골 A/P 가동을 적용할 수 있다.

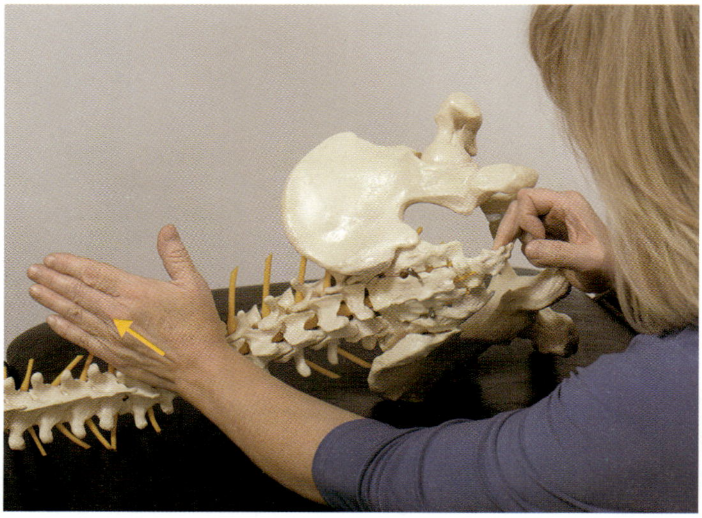

그림 7.15
A/P 미골 + 천골 P/A Th/L — 뼈대

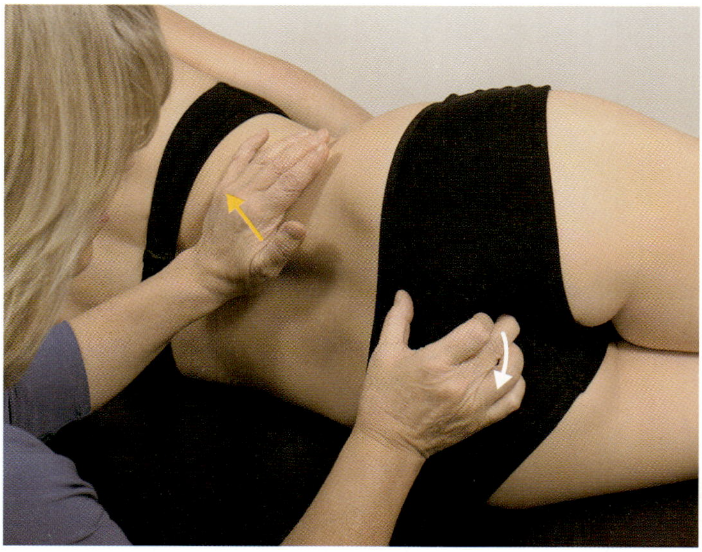

그림 7.16
A/P 미골 + P/A Th/L 접합부

대뇌겸과 소뇌천막의 균형
(Balancing the falx cerebri and the tentorium cerebellum)

다음 기법은 두개골 내에서 경막의 균형을 잡는 데 유용하다. 이것들은 두개골에서 발까지 경막 전체를 통합하는 방법이다. 또한 이러한 기법은 신체의 어떤 부위에 대해서도 MMS 치료가 끝날 때 매우 유용하며, 특히 두통이 발생하기 쉬우거나 반응성이 높은 신경계를 가지고 있는 환자들에게도 유용하다.

대뇌겸 균형
(Balancing the falx cerebri)

치료사 손의 기본적인 자세는 두개골 안에 있는 경막과 대뇌를 연결하는 데 사용될 수 있다. 이러한 기술은 안정화 측면에서 둘 중 하나 또는 둘 다 사용할 수 있다.

- **홀드 1: 후두/사골 (그림 7.17)**

치료사의 가운데 손가락은 두개골의 미간 위에 있는데, 미간에 맞추어 전두골 양쪽에 느껴지는 움푹 들어간 부분에 검지와 손가락을 일렬로 나란히 놓는다. 그다음 반대쪽 손으로 치료사는 후두부를 감싸 준다. 양손을 두개골 방향으로 부드럽게 당긴다.

- **홀드 2: 후두/전두-코 (대체 유지) (그림 7.18)**

치료사의 두 번째와 세 번째 손가락은 비강(이마 코의 봉합선) 옆의 전두골 양쪽에 놓는다. 치료사의 반대쪽 손이 뒷머리를 감싸주고 양손은 두개골 방향으로 부드럽게 당긴다.

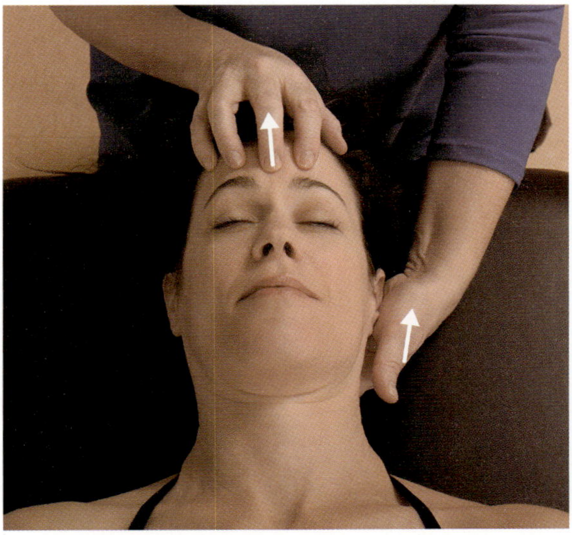

그림 7.17
대뇌겸의 균형 조정 — 홀드 1: 후두/사골

치료사가 환자의 두개골에 대한 위치를 유지함에 따라 아래로부터의 움직임이 추가된다:

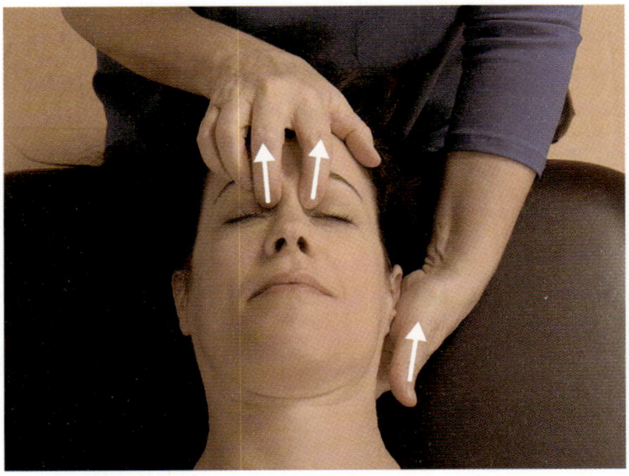

그림 7.18
대뇌겸의 균형 조정 — 홀드 2: 후두부/전두부- 코

A. 발목 배측굴곡과 저측굴곡 추가 (그림 7.19, 7.20)

치료사는 환자가 능동적인 배측굴곡(DF)과 저측굴곡(PF)을 수행할 때 양손으로 두개골 쪽으로 미끄러지듯이 유지한다. 대뇌겸이 긴장되면 치료사는 손 아래의 조직이 발목의 저측굴곡과 함께 아래쪽 방향으로 움직이기를 원할 것이라고 느낄 것이다.

치료사는 근막이 부드러워질 때까지 두 손으로 두개골 방향을 향해 잡은 상태를 유지한다. 그러면 고객은 DF로 돌아가게 되고, 치료사는 두 손이 조금 더 간결하게 미끄러질 수 있다고 느낄 수 있다. 조직의 느슨함은 환자가 발목의 DF와 PF를 활발하게 할 때 두개골 방향은 치료사가 맡는다. 이는 치료사의 손에서 더 이상의 변화가 감지되지 않을 때까지 반복된다. 일반적으로 발목 DF/PF의 약 5~6회 반복이 필요하다.

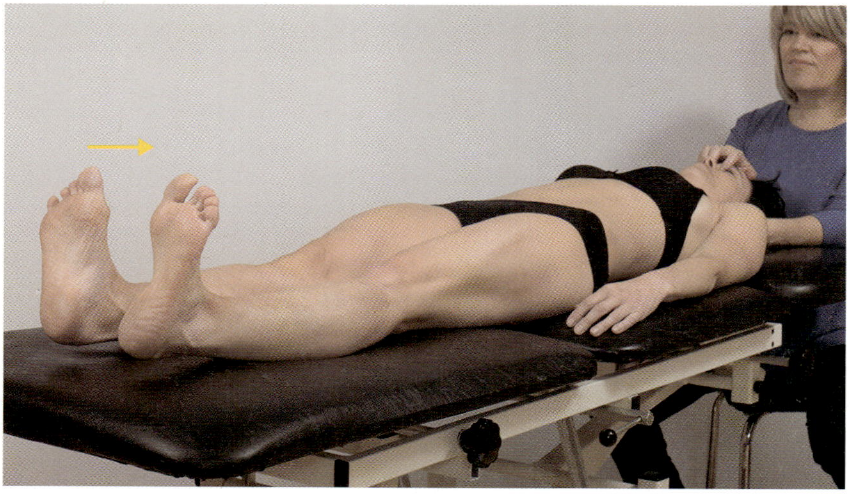

그림 7.19
대뇌겸 + 발목 DF

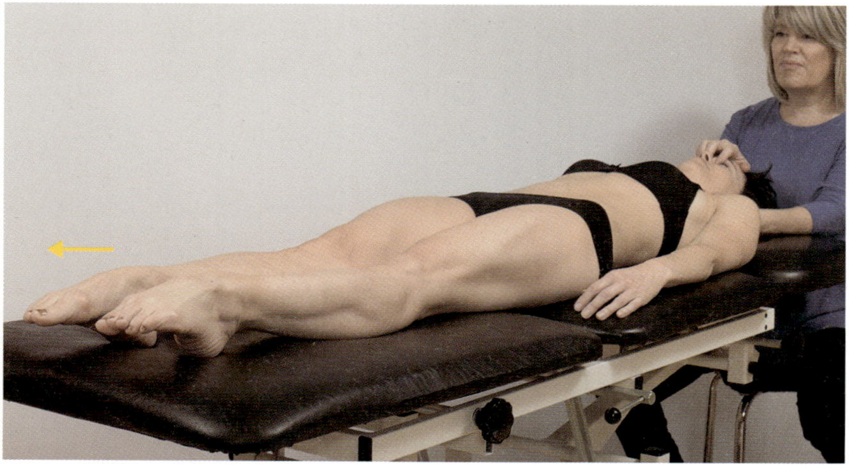

그림 7.20
대뇌겸 + 발목 PF

B. 눈 움직임 추가

눈의 근육은 소뇌겸과 소뇌천막 양쪽 모두에 강한 근막의 연결을 가지고 있다. 특히 환자가 눈의 움직임과 독서와 관련된 통증을 호소할 때 두개골 내부에서 이러한 눈의 움직임을 가동하는 데 사용할 수 있다.

A. 기법에 따라 머리를 같은 방향으로 고정시키지만, 환자는 다양한 방향으로 눈을 적극적으로 움직여야 한다. 소뇌겸의 경우 가장 일반적인 제한은 두개골 또는 끝 방향에서 눈 움직임과 함께 기록된다.

눈 위쪽으로 움직이는 소뇌겸 (그림 7.21)

치료사가 위의 두개골을 유지하는 동안, 환자는 머리 위쪽으로 눈을 움직인다. 보통 이 동작은 겸상막의 이완을 증가시켜 치료사가 두개골 방향으로 이 조직들을 더욱 미끄러지듯이 할 수 있다.

눈 아래쪽으로 움직이는 소뇌겸 (그림 7.22)

치료사가 두개골을 위로 유지하는 동안, 환자는 눈을 그들의 발 아래쪽으로 움직인다. 이 동작은 보통 겸상막의 긴장을 증가시킨다. 치료사는 이러한 긴장을 두개골에 있는 두 손이 꼬리 방향으로 움직이기를 원하는 경향으로 인식한다. 환자는 이 긴장을 치료사가 두개골 방향으로 더 세게 당기는 것으로 인식한다. 치료사는 근막의 이완이 감지될 때까지 겸상막이 긴장을 두개골 방향으로 유지한다. 치료사가 눈의 움직임으로 긴장감을 더 이상 증가시키지 않는다는 것을 인지할 때까지 눈의 위아래 이동이 반복된다.

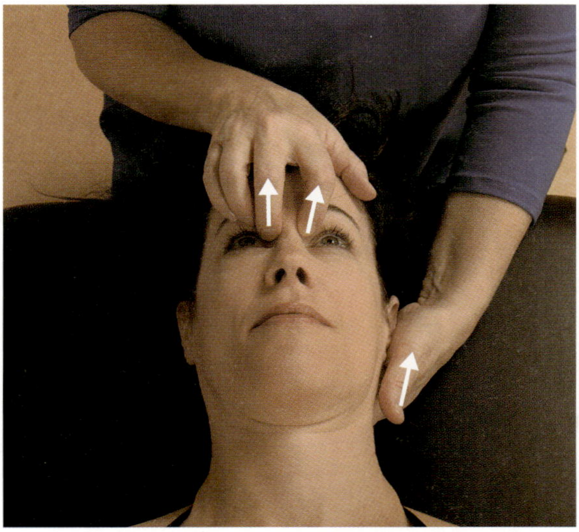

그림 7.21
눈 위쪽으로 움직이는 소뇌겸

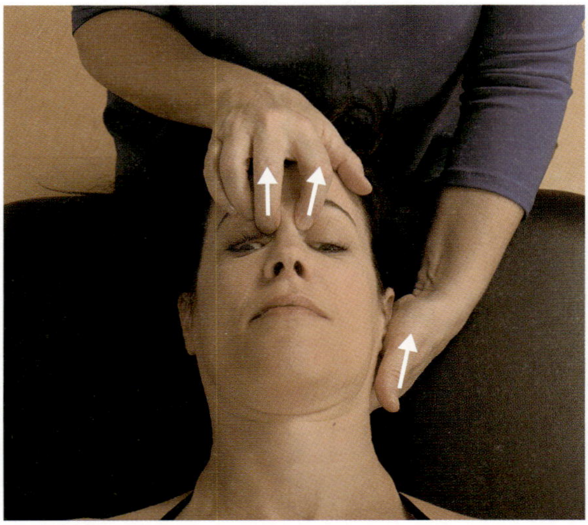

그림 7.22
눈 아래쪽으로 움직이는 소뇌겸

발목과 눈 움직임을 함께 하는 대뇌겸 (발과 눈 위/발과 눈 아래)

이 기법은 위에서 설명한 기법의 발전이다. 발목의 배측굴곡과 저측굴곡 및 안구 운동이 더 이상 두개골의 긴장을 증가시키지 않는다면, 치료사는 아래의 결합 기법을 진행할 수 있다.

치료사가 위의 두개골을 유지하는 동안, 발목의 적극적인 배측굴곡이 행해지는 것과 동시에 환자는 그의 눈을 머리 위쪽으로 위로 이동시킨다. 보통 이 동작은 겸상막의 이완을 증가시켜 치료사가 두개골 방향으로 이 조직들을 더욱 미끄러지듯이 할 수 있다. 그런 다음 환자의 발목에 대한 능동적 저측굴곡이 수행되는 것과 동시에 눈을 발 쪽으로 아래로 움직이게 한다. 보통 이 동작은 겸상막의 긴장을 증가시킨다. 치료사는 이러한 긴장을 두개골에 있는 두 손이 꼬리 방향으로 움직이기를 원하는 경향으로 인식한다. 동시에 환자는 이 긴장을 치료사가 두개골 방향으로 더 세게 당기는 것으로 인식한다. 치료사는 단순히 근막의 이완이 느껴질 때까지 원래의 긴장을 두개골 방향으로 유지한다. 이 동작의 조합으로 치료사가 더 이상 긴장감을 증가시키지 않는 것을 감지할 때까지 발목 배측굴곡으로 눈을 위로, 발목 저측굴곡으로 눈을 아래로 움직이게 하는 동작이 반복된다(이 기술은 그림으로 그려지지 않는다).

소뇌겸은 발목의 배측굴곡과 횡격막을 움직이도록 영감을 더해 근막의 DFL과 관련하여 가동될 수 있다.

DFL의 장력이 있는 소뇌겸: DF/외번 + 깊은 들숨(그림 7.23)

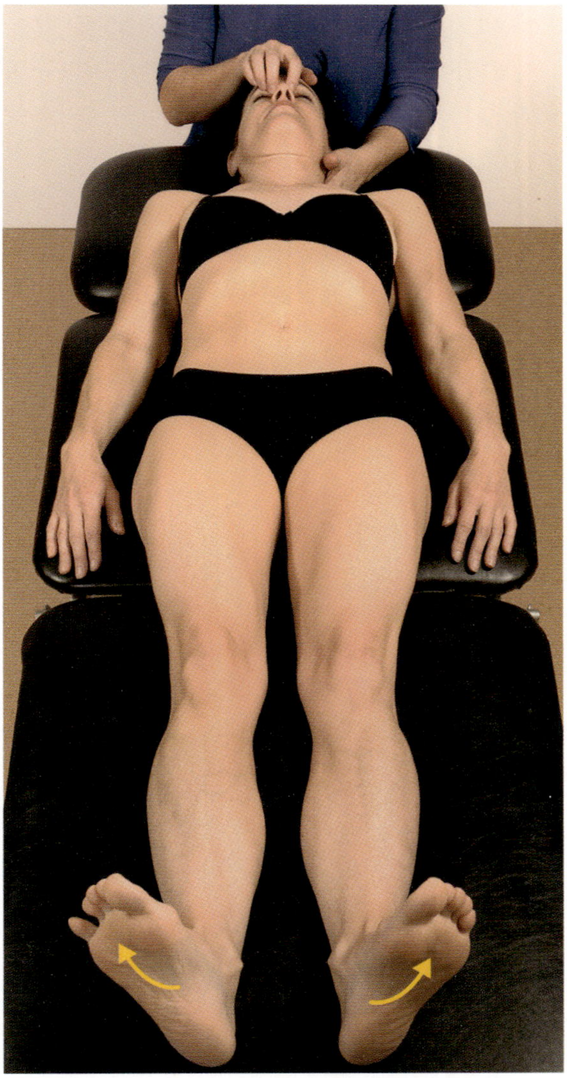

그림 7.23
DFL의 장력이 있는 소뇌겸: DF/외번 + 깊은 들숨

치료사가 두개골을 유지하는 동안 환자는 양쪽 발목을 배측굴곡/외번의 결합 운동으로 이동시켜 근막의 DFL에 긴장을 높인다. DFL이 팽팽하면 이 동작으로 겸상막 장력이 높아진다. 치료사는 이러한 긴장을 두개골에 있는 두 손이 꼬리 방향으로 움직이기를 원하는 경향으로 인식한다. 환자는 이 긴장을 치료사가 두개골 방향으로 더 세게 당기는 것으로 인식한다. 치료사는 단순히 근막의 이완이 인지될 때까지 원래의 긴장을 두개골 방향으로 유지한다. 치료사가 눈의 움직임으로 장력이 더 이상 증가하지 않음을 인지할 때까지 양쪽 발목이 결합된 배측굴곡/외번을 안팎으로 움직인다.

진행 이 기법은 환자의 발목의 능동적인 배측굴곡/외번을 수행하는 것과 동시에 심호흡을 하도록 하여 진행할 수 있다. 심호흡은 DFL의 매우 중요한 부분인 횡격막을 활성화시킨다.

두개골 내 소뇌천막의 균형 (Balancing the tentorium cerebellum within the cranium)

소뇌천막의 "이어-풀(Ear-pull)" 기법 (그림 7.24)

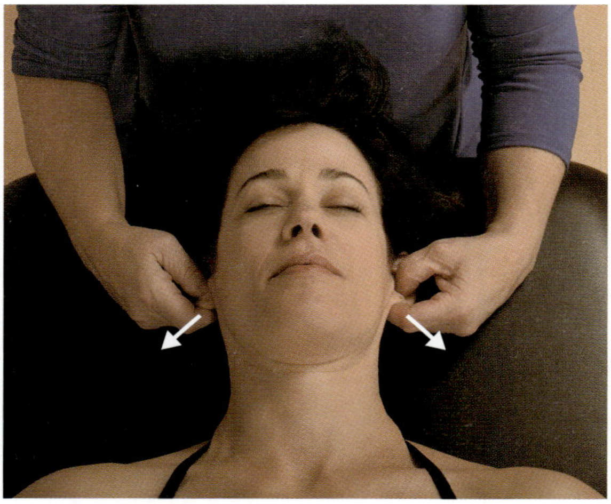

그림 7.24
소뇌천막의 "이어-풀(Ear-pull)" 기법

이어-풀 기법은 일반적으로 두개천골 기법에서 가르친다. 이는 측두골뿐만 아니라 소뇌를 둘러싸고 두개 내 소뇌에 부착되는 소뇌 양측의 수평 근막인 소뇌천막의 가동성을 향상시키는 방법이다(Magoun 1976). 소뇌천막은 경막과 연속되며 소뇌천막의 장력에 영향을 받을 수 있다.

이 기법은 다음과 같이 수행된다: 환자가 누운 자세로 적용 받는다. 치료사들은 엄지손가락이 귓구멍 안에 있으며, 외이도를 막지 않도록 주의해야 한다. 치료사 손가락들은 가능한 한 두개골에 가까운 귀의 후면을 부드럽게 움켜잡는다. 그런 다음 치료사는 두 손 사이의 조직의 느슨해질 때까지 45° 각도로 세 방향(후배, 하퇴, 측면)으로 부드럽게 동시에 당긴다. 만약 측두골 주위의 봉합에 관절의 제한이 없다면, 치료사는 두 손 사이에 막으로 된 끝느낌을 가지고 있어야 한다. 이 막 같은 느낌은 최적의 느낌으로 여겨진다.

눈 근육과 시신경 주위의 근막은 두개내 근막과 밀접하게 연관되어 있으므로, 이 부위의 근시 이동의 제약은 눈 움직임의 기능 상실의 원인이 될 수 있다. 이것은 임상적으로 읽기의 어려움과 두통으로 연관될 수 있다. “이어-풀” 기법에 눈의 움직임을 추가하는 것은 이 두개내 시스템을 가동하는 방법이다.

눈 움직임 추가 (그림 7.25-7.27)

치료사는 환자가 능동적으로 눈을 오른쪽으로 움직이면서 귀를 잡아당기는 상태를 유지한다. 이상적으로는 치료사가 눈의 움직임으로 소뇌천막의 긴장감을 증가시키지 않아야 한다. 천막에 긴장이 있으면 치료사는 환자가 오른쪽 눈을 움직이는 것과 동시에 왼쪽 귀의 조직을 두개골 방향으로 “당기고” 있는 것처럼 왼쪽 귀를 잡고 있는 손의 장력이 증가하는 것으로 인식될 것이다. 치료사는 단순히 귀 당김을 유지하지만 환자는 왼쪽 귀를 더 세게 당기는 것으로 인식할 수 있다. 이 위치는 근막의 이완 상태가 감지될 때까지 유지된다. 그러면 환자는 시선을 다시 가운데로 가져온다. 이 작용은 일반적으로 치료사의 손 사이에 더 이상의 변화가 느껴지지 않을 때까지 2~3번만 반복하면 된다. 환자는 눈을 오른쪽으로 움직인다.

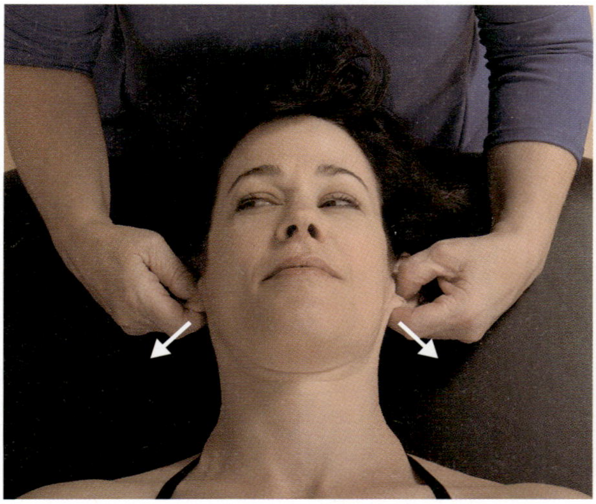

그림 7.25
"이어-풀"을 유지하는 동안 오른쪽을 응시한다.

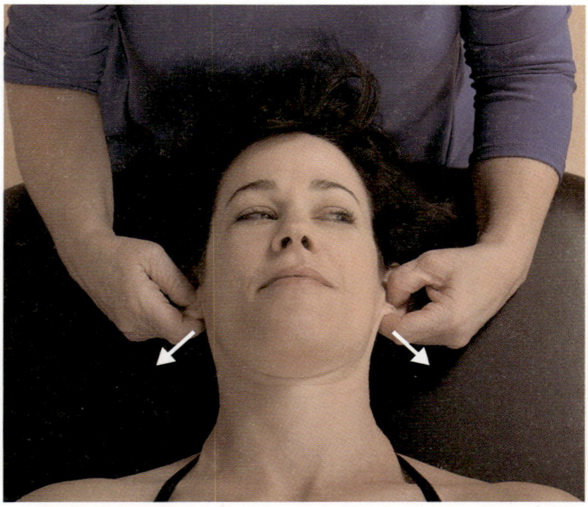

그림 7.26
"이어-풀"을 유지하는 동안 왼쪽을 응시한다.

눈을 왼쪽으로 움직이는 것과 같은 다른 방향도 추가될 수 있다. 오른쪽 소뇌천막이 팽팽하면 치료사는 오른쪽 귀의 긴장이 높아지는 것을 느낄 것이다. 일반적으로 눈을 위아래로 움직이면 소뇌천막에 거의 영향을 미치지 않는다. 그러나 눈을 대각선 방향으로 움직이면 당김이 증가하며 위에서 설명한 것과 비슷한 방식으로 작용한다.

탐색할 대각선 방향은 다음과 같다:

- 오른쪽 모서리 위까지
- 오른쪽 모서리 아래까지
- 왼쪽 모서리 위까지
- 왼쪽 모서리 아래까지.

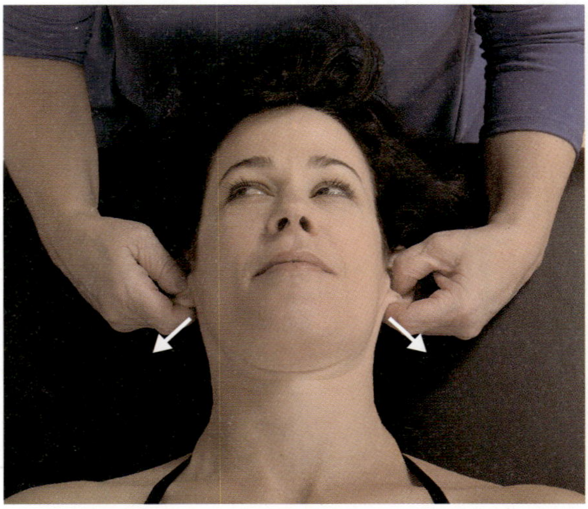

그림 7.27
"이어-풀"을 유지하는 동안 사선 위쪽를 응시한다.

DFL 장력이 있는 "이어-풀" : 배측굴곡/외번 + 깊은 들숨(그림 7.28)

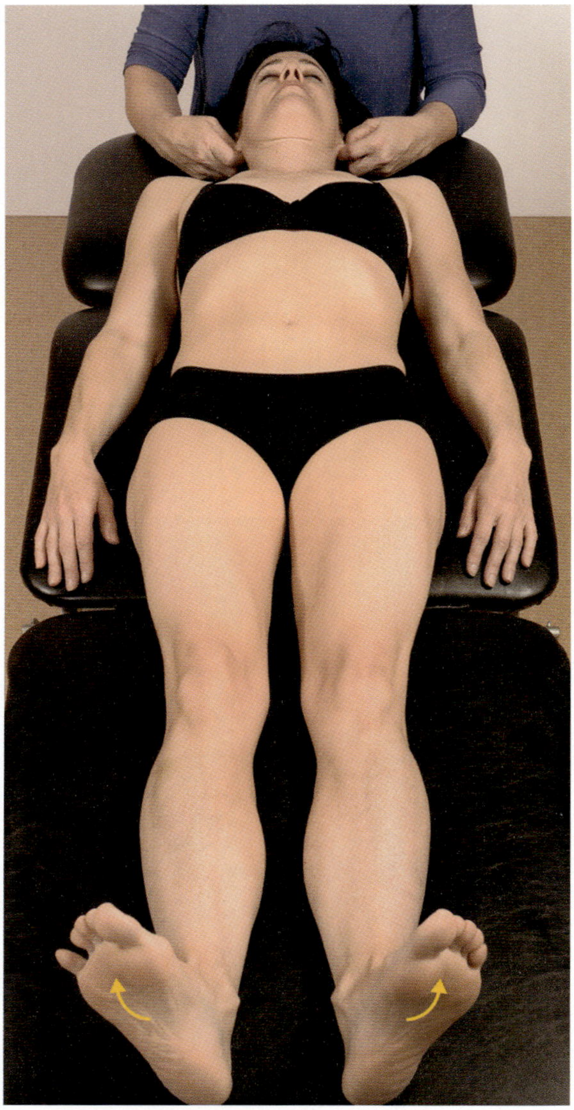

그림 7.28
"이어-풀"을 유지하는 동안 DFL을 발목의 배측굴곡을 실시한다.

소뇌천막은 또한 근막의 DFL의 움직임에 의해 영향을 받을 수 있다. 치료사가 귀 당김을 유지하는 동안 환자는 양쪽 발목을 배측굴곡/외번의 결합 운동으로 이동시켜 근막의 DFL을 긴장시킨다. 두개골 내 DFL이 팽팽하면 이 동작으로 소뇌천막의 장력이 높아진다. 치료사는 이러한 긴장을 한쪽 또는 양쪽 손이 머리 중앙을 향해 움직이기를 원하는 경향으로 인식한다. 환자는 이 긴장을 치료사가 귀를 더 세게 잡아당기는 것으로 인식한다. 치료사는 단순히 시스템의 이완이 인식될 때까지 원래 긴장을 사후-상위-측위(PIL) 방향으로 유지한다. 치료사가 더 이상 장력이 증가하지 않음을 인지할 때까지 양쪽 발목의 결합 배측굴곡/외번 동작을 반복된다.

후두와 천골 균형 맞추기 (Balancing the occiput with the sacrum)

천골과 후두의 균형을 맞추는 두개 골격 메커니즘은 상호 장력 근막 시스템에 기초하여 작동하도록 가정된다. 생리적 두개골 굴곡 단계에서 천골은 후방 굴곡으로 이동해야 한다. 즉, 천골의 정점이 앞쪽으로 움직일 때 천골의 바닥이 뒤쪽으로 기울어야 한다. 두개골 확장 단계에서는 반대로 발생한다–천골이 전방 굴곡으로 이동한다(그림 7.29).

이러한 역동적인 움직임은 두개골 접근법에 따라 분당 8~14 반복의 빈도에서 발생하며, 훈련된 치료사들이 쉽게 촉진할 수 있다. 일반적인 기능 장애는 후두부가 생리학적 두개골 굴곡과 신전으로 이동하는 것을 느끼지만 천골은 정체되어 있는 것이다. 즉, 두개골 굴곡 및 신전에서 발생하는 전굴과 후굴의 부드러운 생리학적 흔들림 운동을 나타내지 않는다.

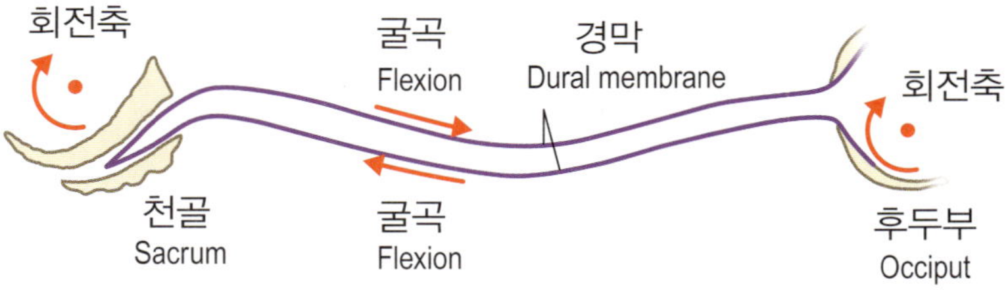

그림 7.29

두개천골 메커니즘은 후두 뇌 굴곡으로 움직이는 부교감 신경의 운동의 굴곡과 시기 동안, 천골 후방굴곡에 움직여야 한다.(두뇌 확장 운동의 생체역학에 따라 다르지만 운동 축이 다른 경우)

두개골 굴곡과 신전에서 이러한 정체 현상은 엉덩이에 떨어지거나 머리를 가격한 후에 발생할 수 있다. 또 다른 기능 장애는 후두와 천막이 동시에 움직이지 않는 것이다; 즉, 후두부가 두개골 굴곡으로 이동함에 따라 천두와 그 반대도 마찬가지이다. 다음의 기법은 이 두 가지 문제를 모두 해결할 수 있다.

후두부-천골 균형(그림 7.30)

치료사는 옆으로 누워 있는 환자의 등을 마주본다. 이것은 중앙 기법이기 때문에 어느 한쪽 측면 위치가 사용될 수 있다.

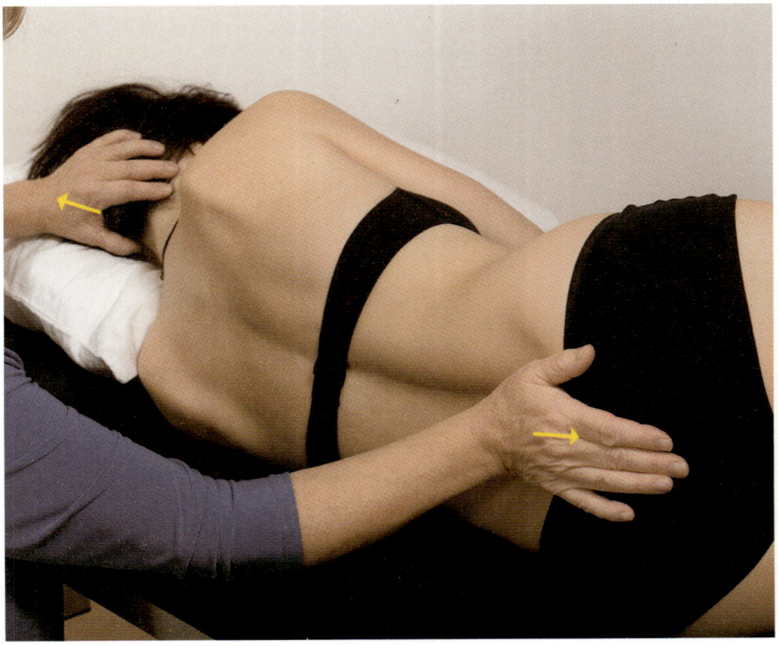

그림 7.30

후두부-천골 균형

한 손은 후두부를 손바닥이나 치료사 손가락이 후두부의 밑부분까지 가능한 가깝게 하여 감싸쥔다. 치료사의 다른 손은 천골 기저부(S1)에 최대한 가까운 손바닥으로 천골을 감싼다. 치료사는 피부 조직의 긴장이 낮아지면서 근위축 조직이 이완되는 것을 느낄 수 있을 것이다. 그런 다음 치료사는 두 손 사이의 연관성을 느낄 때까지 두 손 사이에 부드럽게 하지만 단단히 주의를 분산시킨다. 이 기술은 지속적인 압력을 사용하여 가장 잘 수행된다. 청각 접근 방식의 기본 개념은 근막 조직을 움직이는 것이다. 즉, 긴장 선에서 첫 번째 저항을 설정한 다음 신체가 이 긴장으로 무엇을 하고 싶어 하는지 기다려라. 치료사는 손 사이의 긴장 증가를 느낄 수 있으며, 신체는 여러 방향으로 작은 미세 조정을 추가한다. 감각이 긴장을 이완시키는 것은 꼬인 매듭을 푸는 것과 유사하다. 치료사는 이러한 이완을 천골 또는 후두부의 조직이 원래 문제 상태로 되돌아가지 않도록 한다. 장력은 점차적으로 증가하는 경향이 있으며 1분 안에 갑자기 이완된다. 이 이완에는 유체와 같은 느낌과 종종 치료적인 맥박이 동반된다.

MMS 전방 천골 근막 (anterior sacral fascia)

이 기법은 골반기저근의 MMS 기법에 관한 10장에 설명되어 있다.

요약(Summary)

이 장의 기술은 두개골과 골반기저근, 주로 후두와 전두와 소뇌천막 사이의 근막 연결에 초점을 맞추었다. 이 조직들은 지속적인 두통, 척추 통증, 골반기저근 통증의 경우 자주 문제가 된다. 이러한 기법들은 또한 치료 후 신경계를 "진정"시키는 방법으로 가치가 있다. 이것들은 특히 치료 후 두통이나 통증을 경험하는 경향이 있는 환자들에게 유익하다. 다음 장에서는 흉부를 위한 기술에 초점을 맞출 것이다.

흉곽(The thorax) 8장

흉곽을 치료할 때, 치료사는 전방 흉골연골 관절 및 늑연골 관절뿐만 아니라, 흉부 접합체 관절, 후관절 및 늑골두 관절 평가 및 치료하도록 훈련을 받는다. 어깨 및 몸통 근육에 대해서는, 근육 불균형 문제에 대해 평가를 하고, 약해진 근육을 강화할 뿐만 아니라 과하게 긴장된 근육의 긴장을 줄이기 위해 다양한 기법을 사용할 수 있다. 하지만, 늑골의 생체역학에 강력한 영향을 미치며, 따라서 흉곽의 최적 기능에 일정 역할을 수행하는 근막 조직에 대해서는 거의 강조되지 않아 왔다. 이러한 근막 조직에는 다음과 같은 것이 포함된다:

- 횡격막
- 늑간근
- 흉곽을 견갑골로 연결하는 근육들 (전거근, 후거근)
- 흉곽을 골반으로 연결하는 근육들 (요방형근, 복근, 척추기립근).

이 근육들은 토마스 마이어스의 책인 **근막경선 해부학** 책에서 설명하는 모든 선의 일부를 구성한다. 만약 긴장을 줄이고 근육의 균형을 증진하기 위한 기법을 사용했음에도 불구하고 긴장이 계속되는 경우, 우리는 반드시 영향을 받는 근육과 관련이 있는 근막선을 고려해야 한다.

이 장의 MMS를 필요로 하는 증상

1. 다음과 같은 치료 접근방법에도 불구하고 재발하는 흉곽의 통증:

- 흉추의 가동화 및 이완
- 흉곽을 위한 안정화 운동
- 도수 기법 또는 건침 기법을 이용한 흉곽 근육에 대한 통증유발점의 이완

2. 앞쪽 흉곽 구역의 긴장(흉골, 횡격막, 복근)

횡격막(The diaphragm)

횡격막은 호흡에 있어서의 주된 역할 외에도, 신체의 건강에 영향을 미치는 많은 다른 기능이 있다. 횡격막은 척추의 안정성에 중요하며 바닥을 지지하는 골반기저근 아래 최적의 기능에 일정한 역할을 수행한다. 또한 장기 기능과 횡격막을 통과하는 대동맥, 하대정맥과 같은 모든 혈관 및 림프 계통 및 식도의 적절한 기능을 위해 필수적이다(Clifton-Smith & Rowley 2011). 횡격막이 적절하게 작동하고, 폐 내부로의 호흡의 균등한 배분을 가능하게 할 때, 이는 몸의 앞부분과 뒷부분 사이의 균형을 이루게 해준다(Holly Herman, 개인적 의사소통).

현대사회에서 흔히 발생하는 문제는 횡격막 내의 긴장결여와 그 결과로 나타나는 부족한 기능이다. 아동기에 우리는 항상 달리고, 높이 뛰고, 소리 지르고, 그리고 노래를 부르는데, 이와 같은 활동들은 모두 횡격막이 최상의 상태로 적합한 기능을 할 수 있게 만든다. 우리가 나이 들고 상대적으로 몸을 많이 움직

이지 않는 생활양식으로 바뀌어 감에 따라, 횡격막에 대한 수요는 상대적으로 줄어들고 긴장이 줄어든다. 이와 같은 패턴에 따라, 편안하게 수직 방향으로 5~6인치는 이동해야 하는 횡격막이 1~3인치 밖에 이동하지 못하게 될 수가 있다.

부적절한 호흡 패턴은 다양한 생리학적인 문제(가용할 수 있는 산소량의 감소, 호흡성 알칼리중독증, "호흡불안", 두통, 전신피로 등)를 일으킬 수 있다. 이와 같은 부실한 호흡 패턴은 또한 흉추 운동의 제한, 거북목증후군의 증가, 견갑골의 기계적 움직임의 변화, 척추기립근 및 보조 호흡근육(흉쇄유돌근, 사각근, 승모근 상부)의 긴장 증가, 그리고 요추의 잠재적인 불안정으로 귀결되는 골반기저근의 힘의 약화를 포함하는 생체역학적 문제도 만들어 낼 수 있다(Clifton–Smith & Rowley 2011).

이것의 복잡성에도 불구하고, 횡격막은 결국 근육에 지나지 않는다. 신체 내의 다른 모든 근육과 마찬가지로, 최선으로 기능을 하기 위해서는 그것이 유지되어야 한다. 요가 운동에 있어서 호흡의 중요성으로 인해서 횡격막 내의 적절한 긴장이 권장되는데, 이는 폐활량을 증가시킬 수 있으며 수명을 연장시킬 수 있다.

횡격막의 가동성의 결여는 혈관 및 소화 계통뿐만 아니라 흉추 관절에도 영향을 미칠 수 있다. 지속적인 가슴통증은 흉곽 뒤쪽과 횡격막 앞쪽 사이의 조직의 작용이 충분하지 못한 경우 근막의 DFL 내 유착에 기인한 것일 수 있다. 유사한 문제가 흉곽의 심막조직과의 관계에서 심막이 T1, T2, T6, 및 가슴고리의 전면에 부착하는 경우 발생할 수 있다. 모든 유형의 심장 또는 복부 수술은 이들 조직 내의 긴장을 악화시키는 경향이 있다.

이 장에서는 흉곽과 골반 사이의 근막의 연결에 집중하고 그로 인해 영향을 받을 수 있는 근막선을 살펴보도록 한다.

여기에는 다음과 같은 것들이 포함된다:

- DFL과 관련하여 흉곽의 전후방 근막
- DFL과 관련하여 목가슴 부위의 전후방 근막
- DFL과 관련하여 흉요추 부위의 전후방 근막
- SFL 및 DFL과 관련하여 장골근 근막
- 외측선과 관련하여 요방형근 근막
- 전거근 근막
- 후거근 아래 근막.

신체의 다른 영역과 관련하여 흉곽을 살펴보는 추가적인 기법들에 관해서는 다음과 같이 다른 장에서 논의한다:

- 경추와 관련하여 흉곽을 살펴보는 기법들은 제5장에서 설명한다.
- 두개골 및 턱관절과 관련하여 흉곽을 살펴보는 기법들은 제6장에서 설명한다.
- 경질막의 가동성에 관련된 기법은 제7장에서 설명한다.
- 요추의 가동성과 관련이 있는 기법들은 제9장에서 찾을 수 있으며, 골반기저근과 관련된 기법들은 제10장에서 설명한다.
- 견갑대 및 상지와 관련하여 흉곽을 살펴보는 기법은 제12장 및 13장에서 설명한다.

이와 같은 구분은 물론 다른 모든 근막 조직과 마찬가지로, 흉곽 근막도 머리끝에서 발가락 끝까지 하나의 연결된 근막선이기 때문이다. 이 책에서 소개하는 기법들은 간단히 학습을 이완하기 위해 다양한 영역으로 분류하였다.

자세 분석 (Postural analysis)

거북목증후군은 일반적으로 만성적인 척추 통증을 앓고 있는 사람들에서 흔하게 발견된다. 치료사로서, 우리는 거북목증후군이 있을 경우 제한을 받기 쉬운 흉추의 관절을 가동하도록 훈련을 받는다. 흉곽 내에서 일반적으로 발견되는 것은, 종종 흉곽의 후관절 및 늑골두 관절의 제한을 동반하는 척추후만증의 증가이다. 하지만, 흉곽의 중간 부위는 흉곽의 이 부분의 굴곡의 결여로 입증되는 평편함을 나타낼 수도 있다. 두 가지 경우 모두에 있어서, 제약은 관절과 관련된 것(굴곡 기능 장애에 대하여 후관절의 전방 상방 활주의 감소 또는 신전 기능 장애에 대하여 늑골두 관절에서의 전방 상방 활주의 감소)일 수 있다. 흉곽에 대한 제약은 또한 가슴고리의 최적화되지 않은 역학작용에 의한 것일 수도 있다. ISM 접근 방법은 흉곽 내의 측방향의 "고리의 전환" 영역을 찾는데, 이는 자신의 위 또는 아래의 고리에 대하여 회전하는 고리를 나타낸다.

어떤 접근방법(전통적인 도수 물리치료 또는 ISM 접근방법)을 사용하는가에 관계없이, 치료사는 흉곽의 제한에 대한 기원이 근막에도 있을 수 있다는 점을 고려해야만 한다. 관절 또는 근육의 기능 장애는 흉곽에 대한 제약의 모든 원천을 이용해서 완전히 설명할 수는 없다. 예를 들어, 근막의 SFL 또는 DFL의 제약이 거북목증후군을 유지시킬 수 있다. 이러한 긴장은 복부 부위의 수술 자국과 같은 외상의 결과로도 발달될 수 있다. 또한, 업무 또는 레저 활동을 위해 앉은 자세에서 지나치게 많은 시간을 허비하는 것과 같은 일상생활 중의 특정한 활동이 이와 같은 긴장의 근막선을 생성하는 요인이 될 수 있다.

근막의 외측선 내에 제약이 있다면, 이는 흉곽의 측 방향 기울임 또는 측 방향 전환을 생성할 수 있다. 근막의 나선 내에 제약이 있다면, 이는 복사근 내의 편측성 긴장뿐만 아니라, 흉곽의 측 방향 기울임 또는 측 방향 전환에도 기여할 수 있다. 이것은 또한 견갑골의 위치에도 영향을 미칠 수 있으며 따라서 어깨 복합체의 기능에도 영향을 미칠 수 있다. 이들 두 가지 선은 모두 척추측만증에도 기여할 수 있다.

MMS를 이용한 치료의 개념

이 장을 위해, 우리는 MMS 기법을 사용할 때는 주로 치료의 첫 번째 개념을 이용할 계획이다. 즉, 재발성 관절 기능 장애 또는 통증유발점을 선택하여 이와 관련한 근막경선을 살펴본다. 치료사는 자신을 재발성 관절의 기능 장애 또는 근막 통증 유발점에 고정하고, 고정점에 대한 근막선의 긴장을 평가하여 자신의 두 손 사이의 초기 긴장을 이완한다.

조직이 반응하는 방식에 따라, 다음과 같은 접근 방법을 이용할 수 있다.

- 진동(등급 III−, III, III+)을 활용한다.
- 지속적인 압력을 활용한다.
- "하모닉스(harmonics)"를 활용한다 (Dr Laurie Hartman).

8장

전거근과 관련하여 적용하는 기법은 특히 의식적 이완(RWA) 기법에 잘 반응한다. 이는 제4장에서 설명하는 MMS의 개념에 대한 네 번째의 치료 개념이다. MMS를 이용하는 치료의 개념에 관한 추가적인 내용에 관해서는 이 장을 참조하기 바란다.

그림 8.1은 흉골과 척추의 흉추 및 가운데 흉추뼈 사이에서 발견되는 몇 개 층의 근막을 묘사한다.

- 표면 근막(감싸는) 목 근막(이는 설골을 흉골로 연결함)
- 다음과 같은 것을 포함하는 심부 목 근막.
  - 기관의 근막(이는 기관, 식도, 갑상선을 둘러싸고 종격 및 심막 근막까지 연속됨)
  - 척추앞 근막(이는 뒤쪽 목뼈 내의 척주 및 근육을 둘러싸고 있음)

그림 8.1은 치료사가 신체의 앞쪽과 뒤쪽 "사이의" 근막의 가동성을 회복하는 데 도움이 되도록 하기 위해 개발된 다음과 같은 기법을 이해하는 데 유용하다. 이들 조직의 가동성을 회복하는 것은 가슴과 복부의 앞쪽뿐만 아니라 흉곽 뒤쪽의 증상을 경감하는 데도 유용하다. 그것은 또한 지나친 흉추 후만의 문제도 개선할 수 있다.

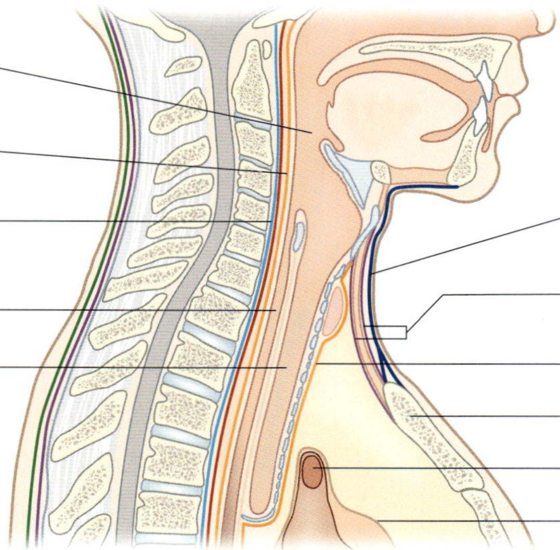

그림 8.1
목뼈의 근막층

MMS 기법: 흉곽 전방/후방 (anterior/posterior thorax)

DFL에 관한 우측의 전후방 흉곽 (그림 8.2-8.4)

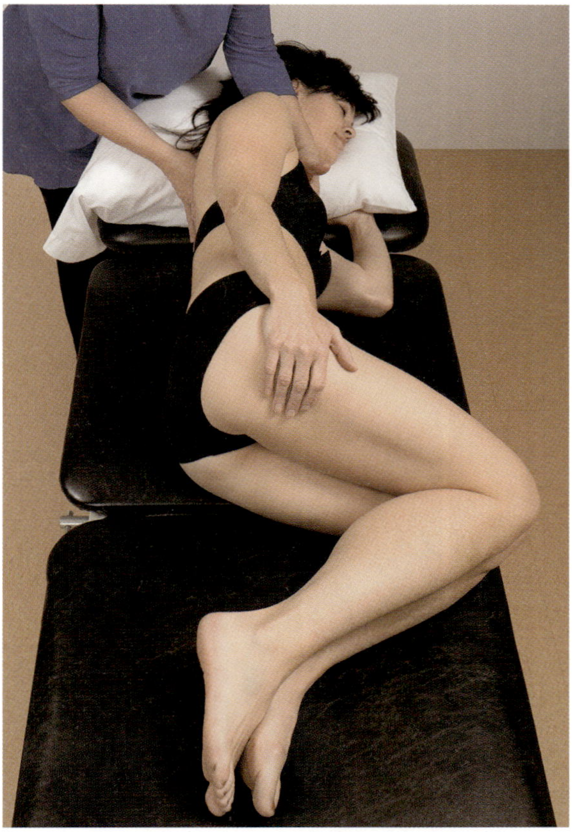

그림 8.2
요추를 중립으로 한 MMS 전후방 흉곽

도수 안정화 환자는 흉곽 및 요추를 중립 위치로 하고, 엉덩이와 무릎은 굽힌 상태로 옆으로 누운 자세로 좌측에 있다.

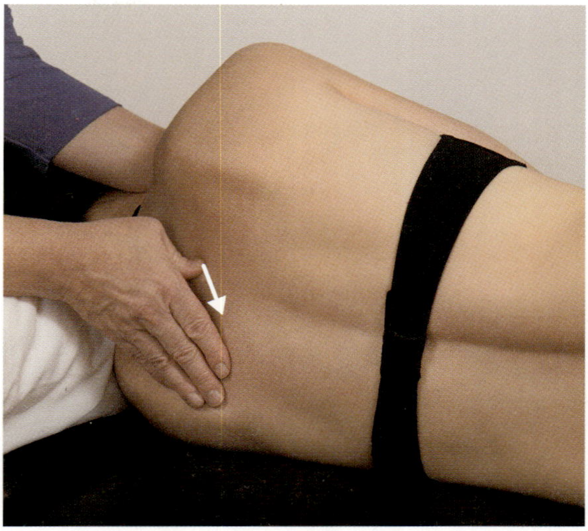

그림 8.3
흉곽 전방/후방 MMS 기법 - 흉곽에 대한 포착의 안정화

치료사는 극돌기의 우측의 미골부 방향을 향한 후전방을 통해 중부 흉추 부위(T3-10)에 고정한다. 이 예는 흉곽의 우측에 대한 것임에 유의한다. 흉곽의 좌측은 유사하게 치료하지만, 환자는 우측으로 누운 자세로 우측에 있으며 치료사는 중간 흉곽 부위 내의 극돌기의 좌측을 안정화한다.

도수 이완술 치료사는 처음에는 흉골 후방의 조직 안으로 천천히 잠그고 그 다음은 부드럽게 미골부 방향으로 밀고, 이 모든 것을 하는 한편으로 흉골 뒤쪽의 근막경선의 깊이를 유지하면서, 심막 근막을 이완한다. 치료사는 미골부의 후전방 압력을 이용하여 중부 흉추 부위에 고정한 손 안에서 자신이 즉각적인 긴장을 인식하는 각도를 이완한다. 스타 개념은 어떤 벡터가 손의 안정화의 가장 많은 부분을 당기는지를 판단하는 데 있어서 유용한 접근 방법이다. 긴장은 심막 주위 조직이 단순한 미골부 방향으로,

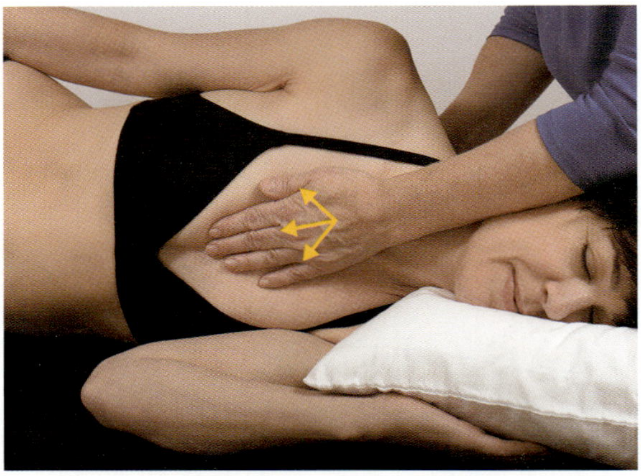

그림 8.4
심막과의 관계에서의 MMS 전후방 흉곽

또는 환자의 우측 미골부 방향으로 또는 좌측 미골부 방향으로 밀어질 때 가장 많이 느껴질 수 있다. 때로는 항상 조직의 깊이를 유지하면서 심막 조직을 중부와 편측으로 또는 시계/반시계 방향으로 이동할 때 긴장이 가장 두드러진다. 환자는 실제로는 치료사가 단순히 가슴의 극돌기가 움직이는 것을 방지하는 과정에서 흉추 위를 다소 세게 누를 때 이러한 긴장을 인식한다. 만약 어떠한 긴장도 인지되지 않는다면, 근막 DFL의 부분이 흉곽에 대해 꽉 조이지 않는다는 것을 의미한다. 만약 긴장이 인지되는 경우(치료사의 두 손 사이에서 빠르게 저항이 느껴지는 경우), 이것은 제4장에서 설명하는 접근 방법에 따라 가동될 수 있다(치료사는 스스로가 가장 제한이 되는 방향으로 심막 근막의 반복적인 전후방 가동을 수행하는 동안 흉곽이 이동하는 것을 방지하기 위해 극돌기 상의 압박을 유지함). 이러한 수준에서 긴장이 발견되는 경우에는 이것을 모든 가슴 수준에 대해 반복할 수 있다.

DFL과의 관계에서의 전후방 흉곽 (그림 8.5)

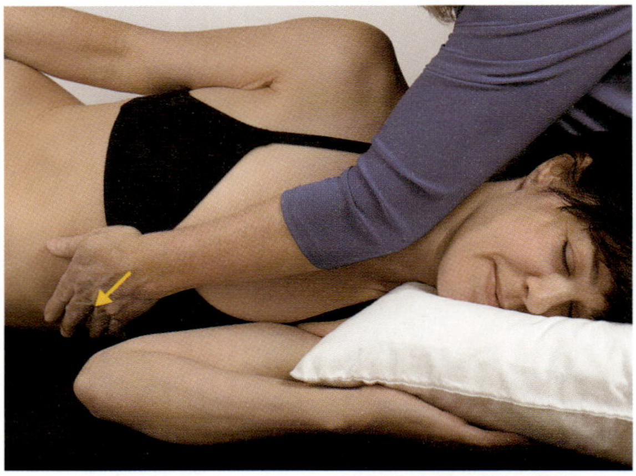

그림 8.5
횡격막과의 관계에서의 MMS 전후방 흉곽

앞의 세 가지 기법은 횡격막과의 관계에서 동등하게 찾을 수 있다.

도수 안정화　위의 기법에 따라 실행한다.

도수 이완술　미골부의 손은 항상 치료사의 두 손 사이의 즉각적인 긴장의 선을 살피면서 조직의 미골부의 측면 활강을 이용하여 횡격막의 전방을 이완한다. 조직의 적절한 깊이가 요구된다. 이 기법을 피상적으로 수행할 경우에는 이 기법을 이용하여 복직근 및 복사근 주변의 근막을 접근할 수 있다(이는 SFL을 위한 기법이 될 것임). 하지만, DFL의 일부인 횡격막을 접근하기 위해서, 치료사는 반드시 먼저 아래쪽 갈비뼈의 뒤쪽 조직 안으로 천천히 가라앉은 다음 부드럽게 미골부 측면 방향으로 밀어야 한다. 이 기법은 동측성 또는 대측성 횡격막 가운데 어느 하나에 대해 수행할 수 있다.

진행 상기 기법들은 동일한 옆으로 누운 자세에서 반복할 수 있으나, 근막의 DFL은 엉덩이를 신전선의 0°로 놓고, 무릎은 굴곡의 90° 각도로 굽힘으로써 사전 긴장을 주어야 한다(그림 8.6).

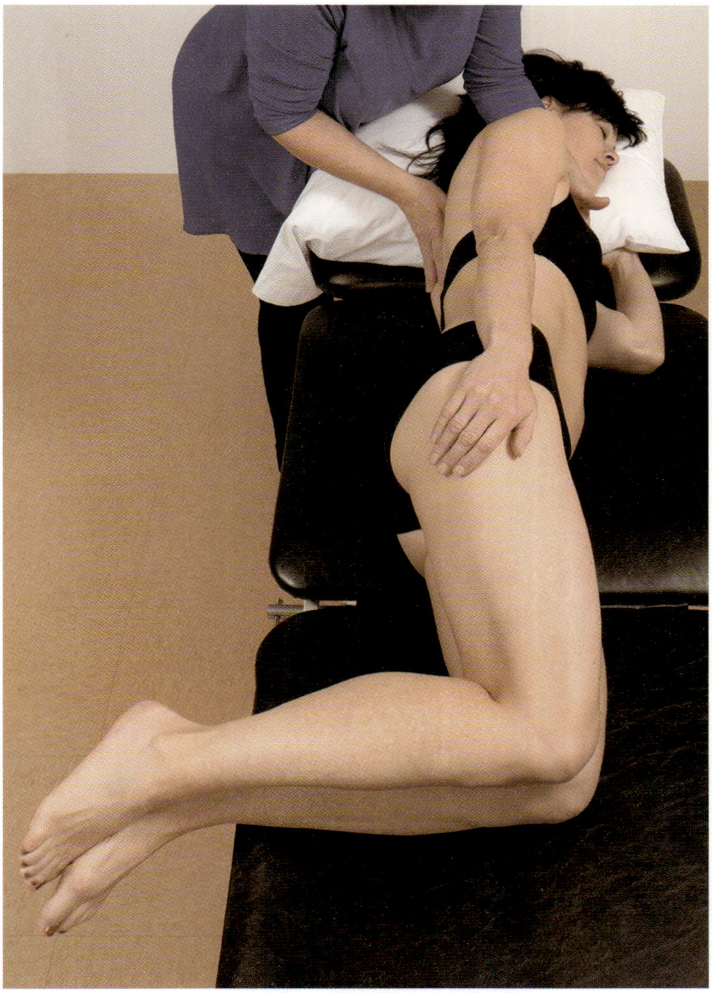

그림 8.6

DFL에 긴장이 있는 전후방 흉추 MMS (엉덩이는 신전되고 무릎은 굽힌 상태)

전후방 경흉추 부위(DFL)의 MMS 기법(그림 8.7)

상기 기법은 또한 지속적인 경흉추 기능 장애에 활용하기 위해 다음과 같이 응용할 수도 있다. 횡격막이 최적으로 기능을 하지 못할 때, 환자는 가슴 위쪽 호흡 패턴을 발달시키는 경향이 있다. 이를 보상작용을 일으키는 과정에서 흉쇄유돌근이 과도하게 활성화될 수 있으며 통증유발점을 발달시켜, 이것이 흉곽출구증후군 또는 수근관증후군과 유사하게 언급되는 증후군으로 귀결될 수 있다. 긴장성 흉쇄유돌근들은 또한 경흉추 부위 내의 통증 및 기능 장애를 유지할 수 있다. 이 기법을 위해, 치료사는 극돌기의 우측 위의 미골부를 향한 후전방을 통해 경흉추 부위(C7–T2) 상에 고정한다. 치료사는 또한 통상적으로 늑골두 관절 수준에서 위쪽 갈비뼈 상에 고정하는 것을 촉진할 수도 있다(이 기법은 또한 좌측에서 수행할 수도 있음). 가동되는 손은 이전의 기법에 따라 심막 근막을 이완한다.

전후방 흉요추 부위(DFL)의 MMS 기법(그림 8.8)

상기의 기법은 또한 지속적인 흉요추 기능 장애에 활용하기 위해 다음과 같이 응용할 수도 있다. 위쪽 가슴 호흡 패턴에 있어서, 횡격막은 아래 방향으로 움직이지 않는다(짧아짐). 이러한 패턴은 척주기립근의 과활성으로 귀결될 수 있으며, 이는 흉요추 관절에서의 긴장의 증가를 동반하는 척추전만증으로 귀결될 수 있다. 아래쪽 갈비뼈는 상대적으로 미골부 위치를 유지하기 보다는 위쪽 방향을 지향하는 경향이 있다. 이 기법을 위해, 치료사는 극돌기 우측의 끝 부분을 향한 후전방을 통해 흉요추 부위(T11 및 T12) 상에 고정한다(이 기법은 또한 좌측에 대해서 수행할 수도 있음). 가동되는 손은 이전의 기법에 따라 심막 근막을 이완시키거나 또는 전방 횡격막을 이완한다.

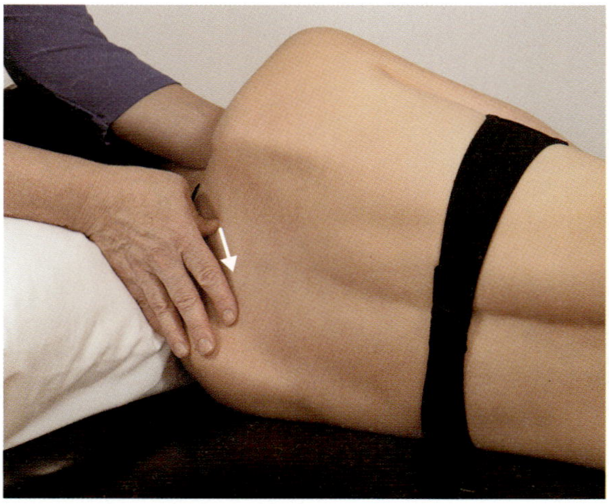

그림 8.7
전후방 경흉추 부위의 MMS

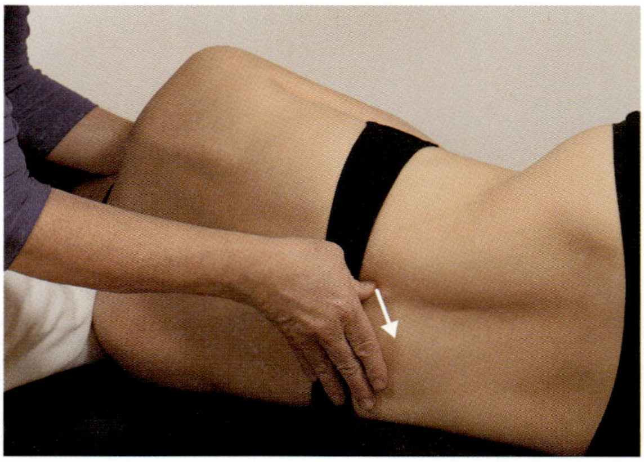

그림 8.8
A/P Th/Lx 부위 MMS

사례 보고 8.1
맥의 이야기*

54세의 음악가는 자신의 컴퓨터 작업, 기타 연구, 그리고 다리를 똑바로 눕혀서 자면서 악화된 흉부 중간 부위의 만성적인 깊은 통증을 호소했다. 외상의 병력은 없었으며 그의 증상은 과거 5년에 걸쳐 점진적으로 발생했다. 그의 방사선 보고서는 가벼운 척추관절강직증이 보고된 상태로 평범하였다. 그는 전에 카이로프랙터 및 정골요법사와 상담을 하였으며, 어떤 결과도 없었다. 그는 또한 물리치료사의 검사도 받았으며 그는 신전 및 회전을 개선하기 위해 경흉추 및 흉추 중간 부위를 가동하였고 그의 흉추의 고장성 신근의 긴장을 완화하기 위해 건침치료를 이용하였다. 이러한 접근방법은 그의 증상을 대략 50% 정도 개선하였으나 그 다음 그의 상태는 고원 현상을 나타냈다. 그 다음 그는 ISM 접근방법을 교육받은 치료사의 평가를 받았다. 이 치료사는 가슴의 우측 회전 시 4번 늑골에서 늑골의 우측 이동(가슴내 좌측 비틀림)을 알아냈다. 이것은 가슴 회전을 유지하기 위한 근육 재교육 패턴뿐만 아니라 이 늑골을 유지하는 근육의 긴장을 해제하기 위한 기법들을 이용하여 치료하였다. 다시 한번 그는 자신의 증상의 개선을 인식하였으나, 그는 여전히 특히 바른 자세로 잠을 자고 일하는 날의 끝에는 낮은 등급의 통증을 느꼈다. 그런 다음 그는 근막 계통의 평가를 위해 소개가 되었으며 다음과 같은 것이 인지되었다.

- 이전의 발의 분마족 기형(태생적인)
- 중간 흉곽을 위한 전후방 MMS 기법들은 양방향적으로 매우 빡빡하고(심지어 그의 엉덩이와 무릎을 45°로 굽힌 상태에서도) 그의 가슴 통증을 재발시켰다.
- DFL과 관련한 전후방 중간 흉곽 MMS 기법들 역시 매우 빡빡했으며, 목 통증, 그의 간헐적인 호소를 재발시켰다 (기법에 관해서는 제 5장 참조).
- 전후방 경흉추 및 흉요추 MMS 기법들은 비록 중간 흉곽 기법들보다는 덜했으나 역시 문제적이었다.

이들 기능 장애는 측면으로 누운 자세에서 MMS 기법들을 이용하여 치료하였으며, 나중에는 DFL 상의 긴장을 증가시키기 위해 엉덩이를 0°로 펼치고, 무릎을 90°로 굽힌 상태로 하는 방향으로 진행하였다. 결과적으로, 우리는 그의 요족 부위에 위-아래방향으로 움직임을 이용하여 흡입컵을 이용하였으며, 이를 측방으로 누운 자세에서의 전후방 중간 흉곽을 위한 MMS 기법들과 조합하였다. 이 접근방법은 그의 오래된 만성 중간 흉곽 통증을 해결하였으며 그는 마침내 다리를 곧게 편 바른 자세로 잠을 자도 증상이 발생하지 않게 되었다. 우리는 그 다음 그의 일(기타 연주 및 컴퓨터) 뿐만 아니라 그가 아동 시절부터 있었던 요족이 근막의 빡빡한 DFL에 기여했다고 추측할 수 있었다. 아마도 목 및 중간 흉곽 등뼈에 관련한 심낭과 횡격막 사이의 근막 긴장이 그의 만성 흉곽 통증을 유지하였던 요인이었던 것 같다.

*환자의 개인 정보를 보호하기 위해 가명을 사용했다.

장골근(iliacus) MMS 기법

횡격막, 장요근, 장골근, 그리고 요방형근은 요추에서 골반의 연결을 공유한다. 적절한 횡격막을 이용한 호흡이 관찰되지 않을 경우, 이들 근육은 사용되지 않고, 약하고, 통증유발점이 발달하기 쉬우며, 이 모든 것은 등 및 허리의 통증에 일정 역할을 할 수 있다(Clifton-Smith & Rowley 2011). 이 근육들은 또한 근막의 DFL의 일부를 구성하지만, 장골근 또한 임상적으로 근막의 SFL 및 외측선과 상관있는 것으로 보인다.

이 기법에 대한 증상은 다음과 같다:

- 복부 부위의 통증
- 고관절의 신전의 제한 – 확장을 늘리기 위한 고관절 캡슐의 가동에 따른 안정화, 장요근을 신전하기 위한 기법에 따른 안정화
- 요부 신전의 제한 – 요추 후관절의 신전을 늘이기 위한 가동에 따른 안정화
- 고관절 외전의 제한(팽팽한 DFL에 의한).

반대편 전상장골근(ASIS)을 동반하는 우측 장골근 MMS(그림 8.9)

도수 안정화 치료사는 전상장골근(ASIS)에서 치골결합을 향해 긴장을 이완하면서, 자신의 우측 엄지를 우측 장골근 위에 부드럽게 놓는다. 압력은 우측에 있으며, 중부 및 편측 방향으로 수행한다. 때로는, 지나치게 많은 긴장이 존재하여 치료사가 마치 트램펄린을 타고 있는 듯이 느낀다. 장골근은 장골의 내측면에 선을 긋는 넓은 근육이기 때문에,

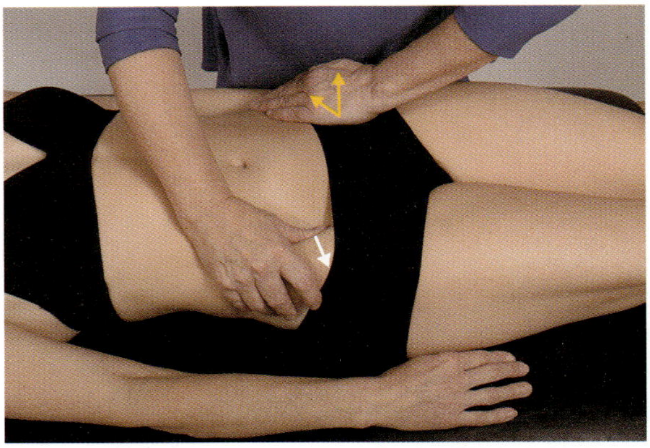

그림 8.9
반대편 전상장골근(ASIS)을 동반하는 우측 장골근 MMS

다음과 같은 기법들을 촉진하고 치료하기 위해 복수의 부위를 고정점으로 사용할 수 있다.

도수 이완술 치료사의 좌측 손은 반대편 장골을 부드럽게 "아웃플레어" (장골의 측후 방향으로의 움직임을 설명하는 접골 용어) 방향으로 움직이되, 머리 속에는 스타 개념을 명심한 상태에서 해당 장골을 촉진한다. 치료사는 자신이 우측 장골근을 도수 안정화 안에서 즉각적인 긴장을 느끼는 각도를 촉진한다. 만약 이와 같은 근막경선이 팽팽할 경우, 치료사는 마치 우측 장골근이 중간을 향해 당겨지는 듯이 도수 안정화 안에서 긴장의 증가를 느끼게 될 것이다. 환자는 치료사가 우측 장골근 상의 자신의 압력을 증가하는 데 따라 이러한 변화를 인지한다. 긴장이 인지되는 경우(치료사의 두 손 사이에서 빠르게 저항이 느껴지는 경우), 이것은 제4장에서 설명하는 접근 방법에 따라 가동될 수 있다(치료사는 좌측 장골 내의 가장 제한이 있는 방향으로 자신의 가동을 반복하는 과정에서 이것이 움직이는 것을 방지하기 위하여 우측 장골근에 대한 압력을 유지함).

반대편 외복사근(SFL)/ 전방 횡격막(DFL)을 동반하는 우측 장골근의 MMS(그림 8.10)

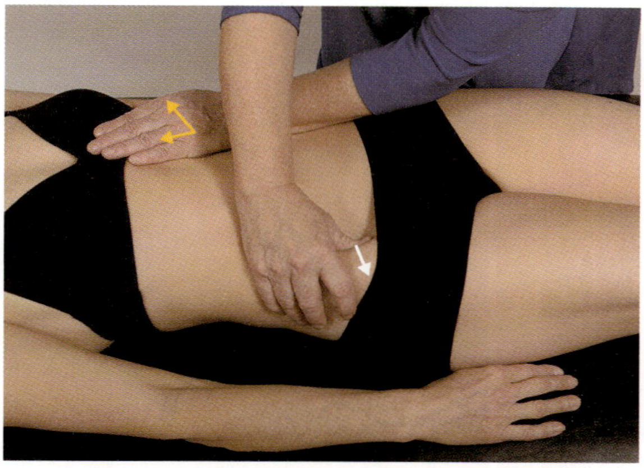

그림 8.10
반대편 EO(SFL)/전방 횡격막(DFL)을 동반하는 우측 장골근의 MMS

도수 안정화 위의 기법에 따라 실행한다.

도수 이완술 항상 스타 개념을 염두에 두고, 이것을 부드럽게 앞쪽 외측 방향으로 이동하면서 치료사의 좌측 손은(SFL 및 DFL에 대해) 상대적으로 깊이 촉진되는 좌측 외복사근 또는 좌측 전방 횡격막 부위를 이완시킨다. 치료사는 우측 장골근을 도수 안정화하면서 즉각적인 긴장을 찾을 수 있는 각도를 촉진한다. 만약 긴장이 인지되면(치료사의 두 손 사이에서 빠른 저항이 느껴지면), 이것은 제4장에서 설명하는 접근 방법에 따라 가동될 수 있다. 이 기법은 또한 근막 나선의 기능 장애를 위해서도 유용하다.

동측 외복사근(SFL)/ 전방 횡격막(DFL)을 동반하는 우측 장골근의 MMS(그림 8.11)

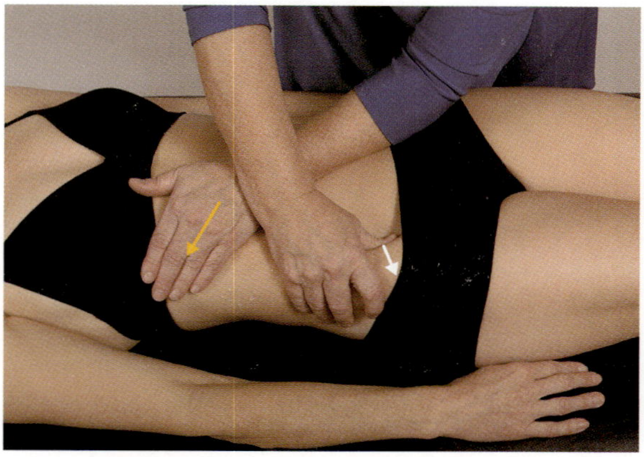

그림 8.11
동측 외복사근(SFL)/전방 횡격막(DFL)을 동반하는 우측 장골근의 MMS

도수 안정화 위의 기법에 따라 실행한다.

도수 이완술 치료사의 좌측 손은 항상 스타 개념을 염두에 둔 상태에서(DFL에 대한), 우측 외복사근 또는 우측 전방 횡격막을 부드럽게 앞쪽 외측 방향으로 움직이면서 그것을 이완한다. 치료사는 우측 장골근을 도수 안정화하면서 즉각적인 긴장을 찾을 수 있는 각도를 촉진한다. 만약 긴장이 인지되는 경우(치료사의 두 손 사이에서 빠르게 저항이 느껴지는 경우), 이것은 제4장에서 설명하는 접근 방법에 따라 가동될 수 있다. 이 기법은 또한 근막의 외측선의 기능 장애를 위해서도 유용하다.

심막(DFL)을 동반하는 우측 장골근의 MMS(그림 8.12)

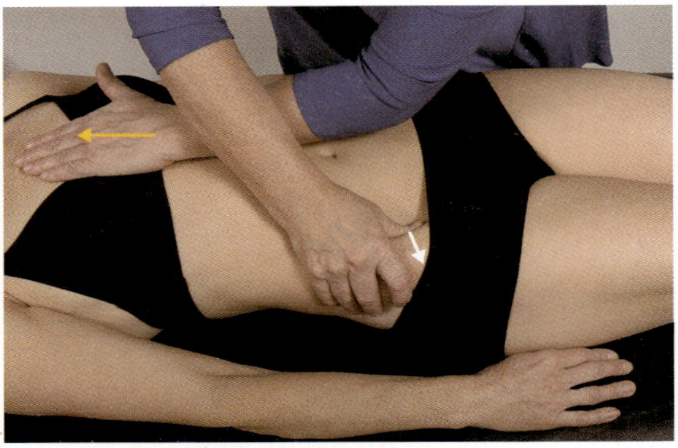

그림 8.12
심막(DFL)을 동반하는 우측 장골근의 MMS

도수 안정화 위의 기법에 따라 실행한다.

도수 이완술 치료사의 좌측 손은 처음에는 흉골 뒤의 조직 내로 천천히 들어가고 다음에는 이것들을 부드럽게 두개골 방향으로 밀고, 이러는 과정에서 항상 근막경선의 깊이를 유지하면서 흉골 부위를 촉진한다. 스타 개념을 이용하여, 치료사는 우측 장골근을 도수 안정화 하면서 손 안의 즉각적인 긴장을 찾을수 있는 각도를 촉진한다. 이와 같은 긴장은 단순한 두개골 방향, 또는 환자의 우측 두개 또는 좌측의 두개 내에서 가장 많이 느낄 수 있다. 때로는 긴장은 항상 조직의 깊이를 유지하는 상태에서 심낭조직을 중부 및 편측 방향으로 또는 시계/반시계 방향으로 이동할 때 가장 잘 느껴진다. 만약 어떠한 긴장도 인지되지 않을 때는, 이 근육에 관한 근막의 DFL은 팽팽하지 않은 것이다. 만약 이러한 근막경선이 팽팽할 경우, 치료사는 마치 우측 장골근이 정중선 및 두개골로 당기는 것처럼 도수 안정화하면서 긴장의 증가를 느낄 것이다. 환자는 치료사가 장골근 상의 자신의 압력을 증대할 때 이를 인식한다. 근막의 이 선을 가동하는 유사한 개념이 적용된다.

동측 치골결합(SFL)을 동반하는 우측 장골근의 MMS(그림 8.13)

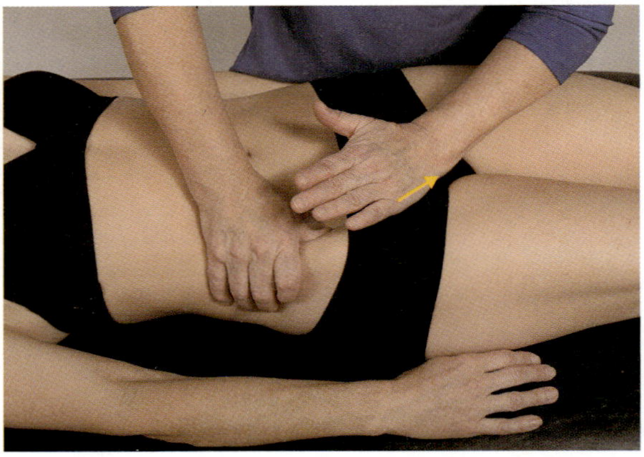

그림 8.13
동측 치골결합(SFL)을 동반하는 우측 장골근의 MMS

도수 안정화 위의 기법에 따라 실행한다.

도수 이완술 항상 스타 개념을 머리 속에 둔 채로, 우측 치골결합을 미골부의 중심 방향으로 부드럽게 움직이면서 치료사의 좌측 전완(또는 손의 뒤꿈치)이 우측 치골결합 부위를 촉진한다. 치료사는 자신이 우측 장골근을 도수 안정화하면서 즉각적인 긴장을 찾을 수 있는 각도를 촉진한다. 만약 긴장이 인지되는 경우(치료사의 두 손 사이에서 빠르게 저항이 느껴지는 경우), 이것은 제4장에서 설명하는 접근 방법에 따라 가동될 수 있다. 이 기법은 또한 서혜인대 부위 내의 근막의 가동에도 또한 유용하다.

측면 다리/장경인대(외측선)를 동반하는 우측 장골근의 MMS(그림 8.14)

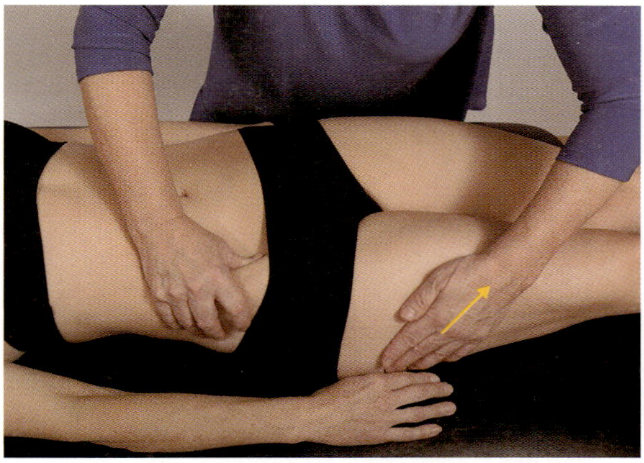

그림 8.14
우측 장골근과 측면 다리/장경인대 MMS

도수 안정화 위의 기법에 따라 실행한다.

도수 이완술 치료사의 좌측 손은 항상 스타 개념을 머리 속에 유지하면서, 조직을 내회전 방법을 이용하여 부드럽게 이동하면서 우측 측면 대퇴부의 장경인대(ITB)를 촉진한다. 치료사는 자신이 우측 장골근은 도수 안정화하면서 즉각적인 긴장을 찾을 수 있는 대퇴부의 각도와 부위를 촉진한다. 이러한 근막경선의 가동에 유사한 개념이 적용된다.

다리중앙/모음근(DFL)을 동반하는 우측 장골근의 MMS(그림 8.15)

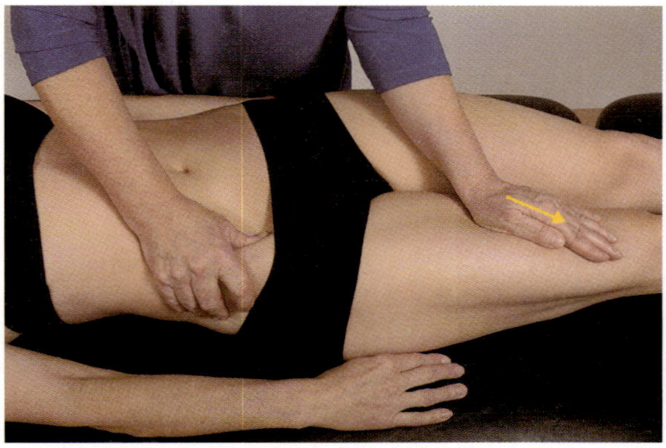

그림 8.15
다리중앙/모음근(DFL)을 동반하는 우측 장골근의 MMS

도수 안정화 위의 기법에 따라 실행한다.

도수 이완술 치료사의 좌측 손은 항상 스타 개념을 염두에 둔 상태에서 종종 외회전 방법을 이용하여 조직은 부드럽게 미골부 방향으로 이동하면서 우측 중앙대퇴부를 촉진한다. 치료사는 자신이 우측 장골근은 도수 안정화하면서 즉각적인 긴장을 찾을 수 있는 대퇴부의 각도와 부위를 촉진한다. 이러한 근막경선의 가동에 유사한 개념이 적용된다.

장골근 근막 역시 제왕절개 수술 부위 흉터를 포함하여 이전의 수술로 인한 모든 **복부 흉터**와 관련하여 촉진될 수 있다는 것을 유의한다. 흉터 자체는 상대적으로 가동성이 있으나 근막의 SFL 또는 DFL과 관련한 흉터는 자주 문제가 된다. 그리고 나면 고정은 장골근 보다는 흉터에 있다. 유사한 기법들이 여기에서도 적용될 수 있다.

진행 이러한 장골근 기법들을 진행할 수 있는 다음과 같은 두 가지 방법이 있다. 하나는 환자에게 기법을 반복하는 동안 자신의 발목을 적극적으로 배측굴곡/외번하여 DFL에 사전 긴장을 가하는 방법이다. 다른 방법은 아래에서 기술하는 바와 같이 고관절이 신전되고/무릎이 굽혀진 상태로 기법을 반복하는 방법이다.

고관절을 신전하고 무릎을 구부린 상태의 사전에 긴장이 유도된 우측 장골근의 MMS(그림 8.16)

장골근을 위한 상기의 모든 기법은 근막의 SFL 및 DFL 모두 사전에 긴장 유도를 위해 고관절을 신전하여 0°에, 그리고 무릎을 굴곡시켜 90°에 있는 상태로 환자의 신체가 **주추** 위의 모서리에 놓여진 상태에서 반복할 수 있다.

치료사는 반드시 환자가 특히 요추전만에 대하여 편안한지 여부를 확인해야 한다. 일반적으로 발판을 놓아 환자의 다리를 지지해야 하며, 탁자는 반드시 환자가 척추의 전만 자체를 견딜 수 있는 지점까지 낮추어야 한다.

요방형근은 하부흉추 및 요추 부위의 재발성 긴장의 빈번한 원천이다. 이 근육은 만약 측면 엉덩이 안정장치(주로 중둔근)가 부적절할 경우에는 과하게 활성화될 수 있다. 하지만, 이 근육과 관련된 근막경선이 팽팽할 경우 요방형근 부위의 긴장 또한 유지될 수 있다. 요방형근은 축선(상부 사분면 기법은 아래에서 설명함) 및 DFL(제9장에서 설명함)과의 관계 하에서 촉진될 수 있다.

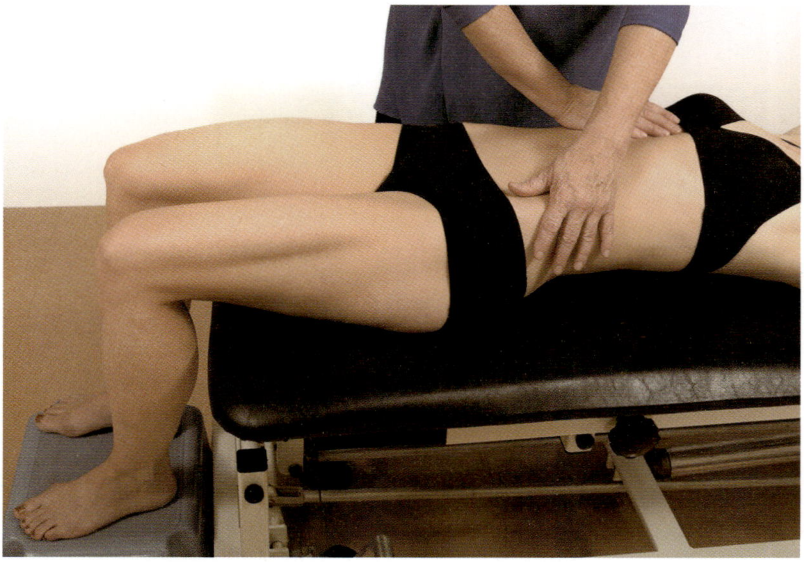

그림 8.16

고관절을 신전하고 무릎을 구부린 상태의 MMS 사전에 긴장이 유도된 우측 장골근의 MMS

MMS 기법들:
측면 흉곽과의 관계 하의 우측 허리의 요방형근(외측선 - 위쪽 사분면) (그림 8.17, 8.18)

도수 안정화 환자는 엉덩이 및 무릎이 중립이고, 우측 어깨가 굽은 상태로 좌측으로 누운 자세이다. 우측 엄지를 이용하여, 치료사는 다음과 같은 세 부위의 우측 요방형근 위쪽에 고정하고 있다. 근육의 복부 중앙, 12번째 갈비뼈에서 시작해서 장골 능선에 따라 정지한다. 근육의 복부에 대한 고정 대상은(기저부를 향한) 중부 및 편측 방향에 있다. 12번째 갈비뼈에 있는 근육의 시작점에 대하여, 고정 대상은 또한 중부 및 편측 방향에 있으나, 미골부방향으로 기울어져 있다. 장골 능선에 있는 근육의 정지를 위하여, 고정 대상은 또한 중부 및 편측 방향에 있으나, 역시 꼬리 모양으로 각져 있다.

도수 이완술 치료사의 좌측 전완은 항상 스타 개념을 염두에 두고 우측 측면흉곽을 촉진한다. 치료사는 측면 흉곽을 여러 가지 가능한 방향으로 이동하면서 이를 촉진할 수 있다.

- 환자의 머리를 향하여
- 두개골 앞쪽 방향(치료사는 측면 흉곽 약간 뒤쪽에서 기동을 시작하기 위하여 반드시 자신의 전완을 활용해야 한다.)
- 두개골 뒤쪽 방향(치료사는 측면 흉곽 약간 앞쪽에서 기동을 시작하기 위하여 반드시 자신의 전완을 활용해야 한다.)

가동되는 전완의 방향은 늑간 근육의 다이아몬드 모양을 따른다는 점을 유의한다. 흉곽은 아래쪽 가슴 부위 및 가슴 중간 부위 모두에서 이와 같은 방식으로 촉진할 수 있다. 비록 특정한 가슴고리와의 관계에서 사용할 수도 있으나 이는 일반적인 기법이다. 치료사는 흉곽 상에서 스스로가 우측 요방형근을 도수 안정화 안에서 즉각적인 긴장을 인지하는 각도와 부위를 촉진한다. 만약 긴장이 인지되는 경우(치료사

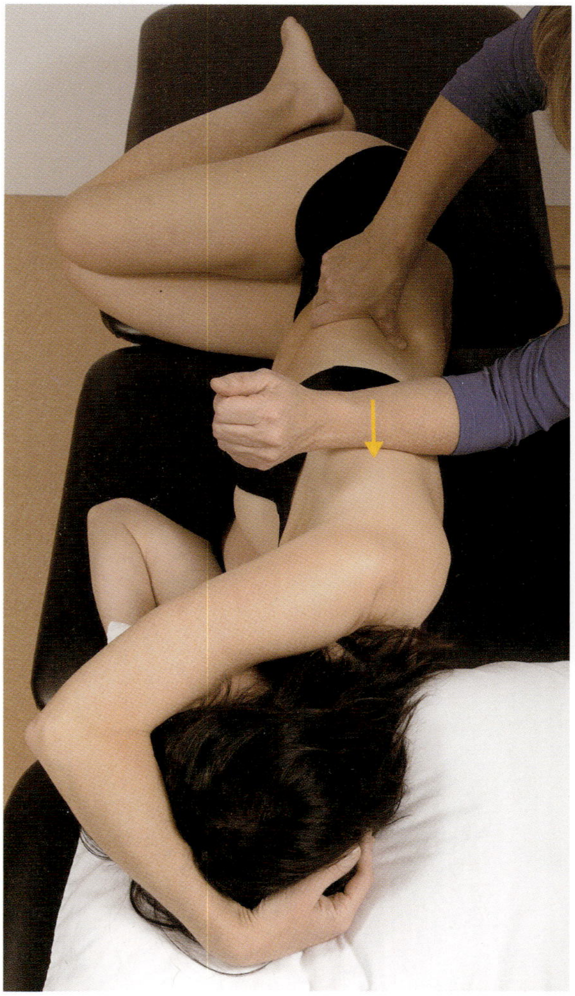

그림 8.17
측면 흉곽이 있는 우측 요방형근의 MMS (두개 방향)

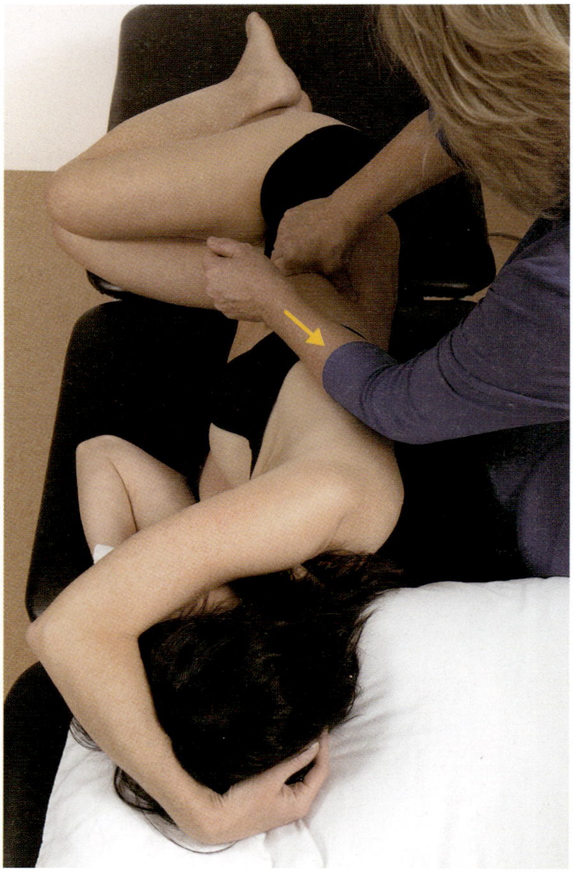

그림 8.18
측면 흉곽이 있는 우측 요방형근 MMS
(두개 뒤 방향)

의 두 손 사이에서 빠르게 저항이 느껴지는 경우), 이것은 제4장에서 설명하는 접근 방법에 따라 가동될 수 있다.

하부 사분면에 대한 외측선과 관련한 우측 요방형근에 대한 MMS 기법들은 제9장에서 설명한다는 점을 유의하기 바란다.

전거근(serratus anterior) MMS 기법

전거근은 일반적으로 견갑골 및 견관절 복합체의 기능 장애와 연관되어 있으며, 견갑골의 기능 장애를 공통의 특징으로 이 부분이 약하고, 특히 어깨 굴곡을 특징으로 한다. 가슴고리 기능 장애에서는 전거근의 긴장성 근막이 가슴고리를 당기는 힘을 생성하여 흉곽과 독립적으로 유리된 견갑골 동작을 수행하는 것을 어렵게 한다는 점도 빈번하게 시사되고 있다. 따라서 이것은 흉추의 기계적 작용과 어깨띠 기능에 영향을 미친다.

만약 전거근이 문제가 있는 것으로 밝혀질 경우, 의식적 이완(RWA)기법이 효과가 있다. 이는 제4장에서 설명하는 MMS에 대한 네 번째 치료 개념이다.

우측 전거근의 의식 있는 이완 (그림 8.19)

의식적 이완(RWA)은 환자가 능동적인 참가자가 되는 바이오 피드백 기법으로 다이앤 리, 이엘제이가 개발하였다. 환자에게는 촉진을 하는 근육에 자신의 의식을 기울이도록 요청을 하며 근육의 이완을 촉진하기 위하여 이미지적인 단서를 다양하게 이용한다. 이와 같은 환자의 참여는 치료사가 자신의 손에서의 감각적 피드백을 이용해서 이완을 시키는 과정에서 일어난다(Lee & Lee 2011). 이 기법에 관한 완전한 설명에 관해서는 제4장을 참조한다.

도수 안정화 환자는 엉덩이와 무릎을 중립으로 하고 우측 팔은 몸통 옆 또는 환자의 손을 자신의 이마 위에 둔 결합된 어깨 사분면 자세로 한 좌측으로 누운 자세이다(이 기법은 또한 앉은 자세로도 수행할 수 있음). 자신의 우측 손의 손가락을 이용하여, 치료사는 고장성인 전거근의 다발을 부드럽게 촉진한다(주석: 측면 흉곽의 특정한 부위에 둘 이상의 다발이 있을 수 있으며, 가능한 한 모든 다발을 갈비뼈 위의 전방 부착 부위부터 견갑골을 향해 뒤쪽으로 가능한 한 멀리 촉진해야 함).

도수 이완술 치료사의 좌측 손은 환자의 우측 견갑골을 감싸고, 이것이 처음에는 내밀고 이어서 다시 당기도록 가르친다.

치료사가 전거근에 수동적 압력을 적용하면, 환자는 "근육을 부드럽게 하고, 움직이는 대로 놓아 두세요. 내 손가락이 근육 속에 파고 들 수 있도록 할 수 있는 방법이 있는지 찾아보세요." 라는 지시를 받는다. 동시에, 치료사는 근육의 긴장을 줄이면서, 기시점과 정지점을 단축하도록 견갑골을 움직인다(전인). 그런 다음 치료사는 기다리면서, 환자와 자신의 시스템이 치료사가 스스로 움직이도록 수동적 그리고 지시사항을 주는 동시에 이완에 대한 단서를 주도록 허용한다. "당신의 견갑골이 척추 쪽으로 회전하도록 하세요"와 같은 음성 단서가 여기서는 통상적으로 잘 작동한다. 통상적으로 10~15초 이내에 일단 최대한의 이완이 달성되고 나면, 근육은 치료사가 그것의 반응을 듣고 과도한 활동의 재발을 회피하는 가운데 견갑골의 수축과 함께 완전한 신전을 통해 부드럽게 유도된다. 그런 다름 치료사는 신전할 능력을 상실한 조직의 "문제"를 해제하는 것을 도우며 근육 다발의 견갑골 수축 방향으로의 이완을 촉진할 수 있다.

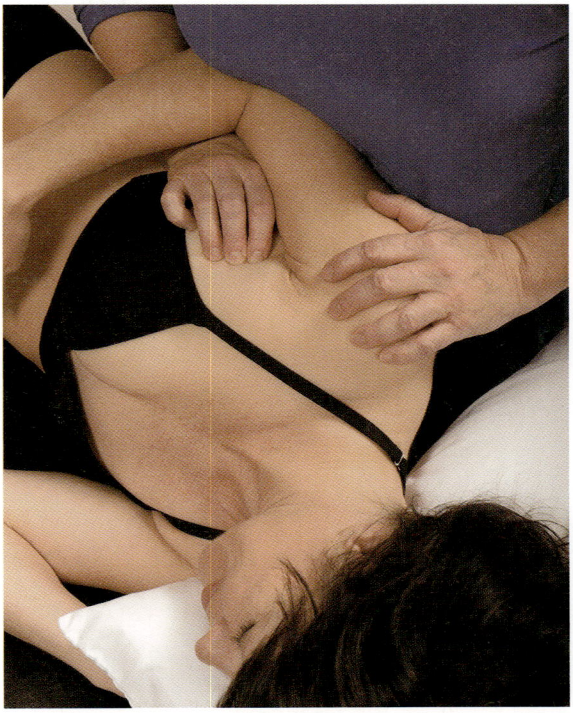

그림 8.19
우측 전거근 흉곽 MMS를 동반하는 우측 전거근 MMS

우측 전거근 MMS (그림 8.20)

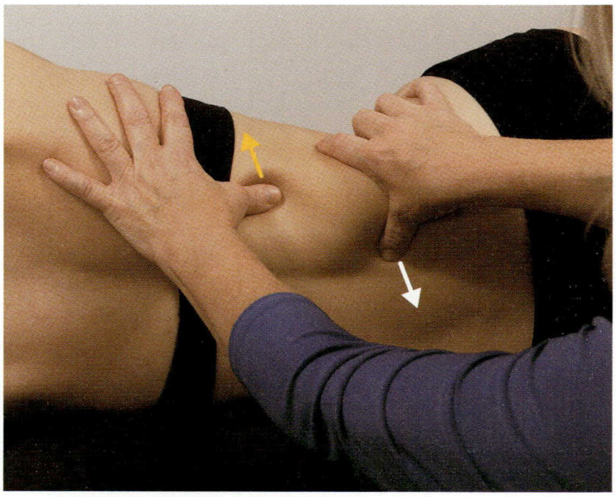

그림 8.20
우측 전거근 MMS

후방 아래쪽 전거근은 흉곽 또는 요추에 영향을 미칠 수 있는 근막 제한을 찾는 치료사들이 일반적으로 찾는 것은 아니다. 후방 아래쪽 전거근은 극상인대와 위쪽 2에서 3번째 요추(L1–3)와 아래쪽 두 개의 흉추(T11–12)의 극돌기에서 시작한다. 이것은 갈비뼈 9에서 12까지의 아래쪽 경계에 고정된다(이 근육 위에는 광배근이 있음). 기능적으로, 이것은 숨을 내쉬는 과정에서 갈비뼈를 누르는 것을 돕는 호기 근육의 부가적 근육이다. 이것은 최적의 측면 늑골 호흡을 제한하고 흉요추 부위 전반에 걸친 긴장을 유지하는 요소일 수 있다.

도수 안정화 환자는 엉덩이와 무릎을 중립 위치에 둔 좌측으로 누운 자세이다. 치료사의 우측 손은 극돌기의 우측 위에 꼬리 방향으로 있는 후전방을 이용하여 극돌기를 안정화한다.

도수 이완술 치료사의 다른 쪽 손은 만약 우리가 근막의 연결을 고려할 때는 갈비뼈 9~12 너머로 신전될 수 있는 아래쪽 가슴고리를 촉진한다. 의식 있는 해제 기법은 상기의 예에 따라 여기에서 수행할 수 있다.

이 부위를 이완하는 또 한 가지의 방법은 MMS 접근방법의 첫 번째 개념을 이용하는 방법이다. 이 경우, 치료사의 우측 손은 항상 스타 개념을 염두에 둔 상태에서 아래쪽 흉부 갈비뼈를 두개 측면 방향으로 미끄러뜨리면서 해당 부위를 촉진한다. 각각의 갈비뼈를 개별적으로 촉진할 수도 있으나 위쪽 보다 아래쪽 갈비뼈에 대해 촉진을 할 수 있다. 치료사는 극돌기를 도수 안정화에서 즉각적인 긴장을 찾을 수 있는 각도를 촉진한다. 만약 긴장이 인지되는 경우(치료사의 두 손 사이에서 빠른 저항이 느껴지는 경우), 이것은 제4장에서 설명하는 접근방법에 따라 가동할 수 있다.

요약(Summary)

이 장의 기법들은 가슴 부위, 특히 심낭, 횡격막, 장골근, 요방형근, 전거근 그리고 상후거근과 하후거근과의 관계 속에서의 근막 연결에 초점을 맞추었다. 이 조직들은 지속적인 가슴, 경흉추, 흉요추, 전방 가슴 및 복부 통증의 경우에 있어서 빈번한 문제이며 MMS 기법들을 이용하여 촉진해야 한다.

다음 장에서는 요추 및 골반 부위를 위한 기법들에 초점을 맞출 것이다.

요추/골반 부위 (The lumbar/pelvic region)

9장

요추/골반 부위에 문제가 있는 환자를 치료할 때 물리치료사들은 요추 관절, 천장관절, 그리고 치골결합을 평가와 치료하도록 훈련을 받는다. 또한, 과긴장성, 팽팽한 근육과 요추/골반-엉덩이 부위의 약한 근육 사이의 불균형에 대해 복부 부위의 근육, 후방 흉요추 및 골반/엉덩이 근육을 평가 및 치료한다. 하지만, 근막 계통을 고려하지 않고 관절의 가동화나 개별 근육을 늘리거나 강화하는 것만으로는 부분적인 효과만을 달성할 수 있다.

이 장에서는 다음과 같은 근막 기능 장애 부위 내의 임상적인 연구 결과에 대해 설명할 계획이다.

- 흉요추 근막
- 외측선 및 DFL과 관련된 요방형근(QL)
- 고관절과 관련된 측면 천골 근막
- 엉덩이, SBL 및 DFL과 관련된 천결절인대
- 대퇴신경 근막

이 장의 MMS를 필요로 하는 증상

1. 다음과 같은 치료 접근 방법에도 불구하고 재발성인 요추/골반-엉덩이 통증들:

- 요추, 흉곽, 그리고 천장관절의 가동화 및 이완
- 고관절낭의 가동화
- 흉요추/골반-엉덩이 부위에 대한 안정화 운동
- 도수치료 또는 건침 기법들을 이용한 흉요추/골반-엉덩이 근육에 대한 통증유발점을 이완한다.

자세 분석 (Postural analysis)

최적의 자세를 갖춘 상태에서는, 주된 척추 만곡이 유지되어야 한다(즉, 완만한 요추전만증과 흉추후만증 및 경추전만증). 전체 척추 만곡에 걸쳐 어떠한 뒤틀림, 이동, 굴곡, 또는 수평 회전도 없어야 한다 (Lee & Lee 2011).

다양한 근막경선에 있어서의 제한은 자세의 기능장애에 기여할 수 있다. 만약 근막의 DFL에 제약이 있을 경우, 이는 거북목 자세를 유발하는 데 원인이 될 수 있다. 이러한 긴장은 복부 부위의 수술 자국과 같은 외상의 결과로도 발달할 수 있다(예: 제왕절개 수술 흉터, 오래된 충수절제술 흉터, 탈장 수술, 기타를 생각할 수 있음). 또한, 일 또는 취미를 위하여 과도한 시간을 앉은 자세로 지내는 것과 같은 일상 생활의 특정한 활동은 이들 긴장의 근막경선을 만들어 내는 요인이 될 수 있다. 골반기저근은 DFL의 일부를 구성하기 때문에, 이는 또한 고관절의 가동성과 기능에 영향을 미칠 수도 있다. 근막 외측선의 제한은 요추 또는 골반의 측면 굴곡을 만들 수도 있다. 이것은 또한 장경인대(ITB)의 재발성 문제에 대한 기여 요인이 될 수도 있다.

골반대의 위치 (Position of the pelvic girdle)

골반대는 치료사가 환자의 바로 뒤에 위치한 상태에서 선 자세로 평가한다. **골반대**의 자세적인 평가의 상세한 내용에 관해서는 다이앤 리와 이엘제이 책(Lee & Lee 2011)을 참조하기 바란다. 치료사의 손은 골반의 전방, 측면을 양방향으로 촉진하고 치료사는 휴식 자세를 3개의 신체 평면(전후방 기울기, 측면 기울기, 가로지르는 평면 회전) 속에서 살펴본다. 하나의 단위로서의 골반대는 다음과 같은 세 개의 평면 모두에 있어서 중립적이어야 한다: 시상면, 관상면, 그리고 수평면. 척추의 축에 대하여 회전하지 않아야 하며[어떠한 골반내 비틀림(IPT)도 없어야 함], 천골뼈가 회전하지 않아야 한다.

능동적 움직임 검사 (Active range of motion tests)

요추 움직임 검사는 기법이 ROM에 미치는 영향을 평가하기 위하여 MMS 기법들의 전과 후에 수행되어야 한다. 이러한 움직임에는 요추 굴곡, 신전, 회전 및 측면 굴곡뿐만 아니라 복합 운동도 포함된다. 치료사는 특정한 증상의 발현뿐만 아니라 움직임의 질 및 양을 평가한다. 환자의 기능적 문제에 가장 잘 부합하는 운동에 중점을 두어야 한다.

기능적 평가(Functional tests)

스쿼트 평가(Squat test)

하프 스쿼트를 통한 골반의 평가

만약 주관적인 평가 결과가 앉는 데 어려움이 있다는 점을 호소할 경우, 이 기능에 대한 검사가 필요하다. 스쿼트 검사는 발, 무릎, 엉덩이, 요추, 골반, 또는 흉곽의 제한을 평가하는 데 사용할 수 있다. 이 검사에 있어서, 이 것은 골반내 제한을 평가하는데 사용한다. 치료사는 한 손으로 장골을 촉진하고 다른 한 손으로는 동측 하부 측면 각도(ILA)를 촉진한다. 치료사의 손 전체가 가능한 한 많은 장골을 촉진하고 – 치료사는 후상장골극(PSIS)에서 오로지 엄지만을 사용하는 것은 이 촉진 검사의 신뢰성을 감소시키기 때문에 주의하기를 바란다. 천골 홈의 깊이(이는 흔히 천골 다열근의 위축에 의해 영향을 받음)를 확인하는 것보다 더 정확하기 때문에 천골의 촉진에는 ILA가 사용된다. 스쿼트 전략이 좋은 경우, 그 두 개의 뼈는 하나의 단위로서 움직이고 천골에 대한 장골의 전방 회전은 전혀 없어야 한다. 만일 장골의 전방 회전(천골의 상대적인 뒤끄덕임)이 실제로 발생하는 경우, 이것은 체중 이동의 실패(FLT)라고 부른다(Lee & Lee 2011). 이러한 FLT의 원인은 요추/골반–엉덩이 복합체의 부실한 동적인 안정성에 기인하는 것일 수 있으나, 이것은 또한 이 부위 위쪽 및 아래쪽의 기능 장애에 기인한 것일 수도 있다(ISM 모델). 만약 원인이 실제로 골반내에 있을 경우, 골반을 보다 완벽하게 평가해야 한다[**골반대**의 평가의 상세에 관해서는 다이앤 리와 이엘제이 책을 참조한다(Lee & Lee 2011)].

한 다리 서기 검사 (OLS; One leg stand test)

만약 주관적인 평가 결과가 서기, 걷기, 또는 달리기의 어려움을 나타내는 경우에는, 한 다리로 서기(OLS) 기능 검사가 필요하다. 골반은 스쿼트 검사의 경우와 유사한 방법으로 평가할 수 있으나, 평가하는 기능적인 운동은 환자가 자신의 무게를 한 다리로 옮기고 다른 쪽 다리를 바닥에서 들어 올리는 운동이다. 무게를 지탱하는 쪽을 FLT에 대하여 평가한다. 다시 한번, OLS에 대해 양호한 전략이 있을 경우에는, 두 뼈는 하나의 단위로서 움직여야 하며, 천골에 대한 어떠한 장골의 전방 회전도 없어야 한다(Lee & Lee 2011). FLT는 또한 다시 한번 이 부위의 위쪽 및 아래쪽의 기능 장애뿐만 아니라 요추/골반-엉덩이 복합체의 부실한 동적 안정성에 기인한 것일 수 있다(ISM 모델). 요인이 실제로 골반 내에 있을 경우, 그것은 완벽하게 평가해야 한다.

이들 자세적 검사 및 기능적 검사는 MMS 접근 방법을 이용한 치료 전과 후에 사용해야 한다. 근막 제한은 요추/골반-엉덩이 복합체의 동적 안정화가 최적으로 작동하는 것을 방지할 수 있다는 점을 염두에 두기 바란다. 만약 OLS 또는 스쿼트 검사에서 이 부위 내의 긴장된 근막을 이완한 뒤에도 여전히 FLT를 나타내면, 치료사는 이 부위를 안정화하는 데 도움이 되는 근육을 평가 및 치료해야 한다.

MMS를 이용한 치료의 개념

이 장을 위해서, 우리는 MMS 기법들을 사용할 때 주로 첫 번째 치료 개념을 사용할 것이다. 즉, 재발성 관절의 기능 장애 또는 근막의 통증유발점을 선택하여 그것과 관계가 있는 근막경선을 찾도록 한다. 치료사는 자신을 재발성 관절의 기능 장애 및 또는 근막 통증유발점에 고정하고, 자신의 두 손 사이에서 조기 긴장을 찾으면서 고정점과의 관계 하에서 긴장의 근막경선을 평가한다.

조직이 반응하는 방식에 따라, 다음과 같은 접근 방법을 이용할 수 있다.

- 진동(등급 III−, III, III+)을 활용한다.
- 지속적인 압력을 활용한다.
- "하모닉스"를 활용한다(Dr Laurie Hartman).

MMS를 사용한 치료 개념에 대한 자세한 내용은 4장을 참조한다.

흉요추 근막(thoracolumbar fascia)을 위한 MMS 기법들

흉요추 부위는 횡격막을 포함하는 다수의 근막 조직의 중심이기 때문에 종종 긴장하는 경향이 있는 부위이다. 이 부위의 긴장은 특히 흉추 회전과 요추 측면 굴곡을 제한할 수 있으며, 후관절 및 늑골횡돌기관절의 가동을 통해 문제를 개선할 수 있다.

반대편 장골과 관련된 오른쪽 흉요추 근막(기능선)을 위한 MMS(그림 9.1)

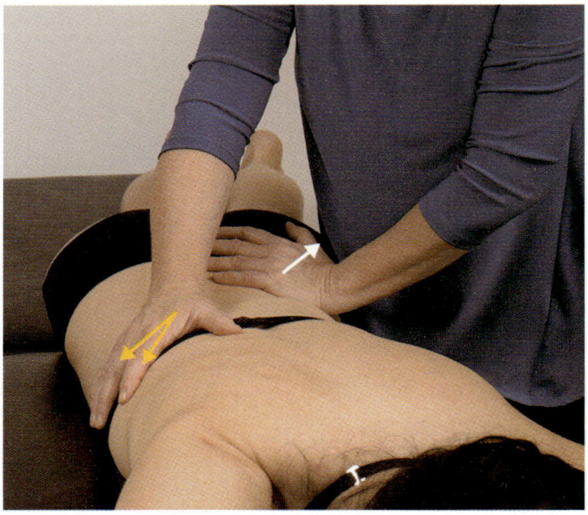

그림 9.1
오른쪽 흉요추 근막(기능선)을 위한 MMS

도수 안정화 환자는 요추를 왼쪽으로 굴곡시키고, 오른쪽 어깨를 신전한 상태에서 엎드린 자세를 한다. 치료사는 환자 왼쪽에 선다. 치료사는 가장 긴장이 많은 부위에 촉진하고 스타 개념을 이용하여 미골부의 측면 방향에 있는 환자의 왼쪽 장골 부위를 고정한다.

도수 이완술 흉요추 근막을 부드럽게 앞쪽 외측 방향으로 미끄러뜨리면서, 치료사는 오른쪽 손을 이용하여 오른쪽 아래 흉곽 부위를 촉진한다. 긴장은 후관절 부위 또는 갈비뼈를 밀 때 가장 많이 느껴질 수 있으나, 우리는 반드시 우리가 관절이 아니라 오히려 이들 구조 주변의 근막을 가동하는 것이라는 것을 머리 속에 명심해야 한다. 다시 한번, 스타 개념은 어떤 벡터가 손의 안정화의 가장 많은 부분을 기여하는지를 결정하기 위한 유용한 접근 방법이다. 긴장은 흉요추 조직이 단순한 두개 방향, 또는 환자의 오른쪽 두개 방향, 또는 왼쪽 두개 방향으로 밀었을 때 가장 많이 느껴질 수 있다. 환자는 실제로는 치료사가 단순히 장골이 움직이는 것을 방지하기 위해 치료사가 왼쪽 장골을 더 세게 밀 때 이 긴장을 인식한다. 만약 어떠한 긴장도 인식되지 않을 때는, 흉요추 근막의 이 부분은 팽팽하지 않다. 만약 긴장이 느껴지는 경우(치료사의 두 손 사이에서 빠르게 저항이 느껴지는 경우), 이것은 제4장에서 설명하는 접근 방법에 따라 가동될 수 있다(치료사는 자신이 흉요추 부위의 반복되는 후전방 가동을 수행할 때 장골이 이동하는 것을 방지하기 위해 왼쪽 장골 정지점에 고정을 유지한다).

동측성 장골(외측선)과 관련된 오른쪽 흉요추 근막을 위한 MMS(그림 9.2)

도수 안정화 환자는 위의 기법과 같이 엎드린 자세를 한다. 치료사는 환자의 왼쪽에 선다. 치료사는 마치 장골을 후방 회전 내로 당기는 것처럼 환자의 오른쪽 장골 부위 정지점에 부드럽게 고정한다.

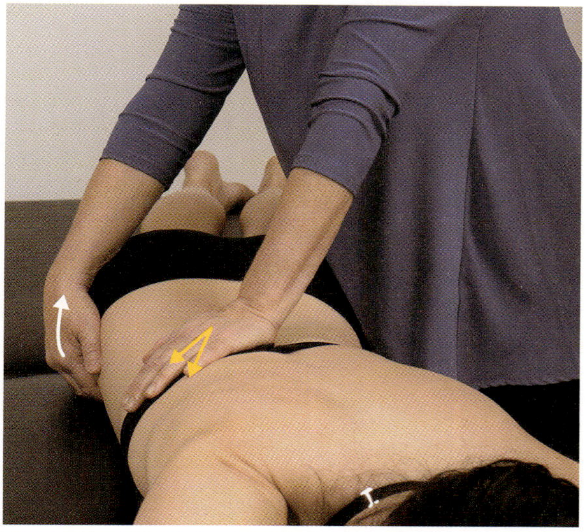

그림 9.2
흉요추 근막 II(외측선)을 위한 MMS

도수 이완술 치료사는 위의 기법에 따라 흉요추 근막을 부드럽게 미끄러뜨리면서, 오른쪽 손을 이용하여 오른쪽 아래 흉곽 부위를 찾도록 한다. 이러한 근막경선이 팽팽하다면, 환자는 치료사가 오른쪽 장골, 특히 장골의 전방 부분을 더 세게 당길 때 이 긴장을 인식한다. 이 기법은 또한 일반적으로 환자의 "천장관절(sacroiliac)" 통증을 재현한다. 실제로는, 치료사는 단순히 장골이 움직이는 것을 방지하고 있는 것이다. 근막의 이 선을 가동하는 유사한 개념이 적용된다.

때로는 환자가 중앙 요추에 긴장이 있으며 제한이 있다. 만약 극상돌기 정지점에 중앙 후전방 압력을 사용하여 이완에 도달하는 경우, 다음과 같은 근막 기법들을 찾을 수 있다. 첫 번째 기법은 근막의 SBL과 관련이 있다. 두 번째 기법은 첫 번째 기법의 수정 형태이며, 여기에서 치료사는 근막에 사전 긴장을 주기 위해 다양한 고관절의 움직임을 이용한다.

중앙 천골/흉요추 근막(SBL) MMS (그림 9.3)

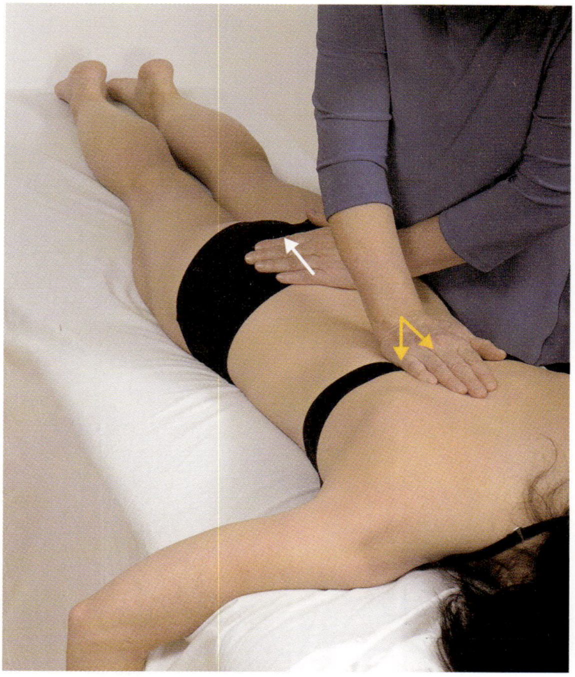

그림 9.3
중앙 천골/흉요추 근막(SBL) MMS

도수 안정화 환자는 요추를 중립의 위치로 하고 엎드린 자세를 한다. 치료사는 환자의 어느 한 편에 선다. 자신의 손바닥을 이용하여, 치료사는 후전방 압력을 미골부 방향으로 하고 환자의 천골 기저 정지점에 고정한다.

도수 이완술 극돌기의 아래쪽 측면을 지렛대로 이용하고, 치료사는 조직을 부드럽게 두개 방향으로 미끄러뜨리면서 다른 손으로 중앙 하부 흉곽과 위쪽 요추를 촉진한다. 치료사는 이와 같은 방식으로 L3와 T10 사이의 부위를 찾을 수도 있다(L4와 L5는 요추 척추전만증 때문에 어쩌면 이러한 위치에서 하는 것이 약간 더 어려울 수도 있음). 다시 한번, 스타 개념은 어떤 벡터가 손의 안정화의 가장 많은 부분을 기여하는지를 결정하기 위한 유용한 접근 방법이다. 긴장은 흉요추 조직이 단순한 두개 방향, 또는 환자의 오른쪽의 두개 또는 왼쪽의 두개 방향으로 밀었을 때 가장 많이 느껴질 수 있다. 환자는 실제로는 치료사가 단순히 천골뼈가 두개골 방향으로 이동하는 것을 방지하기 위해 치료사가 천골뼈를 더 세게 당길 때 이 긴장을 인식한다. 만약 어떠한 긴장도 인식되지 않을 때는, 흉요추 근막의 이 부분은 팽팽하지 않다. 만약 긴장이 인식되면(치료사의 두 손 사이에서 신속한 저항이 느껴질 때), 이것은 제4장에서 설명하는 접근 방법에 따라 가동할 수 있다.

중앙 천골/흉요추 근막 + 양쪽 고관절 외전 MMS(그림 9.4)

이것은 치료사가 환자의 기능적 호소증에 따라 다양한 위치에 다리를 놓은 것을 찾기 때문에 위의 기법의 변형이다. 이 예에서, 만약 환자가 승마 자세에서 허리 통증을 호소한다면, 양쪽 고관절 외전과 그것의 효과를 중앙 흉요추 근막에 추가하는 것이 적절할 수도 있다. 이것은 이전의 기법에 따라 평가 및 치료한다.

외측선과 관련된 요방형근 MMS

아래의 제반 기법들은 오른쪽 요방형근 부위 내의 지속적인 긴장을 해제하는 데 사용한다. 이것들은 또한 ITB 또는 측면 아래쪽 다리 내의 긴장을 해소하기 위해서도 사용할 수 있다.

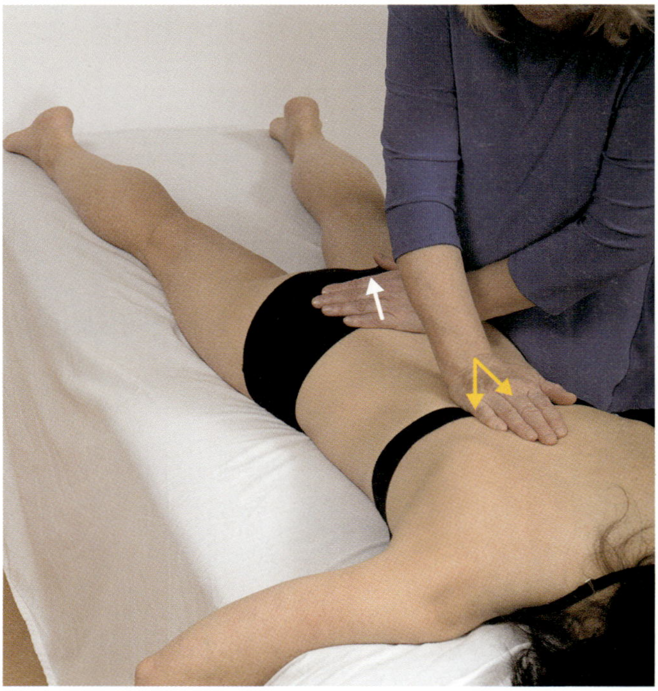

그림 9.4
중앙 천골/흉요추 근막 + 양쪽 고관절 외전 MMS

오른쪽 요방형근 + 외측선(아래 사분면) MMS 1(그림 9.5)

도수 안정화 환자는 엉덩이와 무릎을 중립으로 하고 오른쪽 어깨를 고정하여 왼쪽으로 누운 자세이다. 왼쪽 엄지를 사용하여, 치료사는 다음과 같은 3개의 부위 내의 오른쪽 요방형근 정지점에 고정한다: 근육의 불룩한 부분의 중심, 12번째 갈비뼈에 있는 근육의 기시점, 그리고 골반뼈능선 안으로의 근육의 기시점의 가장 긴장이 많은 부위 정지점에 고정하기 위해, 스타 개념을 이용하여 근육의 불룩한 부분에 대한 고정(척추를 향한)은 측면 안쪽 방향으로 한다. 12번째 갈비뼈에 있는 근육의 기시점에 대해서는, 고정은 측면 안쪽 방향이지만, 이것은 또한 두개 방향으로 각이 져 있다. 골반뼈능선에 있는 근육의 기시점에 대해서는, 고정은 측면 안쪽 방향이지만, 그것은 또한 두개 방향으로 각이 져 있다.

도수 이완술 치료사의 오른쪽 손은 항상 스타 개념을 염두에 둔 상태로 오른쪽 측면 대퇴부의/ITB를 가깝게 또는 멀리 촉진한다. 치료사는 몇 가지 가능한 방향으로 측면 대퇴부를 찾을 수 있다.

- (환자의 발을 향해) 미골부 방향으로
- 미골부 앞 방향으로
- 미골부 뒤 방향으로

치료사는 대퇴부 상의 자신이 오른쪽 요방형근을 도수 안정화 안에서 즉각적인 긴장을 느끼는 각도와 부위를 촉진한다. 만약 근막의 이 선 안에 긴장이 있으면, 대퇴부 근막의 완전한 미골부 방향으로 미끄러짐이 달성되기 전에 요방형근이 측면으로 이동할 가능성이 있다. 치료사는 요방형근 정지점에 안쪽

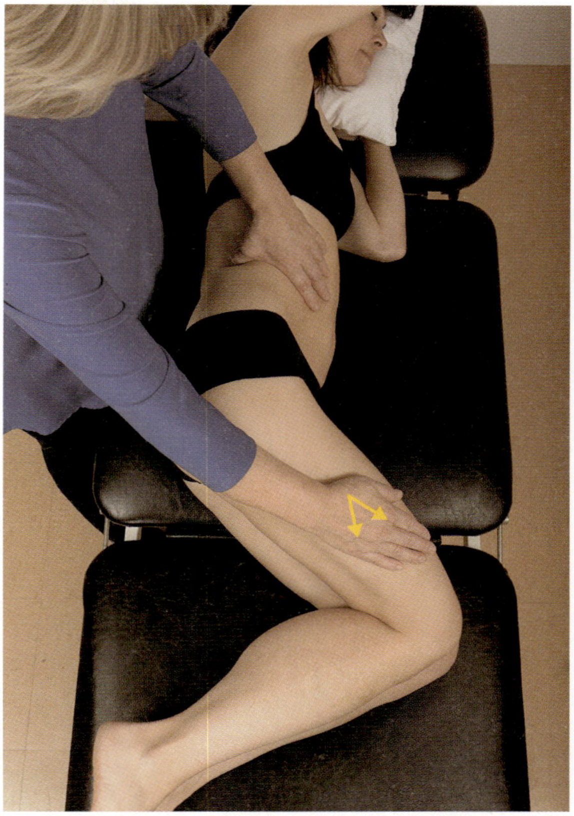

그림 9.5
MMS 오른쪽 요방형근 + 외측선(아래 사분면) I

압력을 유지하고 단순히 이것이 옆방향으로 이동하는 것을 방지한다. 환자는 치료사가 요방형근 정지점에 압력을 증가시킬 때 이것을 인식한다. 만약 긴장이 인식되면(치료사의 두 손 사이에서 신속한 저항이 느껴질 때), 이것은 제4장에서 설명하는 접근 방법에 따라 가동할 수 있다(치료사는 항상 R1이 인식될 때 요방형근 정지점에 대해 지속적인 압력을 유지하면서, 가장 제한이 많은 방향으로 측면 대퇴부 근막의 반복되는 운동을 수행함. 이것은 치료사의 두 손 사이에서 해제가 느껴질 때까지 반복하며, 일반적으로 개략 5~8회 반복이 필요함).

오른쪽 요방형근 + 외측선(아래 사분면) MMS 2(그림 9.6)

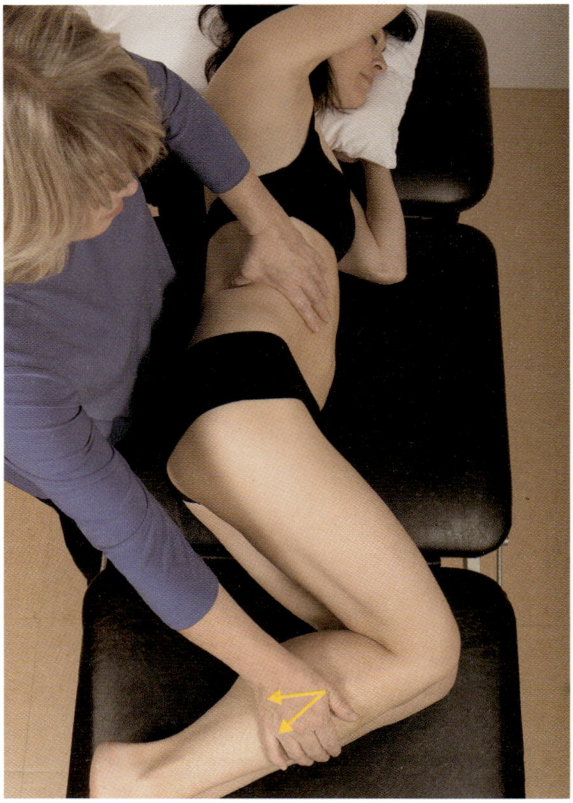

그림 9.6
MMS 오른쪽 요방형근 + 외측선(아래쪽 사분면) II

도수 안정화 위의 기법에 따라 실행한다.

도수 이완술 치료사가 오른쪽 요방형근과 관련하여 오른쪽 측면 아래쪽 다리를 촉진한다는 것을 제외하고는 위의 기법에 따른다.

DFL과 관련된의 요방형근 MMS

요방형근은 또한 DFL의 일부를 구성하며, 그렇기 때문에 이 근막경선과 관련되어도 찾을 수도 있다. 이 접근 방법은 특히 적절한 근육(예: 요근)을 늘이기 위해 요추 또는 고관절들 또는 기법들을 지향한 치료에도 불구하고 요추 신전 또는 고관절 신전이 제한된 상태를 유지하는 상황에서 효과적이다.

오른쪽 요방형근 + 요추 신전 내 동측성 후방 횡격막(DFL) MMS (그림 9.7, 9.8)

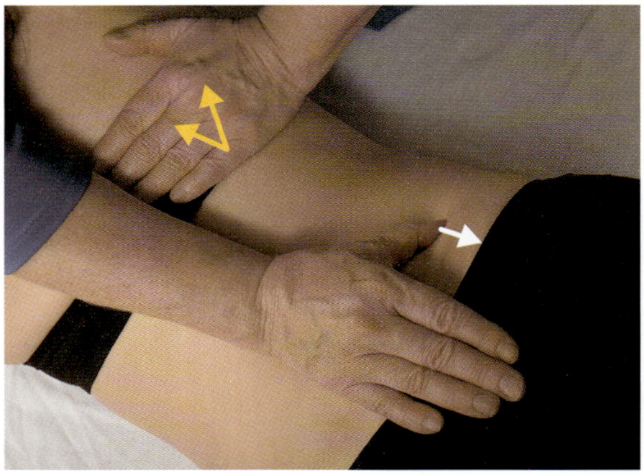

그림 9.7
DFL과 관련하여 오른쪽 요방형근 MMS - 손 위치

도수 안정화 환자는 신전 속의 요추를 동반하는 엎드린 자세이다. 환자는 손을 아래에서 동그랗게 모아 쥔 상태로 자신을 팔꿈치로 지지한다. 이 자세는 요추 신근의 과도 활동을 최소화한다(만약 이 자세에서 지나친 긴장이 있을 경우, 이들 기법들은 신전 없이 중립 요추 자세에서 최초에 수행할 수 있음). 치료사는 환자의 오른쪽에 선다. 자신의 오른쪽 엄지를 사용하여, 치료사는 위의 기법에 따라 오른

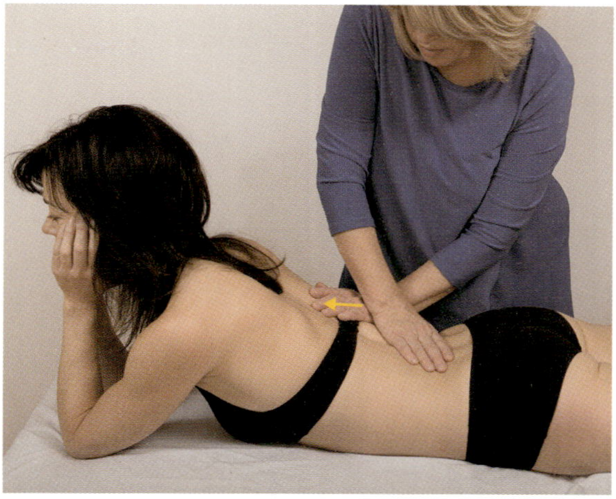

그림 9.8
오른쪽 요방형근 + Lx 신전(DFL) 내 동측성 후방 횡격막 MMS

쪽 요방형근 정지점에 고정한다(그림 9.7). 아래의 모든 기법들은 요방형근 정지점에 서로 다른 고정점(원점, 삽입부, 그리고 근육의 불룩한 부분)을 이용하여 반복할 수 있으나, 가장 일반적으로 사용되는 고정점은 장골에 있는 요방형근의 삽입부이다. 그럴 경우, 고정점은 미골부 방향을 향한다.

도수 이완술 치료사는 부드럽게 후방 횡격막 부위를 두개 측면 방향으로 미끄러뜨리면서 오른쪽 아래 흉곽 부위를 왼쪽 손으로 촉진한다(그림 9.8). 다시 한번, 스타 개념은 어떤 벡터가 손의 안정화의 가장 많은 부분을 기여하는지를 결정하기 위한 유용한 접근 방법이다. 긴장은 후방 횡격막이 단순한 두개 방향, 또는 환자의 오른쪽의 두개, 또는 왼쪽의 두개 방향으로 밀어질 때 가장 많이 느껴질 수 있다. 어떠한 긴장도 인식되지 않을 때는 DFL의 이 부분은 팽팽하지 않다. 만약 근막의 이 선에 긴장이 있고 고정점이 근육의 불룩한 부분에 있으면, 후방 횡격막 부위의 완전한 두개골 미끄러짐이 달성될 수 있기 전에 요방형근이 옆 방향으로 이동하는 것 같이 보일 것이다. 치료사는 요방형근 정지점에 안쪽 방향의 압력을 유지하며 단순히 그것이 옆 방향으로 이동하는 것을 방지하기 위한다. 만약 요방형근의 고정점이 장골에 있으면 치료사는 이 부위가 두개 방향으로 당기기를 원하는 것으로 인식할 것이다. 어떤 경우든, 환자는 실제로 치료사가 단순히 고정점이 이동하는 것을 방지하고 있을 때, 치료사가 오른쪽 요방형근 정지점을 더욱 세게 밀 때 이것을 인식한다. 근막의 이 선을 가동하는 유사한 개념이 적용된다.

오른쪽 요방형근 + 요추 신전 내의 대측성 측면 후방 횡격막(DFL) MMS (그림 9.9)

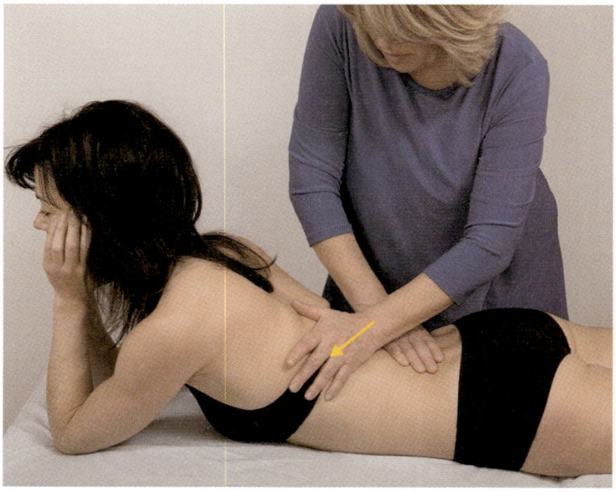

그림 9.9
오른쪽 요방형근 + 요추 신전 내의 대측성 측면 후방 횡격막(DFL) MMS

이 기법은 치료사가 대측성 후방 횡격막 부위를 촉진한다는 점을 제외하고는 위의 기법과 유사하다(그림 9.9).

오른쪽 요방형근 + 횡격막의 부착부 상의 중앙 힘줄 부위(DFL) MMS (그림 9.10)

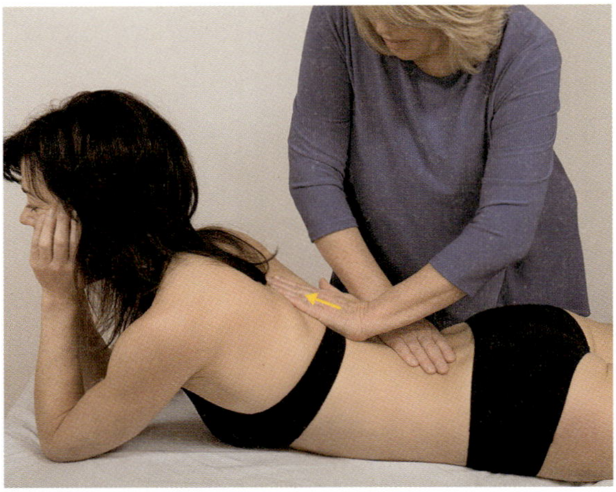

그림 9.10
오른쪽 요방형근 + 횡격막의 부착부 상의 중앙 힘줄 부위(DFL) MMS

이 기법은 치료사가 중앙 흉요추 부위 내의 횡격막의 부착부 상의 중앙 힘줄 부위를 촉진한다는 점을 제외하고는 T10에서 L2까지의 극돌기에 중앙의, 두개 방향의 후전방 압력을 이용한다는 점이 위의 기법과 유사하다(그림 9.10).

근막의 DFL에 대하여, 치료사는 또한 근막의 미골부 쪽 구조들과의 관계 하에서 요방형근을 찾을 수도 있다. 무릎 굴곡 또는 고관절 내회전을 추가하는 것은 DFL 상의 긴장을 증가시키는 몇 가지 방법이다.

오른쪽 요방형근 + 요추 신전 내의 동측성 무릎 굴곡(DFL) MMS (그림 9.11)

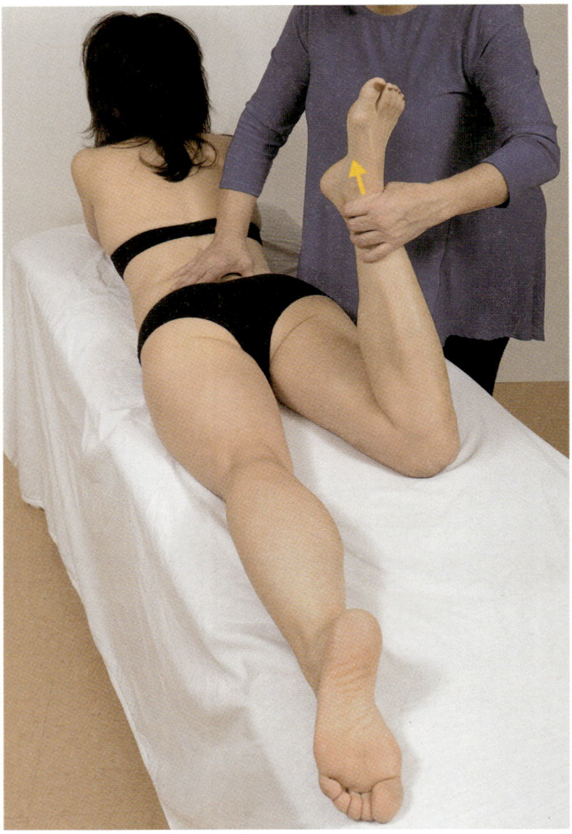

그림 9.11
오른쪽 요방형근 + 요추 신전 내의 동측 무릎 굴곡(DFL) MMS

이 기법은 치료사가 긴장을 추가하기 위해 수동적으로 무릎 굴곡을 사용하고 DFL의 이 부분을 촉진한다는 점을 제외하고는 위의 기법과 유사하다. 치료사는 오른쪽 QL을 도수 안정화 안에서(첫 번째 저항 또는 메이틀랜드 운동 도표의 R1에 대하여) 인식되는 긴장이 증가하는 즉시 중단한다. 만약 근막의 이 선 내에 긴장이 있을 경우, 완전한 무릎 굴곡(통상적으로 120°의 굴곡)이 달성될 수 있기 전에 요방형근이 측면 방향으로 이동하는 것처럼 보일 것이다. 치료사는 요방형근 정지점에 중간 압력을 유지하며 단순히 그것이 측면으로 이동하는 것을 방지한다. 환자는 실제로 치료사가 고정 위치가 이동하는 것을 방지하기 위해 치료사의 오른쪽 요방형근 위를 더 세게 누를 때 이를 인식한다. 이러한 근막경선의 가동에 유사한 개념이 적용된다.

그렇지 않을 경우, 고관절 심부 외회전근이 골반 기저근의 일부를 구성하고, 따라서 근막의 DFL의 일부를 구성하기 때문에, 이 기법을 이용하여 수동적으로 고관절 내회전을 시킬 수도 있다.

오른쪽 요방형근 + 요추 신전 내의 동측성 고관절 내회전 MMS (그림 9.12)

이 기법은 치료사가 동측성 고관절의 내회전을 촉진한다는 점을 제외하고는 위의 기법과 유사하다.

만약 이 기법을 고관절을 편 상태로 측면으로 누운 자세로 수행할 때는, 요방형근과의 관계에 있어서의 DFL 근막도 마찬가지로 전방 횡격막과 관련된 것을 찾을 수 있다.

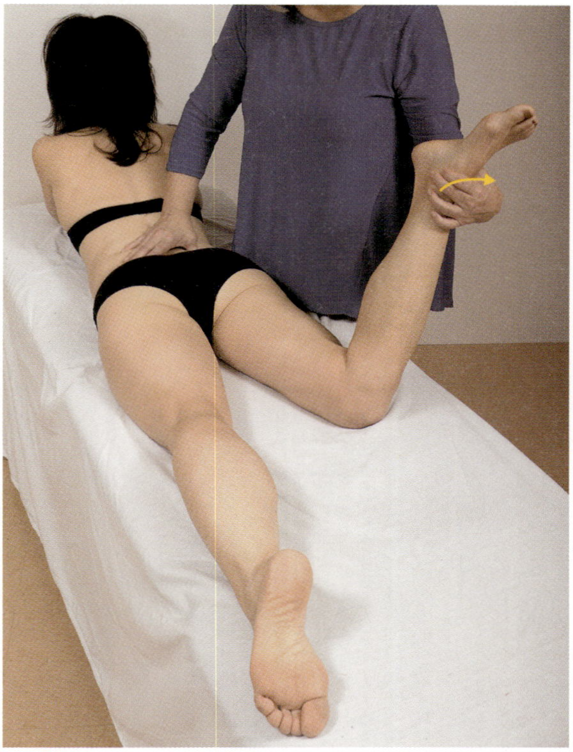

그림 9.12

오른쪽 요방형근 + 요추 신전 내의 동측 고관절 내회전(DFL) MMS

옆으로 누운 자세에서 오른쪽 요방형근 + 전방 횡격막(DFL) MMS (그림 9.13)

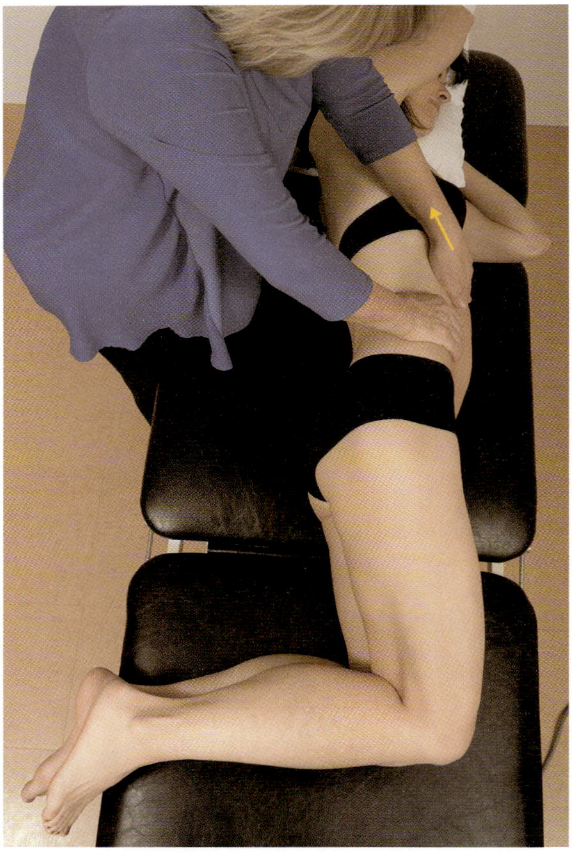

그림 9.13
옆으로 누운 자세에서 오른쪽 요방형근 + 전방 횡격막(DFL) MMS

도수 안정화 환자는 고관절을 0°로 펴고 무릎을 90°로 굽힌 상태로 좌로 누운 상태이다. 치료사의 왼쪽 손은 오른쪽 요방형근 정지점에 고정되어 있다.

도수 이완술 오른쪽 손으로, 치료사는 스타 개념을 이용하여 오른쪽 앞쪽 횡격막을 부드럽게 두개 방향으로 미끄러뜨리면서 그것을 촉진한다. 치료 접근 방법은 위의 기법들과 유사하다.

옆으로 누운 자세에서 오른쪽 요방형근 + 배측굴곡/외번(DFL) MMS (그림 9.14)

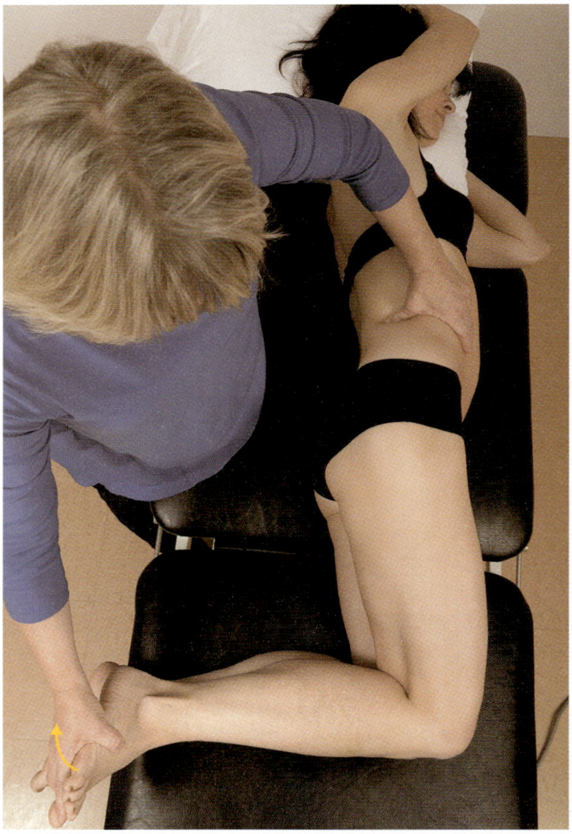

그림 9.14
옆으로 누운 자세에서 오른쪽 요방형근 + 배측굴곡/외번(DFL) MMS

환자가 위의 기법에서와 같은 자세로 있는 상태에서, 이 기법이 경측 후방 근육, DFL의 미골부 쪽 끝에 긴장을 추가하기 때문에 수동적 운동을 무릎 굴곡된 상태에서 발목 배측굴곡/외번을 조합하여 요방형근의 근막을 추가적으로 찾을 수 있다. 치료사는 오른쪽 요방형근을 도수 안정화 안에서(첫 번째 저항 또는 메이틀랜드 운동 도표의 R1에 대하여) 긴장의 증가가 인식하는 즉시 중단한다. 만약 근막의 이 선에 긴장이 존재하는 경우, 완전히 조합된 배측굴곡/외번을 달성하기 전에 요방형근이 측면 방향으로 전환되는 것처럼 보일 것이다.

치료사는 요방형근 정지점에 중간 압력을 유지하며 단순히 이것이 측면으로 이동하는 것을 방지한다. 환자는 실제로는 치료사가 고정 위치가 이동하는 것을 방지하기 위해 치료사가 오른쪽 요방형근 정지점을 더 세게 누를 때 이를 인식한다. 만일 긴장이 인식되는 경우(치료사의 두 손 사이에 빠른 저항이 느껴짐), 이것은 제4장에서 기술하는 접근 방법에 따라 가동할 수 있다. 치료사는 항상 R1이 인식될 때, 요방형근 정지점에 지속적인 압력을 유지하면서 반복적인 수동적으로 배측굴곡/외번을 수행한다(지속적인 기간 동안의 등급 III− 수동적인 동작). 치료사의 두 손 사이에 풀림이 느껴질 때까지 이를 반복하며 이는 개략 5~8회 반복이 필요하다.

사례 보고 9.1

엘레나의 이야기*

이 42세의 환자는 특히 서 있거나 앉아 있는 자세에서 오른쪽 요통이 있었으며, 스쿼트 움직임을 필요로 하는 운동과 함께 치료를 받기 위해 내원했다. 그녀는 과거에 가동, 건침, 그리고 안정화 운동의 조합을 사용하였던 다른 치료사에게 성공적으로 치료된 요통의 병력이 있었다. 이 마지막의 사건이 발생했을 때 그녀는 자신의 원래의 치료사를 만나기 위해 다시 찾아 갔는데, 그는 과거에 성공적이었던 것과 유사한 접근 방법을 사용하였으나 이번에는 그렇지 못했다. 엘레나는 또한 6개월 전에 비골 골절이 있었는데, 이는 잘 회복하였다. 그녀의 오른쪽 요방형근은 특히 통증이 심했는데 그녀는 이것을 "나의 통증"이라고 설명하였다. 이 지점에서 이 근육에 건침을 시술하는 것으로는 그녀의 통증을 변경하지 못했다. 흉요추-골반-엉덩이 복합체에 대한 한 다리 서기 및 반웅크림 자세를 이용한 동적 안정성 검사 결과 다음과 같은 부정적인 결과를 드러냈다. 그녀의 오른쪽 발의 동역학은 양호했으며 발과 발목 주위의 근육의 굴곡성 또한 정상적인 한계 이내였으며 통증이 없었다. 이 여성의 조건을 평가하는 데 있어서 찾아야 할 다음의 영역은 근막경선의 가동성이었다. 위의 기법을 이용하여, 외측선과 관련하여 요방형근의 어떠한 긴장도 인식되지 않았다. 하지만, DFL 과 관련하여 요방형근의 상당한 긴장이 있었다(여기에는 내가 찾고 있던 "아하" 순간이 있었음). 측면으로 누운 상태에서 경측 후방을 스트레칭하기 위해 배측굴곡/외번을 추가(위의 기법)하면서, 나는 짧아진 근막경선과 그녀의 요방형근 사이의 결정적인 연결을 느낄 수 있었다. 두 번의 치료를 한 후, 그녀는 자신의 스포츠 활동을 즐기면서 다시 통증이 없게 되었다.

* 환자의 개인 정보를 보호하기 위해 가명을 썼다.

고관절과 관련된 측면 천골 근막 MMS

많은 근육(그리고 이에 상응하는 근막)은 천골의 뒷 부분과 연결 또는 교차한다. 많은 환자는 이 부위의 통증을 "천장관절 통증"이라고 잘못 부른다. 천장관절(SIJ)이 골반 통증의 요인일 수는 있으나, 근막 조직이 천장관절의 통증 보다 근본적인 원인이다. 천골의 측면 경계는 특히 최장근뿐만 아니라 고관절 심부 외회전근 및 둔근 내의 많은 수의 근육이 부착하는 부위이다. 장늑근의 과도한 활동은 긴 배측요골수근인대를 당겨, 천장관절에서 통증을 유발할 수도 있다. 아래의 기법들은 고관절과 관련하여 천골 내의 측면 경계의 근막을 이완하기 위해 고안되었다.

오른쪽 측면 천골 근막 + 고관절 외회전 MMS(그림 9.15)

도수 안정화 환자는 요추를 중립의 위치로 하고 엎드린 자세를 한다. 치료사는 환자의 오른쪽에 선다. 오른쪽 측면 천골 조직 상의 후전방 압력을 이용하여, 치료사는 S1에서부터 S5까지의 부위들을 촉진한다.

도수 이완술 치료사의 꼬리쪽 손은 발목에서 오른쪽 아래쪽 하지를 지지하고 고관절 외측선의 수동적인 운동을 수행하며, 오른쪽 천골 경계를 촉진하는 손 위에 긴장을 인식하는 즉시 중단한다. 만약 근막 내의 이 선 안에(첫 번째 저항에 대해 또는 메이틀랜드 운동 도표의 R1에 대해) 긴장이 있을 경우, 외측선이 완전한 가동범위(통상적으로 45~50°의 회전)에 도달하기 전에 마치 천골뼈가 측면 및 미골부쪽으로 이동한 것 같아 보일 것이다. 환자는 이것을 치료사가 R1이 인식될 때, 천골 상의 압력을 증가시킬 때 인식한다. 치료사는 항상 R1(등급 III−메이틀랜드의 용어로 수동적인 동작)이 인식될 때, 천골 상의 꾸준한 압력을 유지하는 상태에서 반복되는 고관절의 수동적으로 외회전을 수행한다. 이 순서를 치료사의 두 손 사이에서 이완이 느껴질 때까지 반복하여 일반적으로 약 5~8회 반복이 소요된다.

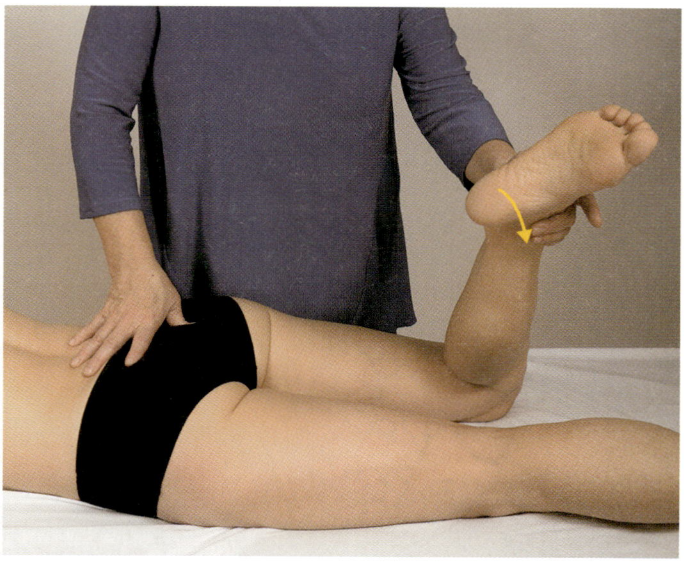

그림 9.15
측면 천골 근막 + 고관절 외회전 MMS

측면 천골 근막 + 고관절 내회전 MMS(그림 9.16)

이 기법은 치료사가 수동적으로 고관절 내회전을 촉진한다는 점을 제외하고는 위의 기법과 유사하다.

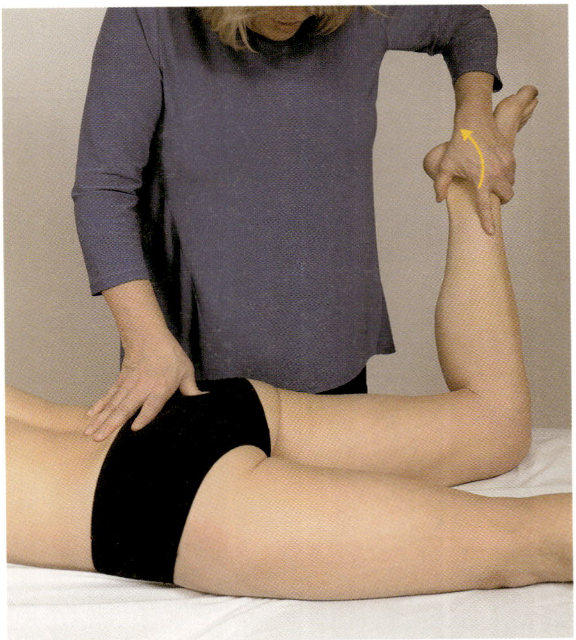

그림 9.16
측면 천골 근막 + 고관절 내회전 MMS

측면 천골 근막 + 고관절 신전 MMS (그림 9.17)

이 기법은 치료사가 수동적으로 엉덩이 내회전을 촉진한다는 점을 제외하고는 위의 기법과 유사하다.

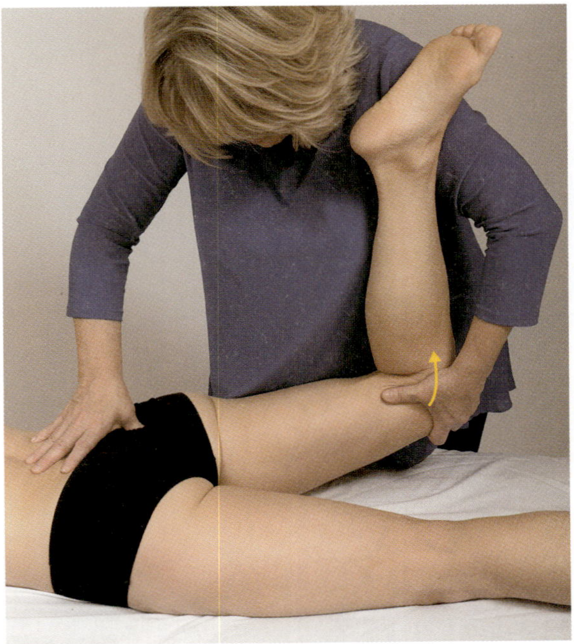

그림 9.17
측면 천골 근막 + 고관절 신전 MMS

측면 천골 근막 + 고관절 내전 MMS

일부 환자는 엎드린 자세로 누워 있을 때 엎드린 자세에서 자신의 다리를 들어 올린 상태로 있는 것을 선호하는 듯이 보인다. 이들 환자는 또한 자신의 다리를 벌리고 있는 상태로 서는 경향이 있으며, 자신의 다리를 "골반 아래에 두도록" 요청을 받았을 때는 이 자세가 불편하다고 느낀다. 임상적으로, 나는 이들 경우에 있어서 측면 천골 근막과 ITB 부위 사이에 긴장이 있다는 것을 발견하였다. 이 경우, 치료사는 자신이 엎드린 자세에서 시작하여 대퇴부를 중립을 향하여 이동하면서 수동적으로 고관절 내회전을 수행할 때 측면 천골 부위를 도수 안정화 안에서 긴장의 즉각적인 증가를 느낀다.

이 치료 접근 방법은 치료사가 수동적으로 고관절 내회전을 사용한다는 점을 제외하고는 위의 기법과 유사하다. 이상적으로는, 치료사는 측면 천골 근막 내에서 긴장이 느껴지기 전에 중립을 넘어 20°의 고관절 내회전을 달성할 수 있어야 한다(기법은 사진 촬영을 하지 않았음).

천결절인대 근막 (Sacrotuberous ligament fascia)

천결절인대는 천장관절의 안정화 기능으로서, 천골의 끄덕임(nutation)이 인대의 긴장을 증가시킨다(Vleeming et al. 1989). 이것은 장골의 안쪽 좌골 결절에서 기시하여 후상장골극(PSIS), 후방 천장인대(부분적으로 혼합되어 있음) 안으로, 아래쪽 가로 천골 결절로 그리고 아래쪽 천골의 외측연 및 위쪽 꼬리뼈로 기시된다. 근막 방향으로, 이것은 내음부 신경 및 혈관의 근막 외피와 합쳐지는 쪽으로 퍼진다. 표면 아래쪽 섬유는 대퇴이두근의 힘줄과 결합한다(Vleeming et al. 1989). 이것은 또한 근막의 SBL의 일부를 구성하며 따라서 요추 굴곡 또는 부진을 개선하기 위한 기법들을 찾을 때 반드시 고려해야만 한다. 그것의 골반기저근 부위와의 친밀한 관계로 인하여, 이것은 또한 근막의 DFL에 대한 관계에서도 찾을 수 있다. 마지막으로, 이것은 또한 고관절과의 관계 하에서 그리고 재발성 햄스트링 긴장의 경우에 있어서의 근막 제한의 요인으로서도 반드시 고려되어야 한다.

SBL과 관련된 천결절인대 근막

SBL의 척추기립근과 관련된 천결절인대 MMS(그림 9.18-9.20)

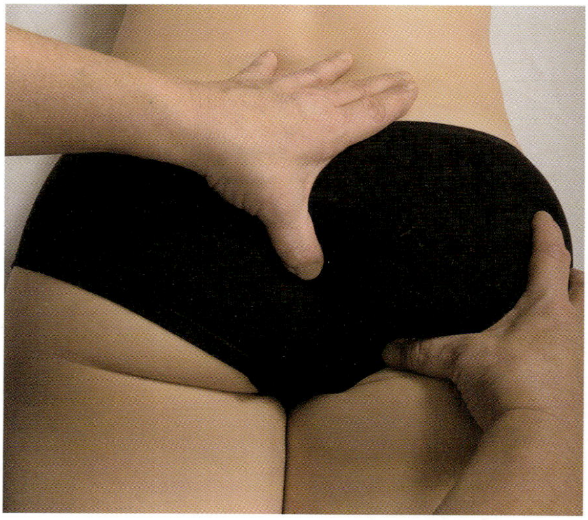

그림 9.18

천결절인대 MMS - 참조점

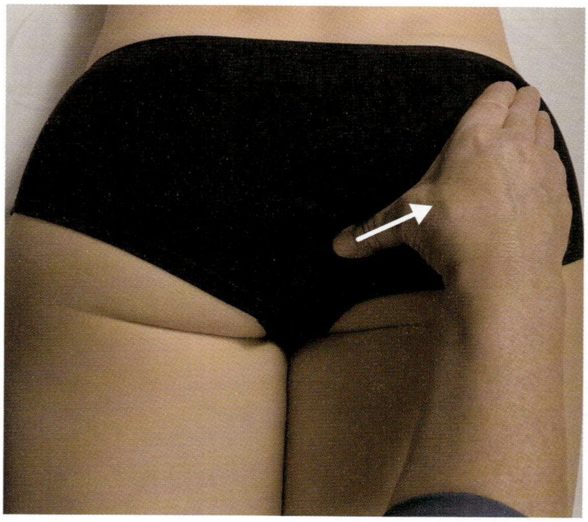

그림 9.19

천결절인대 MMS - 엄지손가락 놓는 위치

도수 안정화 환자는 요추를 중립 위치로 하고 엎드린 자세를 한다. 치료사는 환자의 왼쪽에 선다. 치료사는 오른쪽 천결절인대의 중간 지점을 촉진한다(참조점은 좌골결절과 꼬리뼈의 끝임). 오른쪽 엄지손가락을 이용하여, 치료사는 인대 부착점에 두개측면 방향(즉, 인대의 섬유에 대해 수직 45° 각도)으로 부드럽고 견고한 압력을 가한다.

도수 이완술 근막을 두개 방향으로 미끄러뜨리면서, 치료사의 왼쪽 손은 근막을 위쪽(척추기립근의 근막)의 SBL 조직을 촉진한다(그림 9.20). 다시 한번, 중요한 개념은 어떤 벡터가 손 안정화의 가장 많은 부분을 기여하는지를 결정하기 위한 유용한 접근 방법이다. 긴장은 척추기립근 근막이 단순한 두개 방향, 또는 환자의 오른쪽 두개 방향, 또는 왼쪽의 두개 방향으로 가동될 때 가장 많이 느껴질 수 있다. 환자는 실제로는 치료사가 단순히 고정점이 움직이는 것을 방지하기 위해 오른쪽 천결절인대 상을 더욱 세게 밀 때 이 긴장을 인식한다. 만약 어떠한 긴장도 인식되지 않을 경우, SBL의 이 부분은 팽팽하지 않다. 만약 긴장이 느껴지는 경우(치료사의 두 손 사이에서 빠르게 저항이 느껴지는 경우), 이것은 제4장에 설명된 접근방법에 따라 가동될 수 있다.

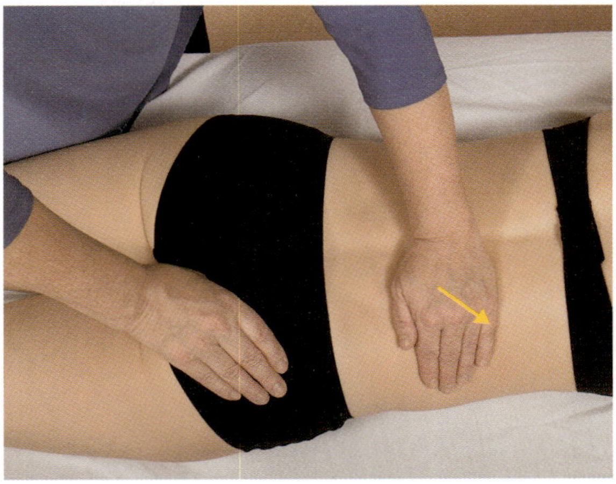

그림 9.20

SBL의 척추기립근과 관련된 천결절인대 MMS

SBL의 대퇴이두근과 관련된 천결절인대 MMS(그림 9.21)

이 기법은 치료사가 통상적으로 꼬리쪽 방향의 동작을 이용하여 천결절인대 아래 SBL 조직, 특히 대퇴이두근을 촉진한다는 점을 제외하고는 위의 기법과 유사하다.

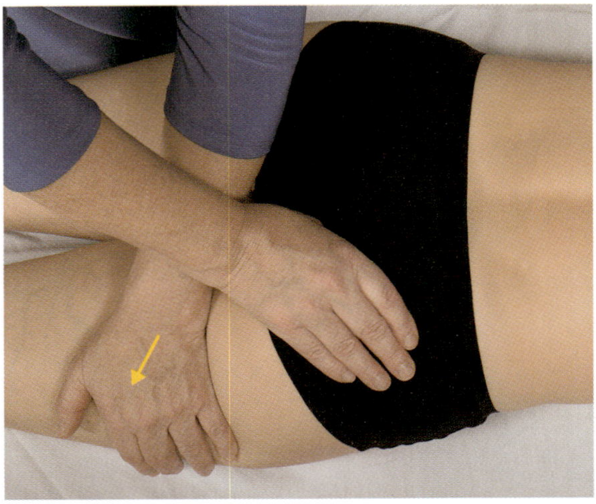

그림 9.21

SBL의 대퇴이두근과 관련된 천결절인대 MMS

고관절과의 관계에서 MMS 천결절인대 근막

MMS: 오른쪽 천결절인대 + 고관절 내회전(그림 9.22)

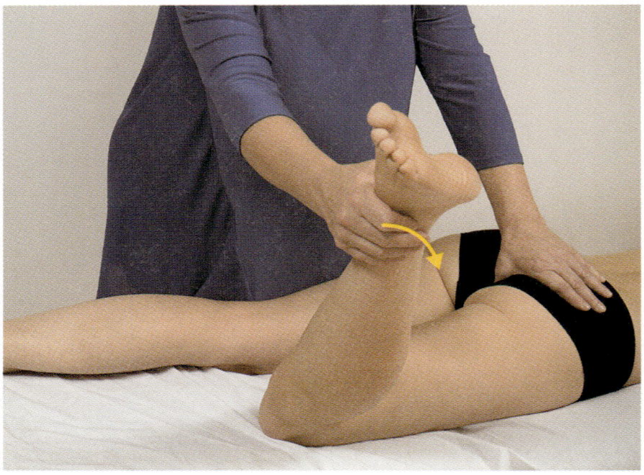

그림 9.22
천결절인대 + 고관절 내회전 MMS

도수 안정화 치료사가 오른쪽 천결절인대를 고정하기 위해 자신의 왼쪽 손을 이용하는 점을 제외하고는 위의 기법에 따른다.

도수 이완술 치료사의 오른쪽 손은 발목에서 오른쪽 아래쪽 하지를 지지하고 고관절 내회전의 수동적 운동을 수행하면서(첫 번째 저항에 대해 또는 메이틀랜드 운동 도표의 R1에 대하여), 천결절인대를 지지하는 손 안에서 느껴지는 긴장이 증가하는 즉시 중단한다. 만약 근막경선 내 긴장이 있을 경우, 치료사가 완전한 내회전(통상적으로 45° 주변)이 달성되기 전에 마치 천결절인대 내 긴장이 증가하는 것처럼 보일 것이다.

환자는 인대에 대한 압력을 증가시키는 것을 감지한다. 치료사는 항상 R1 (등급 III – 메이틀랜드의 용어로 수동적인 운동)이 인식될 때 인대에 일정한 압력을 유지하면서 고관절의 반복적인 수동적으로 내회전을 수행한다. 이것은 치료사의 두 손 사이에서 이완이 느껴질 때까지 반복하여, 일반적으로 5~8회 반복이 소요된다.

천결절인대 + 고관절 외회전 MMS (그림 9.23)

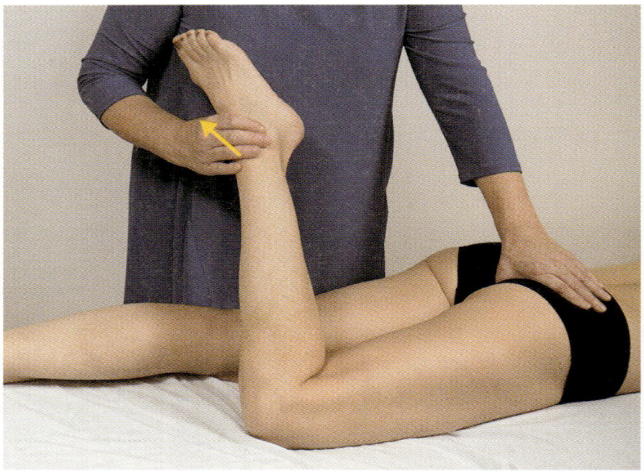

그림 9.23
천결절인대 + 고관절 외회전 MMS

이 기법은 치료사가 수동적으로 고관절 외측선을 촉진한다는 점을 제외하고는 위의 기법과 유사하다.

천결절인대 + 고관절 신전 MMS (그림 9.24)

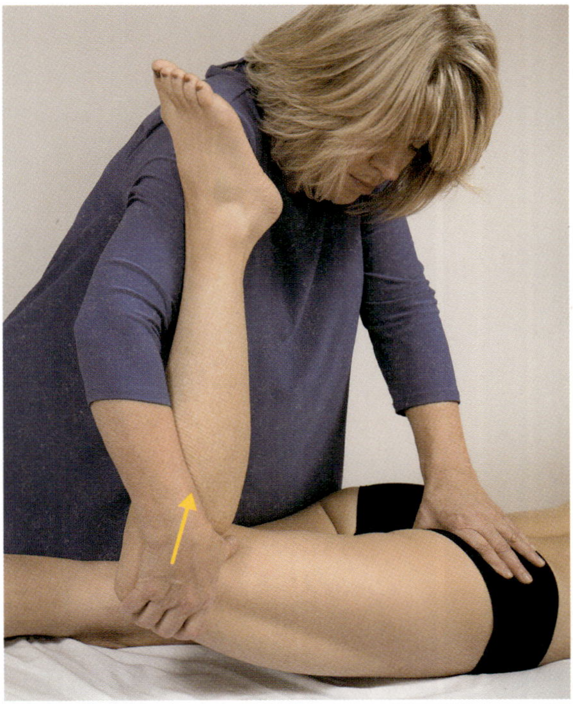

그림 9.24
천결절인대 + 고관절 신전 MMS

이 기법은 치료사가 수동적으로 고관절 내회전을 촉진한다는 점을 제외하고는 위의 기법과 유사하다.

도수 안정화 요추가 신전되어 있고, 따라서 DFL에 긴장을 추가한다는 점을 제외하고는 위의 기법과 같다.

도수 이완술 치료사의 왼쪽 손은 DFL과의 관계에 있어서의 요방형근과 유사하게 DFL 상의 조직들을 촉진한다. 따라서 치료사는(동측성 및 대측성) 후방 횡격막, 동측성 무릎 굴곡 그리고 동측 배측굴곡/외번을 모두 천결절인대와의 관련해서 촉진한다. 아래의 예는 기술하는 대측성 후방 횡격막과 관련된 기법을 설명한다.

DFL(대측성 후방 횡격막)과 관련된 천결절인대(그림 9.25)

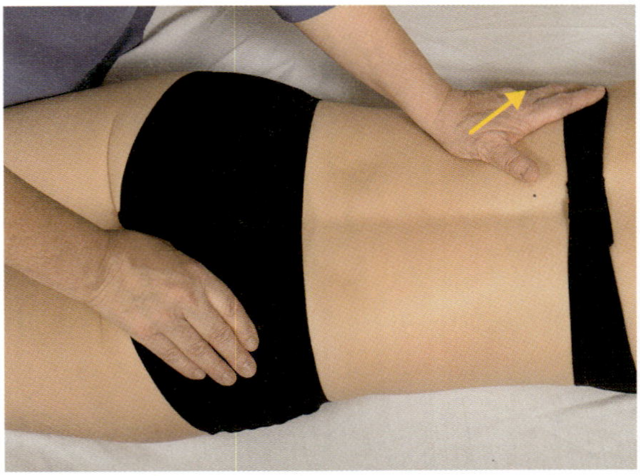

그림 9.25
DFL(대측성 후방 횡격막)과 관련된 천결절인대 MMS

도수 안정화 요추가 신전되어 있으므로 DFL에 긴장을 추가하는 것을 제외하고는 상기의 기법과 같다.

도수 이완술 치료사의 왼쪽 손은 DFL과 관련하여 요방형근(QL)에 대한 MMS 기법과 유사하게 DFL의 조직을 촉진한다. 따라서 치료사는 천결절인대와 관련하여 후방 횡격막(동측 및 반대측), 동측 무릎 굴곡 및 동측 배측굴곡/외전을 촉진한다. 아래 예는 반대쪽 후방 횡격막과 관련된 기술을 보여준다.

대퇴신경에 대한 수정된 버틀러 기법 MMS(그림 9.26)

다음의 기법들에 대하여, 우리는 MMS 기법들을 사용할 때 주로 치료의 세 번째 개념을 사용할 예정이다. 즉, 신경 가동 기술을 근막 기술로 전환할 예정이다(MMS를 이용하는 치료 개념에 관한 추가적인 상세에 관해서는 제4장을 참조).

대퇴 신경에 대해 요추 접합부를 가동하기 위한 기법은 잘 알려져 있다(Butler 1991). 이것은 일반적으로 요추를 신전하고, 동측 무릎을 90°로 굴곡하고, 경추가 굴곡된 상태에서 동측 L2–4 후관절을 가동한다. 조금 더 넓게 생각하여, 근막 조직을 염두에 두면, 치료사는 장골의 반대편의 부위 내의 안정화하는 손을 추가함으로써(이 장의 시작 부분에서의 흉요추 근막에 대해서와 유사하게) 이 기법을 수정할 수 있다. 치료사는 또한 아래 및 위쪽의 수준을 포함하기 위해 L2에서 L4까지의 수준을 넘어 흉요추 근막과 아래쪽 갈비뼈들을 촉진하여 찾을 수 있다. 다른 MMS 기법들에 대하여 치료 개념은 동일하게 유지된다.

대퇴신경은 또한 서혜인대 부위 내의 긴장에 의해서도 영향을 받을 수 있다는 점에 유의하기 바란다. 이 기법은 제11장에서 설명한다.

요약(Summary)

이 장의 기법들에서는 요추/골반 부위와의 관계된 근막 연결에 집중했다. 이들에는 흉요추 근막, 요방형근 근막, 측면 천골 근막, 천결절인대의 근막 그리고 근막 대퇴신경 주위의 근막과 관련된 기법들이 포함된다. 이 조직들은 지속적인 흉요추, 요추, 그리고 골반 통증의 경우는 흔한 문제이며, MMS 기법들을 적용해야 한다. 다음 장에서는 골반기저근을 위한 기법들에 초점을 맞출 것이다.

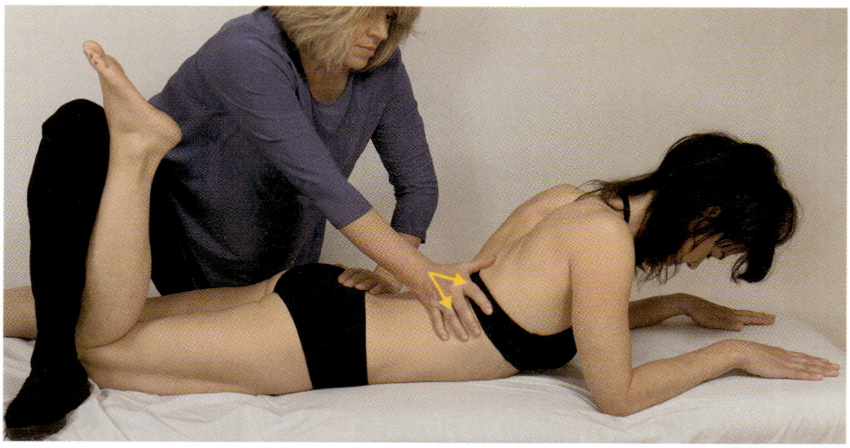

그림 9.26
대퇴신경에 대한 수정된 버틀러 기법 MMS

골반기저근(The pelvic floor) 10장

골반기저근(pelvic floor)은 물리치료계와 분리된 영역이지 않은가?

골반기저근은 비뇨기과, 산부인과, 생식기, 대장, 위장 계통의 아래 부위다. 자세, 호흡, 척추 안정화, 억제, 상지 운동 및 림프액 균형에 필수적이다(Hodge et al. 2007; Clifton Smith & Rowley 2011).

골반 재활 전문 물리치료사들은 이 분야에 대해 풍부한 지식을 가지고 있다. 그러나 그들도 몸 전체를 고려하지 않으면 치료의 효과가 성공적이지 않을 수 있다. ISM 접근법(Lee & Lee 2011a)은 골반기저근이 "원인 제공자" 인지 그리고 환자에게 유의미한 기능적 문제의 원인인지, 또는 그 대신 체내의 다른 "원인 제공자"에 대한 반응점 인가를 구분하는 한 가지 방법이다. 이 부위는 흉부, 두개골 또는 발에 있을 수 있다.

골반기저근/골반/고관절 부위에서 반복적으로 문제가 발생할 수 있는 또 다른 가능성은 골반기저근(질 외/내부를 이해할 수 있는)도 꼭 DFL의 일부로 보아야 한다는 것이다. 골반기저근의 반복적인 장력과 관련이 있기 때문에 딱딱한 DFL을 평가하고 치료함으로써 많은 것을 얻을 수 있다.

한 가지 더 알아야 할 점은 복벽이 골반기저근과 요추까지 근막으로 이어져 있는 특성을 유념해야 한다(Stecc C. et al. 2005)(그림 10.1).

복부 심층부와 와 주변 구조물을 감싸는 "이중 벽" 구조는 각 층이 어떻게 상호 연결되는지를 보여준다. 이는 여성들이 임신 후 많은 요통 발생률을 보이는 이유 중 하나이다. 특히 제왕절개에서 말이다. 이것은 골반기저근의 기능, 움직임 및 안정성을 바꾸는 기본적인 근막의 제한성과 관련이 있다. 8장에서는 이중으로 둘러싸여 있는 골반기저근에 연결된 유용한 복벽 기법을 설명했다.

이 장에서는 골반기저근(질외부)과 DFL 사이의 근막 연결을 평가하고 치료하기 위해 개발된 MMS 기법을 기술한다. 비록 보여지지는 않았지만, 골반기저근 치료와 그와 유의한 목적을 위해 질내 기법을 사용할 수도 있다.

다음의 기법을 기술한다:

- DFL에 대한 내폐쇄근(OI)근육
- DFL과 관련된 좌골미골근(IC)근육
- DFL에 대한 외폐쇄근(OE)
- 전방 천골 근막

이러한 기술에 대한 **적응증**은 다음을 포함한다:

- 골반기저근 전문 치료사의 치료 후에도 좋아지지 않는 골반기저근 통증
- 골반기저근 외상(스포츠, 산후)
- 복부 또는 골반 수술의 병력(제왕절개, 서혜부 탈장 수술 등)
- 지속적인 고관절/사타구니 통증 및 제한
- 지속적인 엉덩이 라인과 천골 통증
- 고관절에 대한 부하 및 청취 검사에 골반기저근 영역의 백터를 보일 때(고관절에 관련된 이 검사에 대한 설명은 11장을 참조)

10장

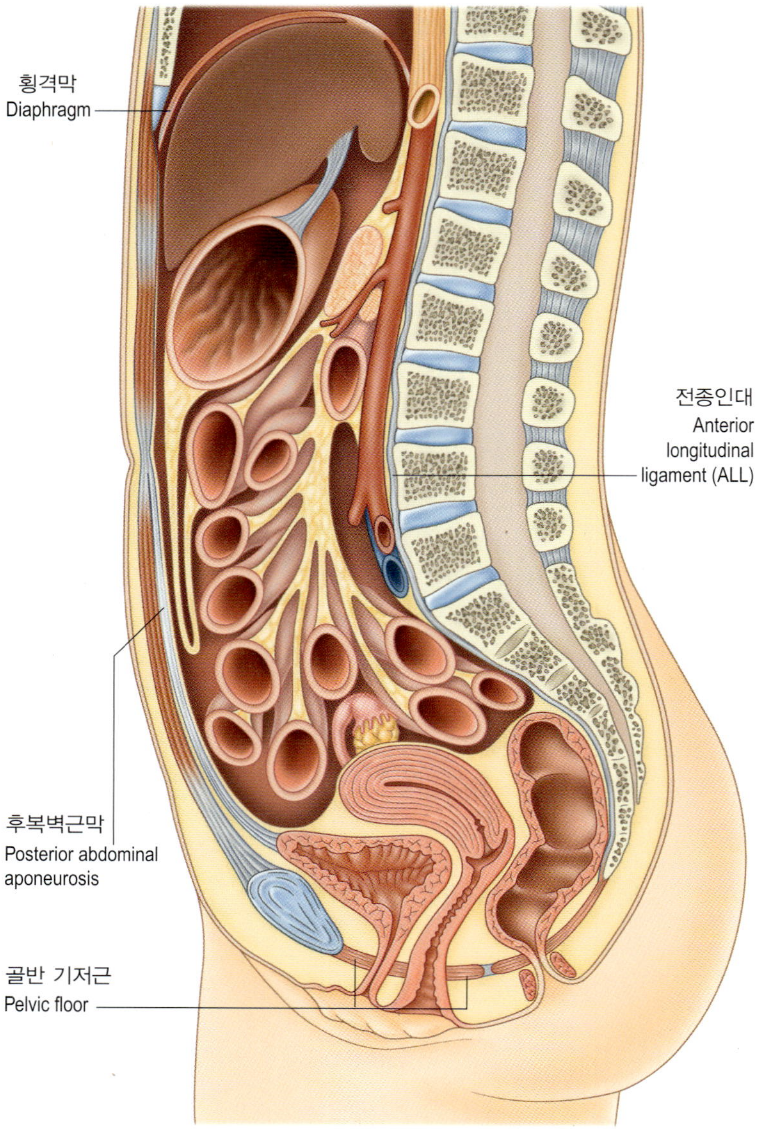

그림 10.1

심부 전방선-골반기저근막은 전종인대, 전천골근막 및 후복벽근막에 연결되어 내장 근막과 횡격막 모두 포함한다.

MMS를 이용한 치료의 개념

이 장에서는 주로 MMS 기술을 사용할 때 첫 번째 치료 개념을 사용한다. 즉, 재발성 관절 기능 장애 또는 근막 통증유발점을 선택하고 이와 관련된 근막선을 탐색한다.

치료사는 반복적인 관절 기능 장애 또는 근막 통증 유발점을 고정하고 도수 안정화에 대하여 근막 장력을 평가하여 두 손 사이의 초기 장력을 찾는다.

조직이 반응하는 방법:

- 진동(등급 III−, III, III+)을 활용한다.
- 지속적인 압력을 활용한다.
- "하모닉스"를 활용한다 (Dr Laurie Hartman).

민감한 영역이기 때문에, 첫 번째 치료에서는 진동 접근법보다는 지속적인 압력으로 청취 검사를 치료에 사용하는 것이 좋다. MMS를 이용한 치료 개념에 대한 자세한 내용은 4장을 참조한다.

골반기저근 및 고관절의 외회전을 위한 MMS: DFL

작은 고관절 외회전근들(이상근, 내폐쇄근, 외폐쇄근, 쌍자근, 대퇴방형근)은 천장관절(SIJ), 고관절 및 골반기저근의 기능에 중요한 영향을 미친다(그림 10.2).

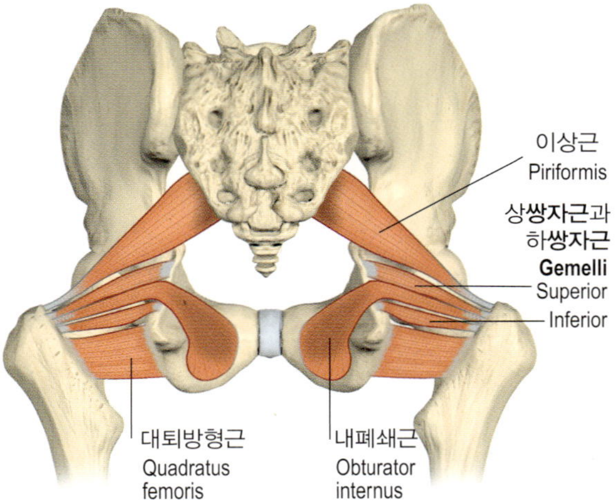

그림 10.2

고관절 외회전근–고관절과 골반기저근의 연결

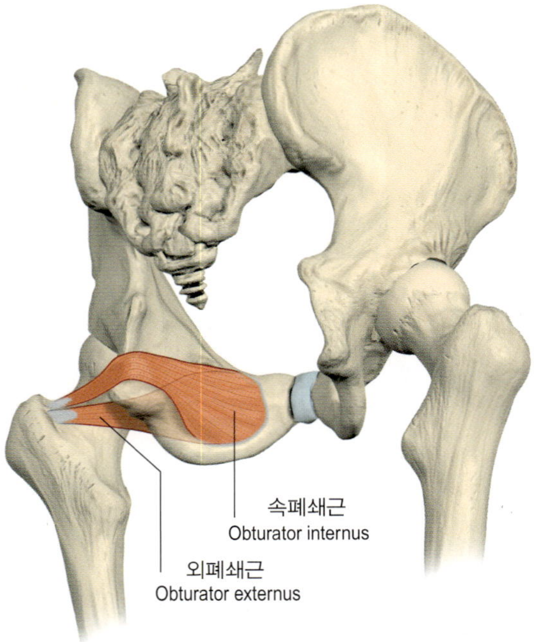

그림 10.3

내폐쇄근(OI) 왼쪽 내폐쇄근은 골반 바닥을 통과하는 근막을 통해 오른쪽 내폐쇄근과 연결된다. 이 근육은 고관절의 위치 및 기능에도 영향을 미친다.

내폐쇄근(OI) 폐쇄 공의 대부분을 덮는 폐쇄공 막의 내측면에서 일부 기시하는 부채꼴 모양의 근육이다. 힘줄은 대퇴골 근위의 대전자에 붙는다.

많이 알려지지 않은 것은 오른쪽의 내폐쇄근과 왼쪽의 내폐쇄근 사이 근막은 이어져 있다는 것이다. 골반기저근을 통한 기능적인 선은 하나의 대전자와 반대쪽 대전자를 연결한다. 따라서, 근막의 관점에서 올바른 내폐쇄근 근막을 완벽하게 촉진하기 위해서는 좌우 고관절 운동과 대하여 DFL 연결을 횡격막과 함께 그 이상을 평가해야 한다(그림 10.3).

우측 내폐쇄근막 MMS: 골반에 관련하여(DFL)

우측 내폐쇄근막 MMS: 동측 천골 저부와 관련하여(그림 10.4-10.7)

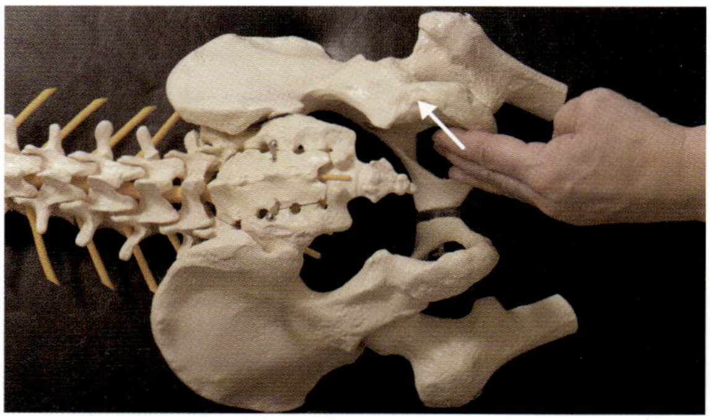

그림 10.4
우측 내폐쇄근막에 고정된 MMS - 골 촉진

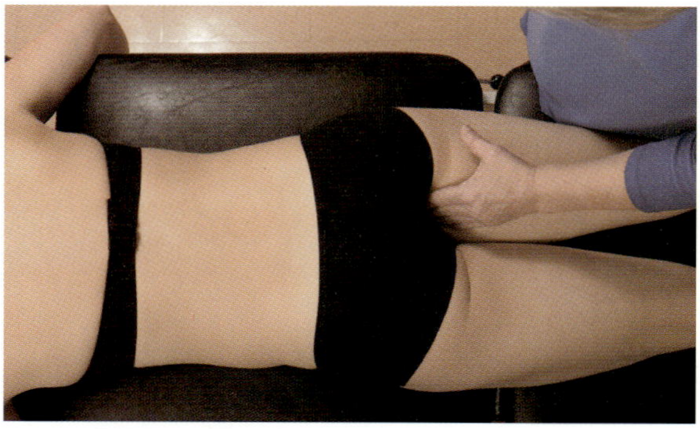

그림 10.5
우측 내폐쇄근막에 고정된 MMS - 인체 촉진

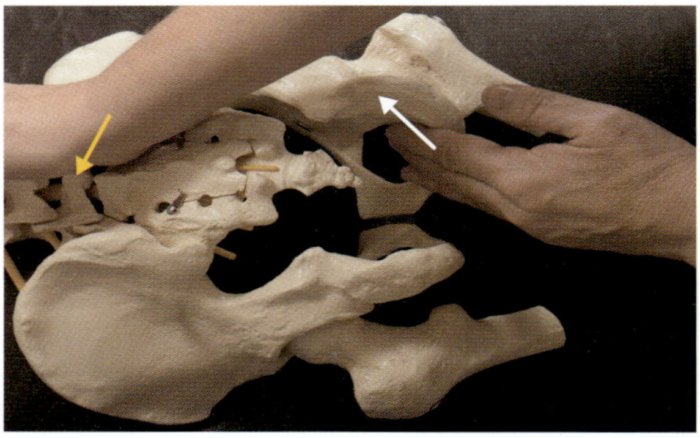

그림 10.6
동측의 천골 기저부에 연관된 우측 내폐쇄근막 MMS -골 촉진

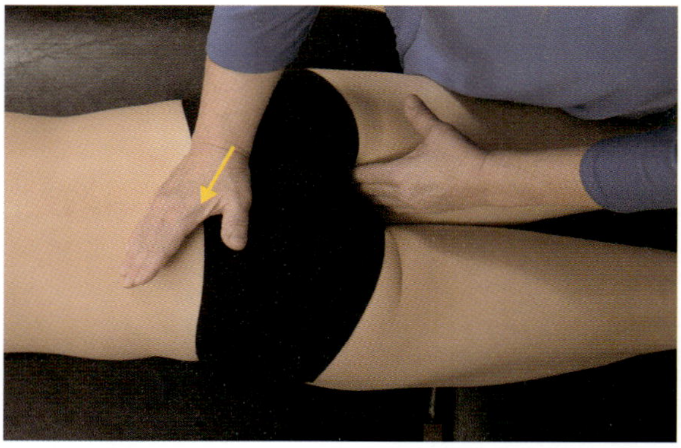

그림 10.7
동측의 천골 기저부에 연관된 우측 내폐쇄근막 MMS - 인체 촉진

도수 안정화 환자는 요추를 중립에 두고 엎드린다. 치료사는 오른쪽의 내폐쇄근 기법을 사용하기 위해 환자의 오른쪽에 선다. 왼손가락을 사용하여 천천히 부드럽게 좌골결절의 내측면에 있는 근육을 촉진하고, 두측과 외측 방향으로 활주시킨다.

도수 이완술 치료사는 P/A 압력을 한쪽에만 사용하여 오른손으로 오른쪽 천장관절(S1)의 영역을 검진한다. 이 근막 선이 팽팽하다면 치료사는 내폐쇄근이 중간으로 튀어 나오는 것처럼 고정한 손의 긴장이 증가하는 것을 느낄 것이다. 실제로 치료사가 단순히 고정시켜 움직이지 못하게 하는 경우, 치료사가 오른쪽 내폐쇄근을 세게 누르고 있을 때 환자는 이 긴장을 인지할 것이다. 장력이 감지되지 않으면 이 DFL 영역이 팽팽하지 않다(요추가 중립 위치에 있음). 긴장이 감지되면(치료사의 손 사이에 짧은 저항이 느껴짐) 4장에 설명된 접근 방식을 가동할 수 있다.

진행 골반기저근의 모든 기법은 요추를 신전하며 반복 진행할 수 있다. 이 경우 환자는 팔꿈치로 몸을 지탱하고, 손으로 턱을 받친다. 이 자세는 요추 신전근의 과활동을 최소화한다.

우측 내폐쇄근막: 동측 장골(DFL) (그림 10.8, 10.9)

이 기법은 치료사가 장골능을 따라 P/A 압력으로 동측(오른쪽) 장골을 촉진한다는 점을 제외하고는 위의 기법과 유사하다. 스타 개념은 어떤 벡터가 도수 안정화를 가장 많이 잡아 당기는지를 알아내는 유용한 방법이다. 장력은 장골의 전방 회전을 만드는 것이거나 앞쪽 방향으로 단순 전방으로 밀릴 때 가장 많이 느껴질 수 있다.

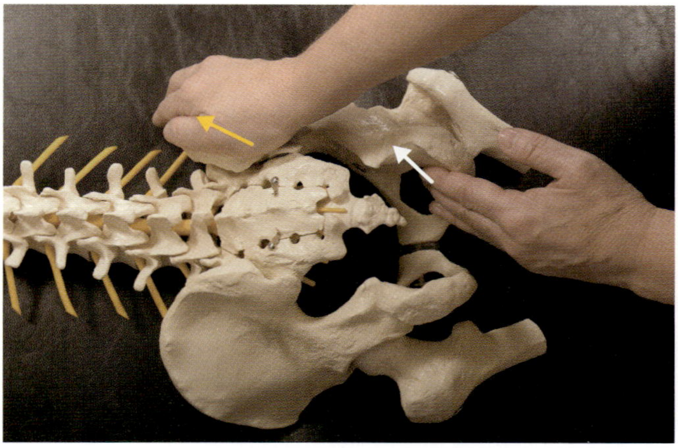

그림 10.8
동측의 장골에 연관된 우측 내폐쇄근막 MMS
- 골 촉진

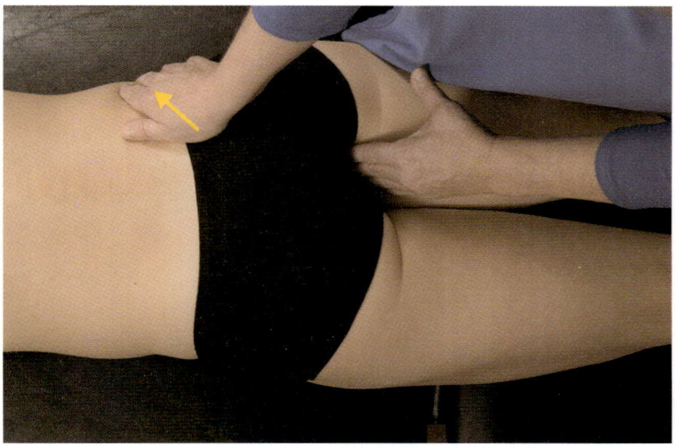

그림 10.9
동측의 장골에 연관된 우측 내폐쇄근막 MMS
- 인체 촉진

대측의 장골에 연관된 우측 내폐쇄근막 MMS(DFL)(그림 10.10)

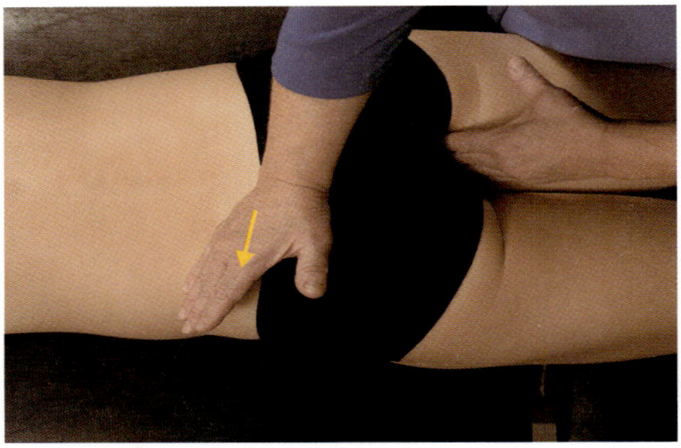

그림 10.10
대측의 장골에 연관된 우측 내폐쇄근막 MMS

이 기법은 치료사가 장골능을 따라 P/A 압력으로 반대측(왼쪽) 장골을 촉진한다는 점을 제외하고는 위의 기술과 유사하다. 스타 개념은 어떤 벡터가 도수 안정화를 가장 많이 잡아 당기는지를 알아내는 유용한 방법이다. 장력은 장골의 전방 회전을 만드는 것이거나 앞쪽 방향으로 단순히 전방으로 밀릴 때 가장 많이 느껴질 수 있다.

동측의 횡격막의 뒤쪽에 연관된 우측 내폐쇄근막 MMS(DFL)(그림 10.11)

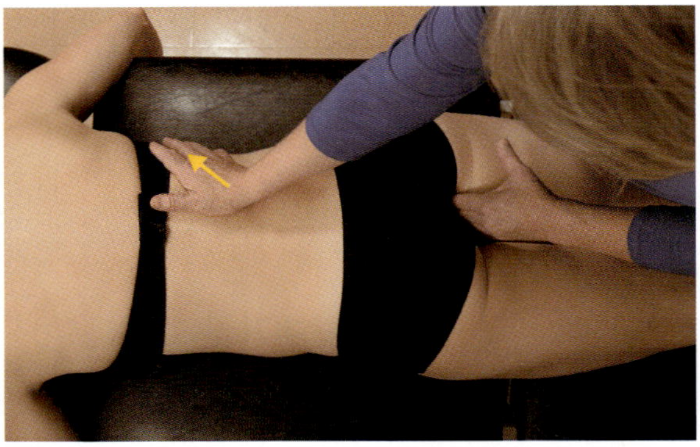

그림 10.11
동측의 횡격막의 뒤쪽에 연관된 우측 내폐쇄근막 MMS(DFL)

이 기법은 치료사가 오른손으로 동측(우측) 하부 흉곽부를 촉진하여 횡격막의 뒤쪽영역을 주측으로 부드럽게 움직인다는 점을 제외하고는 위의 기술과 유사하다. 스타 개념은 어떤 벡터가 도수 안정화를 가장 많이 잡아 당기는지를 알아내는 유용한 방법이다. 뒤쪽 횡격막 부분이 단순히 두경부 쪽으로, 환자의 오른쪽 또는 왼쪽 두개골 측으로 밀릴 때 장력이 가장 많이 느껴질 수 있다. 실제로 치료사는 단순히 앵커를 고정하고만 있는데도 환자는 치료사가 오른쪽 내폐쇄근을 더 세게 밀고있는 것으로 인지한다. 장력이 감지되지 않으면 DFL의 이 부분은 요추가 중립 위치에 고정되어 있을때 팽팽하지 않다는 것이다.

그러나 요추가 신전된 상태에서는 진행될 수 있다(위의 설명 참조). 장력이 감지되면(치료사의 두 손 사이에 짧은 저항이 느껴짐) 4장에 설명된 접근법에 따라 가동술을 할 수 있다(치료사는 내폐쇄근의 압력을 유지하여 자신이 움직일 때 움직이지 않도록 하고 제한 방향으로 횡격막 후부의 반복적인 P/A 가동술을 수행한다).

대측의 횡격막의 뒤쪽에 연관된 우측 내폐쇄근막 MMS(DFL) (그림 10.12)

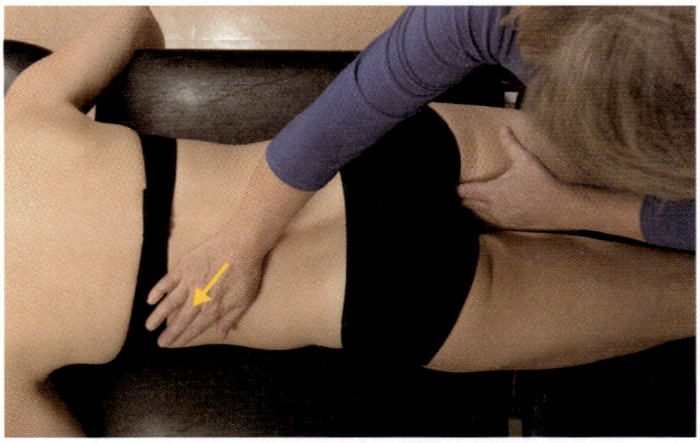

그림 10.12
대측의 횡격막의 뒤쪽에 연관된 우측 내폐쇄근막 MMS(DFL)

이 기법은 치료사가 오른손으로 반대쪽(왼쪽) 하부 흉부 영역을 촉진한다는 점을 제외하고는 위의 기술과 유사하다.

횡격막의 가운데 힘줄과 연관된 우측 내폐쇄근막 MMS(DFL) (그림 10.13)

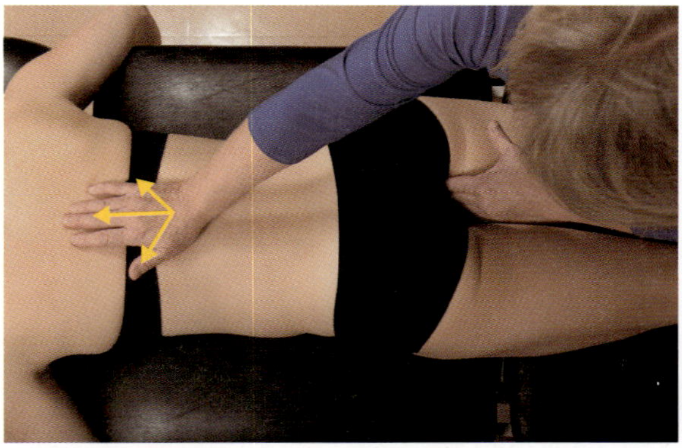

그림 10.13
횡격막의 가운데 힘줄과 연관된 우측 내폐쇄근막 MMS(DFL)

이 기술은 치료사가 중앙의 흉요추(Th/L) 영역을 촉진한다는 점을 제외하고는 위의 기법과 유사하다. 횡격막의 가운데 힘줄은 요추 L1–3에 부착되지만 식도가 지나는 구멍은 T10에 있고 대동맥이 지나는 구멍은 T12에 있으므로 이 기법으로는 T10–L3을 촉진하는 것이 좋다. 치료사는 극돌기의 아래면을 지렛대로 사용하여 Th/L 근막 영역을 두개골 방향으로 부드럽게 활주한다.

다시 한번, 스타 개념은 어떤 벡터가 안정화손을 가장 많이 잡아당기는 지를 결정하는 유용한 접근법이다. 흉요추 조직이 단순히 두개골 방향으로, 또는 환자의 오른쪽 또는 왼쪽 두개골로 눌렀을 때 가장 많은 긴장이 느껴질 수 있다. 실제로 환자는 치료사가 단순히 움직임을 제한하는 것만으로도 내폐쇄근을 더 세게 밀고 있다고 인지한다.

동측 대전자와 연관된 우측 내폐쇄근막 MMS(그림 10.14, 10.15)

이 기법은 치료사가 P/A 압력을 사용하여 오른손으로 동측(오른쪽) 대전자 부위를 촉진한다는 점을 제외하고는 위의 기술과 유사하다. DFL의 이 부분이 긴장이 느껴지면, 환자는 치료사가 도수 안정화로 움직임만 제한하는데도 실제로 내폐쇄근을 더 세게 밀고 있다고 인지한다.

장력이 감지되지 않으면 DFL의 이 부분은 요추가 중립 위치에 고정되어 있을 때 팽팽하지 않다는 것이다. 그러나 요추가 신전된 상태에서는 진행될 수 있다(위의 설명 참조). 긴장이 느껴지면(치료사의 두 손 사이에 짧은 저항이 느껴짐) 4장에 설명된 접근법에 따라 가동술을 할 수 있다.

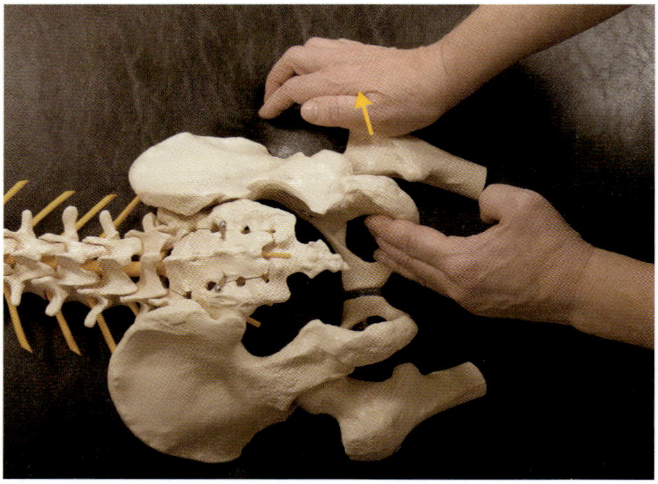

그림 10.14
동측 대전자와 연관된 우측 내폐쇄근막 MMS
- 골 촉진

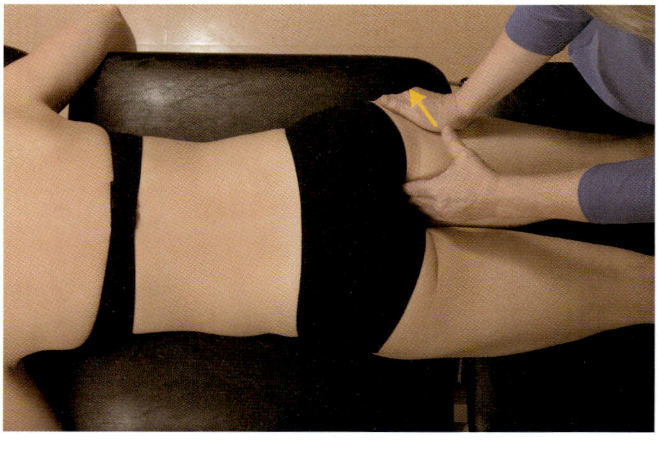

그림 10.15
동측 대전자와 연관된 우측 내폐쇄근막 MMS
- 인체 촉진

대측 대전자와 연관된 우측 내폐쇄근막 MMS(그림 10.16, 10.17)

양쪽의 대전자 사이의 근막선 때문에, 오른쪽 내폐쇄근막은 왼쪽 고관절의 장력에 의해 영향을 받을 수 있다. 이 기법은 치료사가 반대쪽 대전자 부위를 촉진한다는 점을 제외하고는 위의 기술과 유사하다.

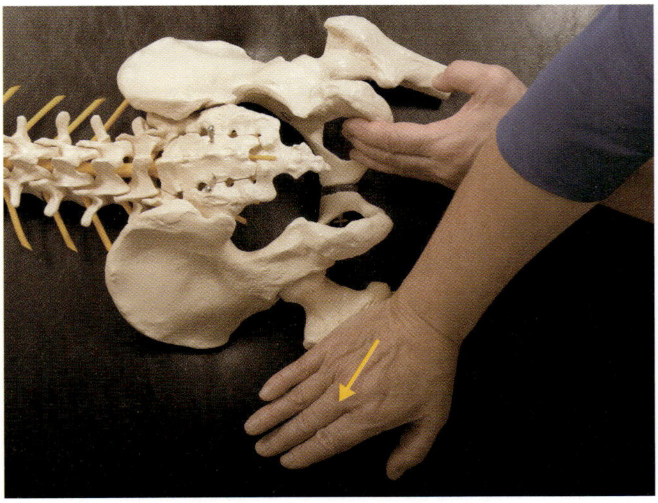

그림 10.16
대측 대전자와 연관된 우측 내폐쇄근막 MMS
- 골 촉진

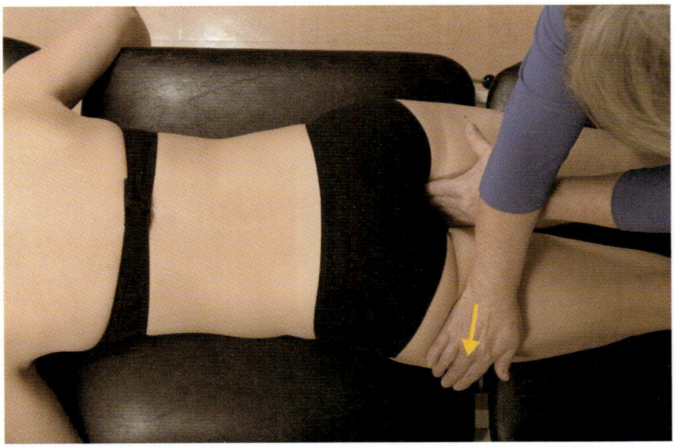

그림 10.17
대측 대전자와 연관된 우측 내폐쇄근막 MMS
- 인체 촉진

우측 내폐쇄근막 MMS: 고관절 관련
(MMS right obturator internus fascia: in relation to the hip)

수동적인 고관절 움직임과 연관된 우측 내폐쇄근막 MMS(동측 또는 대측) (그림 10.18, 10.19)

이 기법은 치료사가 수동적인 고관절 움직임을 사용하여 긴장을 한 상태로 DFL의 이 부분을 촉진한다는 점을 제외하고는 위의 기술과 유사하다. 동측 고관절 또는 반대측 고관절로 수행할 수 있다. 아래의 예는 동측 및 반대측 고관절 내회전과 관련하여 올바른 외폐쇄근에 대한 MMS 기술을 설명한다. 그러나, 수동적인 고관절 신전 및 외전 또한 근막의 DFL을 촉진할 때 유용하다. 우측 고관절 내회전의 경우, 치료사는 오른손을 사용하여 발목을 지지하고 고관절 내회전의 수동적인 움직임을 수행하고, 내폐쇄근 위의 손이 긴장을 감지하는 즉시 중지한다(메이틀랜드 움직임 도표의 첫 번째 저항 또는 R1).

이 근막선에 긴장이 있는 경우, 고관절 전범위의 내회전을 달성하기 전에(보통 약 45° 회전) 오른쪽 내폐쇄근이 치료사의 손을 밀어내는 것처럼 느껴진다. 환자는 이를 치료사가 내폐쇄근에 대한 압력을 증가시키는 것으로 인식한다. 치료사는 항상 R1이 인식될 때(메이틀랜드 용어로 III 등급 수동적인 운동)까지 내폐쇄근에 대한 지속적인 압력을 유지하면서 고관절에 수동적인 내회전을 반복 수행한다. 이는 치료사 양손 사이에 이완을 느낄 때까지 반복되며 일반적으로 약 5~8회 반복이 필요하다.

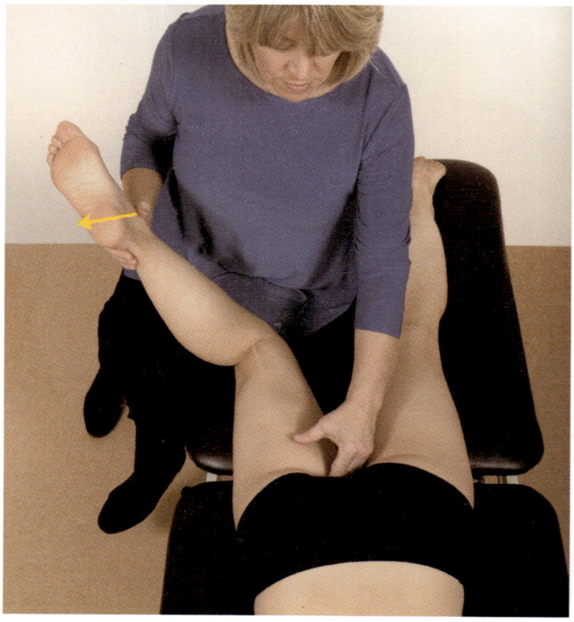

그림 10.18
수동적인 고관절 내회전 움직임과 연관된 우측 내폐쇄근막 MMS(동측)

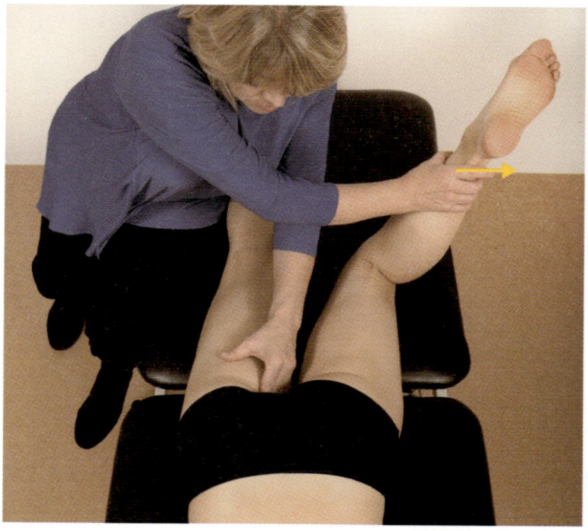

그림 10.19
수동적인 고관절 외회전 움직임과 연관된 우측 내폐쇄근막 MMS(DFL)(대측)

우측 좌골미골근 근막 MMS

좌골미골근은 항문거근의 뒤쪽과 천극인대의 앞쪽에 위치한 골반기저근이다. 이는 근-건 사이의 평평한 삼각 섬유로, 좌골과 천극인대의 능에서 발생하며 미골과 천골하부의 가장자리에 붙는다.

항문거근과 함께 골반 횡격막을 형성한다 (그림 10.20).

그리고 이것들은 골반 뒤의 폐쇄근인 항문거근 및 이상근을 돕는다. "바지 먹은 사람" (골반 /엉덩이 부위를 안정시키기 위해 고관절 외회전근을 과도하게 사용하는 환자)에서 종종 이 근육의 긴장이 생긴다(Lee & Lee 2011b). 근육에 대한 국소 치료가 충분하지 않으면 치료사는 근막의 DFL과 관련하여 이 근육에 이완술을 하는 것을 고려해봐야 한다.

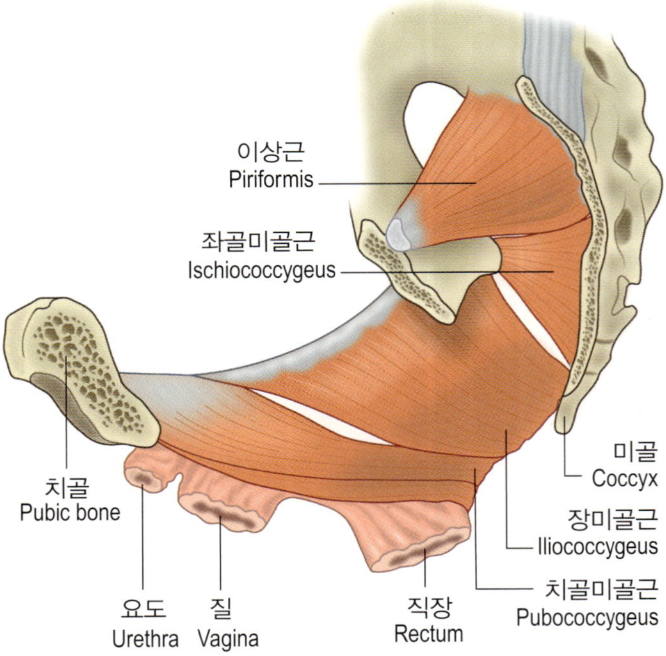

그림 10.20
좌골미골근을 포함한 골반기저근의 좌측면

우측 좌골미골근 근막 MMS: 고관절과 DFL(그림 10.21, 10.22)

도수 안정화 환자는 요추를 중립에 놓고 엎드려 있는다. 환자의 오른쪽에 우측 좌골미골근 기법을 쓰기 위해 치료사는 오른쪽에 선다. 치료사는 왼손의 손가락 또는 엄지를 사용하여 P/A 압력을 사용하여 천골하부 경계선/미골 부위의 근육 기시점을 고정한다.

도수 이완술 치료사는 내폐쇄근막과 관련된 기법에서 설명한 DFL과 비슷한 영역을 촉진한다. 아래의 예는 반대쪽 대전자와 동측 고관절 신전과 연관된 MMS 기법을 보여준다. 그러나, 수동적으로 고관절 움직임에 대해 연구되어야 할 것이다. 또한, 이 기법은 요추를 신전하여 반복진행될 수 있다.

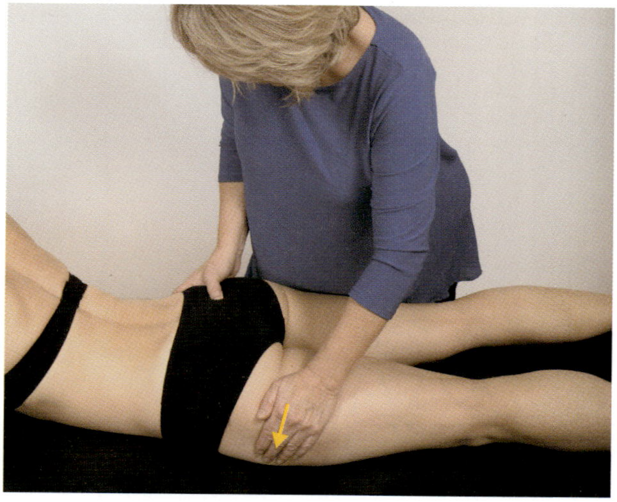

그림 10.21
대측 대전자와 연관된 우측 좌골미골근 근막 MMS

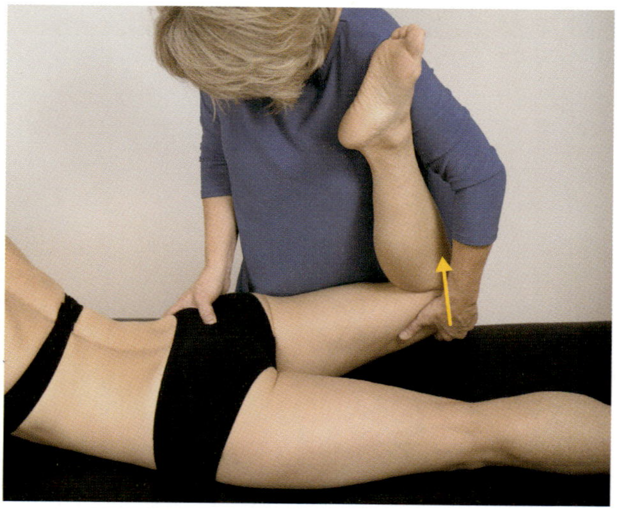

그림 10.22
동측 고관절 신전과 연관된 우측 좌골미골근 근막 MMS

우측 외폐쇄근막 MMS (그림 10.23, 10.24)

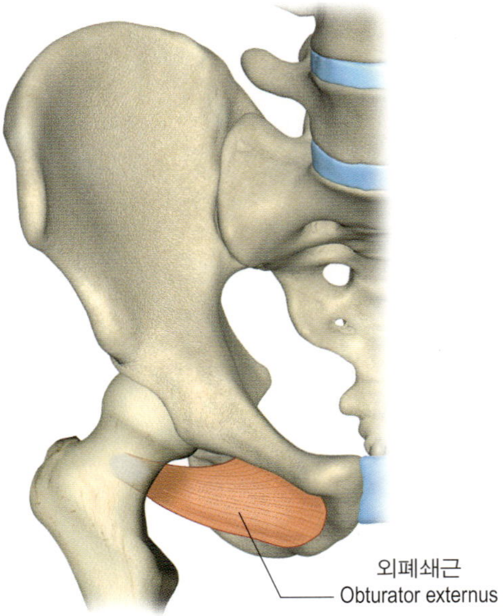

그림 10.23

외폐쇄근 - 골반 뼈의 앞쪽벽의 바깥면을 덮고 대퇴골의 뒤쪽에 붙는다.

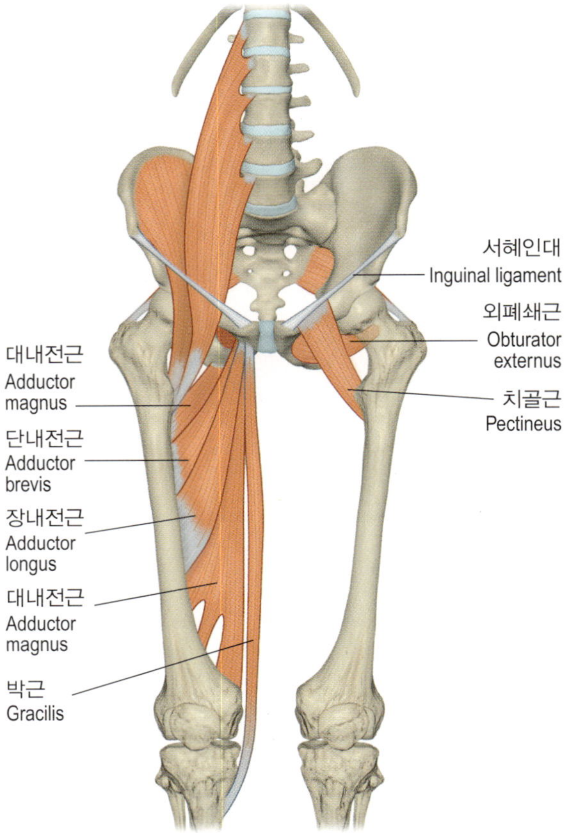

그림 10.24

치골근 및 내전근 그룹과 관련된 외폐쇄근

외폐쇄근(OE)은 골반 앞쪽벽의 바깥면을 덮는 평평한 삼각근육이다. 외폐쇄막 및 치골과 좌골의 테두리에서 시작하여 대전자의 내측에 있는 전자에 붙는다.

단내전근과 치골근 사이의 공간에서 만져볼 수 있다. 일반적으로 민감한 부위이기 때문에 이 근육을 촉진할 때는 천천히 부드럽게 진행하는 것이 중요하다.

우측 외폐쇄근막(OE) MMS: 엄지손가락 배치(그림 10.25)

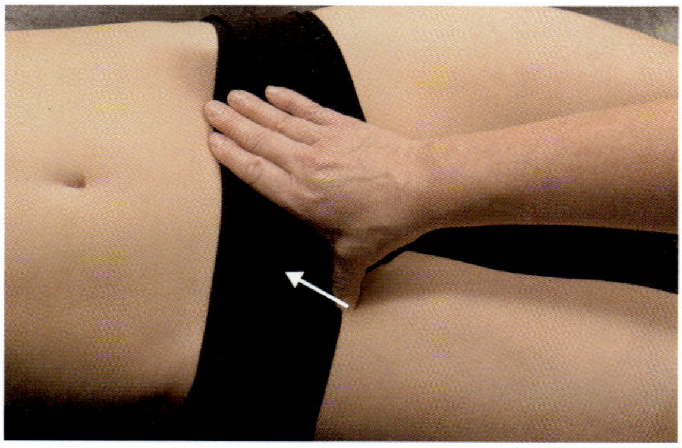

그림 10.25
우측 외폐쇄근막(OE) MMS - 엄지손가락 촉진

고관절 내전근(DFL)과 연관된 우측 외폐쇄근막 MMS(그림 10.26)

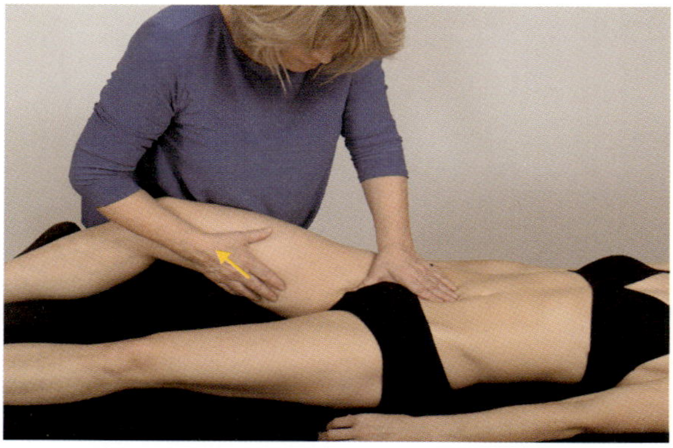

그림 10.26
고관절 내전근(DFL)과 연관된 우측 외폐쇄근막 MMS

도수 안정화 환자는 바로 눕고, 동측 고관절을 약 45° 굴곡시킨 상태로 치료사의 허벅지에 고정시킨다. 치료사는 오른쪽 외폐쇄근 기법을 사용하기 위해 환자의 오른쪽에 선다. 치료사는 오른손 엄지손가락을 사용하여 외폐쇄근을 고정하고 단내전근과 치골근 사이의 공간에서 부드럽게 이동한다.

도수 이완술 치료사는 우측 고관절 내전근을 오른손으로 촉진하고 스타 개념을 사용하여 보통 미측으로 이동한다. 내전근막은 엉덩이에서 내측 무릎까지 만져볼 수 있다. DFL의 이 부분이 긴장이 느껴지면, 실제로 치료사가 단순히 움직이지 못하게 할 때 치료사가 오른쪽 외폐쇄근을 더 세게 누른다고 환자가 인지한다. 장력이 감지되지 않으면 DFL의 이 부분이 팽팽하지 않다는 것이다. 장력이 감지되면(치료사의 양손 사이에 짧은 저항이 느껴짐) 4장에 설명된 접근 방식에 따라 가동술을 할 수 있고, 청취 검사를 추천한다.

배측굴곡과 외번에 연관된 우측 외폐쇄근막 MMS(그림 10.27)

이 기법은 치료사가 수동적인 배측굴곡/외번을 사용하여 근막의 DFL에 장력을 추가한다는 점을 제외하고는 위의 기법과 유사하다.

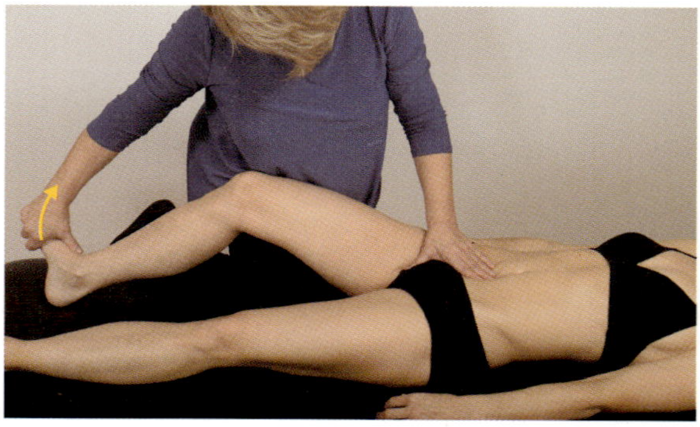

그림 10.27
배측굴곡과 외번에 연관된 우측 외폐쇄근막 MMS

동측 전방 횡격막(DFL)과 연관된 우측 외폐쇄근막 MMS(그림 10.28)

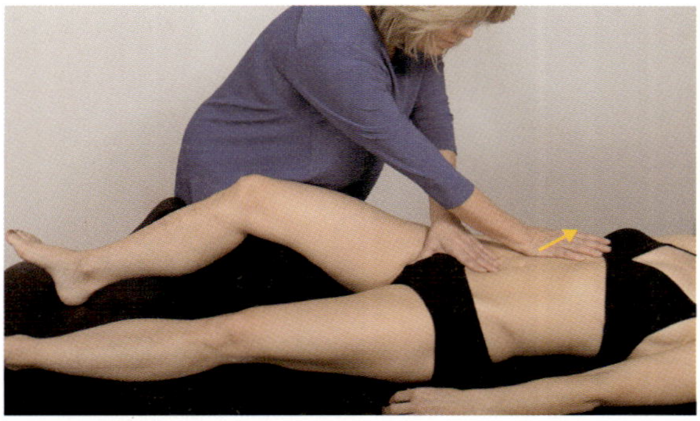

그림 10.28
동측 전방 횡격막(DFL)과 연관된 우측 외폐쇄근막 MMS

이 기법은 치료사가 동측 전방 횡격막 부분을 촉진한다는 점을 제외하고는 위의 기술과 유사하다(스타 개념 사용). 근막의 DFL에 접근하기 위해서는 적절한 깊이 조절이 중요하다.

대측 전방 횡격막(DFL)과 연관된 우측 외폐쇄근막 MMS(그림 10.29)

이 기법은 치료사가 반대쪽 전방 횡격막 영역을 촉진한다는 점을 제외하고는 위의 기법과 유사하다(스타 개념 사용). 근막의 DFL에 접근하기 위해서는 적절한 깊이 조절이 중요하다.

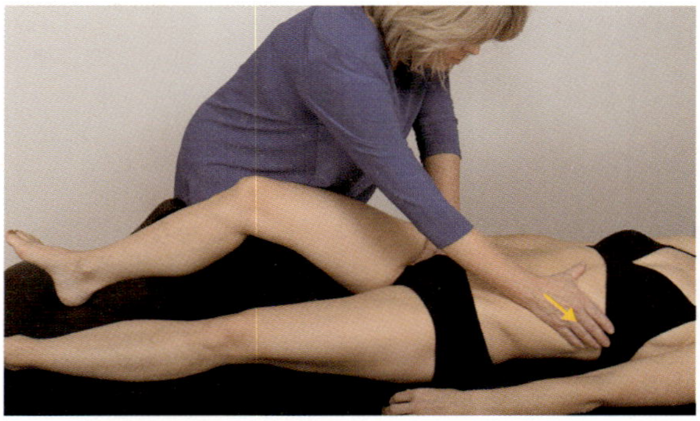

그림 10.29
대측 전방 횡격막(DFL)과 연관된 우측 외폐쇄근막 MMS

심장근막(DFL)과 연관된 우측 외폐쇄근막 MMS(그림 10.30)

이 기법은 치료사가 심장근막을 촉진 한다는 점을 제외하고는 위의 기법과 유사하다(스타 개념 사용). 근막의 DFL에 접근하기 위해서는 적절한 깊이 조절이 중요하다.

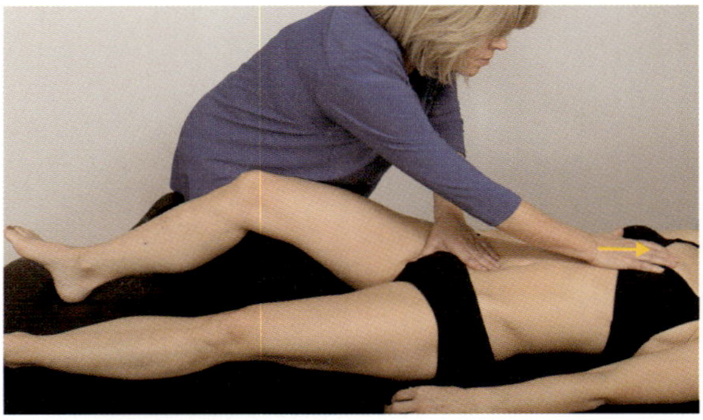

그림 10.30
심장근막(DFL)과 연관된 우측 외폐쇄근막 MMS

전방 천골 근막 MMS (anterior sacral fascia)

전방 천골 근막은 신경이 분포되어 있으며 천골부 통증의 원인이 될 수 있다. 전방천골 근막이 문제일 수 있는 한 징후는 환자가 천골 부위에 국한된 통증을 호소하지만 천골 후부에서 치료사가 원인을 찾지 못할 때이다.

앞쪽 천골 근막의 가동술은 후두골과 천골의 균형을 맞추는 데 사용되는 7장의 기법을 변경한 것이다. 앞쪽 천골 근막은 환자를 옆으로 눕히고 엉덩이 0°, 신전 무릎 90°로 굴곡시켜서 간접적으로 접근한다. 고관절 및 슬관절 굴곡의 연장은 근막의 DFL에 긴장을 증가시키기 때문에,이 기법은 전방 천골 근막을 미끄러지게 하는 것으로 간주되고, 이 역시 DFL의 일부이다.

치료사는 환자의 등쪽에 위치한다. 한 손으로 머리 뒤를, 손바닥은 가능한 한 뒤통수에 가깝게 한다. 치료사는 다른 손으로 천골을 모아 잡고, 손바닥은 가능한 한 천장관절(SI)에 가깝게 한다(그림 10.31). 치료사는 조직의 아래로 내려가는 과정에서 근막조직의 이완을 느낀다. 치료사는 두 손 사이에 연결점을 느낄 때까지 두 손 사이에 부드럽고 견고한 신연력(distraction)을 적용한다. 이 기법은 지속적인 압력을 사용하여 수행할 때 가장 좋다. 치료에 대한 청취검사의 근본 개념은 근막 조직에 압력을 가한(장력 선의 첫 번째 저항을 설정) 다음 몸이 이 장력으로 무엇을 하고 싶어하는지 기다리는 것이다. 치료사는 손 사이의 긴장 증가를 느낄 수 있으며, 신체는 여러 방향으로 미세 조정을 한다.

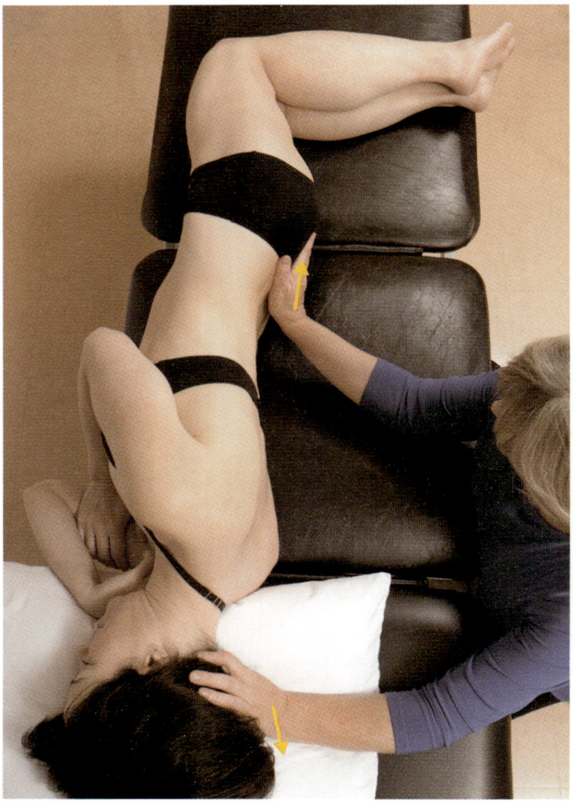

그림 10.31
전방 천골 근막 MMS

이 감각은 틀어진 탄력성을 스스로 풀려고 애쓰는 것과 비슷하다. 치료사는 이러한 풀림으로 인해 천골 또는 후두골의 조직이 원래 방향으로 돌아가는 것을 막는다. 장력은 점점 증가하는 경향이 있고, 종종 1분 이내로 빠르게 이완된다. 이 이완법은 유체 같은 느낌과 종종 치료적 박동이 동반된다. 치료사는 단순히 천장관절(SI)을 누르는 대신 S2, S3 또는 S4의 영역을 고정하는 것으로 기법을 적용할 수 있다.

사례 보고서 10.1
캐서린의 이야기*

골반 내 기저근과 DFL

캐서린은 22세의 교육 실습생이었으며 3년 동안 질과 미골 통증, 또 왼쪽 측면 천골 통증이 있었다. 하지 증상이 시작되기 1년 전에 발생한 보트 사고로 인한 경추 염좌를 제외하고 외상은 없었다. 그녀는 이를 가는 습관이 있고 그로 인하여 두통이 있었지만, 턱 관절(TMJ) 근육에 교차 마사지를 적용하고 야간에는 고정하면서 조절하였다. 그녀의 하지 증상은 설산을 등산한 후 시작되었다. 그녀는 이상근 증후군 진단을 받았으며 다른 물리치료사에게 천장관절(SI)과 요추에 대한 도수치료, 요추 및 이상근에 건침 기법, 안정화 운동을 한 상태였지만 증상의 변화가 거의 없었다. 그녀는 고통에 대해 많은 산부인과 전문의와 상담을 했었다. 그녀는 또한 골반저부 기능 장애를 전문으로 하는 물리치료사를 만났으며, 이 치료법은 증상을 약 30% 줄이는 데 도움이 되었다. 골반 재활 전문 치료사가 치료중 정체기가 왔을 때, 근막 평가를 요청하면서 캐서린을 나에게 보냈다. 캐서린의 증상은 30분 이상 걸을 때, 계단을 이용할 때, 런지나 스쿼트를 할 때 증가했다. 이로 인해 그녀는 운동을 하지 못하게 되었고(육상선수 출신이었다), 학교에서 계단을 오르는 것이 걱정걱정되었으며, 또한. 성관계는 고통스러웠다.

초기평가 결과는 다음과 같다:

- 골반의 위치 검사에서 오른쪽으로 횡단면 회전(TPR)이, 오른쪽으로 골반내 비틀림(IPT)이 나타났다.
- 대퇴골두의 위치 검사 결과 왼쪽 대퇴골두가 장골에 비해 앞쪽에 있는 것으로 나타났다.
- 흉부 위치 검사는 9번 갈비뼈 고리의 왼쪽 바깥쪽으로 이동했음을 보여주었다(따라서 흉곽내 회전은 오른쪽으로).
- 정상 요추 능동 관절가동범위. 신전 범위의 끝에 통증이 있음.
- 요추에 대한 수동 척추간 움직임(PIVM)과 관절내 움직임 검사(PAVM)는 정상 범위 내에 있다.
- 천장관절의 움직임 검사도 정상 범위 내에 있었지만 A/P 미끄러지듯이 하는 관절내 움직임은 "껌 같은" 끝느낌이었다.
- 요추 불안정성 검사(A/P 전단력, 회전 안정성)은 음성이었다.
- 쿼터 스쿼트 검사를 통한 양성 동적 불안정성 검사:
  - 왼쪽 SIJ는 "열림"(장골에 대해 왼쪽 천골 전방경사)
  - 왼쪽 고관절은 앞쪽 활주를 증가
  - 왼쪽 무릎과 발은 특이사항 없음.
  - 복횡근 활성화는 쿼터 스쿼트의 움직임을 개선시키지 못했다.
  - 흉부 고리 위치 수정으로 천장관절 열린 것이 바로 잡히지는 않았다.
  - 엉덩이 위치가 개선되었지만 SIJ 열린 것이 완전히 수정되지 않았다(고관절 위치를 완전히 수정하는 데 어려움이 있었음).
- 왼쪽 고관절 가동범위 검사
- 굴곡/내전 1/3 할 때 전방 서혜부 통증 동반
  - 90도 굴곡에서 내회전 = 25도, 끝범위에서 천골 통증 재현
  - 90도 굴곡에서 외회전 = 45도
  - FABER의 검사 = 1/2, 천골, 질 및 미골 통증 재현
  - 신전 = 10도.
- 고관절의 A/P 압력에 대한 부하-청취 검사로 골반 기저부 에서 근막장력이 시작해 왼쪽 장골과 복부까지 벡터가 이어지는 것을 알아냈다(11장 참조).

- 근막 평가: 특히 다음과 관련된 DFL 제한 :
  - 양쪽 천골 기저부, 장골, 후방 횡격막, 왼쪽 후경골근(배측굴곡/외번)과 관련된 왼쪽 내폐쇄근; 요추(Lx)는 중립에서 시작하여 나중에는 신전된다.
  - 왼쪽 천골 기저부와 좌측 미골 A/P 배측굴곡/외번(7장 참조)
  - 왼쪽 고관절 내회전, 고관절 신전 및 내전, 좌측 천골외측.

초기 가설은 그녀의 왼쪽 고관절이 쪼그려 앉는 동작 동안 대퇴골두의 움직임을 담당을 하는 DFL과 관련된 근막 벡터 때문에 천골 및 미골 통증을 유발하고 있을 수 있다는 것이었다.

- 추가 근막 평가에서 영향을 받은 DFL의 다른 영역이 밝혀졌다(이후에 치료하였다):
  - 오른쪽 고관절 내회전과 왼쪽 천결절 인대 (요추 중립, 나중에 신전)
  - 왼쪽 장골근의 DFL(8장 참조)
  - 옆으로 누웠을 때 왼쪽 요방형근(QL)의 DFL (9장 참조)
  - 요추 신전, 고관절 신전과 내전에서 왼쪽 QL (9장 참조)
  - 왼쪽 폐쇄근 외측과 연관된 내전근, 요근, 심막 및 후경골근(배측굴곡/외번). 후속 치료에서, 외폐쇄근과 관련된 수동적인 움직임을 위해 고관절 FABER 를 사용했다.
  - 전방 천골근막
  - DFL과 관련된 측두근(R > L) (심낭, 횡격막, 배측굴곡/외번의 후경골근) (6장 참조)
  - 방광, 전방 횡격막, 심막, 내전근과 연관된 골반기저내(왼쪽 치골미골근), 후경골근(배측굴곡/외번) 후속 치료에서 왼쪽 치골미골근과 관련하여 수동적인 움직임을 위해 고관절 FABER를 사용했다.

근막 제한이 이완되기 시작할 때 다양한 자세에서 요추-골반 엉덩이 조절을 개선하기 위한 안정화 프로그램을 시작했다(다른 치료사들과의 이전 치료에서 그녀는 안정화 운동 프로그램을 시도했지만 실행하기가 어려웠고 긍정적인 결과가 없었다). 근막은 많은 층이 있기 때문에 "즉각적인" 효과가 나타나지 않는다. 그녀는 근막 기능 장애와 근막들의 "문제점"을 해결하는데 시간이 걸렸다. 그러나 1년 후, 그녀는 일하고, 문제없이 계단을 오르고, 배구를 가르치고, 농구를 하고, 고통 없는 성 생활을 다시 시작했다. 그녀는 "자신의 삶을 되돌려 준" 것에 대해 나에게 감사했다. 때때로 우리가 힘든 하루를 보낼 때도 치료사로 계속 살아가게 해주는 이야기이다.

* 환자의 개인 정보를 보호하기 위해 가명을 썼다.

요약(Summary)

이 장의 기법은 요추-골반 부위와 관련된 근막 연결, 특히 DFL 및 고관절과 관련된 내폐쇄근, 좌골미골근, DFL 및 전방 천골 근막과 관련된 외폐쇄근과 연결에 초점을 맞추었다. 이러한 문제는 지속적인 흉요추, 요추, 골반기저근 및 고관절 통증의 원인이 되며 MMS 기법을 사용하여 촉진해야 한다. 골반기저부 전문 치료사들은 유사한 효과를 얻기 위해 질내부 기법을 사용할 수 있다.

다음 장에서는 하지에 대한 기법에 초점을 맞출 것이다.

하지(The lower extremity) 11장

하지에 문제가 있는 환자를 치료할 때 물리치료사는 관절(엉덩이, 경대퇴골, 슬개대퇴, 위/아래 경비골 관절, 발목과 발 관절)을 평가하고 치료하는 것을 훈련한다. 또한 하체의 높은 긴장이나 팽팽하고 약한 근육 사이의 불균형과 하체의 신경 가동성도 평가하고 치료한다. 그러나 근막 시스템을 고려하지 않고 각 관절이나 근육만의 신경 가동술, 스트레칭, 근력 운동을 하면 일부분의 이득만 얻을 수 있다.

이 장에서는 고관절, 허벅지, 무릎, 하지, 발목과 발 사이의 근막과 관련성에 초점을 맞출 것이다. 다음이 포함된다:

- SFL과 DFL에 관련된 대퇴근막
- 장경인대(ITB)와 외측선에 관하여(9장 참조)
- 대퇴이두근의 근막과 외측 경골 회선의 역할
- 서혜인대 주위의 근막과 골반출구 증후군의 역할
- DFL에 관련된 내전근막
- 무릎 주위의 근막과 상부 경비관절(SFL과 DFL에 관하여)
- 발에 관련된 하퇴의 근막(가운데와 바깥쪽)
- 족저 근막 및 장무지굴근(FHL)
- 망치 발가락(SFL)에 관련된 앞쪽 하지 근막
- 하지의 관절 가동술을 근막 기법으로 변환하는 개념
- 발과 발목을 위한 의식적 이완 기법

이 장의 MMS를 필요로 하는 증상:

- 다음의 치료 접근 후에도 반복적인 하지 통증 발생:
  - 고관절, 무릎, 슬개골, 경비관절, 발목과 발의 가동화 및 도수교정
  - 도수치료 또는 건침 기법으로 하지 근육의 통증유발점 이완
  - 하체 안정화 및 강화 운동
- 관절의 문제가 아닌 무릎 굴곡 제한을 찾을 때 대퇴근막을 고려해야 한다.
- 하퇴부의 단단한 근막은 발목의 가동범위, 특히 배측굴곡에 영향을 미칠 수 있는 일반적인 요인이다.
- 망치 발가락에 대한 완전한 평가는 발과 발가락 관절의 평가뿐만 아니라 앞쪽 하지 근막의 평가도 포함해야 한다.

11 장

자세 분석(Postural analysis)

장골에 대한 대퇴골두의 위치 (그림 11.1)

(오른쪽 사진)

대퇴골두가 관절와의 가운데 위치한 것은 건강한 고관절을 위한 핵심 요건이다. 이는 모든 근육 벡터의 균형 있는 활성화를 요구한다. 치료사는 오른손 손가락을 이용해 전상장골극(ASIS)과 서혜인대 바로 아래의 치골결합 사이에 있는 대퇴골두의 중간 부분을 촉진하여 둔부에서 대퇴골두의 위치를 평가한다. 치료사의 오른쪽 엄지손가락은 대전자의 뒷쪽 가장자리를 촉진한다. 그런 다음 치료사는 대퇴골을 촉진하고 있는 손과 장골 전후측을 감싸고 있는 왼손의 위치를 비교한다. "바지 먹기" 전략을 사용하여 서 있는 환자는 심부의 고관절 외회전근(이상근, 폐쇄근, 쌍자근 및 대퇴방형근 포함)의 과활성화를 자주 보인다. 이 전략은 대전자를 후방으로 당기고 대퇴골두를 전방으로 가게 하는 경향이 있다(Lee & Lee 2011). 이러한 근육은 근육 이완 기법(도수 또는 건침 기법)을 사용하여 국소적으로 치료할 수 있지만, 긴장이 반복될 경우 그 근육과 연관된 근막선, 특히 DFL 근막을 고려하는 것이 좋다.

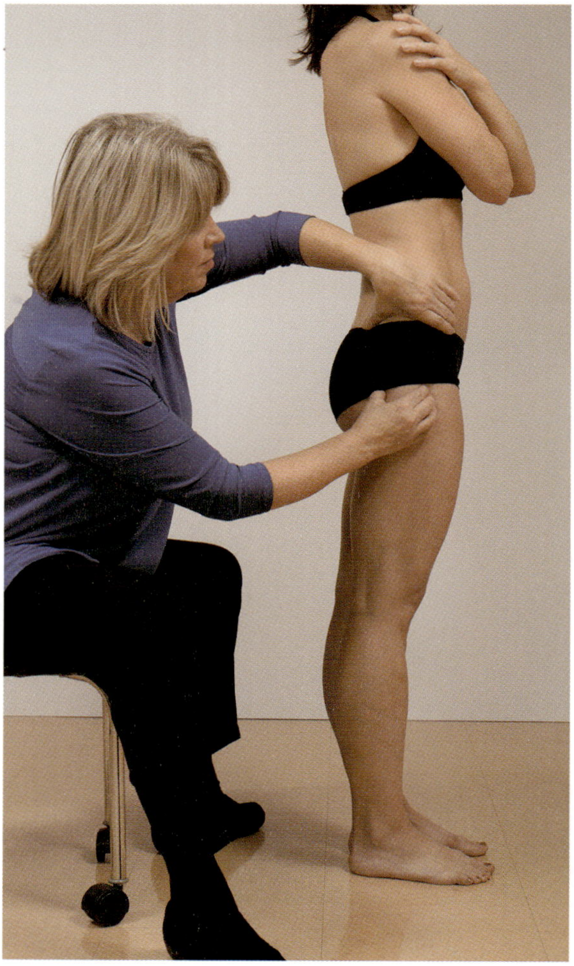

그림 11.1
장골에 대한 대퇴골두의 위치

발의 위치(그림 11.2)

중립으로 선 자세에서 거골두는 경골/비골의 원위부 중앙에 위치해야 한다. 거골의 위치는 거골 상부의 내측과 외측 모두를 촉진하여 평가된다. 전족부는 지나치게 회외(supinate)하거나 회내(pronate)해서는 안 되며, 하지는 내회전이나 외회전해서는 안 된다(Lee & Lee 2011).

- 근막의 심부 전방선에 제한이 있는 경우, 이는 발에 영향을 미칠 수 있으며, 이는 종골을 내번시키고 전족부를 회외로 당겨올 수 있다.
- 반면에, 외측선 제한은 종골을 외번 상태로 유지하고 거골의 저측굴곡과 내전을 동반하여 중족부의 과도한 회내를 촉진시킬 수 있다(그림 11.2).

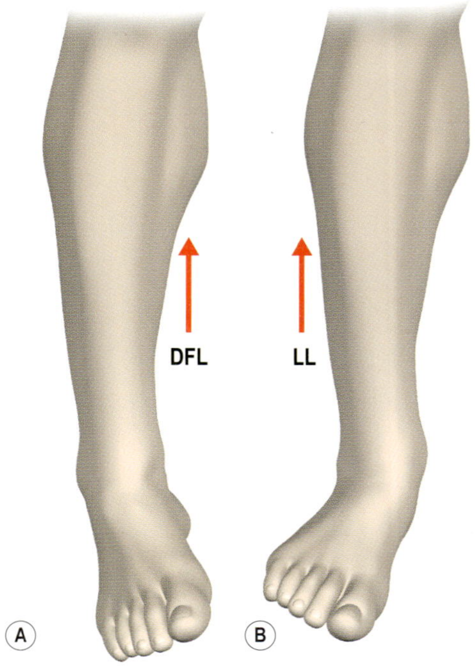

그림 11.2
심부 전방선과 외측선이 발에 미치는 영향

두 가지 중 어느 쪽이든 발의 체중 지지 부위에 영향을 미치며 신체의 다른 기능 장애에 대한 "원인 제공자"(첫 번째나 두 번째의)가 될 수 있다(ISM 접근법).

- 근막선의 불균형은 무릎에 영향을 미칠 수 있으며, 외반 또는 내반 자세를 만들 수도 있다.
- 대퇴이두근과 근막의 과한 장력은 종종 경골의 과한 회선을 유발하는 요인이다("팔자걸음").

기능성 검사들(Functional tests)

스쿼트 검사(Squat test)

하프 스쿼트를 이용한 엉덩이 평가 (그림 11.3)

주관적 검사에서 쪼그려 앉거나 앉는 데 어려움이 있다면, 이 기능 검사가 필요하다. 치료사는 한 손으로는 장골을, 다른 손으로는 대퇴골두를 촉진한다(자세 검사에 따라서). 환자는 하프 스쿼트를 시행하고 치료사는 체중 이동의 실패(FLT)가 있는지 평가한다. 잘 시행하는 사람이라면, 엉덩이는 중앙

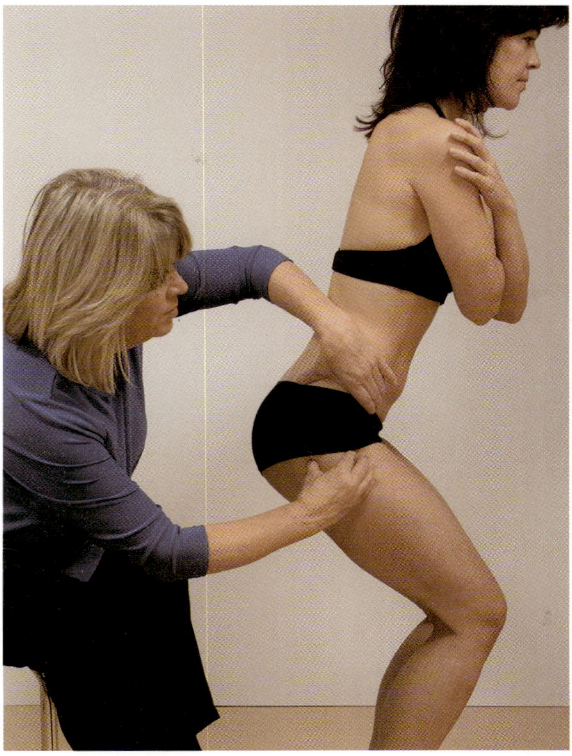

그림 11.3
하프 스쿼트를 이용한 엉덩이 평가

에서 시작하여 스쿼트 검사 내내 그대로 유지된다. FLT의 일반적인 패턴은 엉덩이가 앞쪽에서 시작되어 전방으로 더 많이 또는 내회전할 수 있다는 것이다(Lee & Lee 2011). 이는 과도한 고관절 내회전(IR)을 제어하는 중둔근의 후섬유가 약하기 때문일 수 있지만, 이 "약화"는 단순히 근막 기능 장애에 존재하는 부수적인 근육 억제일 수 있다. 적절한 MMS 기법을 사용한 후 기능검사와 도수 근력 측정을 반복하면 치료사는 중둔근의 약화 문제가 정말 있는지 알 수 있다.

하프 스쿼트를 이용한 무릎 평가 (그림 11.4)

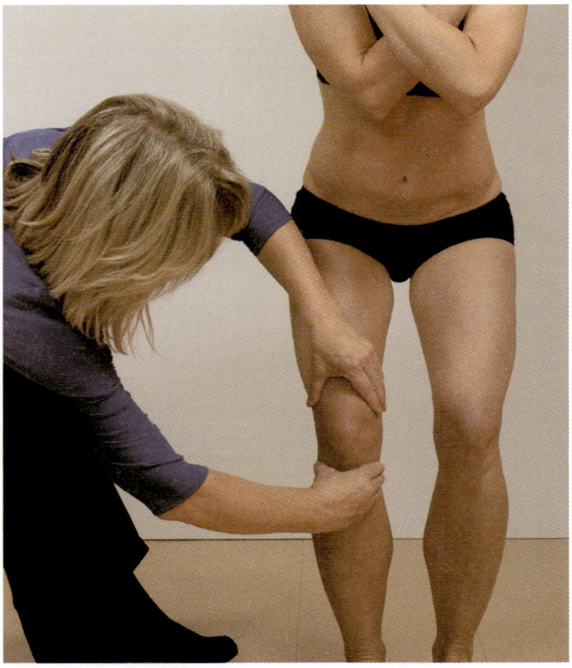

그림 11.4
하프 스쿼트를 이용한 무릎 평가

치료사는 이 검사를 사용하여 무릎 관절도 평가할 수 있다. 한 손은 원위 대퇴골을, 다른 손은 근위부의 경골을 촉진한다. 보통 완전 신장에서는 경골은 대퇴골에 비해 약간 외회전되어 있다.

움직임이 패턴이 좋다면, 무릎을 굴곡할 때 경골의 내회전을 볼 수 있을 것이고 스쿼트를 시작할 때 반대로 돌면서 "스크류 홈 기전"으로 경골을 외회전시킨다. 경골은 스쿼트 검사 내내 대퇴골에 대하여 중심을 유지한다. FLT가 있는 경우 원위부의 손은 대퇴골에 대한 토크 또는 비틀림을 보이며, 일반적으로 경골의 외측 회선이 된다.

치료사는 이 틀어짐의 근원이 무릎 자체에 있지 않을 수도 있다는 것을 명심해야 한다. 예를 들어, 발과 엉덩이, 골반 또는 흉부처럼 다른 곳에 원인제공자가 있을 수도 있다(Lee & Lee 2011). 하프 스쿼트는 재평가를 위해 사용할 수 있는 좋은 움직임 기능 검사이다.

하프 스쿼트를 이용한 발 평가 (거골과 제1중족골)(그림 11.5, 11.6)

발 또한 스쿼트 검사로 FLT에 대해 평가할 수 있다. 거퇴관절의 배측굴곡에 대한 일반적인 생체 역학은 경비관절 하부에 대하여 거골의 A/P 활주가 일어나고 지속적으로 흔들리는 운동이 필요하다(메이틀랜드 A/P tilt). 반면 SBL의 근막 섬유에 과도한 긴장을 만들어 배측굴곡이 제한될 수도 있다. 배측굴절의 제한이 거퇴관절에서 생기는 경우(관절 제한 또는 근막의 제한 모두) 하프 스쿼트 위치에서 일반적인 보상 패턴은 경비 관절 아래에 있지 않고 거골이 저측굴곡, 내전하는 것이다.

이 검사를 하기 위해 치료사는 서있는 환자의 거골의 돔 양쪽을 촉진하고 하프 스쿼트를 수행함에 따라 그 움직임을 평가한다. 운동 중에 중심이 유지되는 것이 이상적이다. 치료사는 중족부의 안쪽 부분이 회내하는 능력을 평가할 수 있다(주상골, 제1 설상골, 제1 중족골 기저). 체중지지 상태에서 배측굴곡할 때 정상적인 생체 역학을 위해서는 발 내측부의 회내가 필요하다. FLT의 일반적인 징후는 중족부의 회외가 유지되고 스쿼트를 하는 동안 회내하지 못하는 것이다. 이 기능 장애의 원인 중 하나는 물론 관절의 뻣뻣함일 수 있지만, 하지 앞쪽(특히 전경골)의 근막 장력과 SFL의 근막은 발 안쪽부관절을 잡아 당겨 후족부의 회내를 방해할 수 있다.

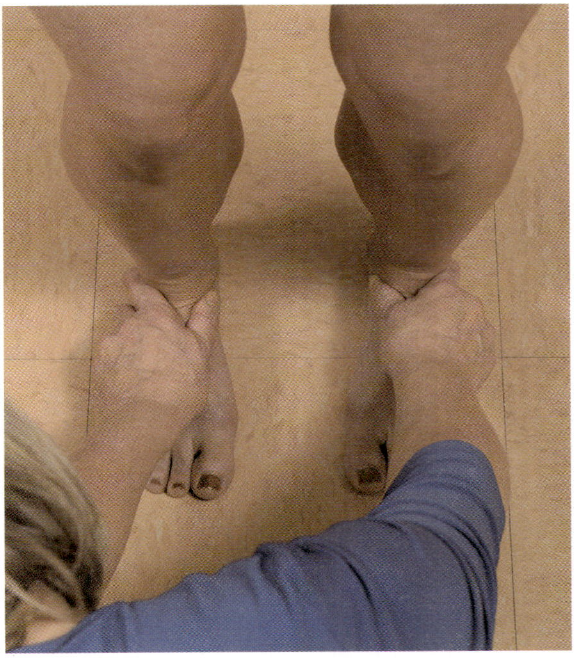

그림 11.5
하프 스쿼트를 이용한 발 평가(거골)

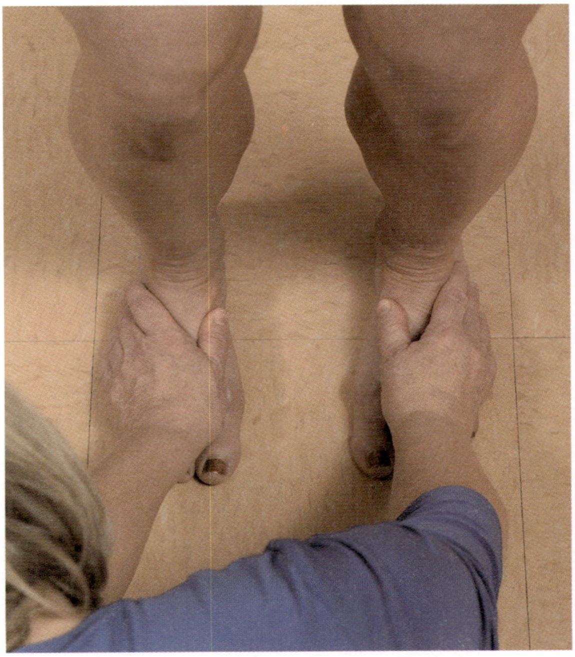

그림 11.6
하프 스쿼트를 이용한 발 평가(주상골)

외발 서기 검사(One leg stand test)

주관적 검사에서 서 있거나 걷거나 달릴 때 어려움이 있는 것으로 나타나는 경우 외발 서기(OLS) 기능 검사가 필요하다. 엉덩이, 무릎, 발은 스쿼트 검사와 유사한 방법으로 평가할 수 있지만, 기능적인 움직임 평가는 환자가 한쪽 다리로 체중을 옮기고, 반대쪽 발을 바닥에서 들어 올리는 것이다. 체중 부하측은 FLT에 의해 평가된다(Lee & Lee 2011). 아래 예는 엉덩이에 수행된 검사법을 보여준다.

외발 서기를 이용한 엉덩이 평가 (그림 11.7)

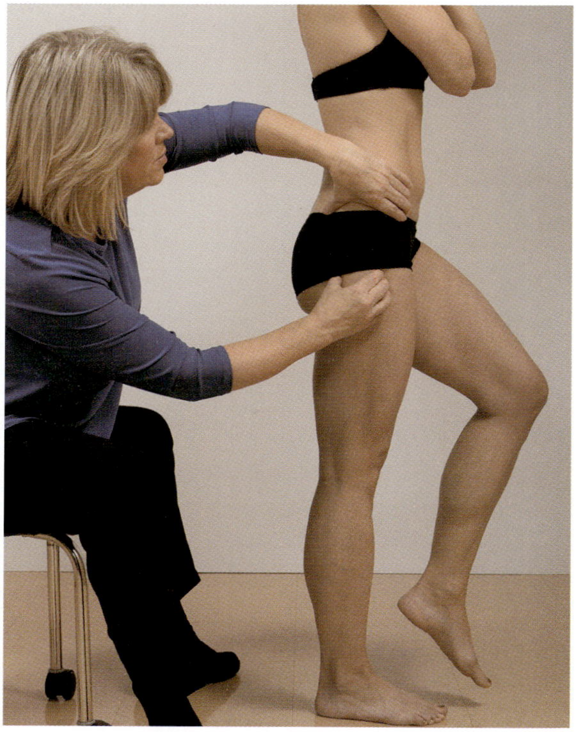

그림 11.7
외발 서기를 이용한 엉덩이 평가

더 큰 부하를 주려면 치료사가 기능 검사를 결합하여 체중지지 한 다리에 하프 스쿼트까지 더한 OLS를 할 수 있다(그림에는 없음).

기능적 동적 안정화 검사를 이용한 임상 추론

이러한 위치 및 기능 검사는 MMS 접근법으로 치료 전후에 적용할 수 있다. 예를 들어, 주관적인 평가에서 앉는데 문제를 가진 환자가 천장관절(SI) 부위의 통증을 호소하는 경우 SI 관절의 동적 안정성 평가를 위하여 하프 스쿼트 검사를 해보는 것이 좋다. 흉부, 고관절, 무릎, 발, 발목도 함께 본다.(때로는 목이나 두개골의 문제이다)(ISM 모델). SI 관절에 FLT가 있는 경우, 전신(일반적으로 가슴과 하체 전체)에 최적화 되지 않은 전략을 수정하여 이러한 요인 중 어떤 요인이 골반의 동적 안정성에 긍정적인 영향을 미치는지 확인한다. 고관절 교정이 SI 관절 안정화 전략(일부 또는 완전히)을 개선한다면, 고관절이 SI 기능 장애의 원인 또는 원인제공자임을 가리킨다.

발 교정이 SI 관절 안정화 전략에 가장 큰 영향을 미치는 경우, 발이 SI 기능 장애를 유발할 수 있다. 이 경우 치료는 원인 또는 원인제공자 함께 치료하고 골반의 동적 안정성에 대한 치료의 영향을 재평가하는 것이 필요할 것이다. 이런 방식으로 치료사는 가설과 치료 효과를 즉시 평가하기 위해 검사-재검사 전략을 활용할 수 있다.

엉덩이를 위한 “부하 및 청취” 검사 (그림 11.8, 11.9)

기능 검사(특히 통합 시스템 모델에서 “원인 제공자”인 경우) 중에 엉덩이로의 체중 이동의 실패(FLT)를 하면 부하 및 청취(경청) 검사를 한다. 이 검사는 게일 웩슬러가 바랄 연구소를 위해 개발한 청취 과정에서 파생되었다. 이러한 청취 기술은 능동 및 수동적 청취의 차이를 만든다.

부하 및 청취는 두 측면을 모두 포함한다. 이로 인해 관절에 영향을 줄 수 있는 주된 근막 벡터를 감지하는 데 도움이 된다는 것을 알 수 있다.

여기에 설명된 검사는 보통 엉덩이가 앞쪽으로 고정된 예이다. 환자는 바로 누워 있고 FLT가 생기는 쪽 다리(많은 경우에 고관절이 약 30° 굴곡된 위치)는 치료사가 허벅지로 지지한다. 고관절의 부드럽게 당기며 후방 활주가 수행되어야 한다.

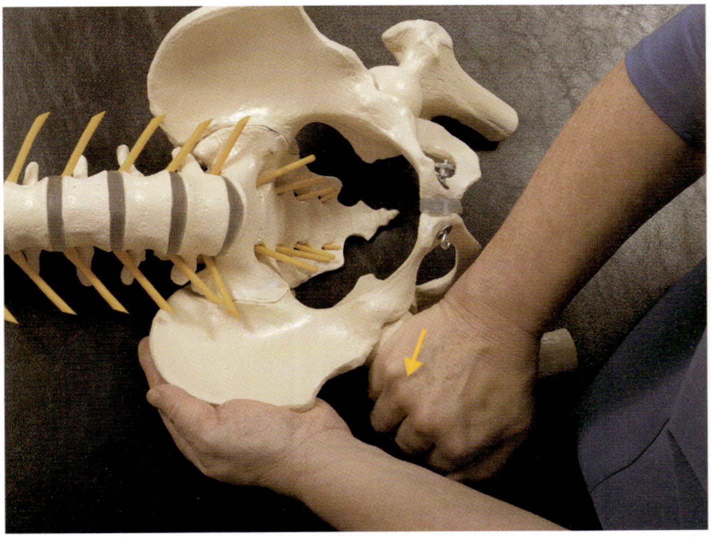

그림 11.8
오른쪽 엉덩이의 부하 및 청취(경청) 검사(뼈대)

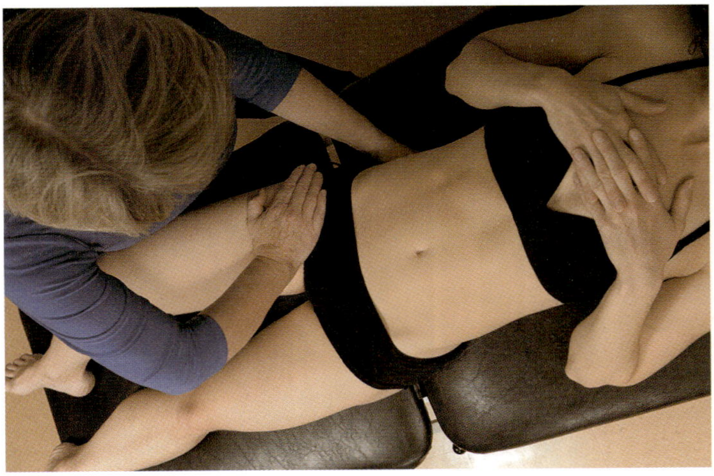

그림 11.9
오른쪽 고관절(체간)의 부하-청취

관절에 대한 부수적 운동이 평가될 때, 이 부수적 운동의 저항을 아는 것 이외에도, 이 검사에서 실시하는 보조 활주가 이완할 때 주의해야 할 요소라는 것이다.

- ***건강한 고관절***은 치료사가 대퇴골두를 후방으로 미끄러지듯이 시킬 때, 수면 아래로 눌렀을 때 다시 튀어 나오는 "끈 달린 비누"와 유사하게 표면으로 다시 돌아오게 된다. (Diane Lee, 개인 커뮤니케이션).
- 부하 및 청취 검사가 ***관절 제한***을 가리키는 경우, 치료사의 보조 활주가 상대적으로 더 단단한 관절낭의 끝 느낌을 느낄 수 있다. 보조 활주로 이완이 되면 관절이 보다 중립적인 위치를 재회복할 수 있도록 저진폭 움직임을 만든다.
- 부하 및 청취 검사가 ***근막 제한***을 가리키는 경우, 치료사는 고관절 후방 활주(검사의 부하 부분)에서 약간의 제한을 발견할 수 있지만 끝 느낌이 관절에 의한 제한만큼 세지는 않다. 더 중요한 것은, 활주가 끝남과 함께(검사의 청취 부분), 대퇴골두를 가운데 너머로 당길 때 치료사는 관절의 "잡아 당기는" 벡터를 느낄 것이다. 이러한 근막 제한은 신경근 벡터(신경 가동 증가로 인한 근긴장 증가), 내장 벡터, 근육 및 근막 벡터의 조합일 수 있다. 근막 벡터는 일반적으로 관절 벡터보다 더 큰 진폭의 움직임이다.

이 검사는 모든 유형의 이완 기법을 사용할 때 "전후" 검사로 사용될 수 있다. MMS 기법 전후에 사용하는 것이 특히 효과가 있다. 검사로 어떤 근막 벡터가 특정 관절에 가장 큰 영향을 미치는지 치료사에게 알려주고 그 근막 벡터를 더 검진할 수 있도록 도와준다. 국소적으로 관련된 근육과 근막선을 따라 이완될 것이다(해부학적 근막경선에 근거).

다음의 가능성은 치료사가 어떤 신경근 벡터가 고관절에 영향을 줄 수 있는지 결정하도록 도와줄 수 있는 몇 가지 예다(D. Lee, ISM 요추/골반/엉덩이 코스의 코스 참고 사항).

- 대퇴골두를 외회전-후방으로 당기면 고관절 외회전근, 즉 이상근, 대퇴방형근 및 쌍자근이 관여한다(MMS 천골 기법은 10장 참조).
- 대퇴골두를 몸의 중심쪽으로 ER시키며 끌어 당기는 것은 골반기저를 이루는 폐쇄근(외폐쇄근과 내폐쇄근)의 영향이다 (제 10장 MMS 기법 참조).
- 대퇴골에서 회전없이 상-내측으로 대퇴골두를 당기는 것은 내전근이 관여함을 의미한다(단내전근, 장내전근, 치골근) (이 장의 설명된 MMS 기법 참조).
- 서혜인대 뒤에 있는 대퇴골두를 회전 없이 상-내측으로 당기는 것은 장골근과 요근의 관여를 의미한다(MMS 기법은 8장 참조).
- 대퇴골두를 앞쪽으로 기울이면 대퇴직근이 관여함을 의미한다(이 장에서 설명된 MMS 기법 참조).

이러한 신경근 벡터는 수축의 이완, 스트레인/카운터스트레인, 의식적 이완, 건침 기법 등과 같은 근육 과긴장을 이완시킬 수 있도록 설계된 여러 기술로 치료할 수 있다. 그러나 이러한 접근법의 결과를 유지하기 어려운 경우, 치료사는 근육과 연관된 근막선에 접근해야 한다.

고관절 주위의 많은 근육은 근막의 심부 전방선(DFL)에 관여한다. DFL이 짧아지면 골반/고관절 주변에서 기능 장애를 유지할 수 있다. 10장에서는 골반기저근과 관련된 DFL을 이완시키는 MMS 기법의 개요를 전한다. 8장에서는 장골근과 관련하여 DFL을 이완시키는 MMS 기법에 대해 언급한다. 치료 후, 고관절 위치 재평가 및 기능검사, 부하 및 청취 검사처럼 적절한 재평가가 필요하다.

장기 벡터 대퇴골두를 상내측으로 회전 없이 당기면, 서혜인대 뒤쪽 장기와 근막과의 움직임 문제를 의미할 수 있다. 몇 가지 예는 다음과 같다:

- 오른쪽의 상행결장, 맹장 또는 충수
- 왼쪽의 S자 결장 또는 하행결장
- 방광 또는 자궁 가운데.

내장기 조작 기술이 이러한 문제들에 적합할 것이다. 프랑스 물리치료사이자 정골의사인 장 피에르 바랄(Jean-Pierre Barral)은 내장기 장애의 평가 및 치료를 위한 종합적인 커리큘럼을 개발했다.
자세한 정보는 Barral Institute에 나와 있다(www.barralinstitute.com). 내장 기법은 MMS와 동일한 개념을 사용하여 근막의 DFL에 관련된 조직의 가동술로 진행된다.

MMS를 이용한 치료의 개념

이 장에서는 MMS 기법을 사용할 때 우선이 되는 첫 번째 치료 개념을 사용한다. 즉, 재발성 관절 기능 장애 또는 근막 통증유발점을 선택하고 이와 관련된 근막선을 찾는다. 치료사는 자신을 반복적인 관절의 기능 장애 또는 근막 통증유발점에 고정시키고 고정점에 관련된 근막선의 장력을 평가하여 두 손 사이의 초기 장력을 찾는다.

조직이 반응하는 방법:

- 진동(등급 III−, III, III+)을 활용한다.
- 지속적인 압력을 활용한다.
- "하모닉스"를 활용한다(Dr Laurie Hartman).

MMS를 사용한 치료 개념에 대한 자세한 내용은 4장을 참조한다.

서혜인대 주위 근막 및 대퇴-골반출구 증후군에서의 역할 (The fascia around the inguinal ligament and its role in the femoral pelvic outlet syndrome)

골반 앞부분에 조밀하고 규칙적인 섬유질 결합조직 띠를 이루는 서혜인대는 보통 물리치료사가 다루지는 않는다. 특히 만성 서혜부 또는 허벅지 통증을 호소하는 환자의 경우 더 고려해야 한다. 서혜인대는 전방으로 위치한 대퇴골두에 의해 이차적으로 만성적인 자극을 줄 수 있다. 이 경우에 가능한 근막 벡터를 포함하여 고관절에 대한 철저한 평가가 필요하다. 이 인대의 근막이 두꺼워지면 대퇴 신경, 동맥 및 정맥이 서혜부를 통과할 때 충돌(대퇴-골반출구 증후군)의 원인이 될 수 있다.

복직근과 관련된 우측 서혜인대 근막 MMS(SFL)(그림 11.10)

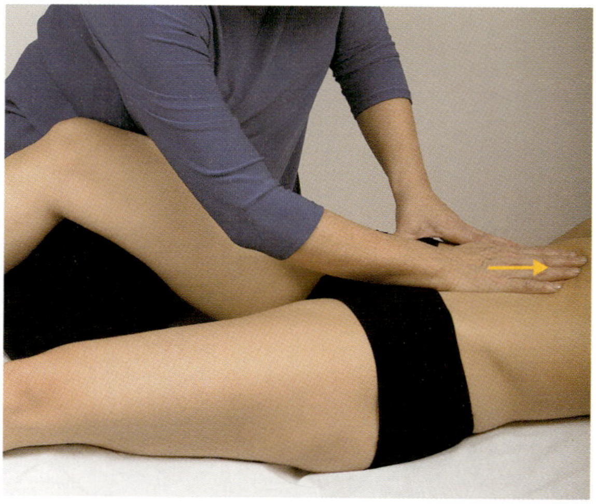

그림 11.10
복직근과 관련된 우측 서혜인대 MMS(SFL)

도수 안정화 환자가 바로 누워 있고 다리는 치료사의 허벅지로 약간 굽힌다. 치료사는 A/P 압력을 사용하여 왼손으로 치골결합에서 ASIS까지 서혜인대 부분 전체를 촉진해 간다. 이 인대의 위쪽과 아래쪽을 모두 촉진해야 한다. 그 다음에 치료사는 인대 위쪽의 조직을 고정한다.

도수 이완술 치료사는 오른손으로 근막의 SFL, 특히 5-7번의 늑골 연골과 흉골의 검상돌기에 정지하는 복직근(RA)(동측성 및 대측성)을 검진한다. 치료사는 오른쪽 서혜인대를 고정한 손에 즉각적 긴장감을 느끼게 하는 RA의 각도와 영역을 찾는다. 이 근막선에 긴장이 있다면, 가동술 손으로 약간의 두측 활주 만으로 서혜인대가 두개골 쪽으로 당겨지는 것처럼 느껴질 것이다. 치료사는 서혜인대에 끝쪽으로 압력을 유지하여 간단히 움직이는 것을 막는다. 환자는 이것을 치료사가 인대에 대한 압력을 증가시키는 것으로 인식한다. 장력이 감지되면(치료사의 양손 사이에서 빠른 저항이 느껴짐) 4장에 설명된 접근 방식에 따라 가동술을 할 수 있다.(치료사는 제한 있는 대부분의 방향으로 RA 근막의 반복적인 두측 활주를 수행한다. 서혜인대에 일정한 압력을 유지하면서 R1이 감지될 때까지 한다. 이는 치료사의 두 손 사이에 이완이 느껴질 때까지 반복되며 일반적으로 약 5~8회 반복이 필요하다.) 치료사는 다음으로 흉골 앞쪽면에 있는 조금더 높게 있는 근막을 향해 SFL을 검진해 볼 수 있다.

사두근과 관련된 우측 서혜인대 근막의 MMS(SFL)(그림 11.11)

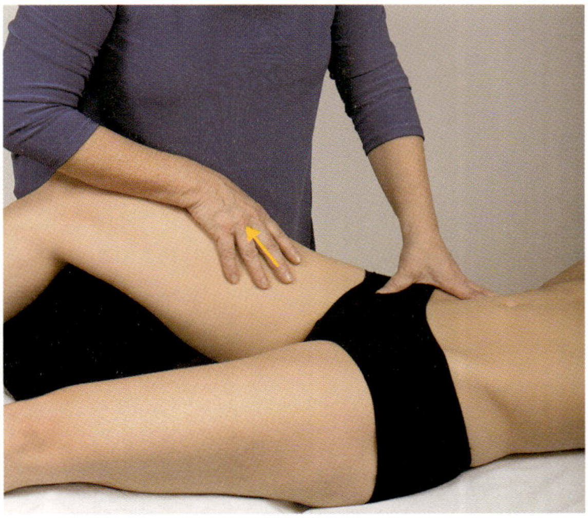

그림 11.11
사두근과 관련된 우측 서혜인대 근막 MMS(SFL)

도수 안정화 치료사가 인대밑의 SFL을 촉진하는 경우 두측 활주를 사용하여 치료사가 인대 아래쪽 조직을 고정한다는 점만 제외하고 위의 기법에 따라 실행한다.

도수 이완술 치료사가 동측 대퇴사두근막을 무릎까지 촉진할 때를 제외하고 위의 기법에 따라 실행한다.

내전근과 관련된 우측 서혜인대 근막의 MMS(DFL)(그림 11.12)

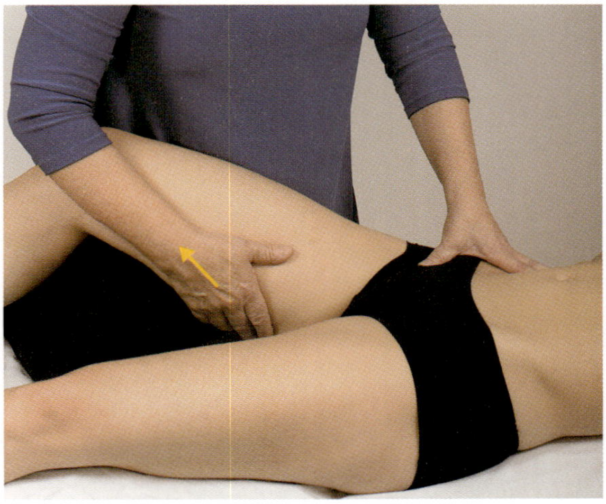

그림 11.12
내전근과 관련된 우측 서혜인대 근막 MMS(DFL)

도수 안정화 위의 기법에 따라 실행한다.

도수 이완술 치료사가 동측 내전근막을 무릎까지 촉진할 때를 제외하고 위의 기법에 따라 실행한다.

대퇴 신경과 관련된 우측 서혜인대 근막 MMS(그림 11.13)

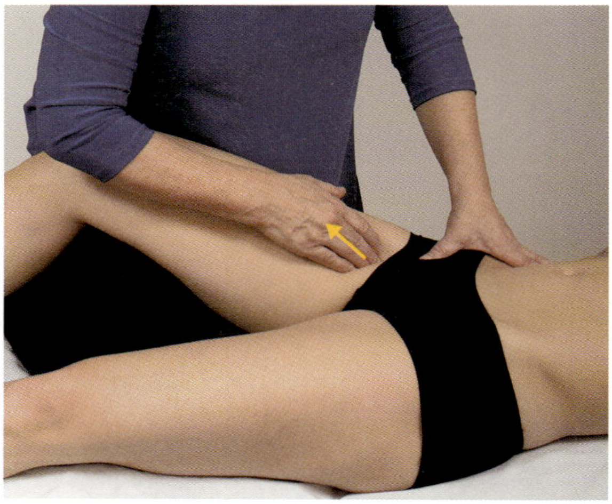

그림 11.13
대퇴신경과 관련된 우측 서혜인대 근막 MMS

서혜인대 구역은 도수치료 기법으로는 보통 촉진이 힘든 대퇴 신경 경계면이다. 치료사가 환자가 골반 출구 증후군의 징후를 보일 가능성을 고려하는 경우 사용할 수 있다.

도수 안정화 위의 기법에 따라 실행한다.

도수 이완술 치료사가 서혜인대 아래에서 나와서 허벅지 안쪽과 앞쪽 하지로 들어가는 대퇴 신경의 근막을 촉진할 때를 제외하고는 위의 기법에 따라 실행한다.

서혜인대는 고관절 움직임(엉덩이 굴곡/신전, 외전/내전, 회전과 FABER의 결합 움직임)과 관련하여 검진할 수 있다. 서혜인대와 고관절 사이에 근막 긴장이 있는 경우, 고관절의 전체 운동 범위에 도달하기 전에 치료사는 서혜인대의 도수 안정화에 장력의 증가를 느낄 것이다. 이 제한은 일반적으로 시작 범위에서 나타난다. 예를 들어, 치료사가 환자의 고관절을 90° 굴곡상태에서 고관절을 바닥으로 천천히 내려놓을 때 서혜인대에서 긴장이 증가되는 것을 느낄 수 있다. 사례연구는 이것의 실제사례이다.

사례 보고서 11.1
노에미 이야기*

노에미는 45세의 서커스 단원이며, 우측 복부와 우측 천장관절 통증, 특히 오른쪽 다리로 서 있을 때 불편함을 호소했다. 외상은 없었으며 증상이 점점 심해졌다. 그녀는 이전에 골반, 천골 및 내장들의 움직임을 개선하는 치료를 정골요법가에게 받았고 상태가 약간 호전되었다. 그녀는 현재 다른 물리치료사에 의해 치료를 받고 있었는데, 요추 가동술, 요-천추 부위의 과긴장부에 건침 기법, 우측 외발 서기(OLS)를 개선하기 위한 안정화 운동을 하고 있다. 치료사는 하부흉추 심부의 다열근 훈련이 우측 OLS 및 하프 스쿼트 동작에 좋은 영향을 주었다는 것을 알 수 있었다. 치료사는 환자에게 SI의 안정화 능력에 영향을 줄 수 있는 근막 벡터가 있는지 알아보기 위해 나에게 환자를 의뢰하였다.

나의 평가 결과는 다음과 같다:

- 골반은 왼쪽 TPR(transverse plane rotation) 및 왼쪽 IPT(intrapelvic torsion)되어 있다.
- 우측 고관절은 장골에 앞쪽에 위치한다.
- 우측 OLS 검사에서 고관절뿐만 아니라 우측 SI 관절의 FLT가 나타났다. SI 안정화는 흉추 안정화의 활성화에 의해 부분적으로 개선되었지만, 고관절의 동적 안정성에는 영향을 미치지 않았다.
- 우측 고관절에 대한 부하 및 청취 검사로 오른쪽 장골 부위의 근막 벡터가 드러난다. 이 벡터가 이완되면(8장의 기법을 사용한다) 두 번째 부하 및 청취 검사로 우측 서혜인대 구역에 벡터가 나타난다.
- 우측 장골 근막은 우측 치골결합, 우측 횡격막 앞쪽과 우측 대퇴사두근, 발목의 배측굴곡/외번이 있거나 없는 것과 관련되어 긴장이 느껴졌다(MMS 기법은 8장 참조).
- 우측 서혜인대 근막은 각각 동측 복직근, 횡격막 앞쪽, 8번째 갈비뼈에 관련해 긴장이 느껴지면 고관절의 신전, 외전, 내전, 수동적인 움직임과 관련하고 후에 FABER로 된다(위의 MMS 기법 참조).

치료는 장골과 서혜인대에 대한 MMS 기법로 이루어진다. 치료 후 골반과 고관절의 위치 검사는 음성이었다. 골반 또는 고관절에 OLS 검사를 시행할 때 흉-요추의 다열근을 적극적으로 가동하지 않아도 FLT는 없었다. 다음 몇 주 동안 그녀는 오른발 OLS를 필요로 하는 서커스 연습이 쉬워졌고 SI 통증이 상당히 줄었다고 보고했다.

*환자의 개인 정보를 보호하기 위해 가명을 사용했다.

SFL과 DFL에 연관된 대퇴사두근막(quadriceps)

대퇴근막은 특히 수술을 포함하여 외상 병력이 있는 경우 무릎 굴곡을 제한하는 요인일 수 있다.

우측 대퇴사두근 MMS – "흔들기" – 안쪽/바깥쪽(그림 11.14)

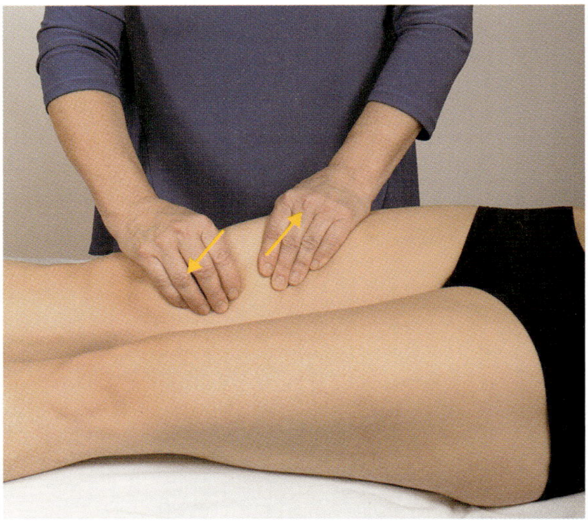

그림 11.14
오른쪽 대퇴사두근의 MMS "흔들기(wiggle/waggle)" (내측/외측)

이 기법은 적절한 이름이 지어져 있다(비전문가처럼 들리겠지만). 치료사는 말 그대로 대퇴골과 관련되는 대퇴근막을 흔든다. 이 기법은 좌우로 또는 시계 방향, 반시계 방향으로 수행할 수 있다.

도수 안정화 환자는 다리를 바로 펴고 눕는다.(만약 무릎 굴곡이 제한되는 경우, 다양한 각도의 굴곡에서 대퇴근막을 촉진할 수도 있다.) 치료사는 양손을 사용하여 대퇴사두근 조직을 잡고 앞쪽으로 부드럽게 당긴다. 대퇴사두근막은 허벅지의 가운데로, 내측 또는 외측으로, 근위 및 원위로 중재할 수 있다.

도수 이완술 치료사는 대퇴골에서 대퇴사두근막을 멀리 유지시키기 위해 양손 룸브리칼 그립으로 조직을 내–외측으로 밀어서 전단력을 만든다. 치료사는 두 손 사이의 장력을 찾는데 보통 약간의 통증을 동반한다. 장력이 감지되지 않으면, 대퇴 근막이 긴장되지 않았다는 것이다. 장력이 감지되면(치료사의 양손 사이에 빠른 저항이 느껴짐) 4장에 설명된 접근 방식에 따라 가동술을 할 수 있다.

우측 대퇴사두근 MMS – "흔들기" – 시계 방향/반시계 방향(그림 11.15)

도수 안정화 위의 기법에 따라 실행한다.

도수 이완술 치료사가 양손으로 시계 방향/반시계 방향으로 움직이면서 대퇴사두근막을 촉진할 때를 제외하고는 위의 기법에 따라 실행한다. 대퇴근막은 또 근막의 전방 라인, 즉 SFL 또는 DFL과 관련하여 촉진될 수 있다.

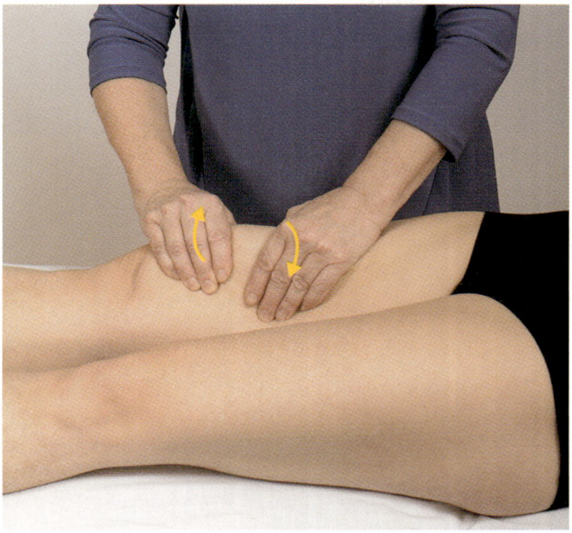

그림 11.15

오른쪽 대퇴사두근의 MMS "흔들기" (시계방향/반시계방향)

도수 이완술 치료사는 오른손으로 발목과 발가락을 저측굴곡 방향으로 수동적인 움직임을 수행한다. 치료사는 대퇴를 고정시키는 손에 장력 증가가 감지되는 즉시(메이틀랜드 움직임 도표의 R1또는 첫 번째 저항) 멈춘다. 장력이 감지되지 않으면 SFL과 관련된 대퇴 근막이 긴장되지 않았다는 것이다.

이 근막선에 긴장이 있다면, 발목과 발가락의 완전한 저측 굴곡을 하기 전에 대퇴근이 뒤쪽과 아래쪽으로 당겨지는 것 같이 느낄 수 있다. 치료사는 사두근을 윗쪽과 앞으로 당기는 힘을 유지하여 움직임을 막는다. 환자는 치료사가 도수 안정화측을 움직이지 못하게 할 때 치료사가 대퇴를 "더 세게 당기고" 있다고 인식한다. 장력이 감지되면(치료사의 양손 사이에 빠른 저항이 느껴짐) 4장에 설명된 접근 방식에 따라 가동술을 할 수 있다. R1이 인식될 때 치료사는 대퇴를 당겨 유지하면서 반복적인 수동적인 PF을 수행한다(메이틀랜드 용어로 III 등급 수동적인 운동). 이 움직임은 치료사의 양손에 이완이 느껴질 때까지 반복하고 일반적으로 약 5~8회 반복이 필요하다.

오른쪽 대퇴부 MMF + SFL (저측굴곡) (그림 11.16)

도수 안정화 치료사는 왼손을 대퇴사두근(내/외측 또는 가운데)에 고정하고, 룸브리칼 그립으로 대퇴골에서 대퇴사두근막을 당겨 빼낸다. 근육은 근위 및 원위 모두 촉진될 수 있다.

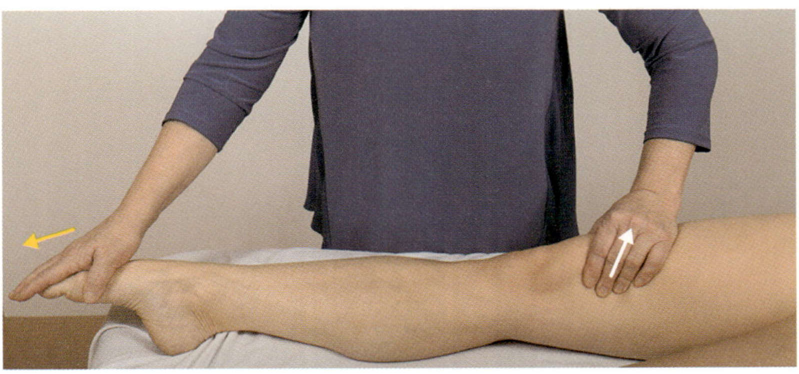

그림 11.16

오른쪽 대퇴부 MMS + SFL(PF)

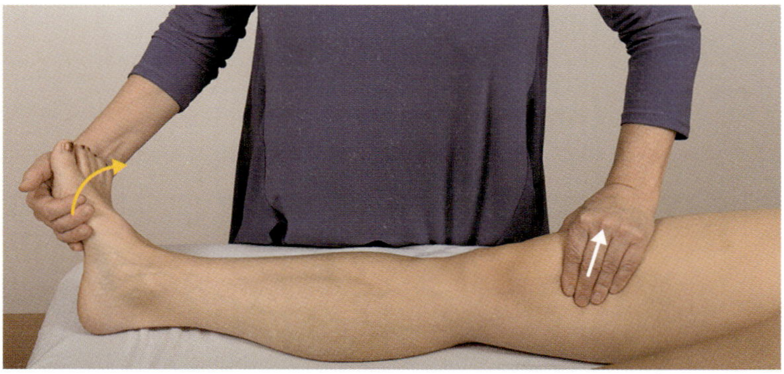

그림 11.17

오른쪽 대퇴사두근 MMS + DFL (DF/Ev)

오른쪽 대퇴부 MMS + DFL(저측굴곡/외번)(그림 11.17)

도수 안정화 위의 기법에 따라 실행한다.

도수 이완술 대퇴근막은 수동적인 발목 배측굴곡과 외번을 함께 사용하여 최종적으로 추가로 촉진될 수 있는데, 이는 이러한 동작이 DFL의 끝부분인 후경골근 긴장을 더하기 때문이다. 치료 방법은 위의 기술과 비슷하다.

DFL과 관련된 우측 내전근 MMS (그림 11.18)

골반이 잘 안정화되지 않는 이유는 내전근의 반복된 긴장으로 인한 근육의 과사용 때문일 수도 있다. 또한 내전근의 근막선, 보통 DFL의 긴장 때문일 수도 있다.

도수 안정화 환자는 바로 눕는다. 치료사는 허벅지의 내전근에 고정하고 근위 및 원위 내전근들을 촉진한다.

도수 이완술 치료사는 DFL 근막에서 조직을 촉진하여 도수 안정화와 도수 이완술 사이의 순간적인 저항을 찾는다. 이 위치에서 촉진할 수 있는 DFL의 영역은 장근, 장골, 앞쪽 횡격막, 심막(9장 참조)과 후경골근(그림 11.18에 표시- DFL의 대퇴근막 기술과 유사)이 포함된다.

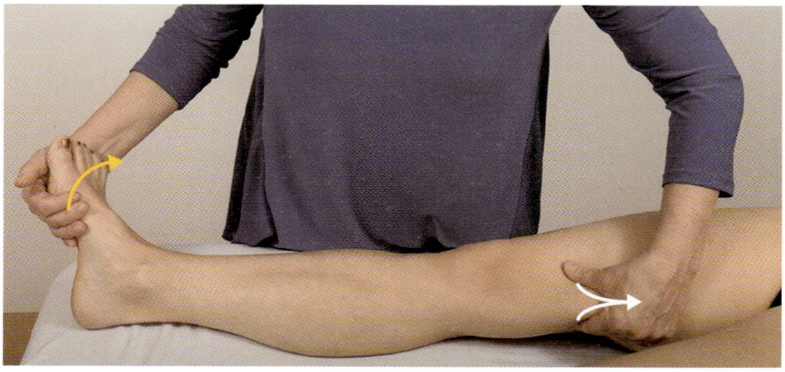

그림 11.18

DFL과 관련된 오른쪽 내전근 MMS(DF/Ev)

경대퇴, 슬개대퇴 그리고 상부 경비 관절 주위의 근막 (SFL, DFL과 연관된)

다음 섹션에 요약된 대로 DFL의 다른 문제가 있는 영역을 살펴볼 수 있다.

DFL과 관련된 우측 거위발 MMS (그림 11.19)

거위발 구역은 종종 "활액낭염"으로 진단된다. 일부 경우에 한정되지만, 이 구역은 내전근이 근막선의 일부를 형성하기 때문에 특히 DFL과 관련된 근막 제한이 있다.

도수 안정화 환자는 바로 눕는다. 치료사는 내측 무릎에서 먼 거위발(pes anserinus) 구역에 고정하고 전범위를 촉진한다. 도수 안정화는 일반적으로 DFL의 원위를 촉진한 후 머리 쪽을 향해 수행된다.

도수 이완술 치료사는 오른손을 사용하여 수동적인 배측굴곡/외번 움직임을 수행한다.

치료사는 거위발(메이틀랜드 움직임 도표의 R1 또는 첫 번째 저항) 부위의 도수 안정화에 장력 증가를 느끼는 즉시 중단한다. 장력이 감지되지 않으면 DFL과 관련된 거위발근막이 팽팽하지 않는 것이다. 이 근막선에 장력이 있다면, 발목의 혼합된 전범위 배측굴곡/외번을 하기 전에 거위발 근막이 발바닥쪽으로 당겨질 것이다.

치료사는 거위발에서 머리쪽으로 향한 당김을 유지하여 움직이지 못하게 한다. 실제로 치료사가 단순히 도수 안정화를 움직이지 않고 유지할 때 환자는 치료사가 거위발 구역에 "더 세게 밀고 있는" 것으로 인식한다. 장력이 감지되면(치료사의 두 손 사이에 빠른 저항을 느낌) 4장에 설명된 접근방식에 따라 가동술을 시행한다. 치료사는 꾸준한 견인력을 유지하면서 생리적 수동 복합 배측굴곡/외번을 거위발에 항상 R1이 감지되도록 수행한다(메이틀랜드 용어로 III 등급–수동적인 움직임). 이것은 치료사 손 사이에 이완이 느껴질 때까지 반복되며, 일반적으로 약 5~8회 반복이 필요하다.

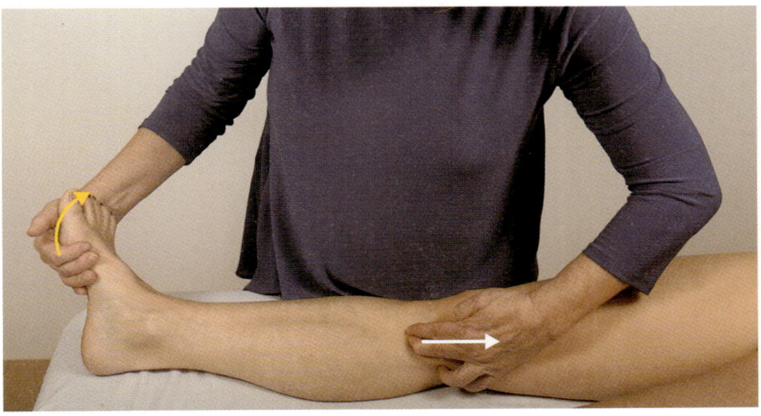

그림 11.19
DFL과 관련된 오른쪽 거위발 구역 MMS(DF/Ev)

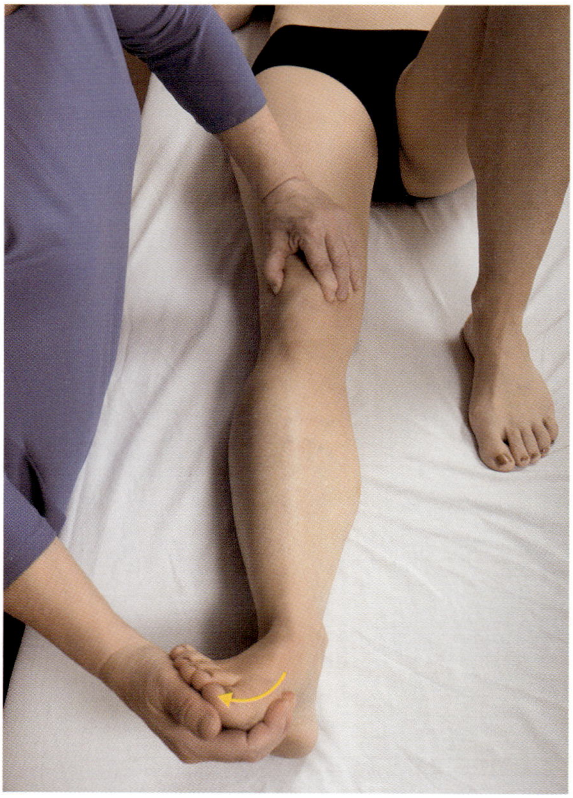

그림 11.20

DFL과 관련된 오른쪽 슬개대퇴 관절 MMS

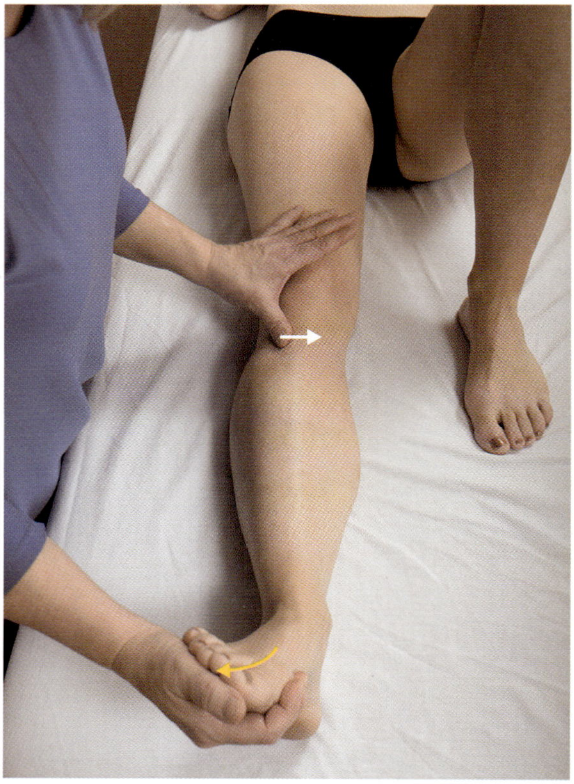

그림 11.21

DFL과 관련된 경골조면 MMS

DFL과 관련된 우측 슬개대퇴 관절 MMS(그림 11.20)

슬개대퇴 관절 기능 장애로 인해 대퇴골에 대한 슬개골 활주가 빈번하게 제한된다. 치료사가 이를 치료로 안정시키면, 이 관절과 관련된 근막을 촉진한다.

도수 안정화 치료사는 왼손으로 대퇴–슬개 관절의 활주를 시행하고(당김, 두측, 내측, 외측 활주, 시계 방향, 반시계 방향으로 회전, 내외측 젖히기) 긴장된 움직임을 도수 안정화로 이용한다.

도수 이완술 치료사는 오른손을 사용하여 배측굴곡/외번이 복합된 수동적인 움직임을 수행한다. 치료사가 슬개골을 고정하고 있는 손에 긴장 증가를 감지하는 즉시 중단한다. 이 근막선에 긴장이 있는 경우, 치료사는 배측굴곡/외번이 수행되자마자 도수 안정화의 긴장이 즉시 증가함을 느낄 것이다. 예를 들어, 대퇴 슬개골 견인을 고정축으로 사용하는 경우, 이 선의 제한은 슬개골이 배측굴곡/외번 이 수행되면 대퇴골 방향으로 끌려가는 느낌으로 나타난다. 이 근막선을 이동시키는 개념으로 이전 기술을 따라 적용한다.

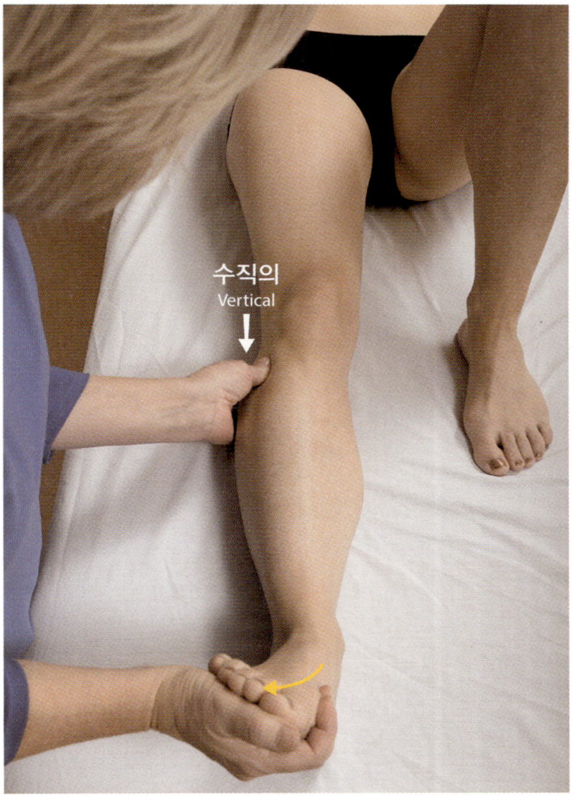

그림 11.22

DFL과 관련된 경비관절 MMS

DFL과 관련된 우측 경골조면 MMS (그림 11.21)

치료사가 경골조면의 측면을 고정시키는 것을 제외하고는 위의 기술을 따라 가운데로 활주시킨다. 이 기술은 만성 오스굿-슬레트병 환자에게 특히 유용하다.

DFL과 관련된 우측 상부 경비관절 MMS(그림 11.22)

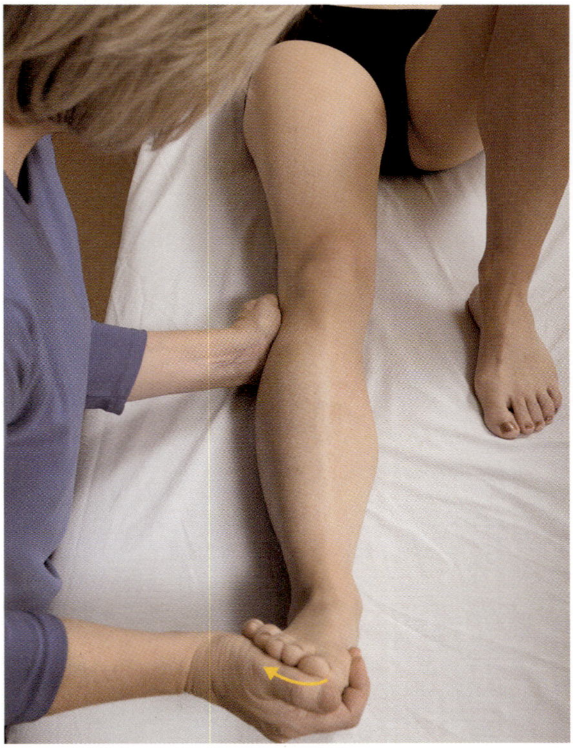

그림 11.23

DFL과 관련된 우측 슬와근에 MMS

치료사가 상부 경비 관절의 후방면을 고정시키는 것을 제외하고는 위의 기술을 따라 전방, 머리쪽으로 활주하였다. 이 기술은 근막에서 기원되는 재발성 또는 지속성 무릎 측면 통증이 있는 환자에게 특히 유용하다.

DFL과 관련된 우측 슬와근 MMS (그림 11.23)

치료사가 무릎 뒤쪽면 슬와근 영역을 고정하는 것을 제외하고는 위의 기술에 따라 이 부분을 전체적으로 촉진한다. 이 기술은 재발성 또는 반복성 후방 무릎 통증이나 베이커 낭종이 있는 환자에게 특히 유용하다.

발과 관련된 하지(내/외측)의 근막

하지의 단단한 근막은 발목의 운동 범위, 특히 배측굴곡에 영향을 줄 수 있다. 아래의 기술은 다리의 만성 긴장을 호소하는 환자 또는 계단을 내려가는데 어려움이 있는 환자를 촉진하는데 유용할 수 있다.

내회전과 관련된 우측 하지외측 MMS (그림 11.24)

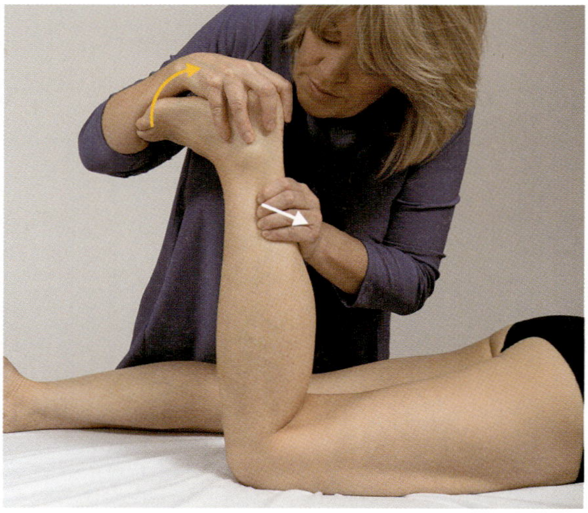

그림 11.24
내회전과 관련된 우측 하지외측 MMS

도수 안정화 환자는 엎드려 누워서 무릎을 90° 굴곡한다. 치료사는 환자 측면의 치료할 다리 반대쪽에 선다. 치료사는 A/P 압력을 사용하여 측면 다리 근육의 근막에 고정하고 보통 아래쪽 절반의 장력이 있는 영역을 촉진한다.

도수 이완술 치료사의 우측손과 전완으로 발외측과 뒤꿈치를 지지하고, 하지의 내측 회전에 대한 수동적인 움직임을 수행하고, 도수 안정화에 장력 증가가 감지되는 즉시 멈춘다.(메이틀랜드의 움직임 도표 R1 또는 첫 번째 저항). 이 근막선에 장력이 있다면, 다리외측 근막이 전방으로 이동하려는 것처럼 보일 것이다. 환자는 치료사가 다리 외측에 압력을 증가시키는 것으로 인식한다. 치료사는 R1을 감지하고 도수 안정화의 압력을 유지하면서 뒤꿈치와 전족부를 통해 하지의 수동적인 내회전을 반복적으로 수행한다(메이틀랜드 용어의 III 등급-수동적 움직임). 이것은 치료사의 손 사이에 이완이 느껴질 때까지 반복되며, 일반적으로 약 5~8회 반복이 필요하다.

배측굴곡과 관련된 우측 하지외측 MMS (그림 11.25)

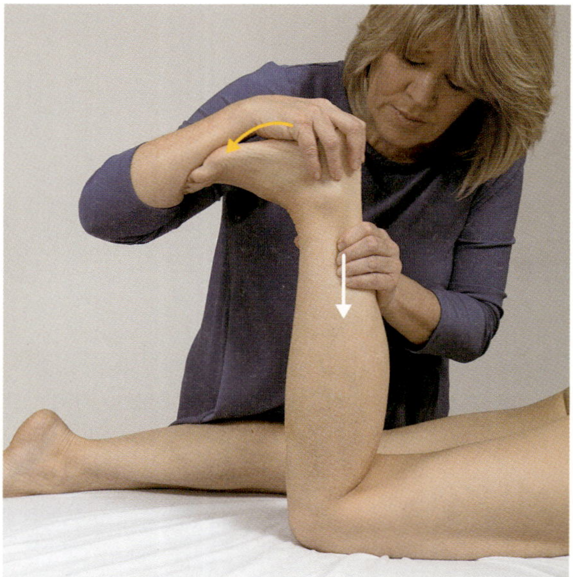

그림 11.25
배측굴곡과 관련된 우측 하지외측 MMS

위의 치료법에 따라, 치료사가 하지 근막외측을 기시점 방향으로 고정시키는 것을 제외하고는 도수 이완술은 수동적인 발목 DF를 수행한다.

외회전과 관련된 우측 하지내측 MMS (그림 11.26)

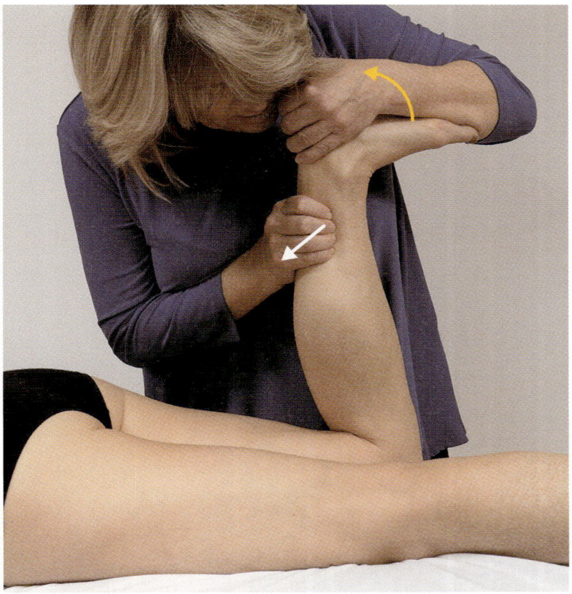

그림 11.26
외회전과 관련된 우측 하지내측 MMS

도수 안정화 환자는 엎드려 누워서 무릎을 90° 굴곡한다. 치료사는 환자의 치료할 다리 쪽에 선다. 치료사는 A/P 압력을 사용하여 다리 안쪽 근육의 근막을 고정하고 보통 다리 아래쪽 절반의 긴장이 있는 영역을 촉진한다.

도수 이완술 치료사의 왼손과 전완을 사용하여 환자의 뒤꿈치와 발내측을 지지하고, 아래쪽 다리의 수동적인 외회전 운동을 수행하고, 도수 안정화에 긴장 증가가 감지되는 즉시 멈춘다(메이틀랜드의 움직임 도표의 R1 또는 첫 저항). 이 근막선에 긴장이 있다면, 경골후근의 근막일 것이고 발가락 굴근이 전방으로 이동하려는 것처럼 보일 것이다. 환자는 치료사가 다리에 압력을 증가시키는 것으로 인식한다. 치료사는 R1을 감지하고 도수 안정화의 압력을 유지하면서 발 뒤꿈치와 전족부를 통해 하지의 수동적인 외회전을 반복적으로 수행한다(메이틀랜드 용어의 III 등급-수동적인 움직임). 이것은 치료사의 손 사이에 이완이 느껴질 때까지 반복되며, 일반적으로 약 5~8회 반복이 필요하다.

배측굴곡과 관련된 우측 하지내측 MMS (그림 11.27)

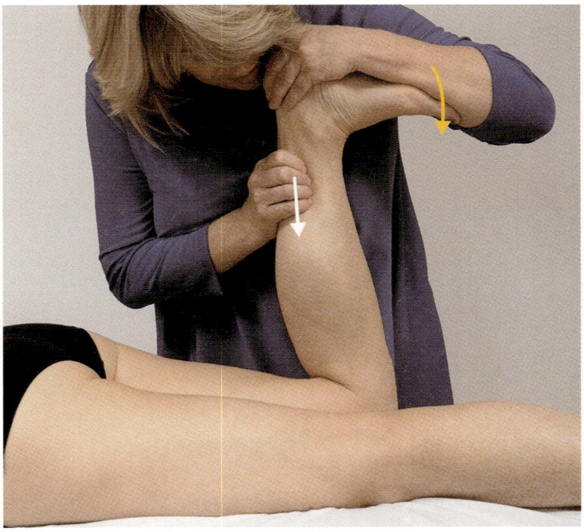

그림 11.27
배측굴곡과 관련된 우측 하지내측 MMS

위의 치료법에 따라, 치료사가 하지 근막내측을 기시점 방향으로 고정시키는 것을 제외하고는 도수 가동술은 수동적인 발목 배측굴곡을 수행한다.

족저 근막과 장무지굴근 (The plantar fascia and flexor hallucis longus)

족저 근막 통증은 치료에 내성이 있는 것으로 알려져서 치료사들의 골칫거리였다. 근막염이라는 용어는 실제로는 섬유 아세포 증식을 포함할 수 있는 염증성 변화와 함께 또는 염증 없이 발생하는 퇴행성 과정이기 때문에 실제로 부정확한 명칭일 수 있다(Young 2016). 연구들에서는 근막염의 병인을 병리학적 자극 개념으로 도입했다. 건병증 같은 근막염은 섬유 아세포 비대, 염증 세포의 부재, 비조직화된 콜라겐, 무혈관성 구역이 동반된 혈관 과형성증으로 조직학적으로 특징 지어지는 만성 퇴행성 질환으로 정의된다. 이런 변화는 염증이 없고 기능 장애 혈관 구조를 의미하며, 이는 초음파로 볼 수 있다(Chen et al. 2013). 혈관이 감소되고 손상된 근막을 통한 영양 공급의 결과로 인해, 세포가 복구 및 리모델링에 필요한 세포외 기질을 합성하는 것이 어려워진다. 기능적 위험 요소와 관련하여, 감소된 배측굴곡이 상태에 큰 영향을 주는 요소인 것으로 나타났다. 또한 햄스트링, 비복근, 가자미근과 아킬레스건의 단축은 족저 근막염의 위험 인자로 여겨진다(Bolivar et al. 2013). 이 구조들 모두가 SBL 근막의 일부를 이룬다는 것은 흥미롭다. 또, 비복근, 가자미근의 약화도 고질적인 족저 근막염의 위험 인자로 여긴다.

치료 방법은 다양하다. 어떤 사람들은 열에 잘 반응하지만, 특히 급성기에 통증 감소 목적으로 냉적용에 더 긍정적인 반응할 것이다. 하이드로 코르티손 주사는 염증 부위에서 정밀하게 시행되는 경우 도움이 될 수 있지만 이 방법은 근막염이 아니라면 효과가 없다. 올바른 발과 발목 역학으로 움직이는 것이 중요하므로 관절 가동성과 근육 불균형 문제에 대한 적절한 도수치료가 필수적이다. 잠자기 전과 일어났을 때 공을 이용해 부드럽게 천천히 굴리면 통증을 줄이고 혈액 순환을 도와줄 수 있다. 근막의 관점에서, 치료사는 특히 만성적인 경우, 또는 족저 근막에서 직접 작업하는 것이 부정적인 영향을 미치는 경우 SBL을 고려해야 한다. 족저 근막염은 종종 아킬레스건 구역, 햄스트링 또는 후두하근 긴장의 결과이다. 아래의 기법은 만성 족저 근막 통증을 호소하는 환자를 촉진 데 유용할 수도 있다(Myers 2015).

무릎을 구부리고 후족부 내번에 우측 족저 근막 MMS (그림 11.28)

도수 안정화 환자는 무릎을 90° 굽히고 엎드려 눕는다. 치료사는 환자의 측면 치료측 다리의 반대쪽에 선다. 치료사는 내측에서 외측 압력을 사용하여 족저 근막 쪽을 고정하고 종골의 결절에서 시작된 부위부터 중족골두 쪽으로 딱딱한 부분을 촉진한다. 외측 근막도 비슷한 방식으로 촉진해야 한다.

도수 이완술 치료사의 오른손은 도수 안정화(메이틀랜드의 움직임 도표의 R1 또는 첫 저항)에서 긴장의 증가가 감지되는 즉시 멈추고 전족부를 내전시키는 수동적인 움직임을 수행한다. 치료사는 배측굴곡 약 0°의 중립 위치에 발목을 유지하고 이 기법을 통해 회내, 회외 사이의 중립 위치에 발을 유지해야 한다. 이 근막선에 장력이 있다면, 족저 근막을 고정하고 있는 엄지 손가락이 내측으로 움직이려고 하는 것처럼 보일 것이다. 환자는 치료사가 족저 근막에 대한 압력을 증가시켰다고 인식한다. 치료사는 R1을 감지할 때(메이틀랜드 용어의 III 등급-수동적인 움직임) 도수 안정화로 일정한 압력을 유지하

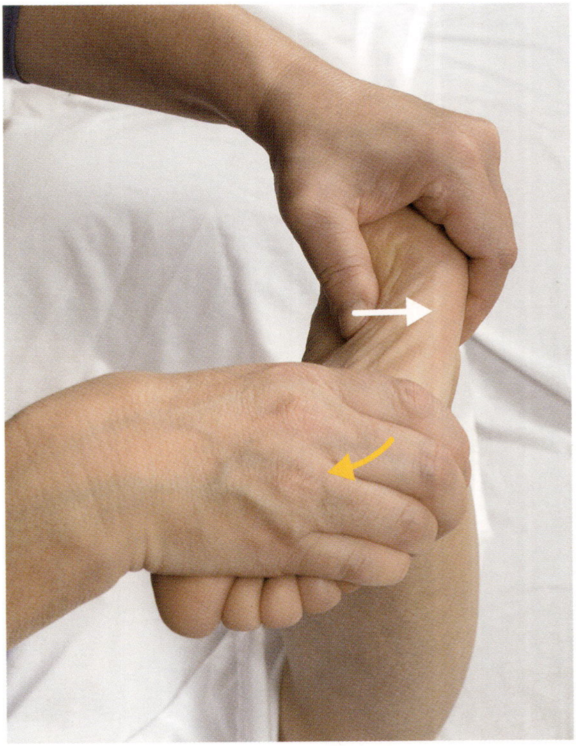

그림 11.28
무릎을 구부리고 후족부내번에 우측 족저 근막 MMS

면서 반복적인 수동적인 전족부 내전을 수행한다. 이것은 치료사의 양손 사이에 이완을 느낄 때까지 반복되며 일반적으로 약 5~8회 반복이 필요하다.

진행 족저 근막 전체의 장력이 이완되면 수동적인 무릎 굴곡을 추가하여 진행할 수 있다. 그렇게 하면 SBL을 이완하기 위한 것과 상반되는 것처럼 보일 수 있지만 임상적으로는 적용가능하다. 족저 근막과 장무지굴근의 요소는 DFL 근막과 관련이 있는데, 이는 왜 무릎 굴곡이 긴장을 증가시키는 것처럼 보이는지를 설명 할 수 있다.

발바닥 면의 장무지굴근 MMS (그림 11.29)

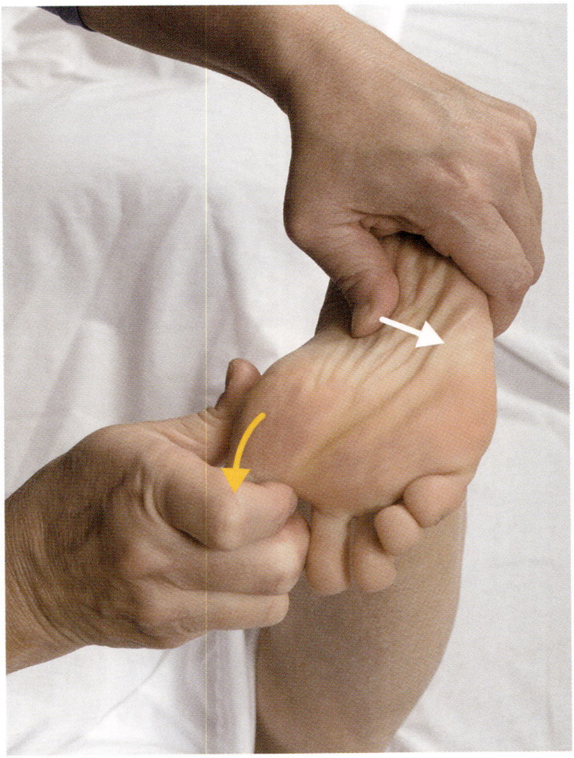

그림 11.29
우측 발바닥 면의 장무지굴근 MMS

FHL(장무지굴근)이 작기 때문에 이 근육과 힘줄에 관련된 부상을 간과하는 경우가 종종 있다. 족저 근막 통증으로 인식되는 것은 종종 FHL과 근막 가동성의 문제 때문일 수 있다. 이 근육에 대한 기술은 치료사가 발바닥의 다양한 지점에서 FHL 힘줄을 고정하면서 치료사의 손을 엄지발가락 끝에 걸고 첫 번째 중족지관절의 수동적인 배측굴곡을 수행한다는 점을 제외하고는 위의 기술과 유사하다. 전족부를 중립 위치에 유지하고 회내/회외 및 외전/내전을 위해 배측굴곡을 유지한다.

경비관절과 관련된 발바닥 면의 장무지굴근 MMS

이 근육과 근막의 장력 또한 하부 경비관절의 내측 경골을 비골에 대하여 앞쪽으로 "밀어" 넣을 수 있는 요소이다. 이것은 경골 외회전에 도움을 줄 수 있는 요인 중 하나이다. 치료사는 같은 자세로 발로 엄지 발가락에 동일한 움직임을 수행하도록 위의 같은 자세로 변경할 수 있고 환자는 엎드려 누운 자세 대신 높게 앉은 자세를 한다. 치료사는 경골내측에 A/P 압력을 이용하여 고정점으로(사진 없음) 사용한다.

망치발가락(hammer toes)과 관련된 앞쪽 하지 근막

망치발가락의 완전한 평가는 발과 발가락 관절의 평가뿐만 아니라 발가락 신근의 유연성과 앞 다리와 중족골의 근막 평가를 포함해야 한다. 망치발가락에 사용할 수 있는 적절한 신발을 찾는 문제 외에도, 이 문제를 가진 환자는 배측 근육과 근막의 비정상적 긴장 외에도 관절이 배측굴곡하여 있기 때문에 중족부관절 기저부의 발바닥 부분에 통증을 호소한다.

망치발가락과 관련된 전방 하지 MMS(그림 11.30)

도수 안정화 환자는 바로 누워서 치료사는 전경골근막, 장무지신전근(EHL) 또는 장지신근(EDL)을 고정하여 근막 조직을 A/P와 두개골 쪽으로 고정한다.

도수 이완술 치료사의 소지구로 발가락굴곡에 대한 수동적인 움직임을 수행하며, 도수 안정화에 장력(메이틀랜드의 움직임 도표의 R1 또는 첫 저항)

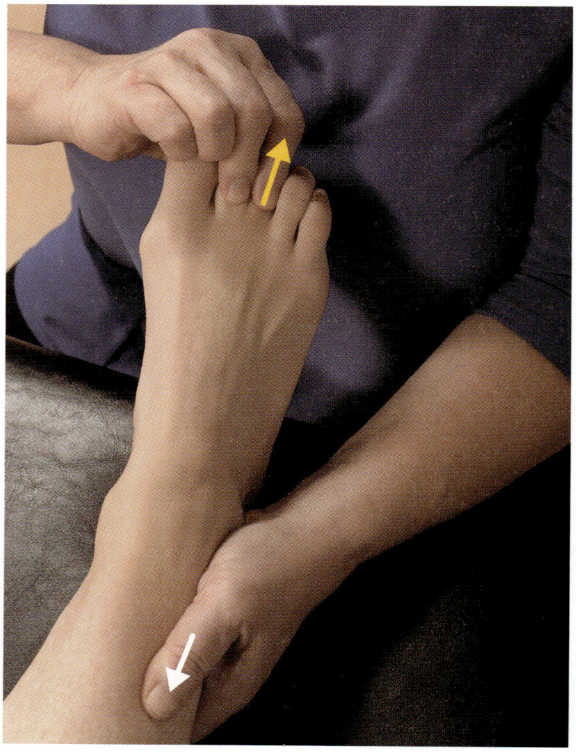

그림 11.30
망치발가락과 관련된 우측 전방 하지 MMS

의 증가가 감지되면 멈춘다. 이 근막선에 긴장이 느껴진다면, 앞쪽 하지 근막을 고정하고 있는 엄지 손가락이 끝쪽으로 움직이려는 것처럼 느껴질 것이다. 환자는 치료사가 앞쪽 하지 근막에 대한 압력을 증가시키는 것으로 인지한다. 치료사는 R1이 인식될 때마다(개별적으로 또는 그룹으로) 발가락에 반복적으로 수동적인 굴곡을 수행한다(메이틀랜드 용어의 III 등급–수동적인 움직임). 이 기술은 치료사 두 손 사이에 이완이 느껴질 때까지 반복되며 일반적으로 약 5~8회 반복이 필요하다. 또한, 두 번째와 세 번째 발가락이 문제가 되는 경우가 많다.

진행 전범위의 발목 저측굴곡을 반복하여 위의 기법을 진행할 수 있다.

망치발가락과 관련된 배측 중족골 근막 MMS(그림 11.31)

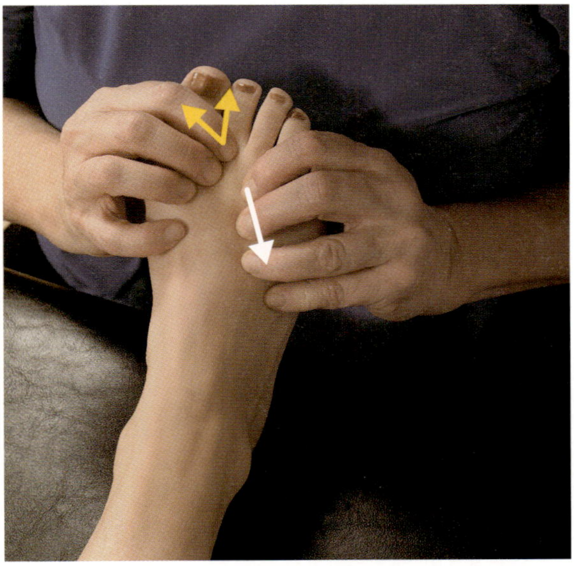

그림 11.31
망치발가락과 관련된 우측 배측 중족골 근막 MMS

위의 기법은 배측 중족골 근막을 촉진하여 이완시키도록 변형시킬 수 있다. 도수 안정화(이 경우 치료사의 왼쪽)는 중족골 근막을 찾아서 이들 조직을 두측과 사선의 A/P 활주로 고정한다. 도수 이완술은 위와 동일한 기술을 반복한다. 다시 한번, 제2 및 제3 중족골은 종종 문제가 된다.

대퇴이두근 근막 (Fascia of the biceps femoris)

대퇴이두근의 계속되는 장력은 골반이 잘 안정화되지 않아서 근육의 과사용 때문에 생길 수도 있다. 또한, 이 햄스트링 근육의 근막경선, 일반적으로 SBL의 긴장 때문일 수도 있다.

고관절 외회전 후 우측 대퇴이두근 근막의 MMS(그림 11.32)

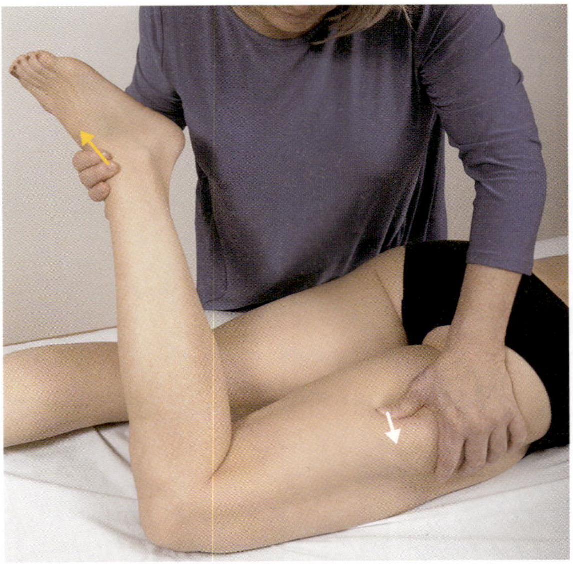

그림 11.32
고관절 외회전 후 우측 대퇴이두근 근막 MMS

도수 안정화 환자는 요추가 중립 위치로 엎드려 눕고, 치료사는 환자의 왼쪽에 선다. 외측으로 P/A 압력을 사용하여, 치료사는 대퇴이두근막을 고정하고 대전자 바로 아래 근위 부착점에서 바깥쪽 무릎 쪽으로의 원위 부착까지 긴장된 영역을 촉진한다.

도수 이완술 치료사의 소지구로 하지의 발목을 지지하고 수동적인 고관절 외회전을 수행하며 대퇴이두근 쪽 손에 긴장이 증가하는 것을 느끼면 바로 멈춘다(메이틀랜드의 움직임 도표의 R1 또는 첫 저항). 이 근막선에 장력이 있는 경우, 고관절 전범위 외회전(일반적으로 약 45–50° 회전)을 달성하기 전에 측면 햄스트링이 내측으로 움직이는 것처럼 보인다. 환자는 치료사가 허벅지 측면에 압력을 높였다고 느낀다. 치료사는 R1이 감지될 때까지 항상 손을 안정된 압력으로 유지하면서 고관절의 수동적인 외회전을 반복적으로 수행한다(메이틀랜드 용어의 III 등급–수동적인 움직임). 이것은 치료사의 양손에 이완이 느껴질 때까지 반복되며 약 5~8회 반복이 필요하다.

이 기술은 같은 위치에서 수행될 수도 있지만, 촉진할 때(사진 없음) 수동적인 무릎 굴곡/신전을 사용한다.

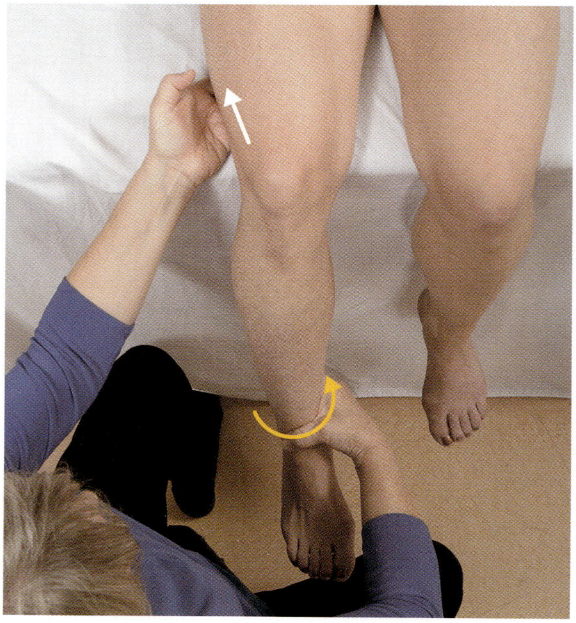

그림 11.33
경골 외선과 관련된 대퇴이두근(거위발)

경골 외선과 관련된 대퇴이두근, 외측 광근(거위발) (그림 11.33)

과도한 경골 외선을 유발할 수 있는 근막 벡터 중 하나는 허벅지 외측근막, 특히 대퇴이두근, 외측광근 및 장경인대(ITB)의 후부이다(Aguilar 2015).

그의 영상에서 아길라(Aguilar)는 앉아있는 자세로 공을 사용하여 문제되는 근막을 고정시키는 홈 트레이닝을 시연한다. 이 접근법은 또한 진료소에서 사용할 수 있다.

도수 안정화 환자는 앉은 자세로 체중을 아픈 다리쪽으로 이동시키고, 치료사는 허벅지 외측 원위 절반을 촉진하여 조직의 외측 당김으로 근막을 고정시킨다. 치료사는 조직들을 무릎을 향해 끝쪽으로 촉진해 갈 수 있다.

도수 이완술 치료사는 환자의 무릎을 경골의 내회전을 유지하며 수동적 신장시키고, 대퇴이두근을 촉진하는 손에 장력 증가가 감지되면 즉시 중지한다(메이틀랜드의 움직임 도표의 R1 또는 첫 저항). 이 근막선에 장력이 있다면, 무릎이 완전히 신장되기 전에 햄스트링 외측이 내측과 끝쪽으로 움직이는 것처럼 보인다. 환자는 치료사가 허벅지 외측에 대한 압력을 높이는 것으로 인식한다. 치료사는 항상 R1이 인식될 때까지(메이틀랜드 용어의 III 등급–수동적인 움직임) 도수 안정화로 꾸준한 압력을 유지하면서 무릎의 수동적인 신장을 반복한다.

이 기법은 치료사의 두 손 사이에 이완이 느껴질 때까지 반복되며 일반적으로 약 5~8회 반복이 필요하다.

MMS 기법으로 전환된 관절 가동술

MMS 기법을 이용한 치료의 두 번째 개념은 임의의 관절 가동술이 근막 기법으로 변환될 수 있다는 것이다. 이 접근법은 치료사가 관절 가동술 또는 교정술을 사용하여 치료하고 정체기에 도달했을 때 특히 유용하다. 다음의 예는 하체에 사용될 수 있다.

경추굴곡 슬럼프 검사 시 거골 A/P 활주 MMS(그림 11.34)

치료사는 환자가 바로 누운 자세로 거퇴관절의 A/P 활주를 수행하고 이 기법을 환자가 슬럼프 검사 자세(요추, 흉부 및 경추를 굴곡하고 다리가 신장된 상태)로 앉아서 시행한 것과 비교한다. 이 슬럼프 위치는 후방 신경 구조물뿐만 아니라 SBL의 근막에도 장력을 더한다. 치료사는 누운 상태에서 수행된 A/P 활주와 차이가 느껴지지 않을 때까지(보통 1분 이내) 거골의 A/P 활주를 반복한다. 평가/재평가 방법에 SLR 검사, 발목 배측굴곡 또는 슬럼프 검사 자체가 포함될 수 있다. 신경 구조가 자극을 받을 때와 과민할 때 주의를 기울여야 한다.

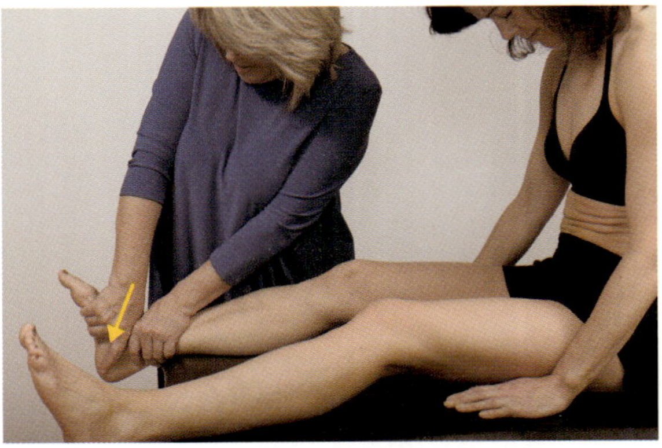

그림 11.34
경추굴곡 슬럼프 검사 시 거골 A/P 활주 MMS

하지 직거상 검사 시 저측굴곡과 내번 MMS(그림 11.35)

상부 경비 관절은 표면 비골 신경의 움직임으로 인한 일반적인 경계면의 문제이다. 이 신경의 이동성을 검사하기 위해 가장 일반적으로 사용되는 임상 검사는 저측굴곡과 내번이 결합된 하지 직거상(SLR)이다. 이 기법에 대한 적응증은 국소 치료로 개선되지 않은 후 외측 무릎 부위의 긴장을 호소하는 환자 및 표면 비골신경의 움직임이 감소된 환자이다.

치료사는 환자가 무릎을 세우고 옆으로 누운 자세로 근위 비골의 P/A 활주를 수행한다. 환자의 손상된 다리를 "위쪽"으로 하고 활주를 수행하고 SLR/발목 저측굴곡의 활주와 비교한다. 치료사가 더 이상 무릎을 세우고 옆으로 누운자세에서 수행된(보통 1분 이내) P/A 활주와의 차이를 인지하지 못할 때까지 상부경비 관절의 P/A 활주가 반복된다. 검사/재검사 기법은 발목 저측굴곡/내번 후 SLR 테스트를 하거나 발목을 저측굴곡/내번하고 시행하는 슬럼프 검사를 포함한다. 신경 구조가 자극을 받고 있을 때와 환자의 민감도가 높을 때 주의를 기울여야 한다.

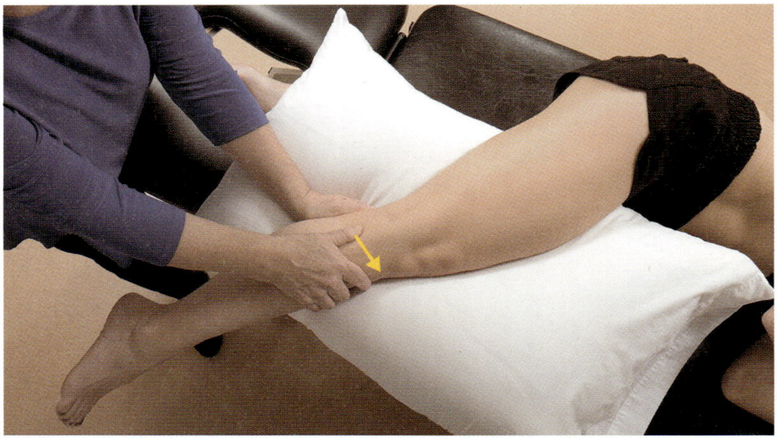

그림 11.35
하지 직거상 검사 시 저측굴곡과 내번 MMS

슬럼프 검사 시 상부 경비골 전후활주 MMS(그림 11.36)

이 기법은 무릎을 세우고 누운 자세로 A/P 활주로 평가하고 슬럼프 검사 자세에서 같은 활주를 한다는 점을 제외하고는 위의 기술과 유사하다.

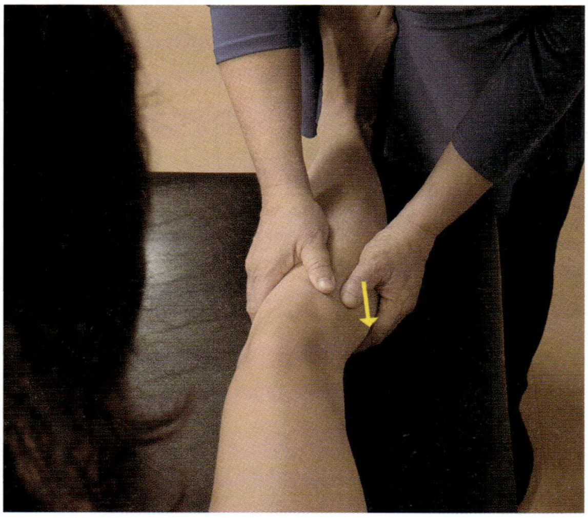

그림 11.36
슬럼프 검사 시 상부 경비골 전후활주 MMS

인지하여 이완하는 기술로 다리와 발목을 의식적 이완(RWA) (그림 11.37-11.39)

이것은 MMS 기술을 사용한 치료의 세 번째 개념이며 4장에 설명되어 있다. 발목과 발 기능 장애의 일반적인 패턴은 그림 11.37에 나와 있다(환자 1). 환자는 발을 가능한 한 평행하게 세우도록 지시받았다. 왼발을 기준으로:

- 거골이 경골에 대하여 저측굴곡과 내번된다.
- 주상골이 거골에 대하여 외회전된다. (더 외전됨)
- 내측설상골이 주상골에 대하여 외회전힌다.
- 첫 번째 중족골의 기저부 또한 내측 설상골에 대하여 더 외회전한다.

오른발 역시 문제가 있지만, 이 경우 첫 번째 중족골이 심한 회외 위치에 있고 전족부가 후족부에 대하여 내번을 할 수 없으며 환자는 서 있을 때 경골 외회전을 보인다.

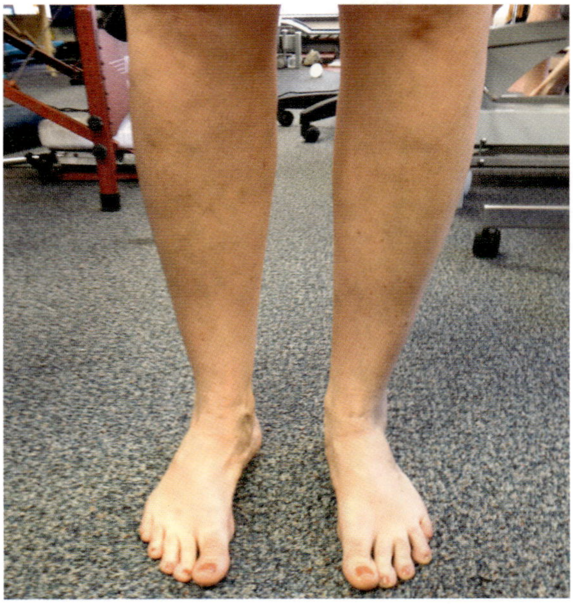

그림 11.37

환자 1 서있는 발의 위치

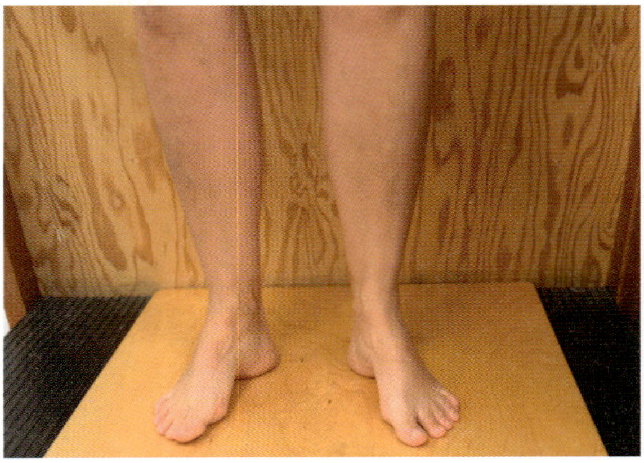

그림 11.38

환자 2 RWA 전 오른발

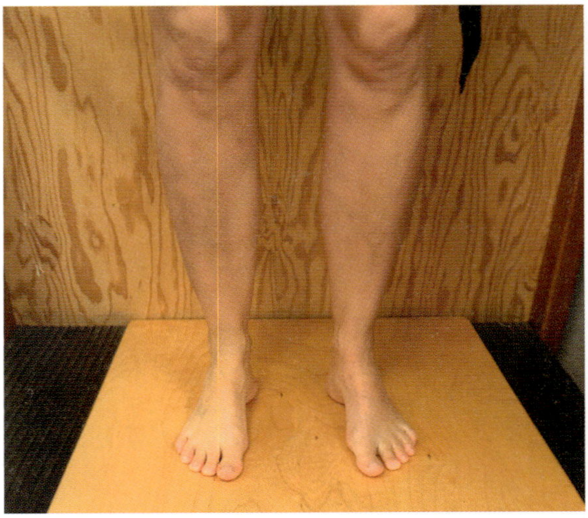

그림 11.39

환자 2 RWA 후 오른발

발과 발목 전체의 관절 가동성에 대한 전체 평가를 하고 적절한 치료를 해야 한다. 그러나, 많은 경우에 관절가동술 또는 교정술 이용한 치료로 안정기에 빠르게 도달한다. 우리는 이러한 근막 특유의 제한적 요소를 고려해야 한다. 이러한 특성은 의식적 이완(Release with Aware)을 할 수 있는 기법이 특히 유용한 상황이다.

RWA는 다이엔리와 이엘제이가 2011년에 개발한 환자가 적극적으로 참여하는 자기신체제어 기법이다. 환자들은 근육을 쓰고 있다고 자각하라고 요청받고 많은 심상 지시가 근육이완 촉진을 위해 사용되었다. 환자의 참여는 치료사가 손의 감각으로 이완을 함으로서 이끌어낸다. 나는 이 기술이 임상적으로 매우 유용하다고 생각한다. 환자들에게 이완을 느끼게 만드는 것은 더 길고 지속적인 효과를 내게 하기 위한 것이며, 한 치료에서 다음 치료로 넘어갈 때 최고이다.

그림 11.38과 11.39는 환자 2의 오른쪽 발과 발목의 RWA를 사용한 치료의 전과 직후를 보여준다. 환자 2의 왼쪽 발 역시 치료가 필요하다는 것을 주목하자.

이 접근법을 사용할 때 발 전체를 다루는 것이 중요하다; 따라서 이 다음의 모든 기술들은 최상의 결과를 이끌어 내기 위해 꼭 동일한 치료법을 사용해야 한다.

하퇴의 내측면에 있는 근막에 우측 거골의 전후방 RWA(그림 11.40)

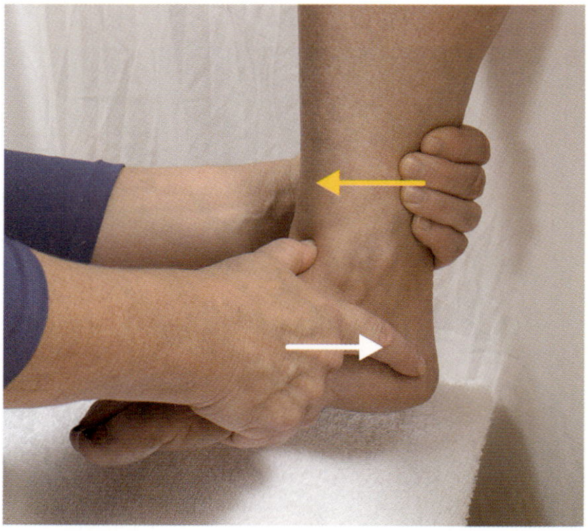

그림 11.40
하퇴의 내측면에 있는 근막에 우측 거골의 전후방 RWA

발목의 전범위 배측굴곡을 위해서는 거퇴관절에서 거골의 뒤쪽 활주와 전후방 또는 기울어짐의 움직임이 필요하다. 후방 활주는 보통 가동술이나 교정술에 반응한다. 그러나 이 접근법이 한계에 이르면 다음과 같은 기술도 사용할 수 있다. 근막 관점에서 보면, 내측 비복근에 발목의 완전한 배측굴곡을 가능하게 하기 위해 거골이 후방으로 밀리는 것을 막아주는 신경근 벡터가 있다.

도수 안정화 치료사는 한 손으로 거골 전후방 움직임의 관절내 운동을 수행하고 처음으로 저항을 느끼는 지점을 고정한다.

촉진법 동시에 치료사는 거골 전후방 방향의 제한된 움직임과 가장 관련이 깊은 비복근을 촉진하고 기다린다; 내측 비복근을 두측으로 부드럽게 누른다. 비복근의 스트레칭은 거골의 관절내 운동에 거의 즉각적인 영향을 주고, 치료사에게 거골이 전방으로 밀리는 느낌을 준다.

치료사가 비복근에 도수치료를 하는 동안에, 환자는 근육에 힘 빼고, “그냥 내버려 두세요” , “내 손가락이 근육으로 들어갈 수 있는 방법을 찾아보세요” 라는 지시를 받았다. 동시에 치료사는 관절이나 근육의 기시부와 정지부의 길이를 짧게 움직여 근방추의 긴장을 줄여준다. 그런 다음 치료사는 놓아주라는 손짓과 청각 신호를 주고 환자나 인체 시스템이 이완하라는 신호를 허락하기를 기다린다.

일반적으로 10~15초 이내에 최대 이완이 이루어지면 치료사는 반응을 경청하고 과한 움직임의 재발을 피하면서 근육을 부드럽게 완전히 스트레칭한다. 발목에서 지속적인 움직임을 사용하여 전범위의 A/P 흔들리는 움직임을 유발함과 동시에 치료사는 두측으로 근막의 이완을 도와줘서 늘리는 능력을 잃어버린 손상된 결합조직의 “문제”를 제거할 수 있다. 일단 조직이 이완되고 나면, 치료사는 이러한 부수적 움직임이 제한되는 종아리의 다른 부위를 찾거나 촉진해 볼 수 있다(대부분 한 군데 이상 있다).

전경골근과 오른쪽 첫 번째 중족골 내전 RWA(그림 11.41)

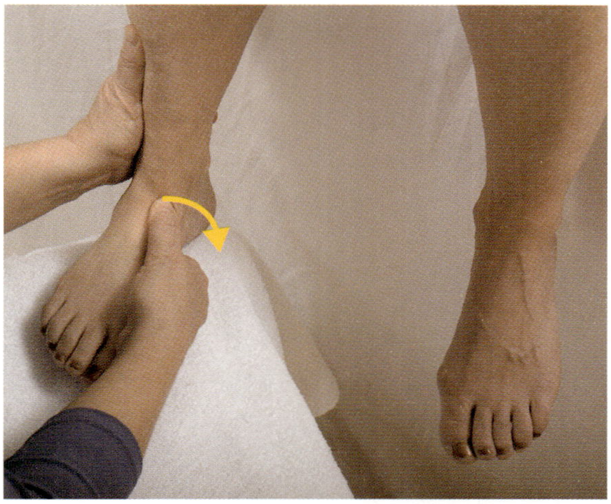

그림 11.41
전경골근과 오른쪽 첫 번째 중족골 내전 RWA

도수 안정화 이 기법을 사용하여 치료사는 배측굴곡/저측굴곡을 위해 발목이 중립 위치에 있는 상태에서 거골에 대해 회내되는 주상골의 P/A 활주의 관절내 움직임을 수행한다.

촉진법 동시에 치료사는 제한된 주상골과 가장 많이 연결되는 전경골근 영역을 촉진하고 확인한다. 즉, 전경골근을 두측으로 그리고 바깥쪽으로 경골에 부드러운 압력과 스트레칭이 거주관절의 관절내 운동에 거의 즉각적인 영향을 미치고, 치료사는 주상골이 등쪽으로 외회전으로 당겨지는 느낌을 준다. 치료사가 전경골근에 손으로 자극을 주고 환자에게 "근육 부드럽게"하라고 지시한다.

진행 이 기법은 발목을 배측굴곡 끝범위에 놓고 반복하여 수행할 수 있다.

이 기법이 제한되는 경우 첫 근막 층의 나머지 부분(거골과 연관된 내측 설상골 및 내측 설상골과 연관된 첫 번째 중족골의 기저부)을 이완하는데 사용된다.

오른쪽 족근중족골 근막 거골 전후방 RWA(그림 11.42)

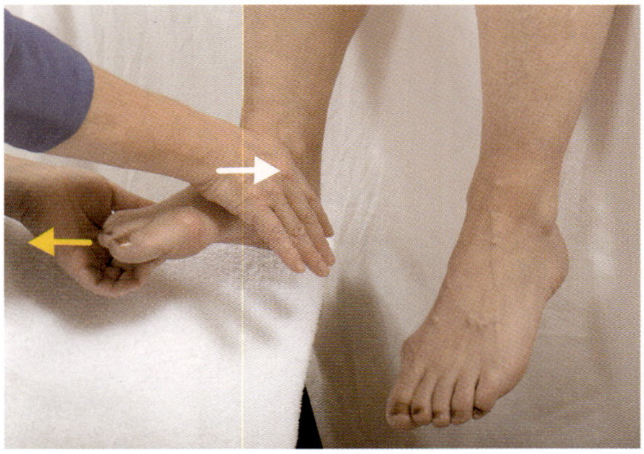

그림 11.42
오른쪽 족근중족골 근막 + 전후방 거골 RWA

마지막으로, 치료사가 발목을 완전히 배측굴곡 상태로 유지하고 첫 번째 근막 층이 자연스러운 위치(눕지 않은 상태)에 있도록 발바닥을 살펴 본다. 치료사는 미골 및 원위부의 활주를 사용하여 중족골 사이 영역 또는 첫 번째 중족골 기저에 장비골근 기시부를 촉진한다. 발 아래를 손으로 도수 안정화시킨다.

11장

치료사가 거골원개를 엄지-검지 사이의 공간을 사용하여 발목 배측굴곡 끝범위를 도와주며 앞에 사용한 이완법과 유사한 개념으로 시행한다.

발과 발목에 대한 의식적 이완(Release with Aware, RWA) 기법(위에서 설명한 대로)은 발과 발목에서 최상의 생체 역학을 회복하는데 도움이 되며, 발이 신체의 다른 부분에 관련된 원인 제공자인 경우도 무릎, 엉덩이, 천장관절(SIJ), 흉부 및 목의 동적 안정성을 향상시킬 것이다.

요약(Summary)

이 장의 기법은 엉덩이, 허벅지, 무릎, 정강이 그리고 발과 발목 관련된 근막 연결에 초점을 맞추었다. 하지의 관절 가동술을 근막기법으로 전환하는 개념도 다루었다. 의식적 이완을 하는 기술은 몸 전체에 사용될 수 있지만 특히 발과 발목에 영향을 미칠 수 있는 신경근 및 근막 벡터를 이완시키는데 유용하다. 다음 장에서는 견갑대를 위한 기법들에 초점을 맞출 것이다.

견갑대(The shoulder girdle) 12장

어깨 관절 부위에 문제가 있는 환자를 치료할 때, 물리치료사는 흉쇄(SC)관절, 견쇄(AC)관절 및 관절와상완(GH)관절을 평가하고 치료하도록 훈련한다. 또한, 상지의 근육을 평가하여 긴장성 근육 또는 단단하고 약한 근육 사이의 불균형에 대해 치료한다. 그러나 관절 시스템 가동과 스트레칭, 개별 근육 강화는 골격 시스템을 고려하지 않으면 부분적인 이득만 얻을 수 있다.

이 장에서는 쇄골, 흉골, 흉골병, 견갑골, 관절와상완(GH) 관절 사이의 근막 연결에 대해 중점적으로 다룰 것이다. 여기에는 다음이 포함된다.

1. 흉쇄 근막:

- 흉골병
- 전방 경추/사각근/흉쇄유돌근(SCM)
- 측두골의 후두부와 유양돌기
- 경흉추(C/Thx) 및 중부 흉추 부위
- 견갑골
- 동측 또는 대측 흉부 고리

2. 쇄골 근막:

- 관절와상완(GH) 관절
- 삼각근, 대흉근
- 동측 흉쇄 관절
- 전방 경추
- 측두골의 후두부와 유양돌기
- 상지의 신경 조직

이 장의 MMS를 필요로 하는 증상

다음과 같은 치료적 접근에도 불구하고 반복되는 견갑대 또는 경추 통증 및 기능 장애:

- 흉쇄(SC), 견쇄(AC) 및 관절와상완(GH) 관절의 관절 가동화 및 도수교정
- 수동적 또는 건침 기법으로 견갑대 부위의 근육에 통증유발점을 이완
- 사분면 위의 어깨 안정화 및 강화 운동

견갑대의 위치 검사

이 섹션에서는 다음에 특히 주의를 기울인다.

견갑골과 관련된 견갑상완관절의 위치(그림 12.1)

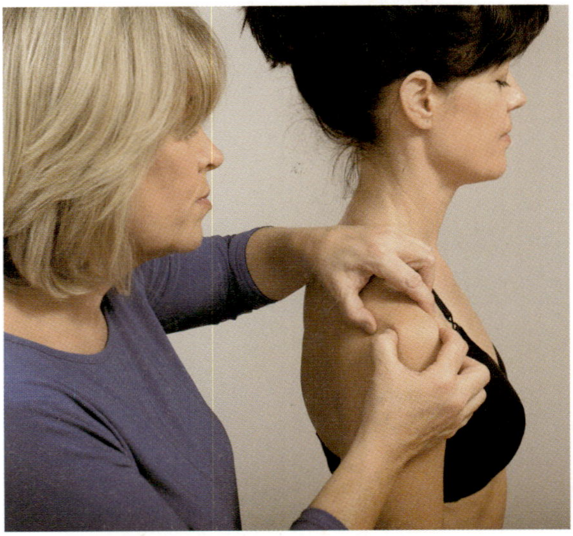

그림 12.1

견갑골과 관련된 견갑상완관절의 위치

측면에서 치료사는 견봉에 대한 상완골의 상대적인 위치를 평가할 수 있다. 우측 어깨의 경우, 치료사는 좌측 집게손가락을 앞쪽 면에, 엄지손가락은 뒷면에 각각 앞쪽과 뒤쪽을 향하게 한다. 오른손은 우측 집게손가락으로 앞쪽 상완골두의 머리를 촉진하고 엄지손가락은 뒤쪽 상완골두 위에 놓는다. 일반적으로, 상완골두의 3분의 1은 견봉 앞에 있어야 한다고 배워왔지만, 이 가정의 신뢰성은 의심스럽다. 또한 치료사는 상완골두가 견봉과 관련하여 아래 위치에 있는지를 평가해야 한다(Watson 2013; Konieczka et al. 2017).

흉부에 대한 견갑골의 위치 (그림 12.2)

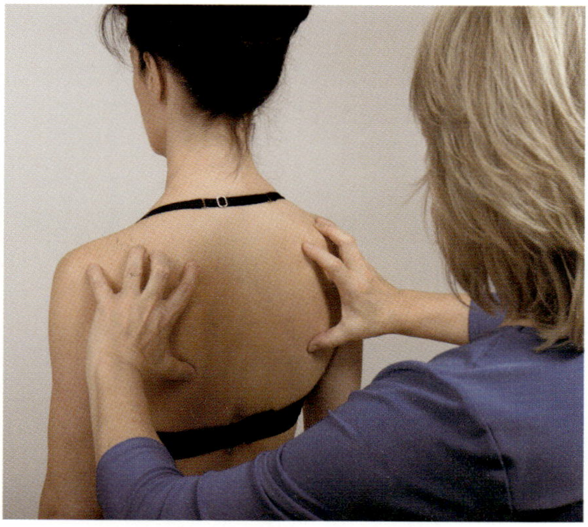

그림 12.2
흉부에 대한 견갑골의 위치

치료사는 환자의 뒤쪽에서 거상/하강, 상방 또는 하방 회전, 내회전 또는 외회전에 대한 견갑골의 휴식 위치를 평가할 수 있다. 견갑골의 대칭은 어깨 외회전 근육의 증가/감소, 익상 견갑골(전거근의 약화를 의미), 견갑골 하각의 돌기(소흉근의 단축을 의미)로 확인할 수 있다(Green et al. 2013; Watson 2013).

쇄골의 위치: 어깨 관절내 비틀림을 위한 촉진방법

어깨 관절에는 흉쇄관절, 쇄골, 흉골병 및 견갑골이 포함된다. 이상적으로는 환자가 앉은 자세나 서 있는 자세에서 양쪽 쇄골은 앞 또는 뒤 회전과 관련하여 비교적 중립적인 위치에 있어야 하며, 쇄골과 흉골병 사이에 공간감이 있어야 한다. 어깨 관절내 비틀림(ISGT)은 두개골, 견갑골, 경추 또는 흉추 기능 장애를 일으킬 수 있으므로 바람직하지 않은 것으로 간주된다(Lee 2018).

ISGT에 대한 이 논의에서 흉쇄(SC) 관절 생체역학에 대한 간략한 검토는 중요한 맥락을 제공한다. 흉쇄(SC) 관절에는 섬유성 디스크가 있기 때문에 내측관절(흉골체와 디스크 사이)과 외측관절(디스크와 쇄골의 내측단 사이)을 모두 가지고 있다.

흉쇄(SC) 관절의 생체역학은 다음과 같다:

- 견갑골 거상은 일반적으로 외측 관절에서 하방 활주와 내측 관절에서 전방 회전이 나타난다.
- 거상과 전인이 결합되면 쇄골이 앞쪽으로 회전해야 한다.
- 양쪽 쇄골의 전방 회전이 경추 굴곡과 함께 일어나야 한다.
- 경추의 우측 회전으로 우측 쇄골은 후방으로 회전하고, 좌측 쇄골은 전방으로 회전하고, 첫 번째 흉부 고리가 회전하고 우측으로 측면 굴곡이 발생한다(흉골체 우측 회전과 측면 굴곡이 부위으로).

> 우측 측두골이 후방으로 회전하고 좌측 측두골 앞쪽으로 회전하고 경추 추체가 우측으로 회전하고 측면으로 움직이다. 경추 좌측 회전에 경우 반대현상이 나타난다. 두 경우 모두 수평 압축 요인이 있음을 시사하기 때문에 쇄골의 과도한 내측 변형(우측 또는 좌측)이 없어야 한다(Lee 2018).

이 비틀림과 관련된 위치 검사를 위해 치료사는 환자 뒤에 자신을 위치한다(그림 12.3). 치료사는 정확한 위치를 촉진하기 위해서 각각의 환자 쇄골의 상하측면에 검지와 가운데손가락을 놓는다.

그림 12.3의 모델은 좌측에 ISGT를 보여준다. 좌측에 ISGT가 있으면 쇄골은 좌측 쇄골이 후방으로 회전하고 우측 쇄골은 전방으로 회전하며 우측 흉쇄(SC) 관절의 내측 압박이 증가하는 위치에서 "살아있다"고 한다. 좌측에 ISGT가 있고 우측 흉쇄(SC) 관절이 중앙으로 압축되면, 우측 흉쇄(SC) 관절의 하방 활주는 상당히 제한된다. 관절은 관절 기능 장애에 의해 내측으로 압박될 수 있지만, 더 자주 이 관절을 압박할 수 있는 근막 벡터가 있다. 예를 들어, 승모근(UFT), 사각근 또는 쇄골하근의 상부 섬유가 흉쇄(SC) 관절의 과도한 내측 압박을 유발할 수 있다. 어깨 관절에 이 위치에서 나올 수 없는 경우, 특히 ISGT가 기능 장애의 일차적 원인으로 간주되는 경우, 우측 회전에서의 경추 운동 범위뿐만 아니라 흉부, 척추, 어깨의 이동성에도 영향을 줄 수 있다.

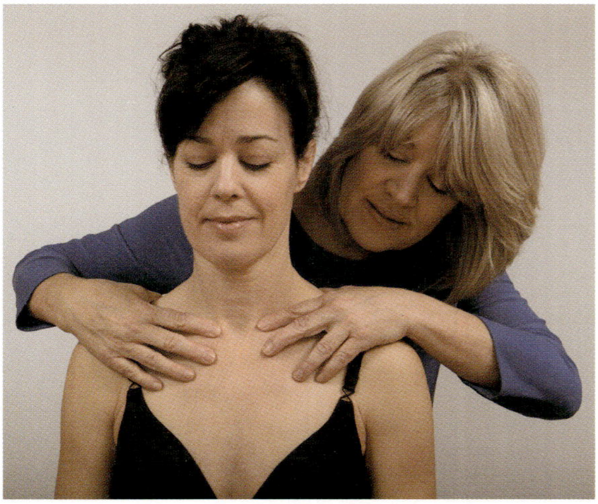

그림 12.3

쇄골의 위치 - ISGT를 위한 촉진

기능성 검사: 앉아서 팔 들어올리기 검사(sitting arm lift test)

SAL(앉아서 팔 들어올리기) 검사는 능동적 하지 직거상 검사(SLT)와 유사하지만 상지에 사용된다. 이 검사는 팔을 어깨 굴곡 90°까지 들어올리는 데 필요한 노력의 차이가 있는지 여부를 평가한다. 환자가 들어올리기가 더 어렵다고 느끼는 팔은 신체의 다른 부위를 교정하여 재평가한다. 예를 들어, 우측에 있는 양성 SAL 검사를 통해 치료사는 SAL 검사에 대한 영향을 평가하기 위해 특정 부위에서 기록한 위치 결함을 교정한다. 일반적인 교정 부위에는 경추, 흉추(흉부 링 포함), 견갑골, 관절와상완(GH) 관절 및 쇄골과 흉쇄(SC) 관절의 위치(ISGT의 교정)가 포함된다(Lee 2003).

ISGT의 교정이 SAL 검사에 가장 긍정적인 영향을 미치는 경우, 부하 및 청취 검사(load and listen test)를 사용하여 흉쇄(SC) 관절의 이동성에 영향을 미칠 수 있는 벡터를 결정한다.(두 개 이상의 벡터가 자주 있다는 점에 유의한다.)

12장

흉쇄 관절에 대한 부하 및 청취 검사

흉쇄(SC) 관절에 대한 보조적 움직임은 환자와 함께 누운 자세로 수행될 수 있다. 이 관절에 제한이 나타날 경우, 보조적 움직임의 끝 느낌은 섬유질처럼 뻣뻣(딱딱)하다. 그러나 근막 제한이 있는 경우 치료사는 보조적 움직임에 대한 저항을 느끼지만 끝 느낌은 더 부드럽고 "쫀득쫀득" 하다. 치료사는 환자를 앉히거나 서서 ISGT를 교정해야 한다. 좌측에 있는 ISGT의 경우 치료사는 쇄골을 통해 우측 흉쇄(SC) 관절을 감압한(압력을 점차 줄임) 다음 동시에 양손을 사용하여 쇄골을 부드럽게 점진적으로 감압하면서 회전시켜야 한다. 이 예에서, 치료사는 우측 쇄골을 후방 회전으로 인도하고, 좌측 쇄골을 전방 회전으로 인도하면서 두 개의 쇄골 사이에 공간을 계속 만든다. 이 교정으로 특정 저항이 느껴지겠지만 치료사가 쇄골과 흉쇄(SC) 관절에 "연결"되어 있는 이 검사의 벡터(수동적으로)와 이완 구성요소에 주의를 기울인다면 많은 귀중한 정보가 수집될 것이다. 이 예에서는 우측 흉쇄(SC) 관절에 영향을 주는 벡터에 특히 주의를 기울이다. 벡터는 길거나 짧을 수 있고 두개골 또는 꼬리뼈 방향으로 당기거나 겉면 또는 깊은 느낌을 받을 수 있다.

신경근 벡터(신경 가동 증가로 인한 근육의 톤 증가), 내장 벡터, 근육 및 근막 벡터의 조합이 있을 수 있다. 치료사는 우측이나 좌측 쇄골에 첫 번째 당김이 느껴지는 곳에 주의를 기울이고 나서 당김의 방향을 결정한다. 이것에 대한 첫 번째 벡터가 해제되면 치료사는 반복 부하 및 청취 검사를 통해 두 번째 벡터를 찾고, 부하 및 청취 검사를 통해 구성요소에 더 이상의 장력이 느껴지지 않을 때까지 계속한다. 이때 ISGT에 대한 위치 검사도 음성이여야 한다.

벡터의 가능성은 다양하지만 가장 빈번한 경우는 다음과 같다:

- 우측 흉쇄(SC) 관절은 흉골체/흉골에 내측 및 끝쪽으로 당겨진다(흉골 접합부의 관절 제한 또는 더 깊은 심부 근막을 당길 수도 있다).
- 우측 흉쇄(SC) 관절은 우측 전방 경추(추간 관절, 사각근 또는 SCM) 쪽으로 당겨진다.
- 우측 흉쇄(SC) 관절은 측두골의 우측 후두부 또는 우측 유양 돌기 방향으로 위쪽으로 당겨진다.
- 우측 흉쇄(SC) 관절은 경추 및 중부 흉추 부위쪽으로 후방으로 당겨진다(이는 앞쪽과 뒤쪽 흉부 사이의 근막의 긴장을 의미한다).
- 우측 흉쇄(SC) 관절은 우측의 첫 번째 늑골(쇄골하근) 쪽으로 당겨질 수 있다.
- 흉쇄(SC) 관절은 흉부의 특정 고리를 향해 당겨질 수 있다(동측 또는 대측).
- 우측 흉쇄(SC) 관절은 치골결합(표면전방선) 쪽으로 당겨질 수 있다.

이러한 모든 신경근 벡터는 수축–이완, 스트레인/카운터 스트레인, 의식적 이완, 건침 등 근육의 과도한 긴장을 풀어 주도록 설계된 여러 기법으로 치료될 수 있다. 그러나 이러한 접근방식의 결과가 유지되기 어려운 경우 치료사는 관련 근육과 관련된 근막선을 촉진해야 한다.

치료 후 위치 검사, 기능 검사, 쇄골에 대한 부하 및 청취 검사의 재평가가 권장된다.

MMS를 이용한 치료의 개념

이 장에서는 MMS 기법을 사용할 때 주로 첫 번째 치료 개념을 사용한다. 즉, 재발성 관절 기능 장애 또는 근막 통증유발점을 선택하고 이와 관련된 근막선을 촉진한다. 치료사는 자신을 재발된 관절 기능 장애에 고정시키고 고정과 관련된 근막의 긴장선을 평가하여 두 손 사이의 초기 긴장을 찾는다.

조직이 반응하는 방법:

- 진동(등급 III−, III, III+)을 활용한다.
- 지속적인 압력을 활용한다.
- "하모닉스"를 활용한다(Dr Laurie Hartman).

의식적 이완(RWA) 기법도 이 장의 기법(MMS를 이용한 치료에 대한 개념 3)에서 적용된다.

MMS를 사용한 치료 개념에 대한 자세한 내용은 4장을 참조한다.

흉쇄 관절 근막 (Sternoclavicular joint fascia)

흉쇄 관절과 관련하여 근막 기능 장애를 촉진하고 치료하기 위해 다음 기법이 제안된다. 사용된 기법은 ISGT를 교정할 때 부하 및 청취 검사에 의해 결정된다(위 설명 참조).

동측 사각근에 대한 MMS 우측 흉쇄 관절(그림 12.4)

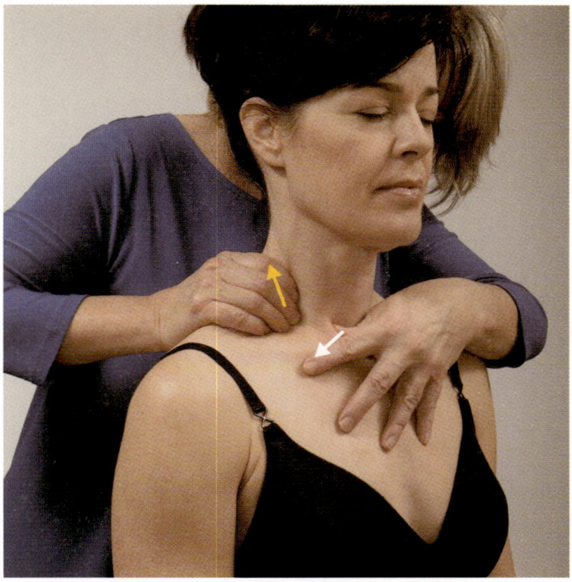

그림 12.4
동측 사각근에 대한 MMS 우측 흉쇄 관절

도수 안정화 환자는 앉아 있거나 반듯이 누운 자세로 있다. 치료사는 좌측 엄지손가락을 사용하여 우측 흉쇄(SC) 관절(측면 및 꼬리 방향으로 감압하며 미끄러짐)에 고정한다.

도수 이완술 치료사는 오른손 손가락으로 우측 사각근 부위를 촉진하여(더듬으면서) 앞쪽 경추와 사각근을 부드럽게 쇄골 방향으로 미끄러지듯 움직인다. 이 기법으로 경추의 여러 위치를 촉진할 수(더듬어 볼 수) 있다. 이 근막선이 팽팽하면 치료사는 마치 우측 흉쇄(SC) 관절이 내측과 두개골로 당겨지는 것처럼 고정링 손의 장력이 즉각적으로 증가하는 것을 느낄 것이다. 환자는 이를 치료사가 흉쇄(SC) 관절에 대한 압력을 증가시키는 것으로 인식한다. 장력이 감지되지 않는 경우 이 부위와 관련된 근막의 SFL은 팽팽하지 않는다. 장력이 감지되면(치료사의 양손 사이에 빠른 저항이 느껴지면) 제4장에서 설명한 접근법에 따라 가동할 수 있다.(치료사는 제한이 있는 방향(들)에서 사각근의 반복 A/P 가동을 수행하면서 우측 흉쇄(SC) 관절에 대한 끝쪽 및 측면압력을 유지한다.) 또는 치료사는 의식적 이완(RWA) 기법을 이용한 이완을 사용할 수 있다.

동측 후두에 대한 MMS 우측 흉쇄 관절 (그림 12.5)

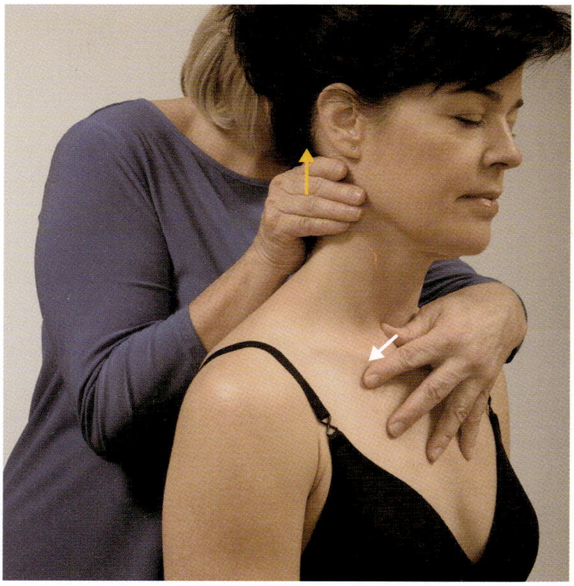

그림 12.5
동측 후두에 대한 MMS 우측 흉쇄(SC) 관절

도수 안정화 위의 기법에 따라 실행한다.

도수 이완술 치료사는 후두부의 우측에 있는 두개골 유도 P/A를 사용하여 우측 후두부를 촉진한다. 이 기법을 사용하여 후두부에서 약 2cm 정사각형 부위를 촉진할 수 있다. 이완에 대한 개념은 위의 기법과 유사하다. 연장(늘리기)을 위한 신호는 "목을 길게 늘어나게 하세요"이다.

경흉추 부위에 대한 MMS 우측 흉쇄 관절(그림 12.6)

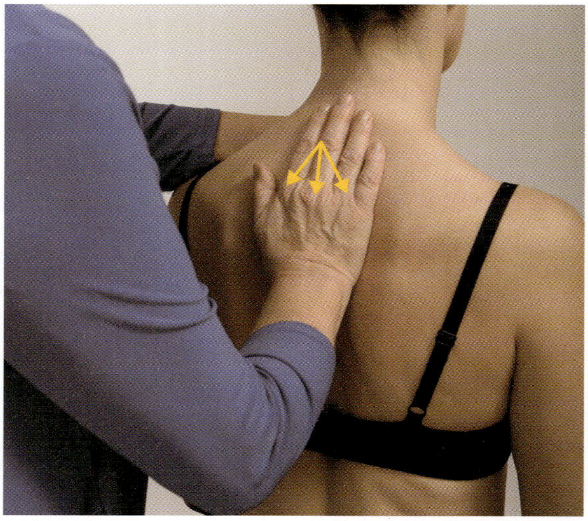

그림 12.6
경흉추(C/Thx) 부위에 대한 MMS 우측 흉쇄(SC) 관절

도수 안정화 위의 기법에 따라 실행한다.

도수 이완술 치료사는 스타 개념을 이용하여 두 손 사이의 긴장을 찾고 풀어주는 경흉추(C/Thx) 부위를 후방으로 촉진한다. 장력은 경흉추(C/Thx) 부위가 단순한 꼬리 방향으로 가동되거나, 고객의 우측이나 좌측으로 끝쪽 또는 반시계 또는 시계 방향으로 꼬일 때 가장 많이 느낄 수 있다. 환자는 치료사가 실제로는 우측 내측 쇄골의 움직임을 막았을 때 우측 흉쇄(SC)관절을 더 세게 누르는 것으로 이 긴장을 인식한다. 장력이 감지되지 않으면 쇄골과 경흉추(C/Thx) 부위 사이의 근막이 팽팽하지 않는다. 긴장이 감지되는 경우(치료사의 양손 사이에 빠른 저항이 느껴지면) 제4장에서 설명한 접근법에 따라 장력을 가동할 수 있다.

중부 흉추 관련 MMS
우측 흉골 관절부위(그림 12.7)

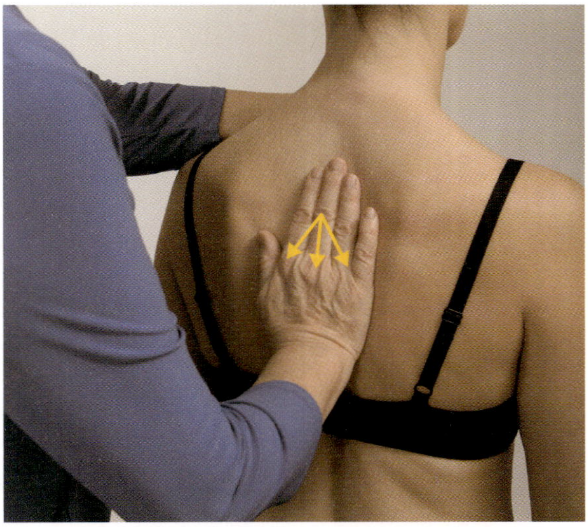

그림 12.7

MMS 우측 흉쇄(SC) 관절(중부 흉추 부위 관련)

도수 안정화 위의 기법에 따라 실행한다.

도수 이완술 위의 기법에 따라 치료사가 흉부 중간 부위를 후방으로 촉진하는 것을 제외하고는 위의 기법에 따라 실행한다. 이 기법은 흉쇄(SC) 관절과 흉부 중앙 부위 사이의 전후방 근막을 다루며, 이 부위에는 심낭 근막도 포함된다.

동측 견갑골에 대한 MMS
우측 흉쇄 관절(그림 12.8)

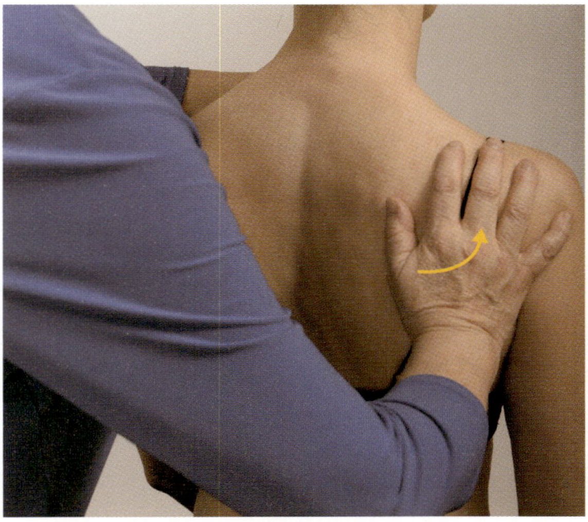

그림 12.8

동측 견갑골에 대한 MMS 우측 흉쇄(SC) 관절

도수 안정화 위의 기법에 따라 실행한다.

도수 이완술 치료사가 흉쇄(SC) 관절의 안정화를 위해 손의 장력이 즉각적으로 증가하는 것을 찾고, 치료사는 우측 방향으로 우측 견갑골을 모든 방향(거상, 하강, 전인, 후인, 상방/하방 회전)으로 촉진한다는 점을 제외하고는 위의 기법에 따라 견갑골이 움직이다. 이완 개념은 위의 기법과 유사하다.

흉골병에 대한 MMS
우측 흉쇄 관절(그림 12.9)

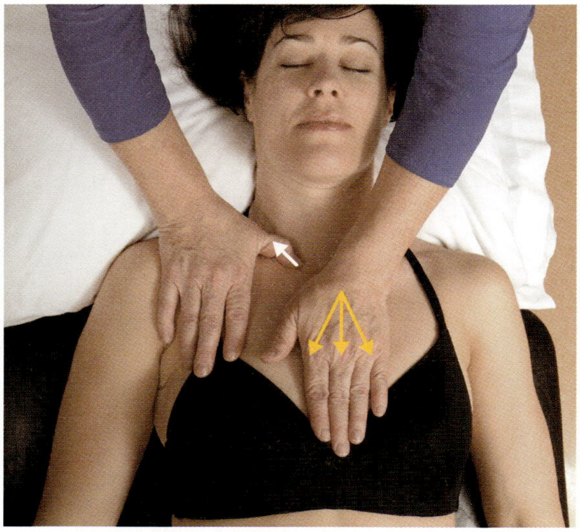

그림 12.9
흉골병에 대한 MMS 우측 흉쇄(SC) 관절

도수 안정화 환자는 반듯이 누운 자세에 있다. 치료사는 우측 쇄골의 후방회전을 돕기 위해 우측 엄지손가락을 사용해 측면 방향으로 감압하며 미끄러지듯이 우측 흉쇄(SC) 관절을 고정한다.

도수 이완술 치료사는 왼손 손바닥으로 흉골병의 부위를 촉진하며 흉골병을 좌측으로 부드럽게 미끄러지듯 유심히 관찰하며 이동한다. 모든 MMS 기법과 마찬가지로 스타 개념은 도수 안정화에 어떤 벡터가 가장 많이 당기는지를 결정하는 데 사용된다. 그 장력은 흉골체가 단순한 꼬리 방향, 또는 환자의 좌측으로 밀거나 시계방향 또는 반시계 방향으로 비틀면 장력이 가장 많이 느껴질 수 있다. 환자는 치료사가 실제로는 우측 내측 쇄골의 움직임을 막았을 때 우측 SC 관절을 더 세게 누르는 것으로 이 긴장을 인식한다. 긴장이 감지되지 않으면, 이 근막 부위는 팽팽하지 않는다. 긴장이 감지되는 경우(치료사의 양손 사이에 빠른 저항이 느껴지면) 제4장에서 설명한 접근법에 따라 장력을 가동할 수 있다.

근막 비틀림과 혈관 및 신경계에 미치는 영향(흉곽 입구)

상지의 사분면에서는 경정맥이 쇄골하정맥으로 배수되고 상완정맥이 합쳐져 제 2 흉부 고리 뒤에 있는 상대정맥이 된다. 따라서 정맥 배수의 흐름은 두개골 기능 장애로 이차적으로 교란될 수 있으며, 소흉근, 전거근, 쇄골과 상부 고리(고리 1~고리 4), 그리고 이러한 부위와 관련하여 근막 비틀림으로 긴장될 수 있다.

혈관계 외에도 신경계통도 이러한 근막 비틀림에 영향을 받을 수 있다. 흉곽 입구 부위에 특히 영향을 받는 신경은 횡격신경, 미주신경, 교감신경간이다. 횡격신경 자극은 횡격막의 과활성화를 초래할 수 있으며 따라서 그 기능에 영향을 미칠 수 있다. 미주신경은 특히 심장의 부교감 신경 조절(심박수 변동성 개선), 기관지, 위장부에 영향을 미친다. 따라서 근막 비틀림은 이러한 시스템에 광범위한 영향을 미칠 수 있다(Lee 2018).

흉쇄 관절과 흉곽 상부 고리 사이에 근막 고정이 있는 경우 다음과 같은 기법을 사용할 수 있다.

동측 고리에 대한 MMS 우측 흉쇄 관절 (그림 12.10)

도수 안정화 위의 기법에 따라 실행한다.

도수 이완술 위의 기법에 따르면 치료사가 동측 흉곽 고리를 촉진하는 것을 제외하고 고리가 가동될 때 도수 안정화의 장력이 즉시 증가되는 것을 찾는다. 예를 들어, 두 번째 흉부 고리가 우측으로 이동하고 좌측으로 회전하는 경우, 우측의 두 번째 고리는 그 위 또는 아래의 고리와 관련하여 전방에 위치하는 것처럼 보인다. 이 경우 우측 흉쇄(SC) 관절과 두 번째 고리 사이의 근막이 문제라면 치료사가 우측 두 번째 고리를 후방으로 이동하려고 할 때 치료사는 우측 흉쇄(SC) 관절을 도수 안정화의 장력이 즉시 증가되는 것을 느낄 것이다. 이완에 대한 개념은 위의 기법과 유사하다.

대측 고리에 대한 MMS 우측 흉쇄 관절 (그림 12.11)

치료사가 대측 고리를 촉진하는 것을 제외하고는 위에서 사용한 기법과 유사한 접근법이 사용된다. 이 경우, 교정은 고리를 흉부 주위로 전후좌우로 움직이고, 이 가동이 우측 흉쇄(SC) 관절에 미치는 영향을 평가하는 것이다.

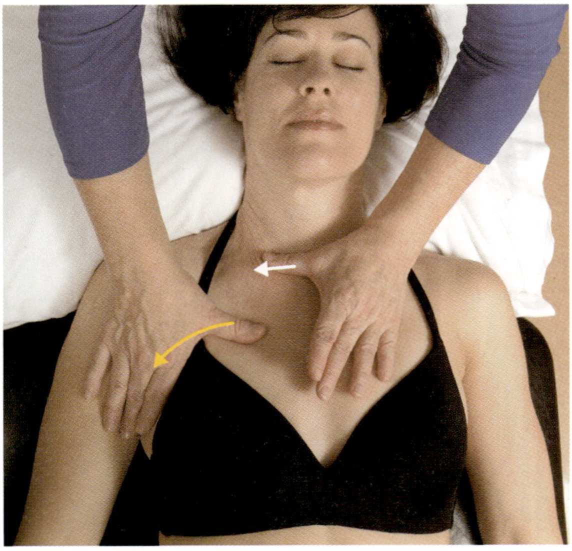

그림 12.10
동측 고리에 대한 MMS 우측 흉쇄(SC) 관절

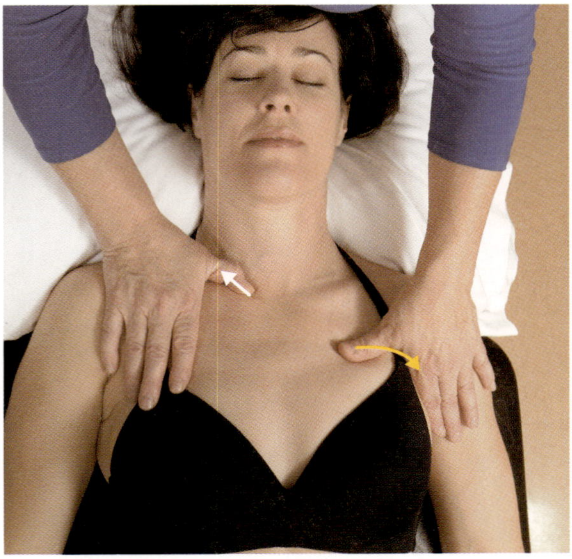

그림 12.11
대측 고리와 관련된 MMS 우측 흉쇄(SC) 관절

MMS 쇄골 근막(clavicular fascia)

쇄골에는 여러 개의 근육이 붙어 있다. 여기에는 승모근(UFT), 흉쇄유돌근(SCM), 삼각근, 대흉근, 쇄골하근, 설골하근 근육의 상부 섬유들이 포함된다. 이 근육들은 쇄골의 이동성에 영향을 미쳐 생체역학에도 영향을 줄 수 있다. 쇄골은 또한 여러 근막 연결의 허브이다(그림 12.12). 쇄골 근막은 두껍고 양방향 결합조직 구조로 가슴의 주요 근육에 깊숙이 연결되어 있다. 그것은 쇄골 상부로부터 연결되고, 늑연골관절에 중간으로, 그리고 오훼돌기에 상측방쪽으로 연결된다.

그것은 액와에서 만나서 액와의 신경 혈관 구조 위에 보호 구조의 역할을 한다. 외피는 쇄골하근의 하부경계에서 재결합하고, 늑골 오훼인대는 두껍고 명확하게 형성하여 오훼돌기와 첫 번째 늑연골 관절 사이의 거리를 넓힌다. 근막은 가슴뼈의 작은 경계에서 다시 분열되어 근육을 둘러쌀 때까지 느슨하게 아래쪽으로 계속 이어진다. 근막이 두꺼워져서 액와의 현수 인대가 된다. 여기서 액와의 현수 인대는 액와의 바닥을 형성하는 액와 근막에 부착된다. 가슴 테두리의 깊은 구획으로 들어가고 나가는 두 개의 구조가 있다:

1. 두 정맥은 팔에서 들어가서 액와 정맥에 합류한다.
2. 쇄골하 결절에서 나온 림프관은 틈새를 통과하여 액와의 끝마디를 연결한다 (KenHub 2017; Volker, 2017).

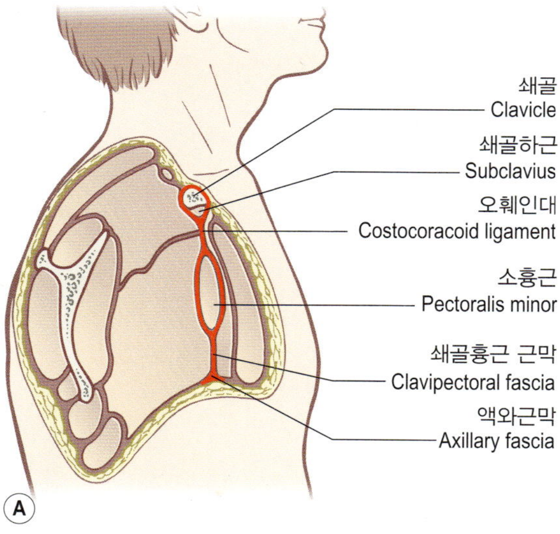

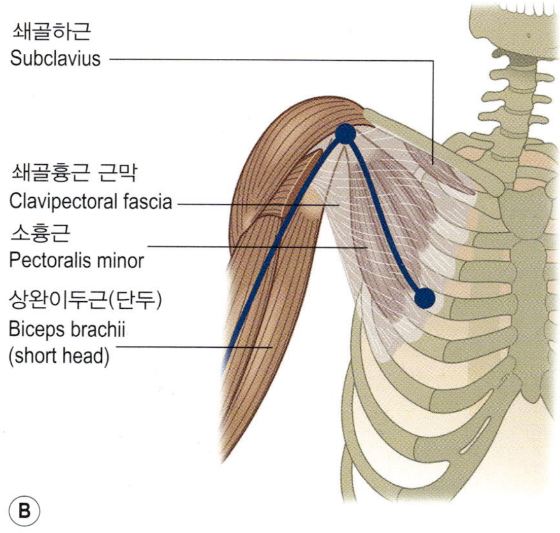

그림 12.12

심부 전방 상지선과 관련된 쇄골흉근 근막. 토마스 마이어스, *Anatomy Trains: Myofascial Meridians for Manual and Movement Therapists,* Elsevier의 허가를 받아 3 판에서 발췌.

쇄골 근막 부위의 근막의 비틀림은 혈관 및 림프계의 기능에 영향을 줄 수 있다.

쇄골 상부 공간(쇄골 상부)은 쇄골 상부 신경과 외부 경정맥을 포함한다. 또한 심부 경추 근막과 연결되어 있다.

쇄골 근막과 관련된 다수의 MMS 기법이 만들어졌다. 이러한 기법에 대한 표시는 다음과 같다.

- 어깨 복합체와 어깨에 지속적인 통증/긴장
- 경부 척추의 지속적인 통증/긴장
- 흉부의 지속적인 통증/긴장
- 쇄골 골절 후 최적의 정렬을 유도

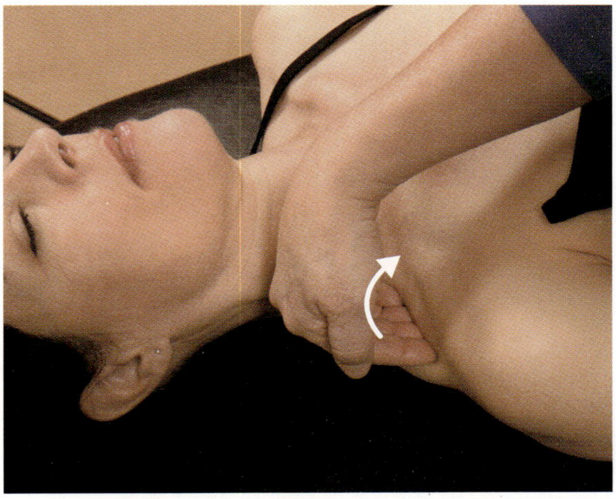

그림 12.13
전방 쇄골의 MMS 위치

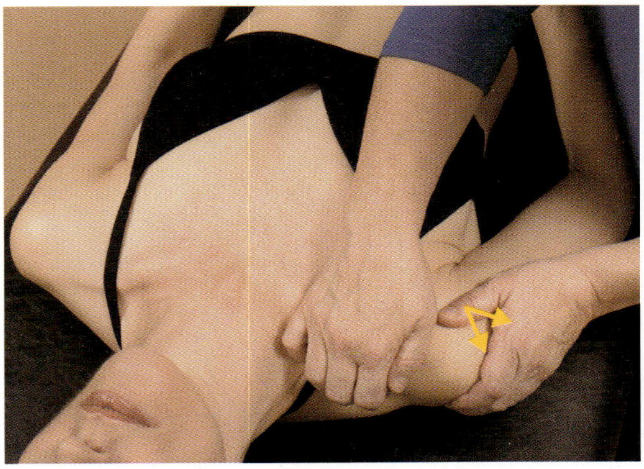

그림 12.14
MMS 우측 쇄골 + 상완관절 견인

MMS 우측 쇄골 + 상완관절 견인 (그림 12.13, 12.14)

도수 안정화 환자가 누운 자세에 있다. 치료사는 오른손으로 부드럽게 그립을 사용하여 쇄골의 뒤쪽 측면 가장자리를 고정시키고 전방 회전으로 유도한다.

도수 이완술 치료사는 왼손을 사용하여 우측 상완골 머리의 앞쪽과 뒤쪽을 감싸고, 측면과 아래 방향으로 관절에 견인 기동을 부드럽게 가미한다(상완골 머리의 축을 통해). 항상 그렇듯이, 치료사는 두 손 사이의 즉각적인 긴장을 찾고 있는데, 이것은 근막의 긴장을 나타낸다. 환자는 실제로 치료사가 상완관절까지 견인하면서 쇄골이 움직이는 것을 막고 있을 때 이러한 긴장을 치료사가 우측 쇄골을 더 세게 잡아당기는 것으로 인식한다. 만약 긴장이 감지되지 않는다면, 근막의 이 부위는 팽팽하지 않는다. 장력이 감지되는 경우(치료사의 두 손 사이에 빠른 저항이 느껴짐), 4장에 인식된 접근방법에 따라 장력을 가동할 수 있다. 이 기법은 상완 관절의 부속 움직임과 함께 사용할 수 있다.

MMS 쇄골 + 삼각근(그림 12.15)

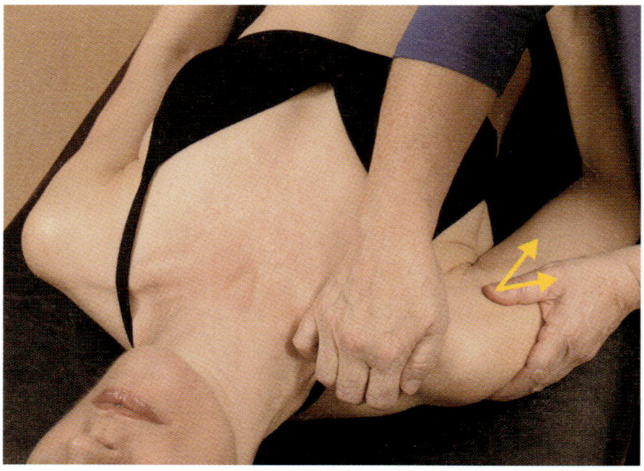

그림 12.15
MMS 쇄골 + 삼각근

도수 안정화 위의 기법에 따라 실행한다.

도수 이완술 치료사가 삼각근의 앞부위를 끝쪽과 측면으로 미끄러지면서 삼각근을 촉진하는 것을 제외하고는 위의 기법에 따라 진행한다. 전방 삼각근은 근막이 풍부한 부위인 삼각근 기시점을 향해 근위와 원위 방향으로 촉진한다.

MMS 쇄골 + 대흉근 (그림 12.16)

도수 안정화 위의 기법에 따라 실행한다. 동체의 손의 방향에 따라 스타 개념으로 고정을 촉진할 수도 있다. 이 경우, 대흉근의 근막 조직이 내측 방향으로 촉진되므로, 안정화 손은 측면 미끄러짐의 구성 요소를 포함해야 한다.

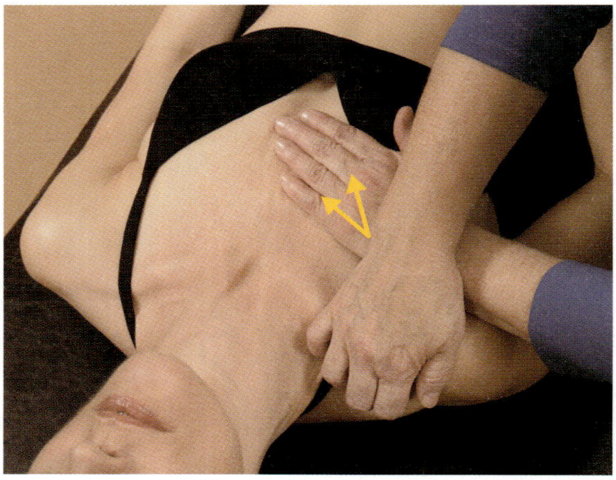

그림 12.16
MMS 쇄골 + 대흉근

도수 이완술 위의 기법에 따르면, 치료사는 대흉근을 촉진하고 조직들을 쇄골에서 멀어지게 하며, 항상 그렇듯이 스타 개념을 사용하여 가장 긴장한 근막 선을 찾기 위해 중간과 끝쪽 방향으로 활주하며 찾는다.

MMS 쇄골 + 동측 흉쇄 관절 (그림 12.17)

도수 안정화 위의 기법에 따라 실행한다.

도수 이완술 위의 기법에 따르면, 치료사는 동측 흉쇄(SC) 관절을 촉진하여 쇄골의 측면을 고정하고 있는 손으로부터 멀어지면서 내측으로 활주한다. 이 특정 기법은 쇄골하근막을 가동하는 것 외에도 쇄골 뼈 자체의 근막을 치료하는 데 유용하다. 우리가 뼈를 매우 조밀한 근막으로 생각한다면, 뼈가 치유되면 특히 골절 후 최적의 정렬을 자극하기 위해 가동될 수도 있다(사례 보고서 12.1 미첼 이야기 참조).

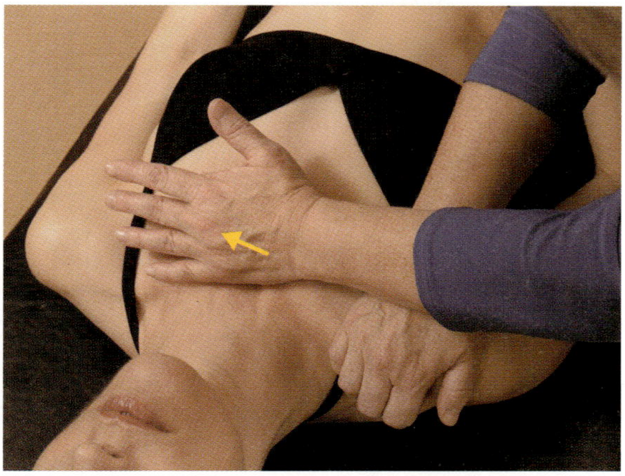

그림 12.17
MMS 쇄골 + 동측 흉쇄 관절

MMS 쇄골 + A/P 경추(그림 12.18)

도수 안정화 위의 기법에 따라 실행한다.

도수 이완술 위의 기법에 따르면 치료사가 쇄골보다 우세한 조직을 촉진하는 것을 제외하고, 이 경우, 경추의 전방 측면은 사각근뿐만 아니라 추골 관절도 포함된다. 치료사는 두개골 방향으로 A/P 활주를 수행하고 이러한 방식으로 경추의 몇 가지 위치를 촉진할 수 있다. 임상적으로 중부 경추, 특히 C4는 종종 이 기법과 관련이 있다. 만약 긴장이 감지되지 않는다면 이 근막 부위가 팽팽하지 않아야 한다. 긴장이 감지되는 경우(치료사의 양손 사이에 빠른 저항이 느껴짐) 4장에 설명된 접근방법에 따라 장력을 가동할 수 있다.

MMS 쇄골 + A/P C1(그림 12.19)

도수 안정화 위의 기법에 따라 실행한다.

도수 이완술 위의 기법에 따라 실행한다. 그림 12.19는 C1에서의 A/P 기법을 보여준다. 두개척추 부위가 상부 경추 관절의 가동술 및 도수요법을 적용했음에도 불구하고 만성적으로 경직된 경우, 관련된 부위(이 경우 C1의 전방 측면)에 부착되는 근막을 촉진할 필요가 있다.

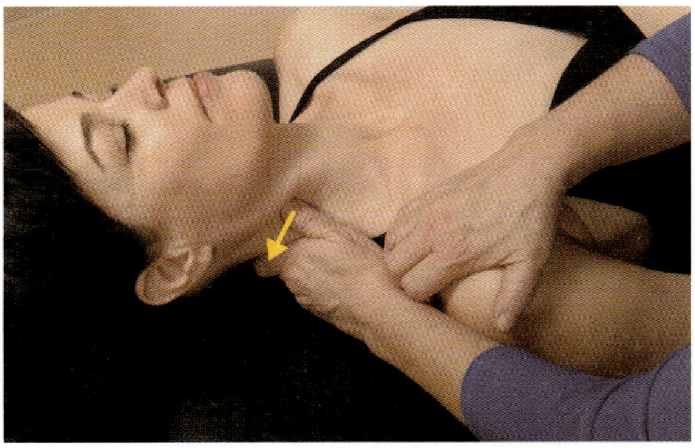

그림 12.18
MMS 쇄골 + A/P Cx

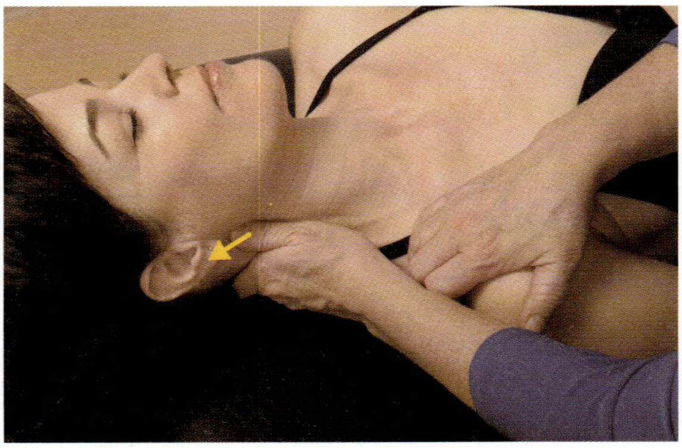

그림 12.19
MMS 쇄골 + A/P C1

MMS 쇄골 + A/P 유양돌기 (그림 12.20)

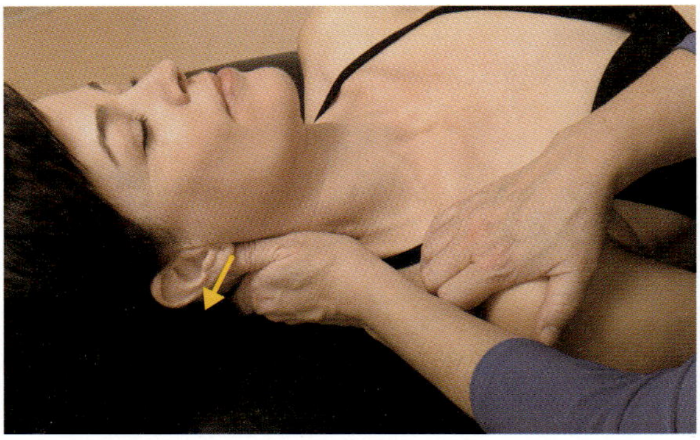

그림 12.20
MMS 쇄골 + A/P 유양돌기

도수 안정화 위의 기법에 따라 실행한다.

도수 이완술 치료사가 A/P를 미끄러지며 측두골의 유양돌기를 촉진하는 것을 제외하고는 위의 기법에 따라 실행한다. 흉쇄유돌근(SCM), 이복근의 후복 및 두판상근과 같은 많은 근육이 유양돌기에 부착된다. SCM 및 그 주변근막으로부터의 장력이 측두골의 후방 회전 또는 내부 회전에 관여할 수 있기 때문에, SCM 및 그 주변 근막은 반복적인 두개골 기능 장애에 특히 연관되어 있다.

MMS 쇄골 + 후두부 굴곡 (그림 12.21)

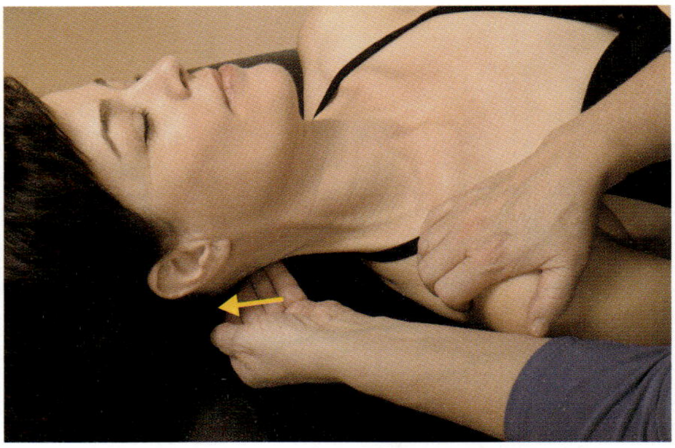

그림 12.21
MMS 쇄골 + 후두부 굴곡

도수 안정화 위의 기법에 따라 실행한다.

도수 이완술 치료사가 후두부를 촉진하여 굴곡 방향으로 당기는 것을 제외하고는 위의 기법에 따라 실행한다. 두개척추(Cr/V) 부위에서 반복되는 장력, 특히 Cr/V 굴곡 쪽으로 제한된 경향은 이러한 근막 기법을 촉진하기 위한 지표이다.

MMS 우측 쇄골 + 견봉하상완관절 외전 (그림 12.22)

이 예시에서 GH 관절의 외전이 설명되지만 GH 관절의 모든 수동적 움직임은 이 기법으로 촉진할 수 있다.

도수 안정화 위의 기법에 따라 실행한다.

도수 이완술 치료사의 왼손은 환자의 상완을 지지하고 GH 관절을 외전으로 수동적인 움직임을 수행하여 쇄골을 촉진하고 있는 손에서 긴장의 증가가 감지되는 즉시 중지한다(메이틀랜드 움직임 다이어그램의 첫 번째 저항 또는 R1). 이 근막선에 긴장이 있다면, 전체 GH 외전이 진행되기 전에 쇄골의 장력이 증가하는 것처럼 보일 것이다(일반적으로 약 90–100°의 외전).

치료사는 항상 R1이 인식될 때까지 어깨의 반복적인 수동적인 외전을 수행할 때 측면 쇄골에 고정을 유지한다(메이틀랜드 용어로 III 등급-수동적인 움직임). 이는 치료사 두 손 사이에서 압력이 느껴질 때까지 반복되며 일반적으로 약 5~8회 반복이 필요하다.

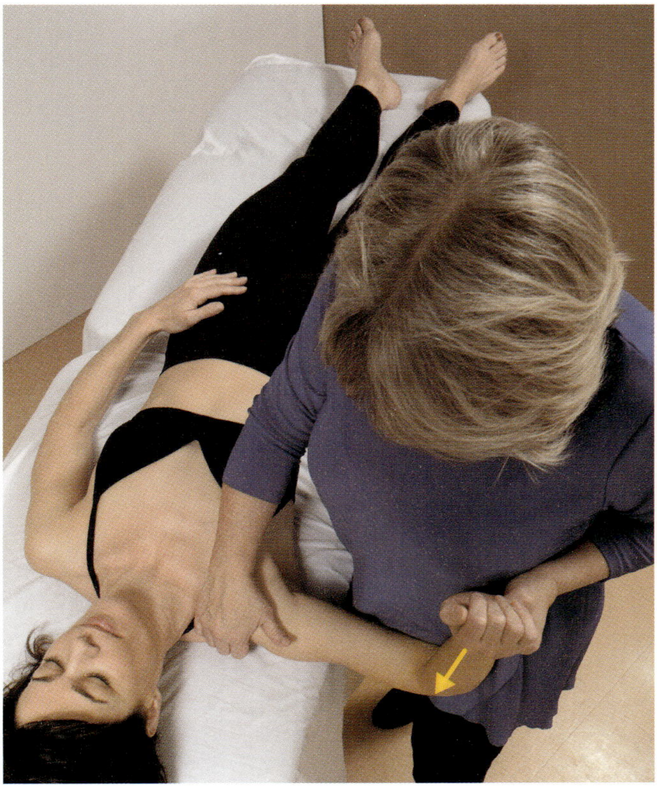

그림 12.22
MMS 우측 쇄골 + GH 외전

MMS 우측 쇄골 + 견봉하상완관절 잠금 (그림 12.23)

도수 안정화 위의 기법에 따라 실행한다.

도수 이완술 치료사가 GH를 잠김 위치에서 촉진하는 것을 제외하고는 위의 기법에 따라 실행한다 (복합적인 외전, 수평 신전 및 약간의 내회전으로 관절 주위 조직을 가동하는 메이틀랜드 기법).

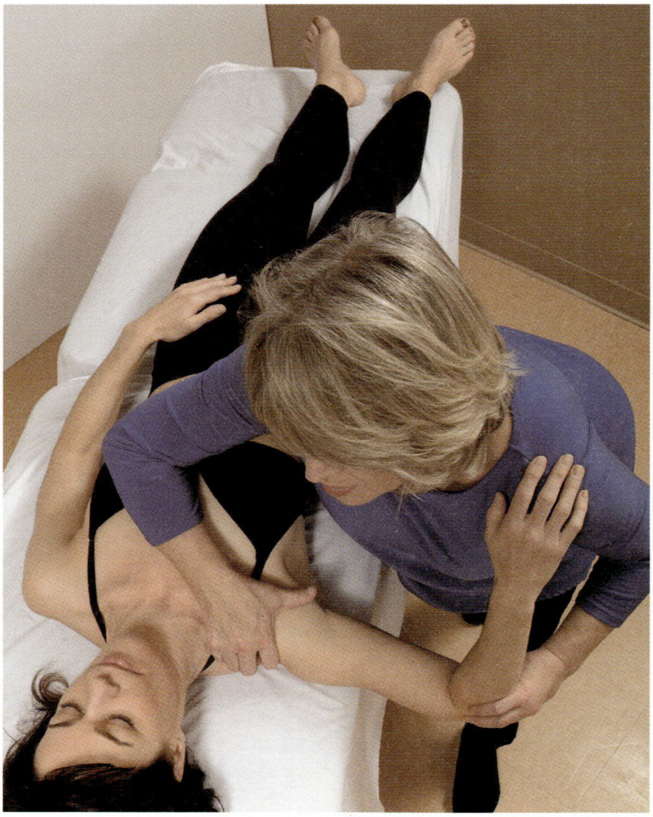

그림 12.23
MMS 우측 쇄골 + GH 잠금

MMS 우측 쇄골 + 견봉하상완관절 사분면(그림 12.24)

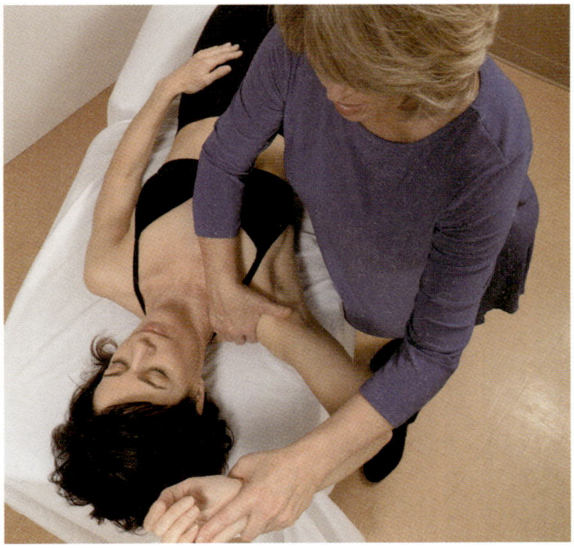

그림 12.24
MMS 우측 쇄골 + GH 사분면

도수 안정화 위의 기법에 따라 실행한다.

도수 이완술 치료사가 GH를 열린 위치에서 탐색한다는 점을 제외하고는 위의 기법에 따라 실행한다(굴곡, 외전 및 내회전 또는 외회전으로 관절 주위 조직을 가동하는 메이틀랜드 기법).

MMS 우측 쇄골 + 상지 신경 긴장 검사 1(ULNT1)(그림 12.25)

도수 안정화 위의 기법에 따라 실행한다.

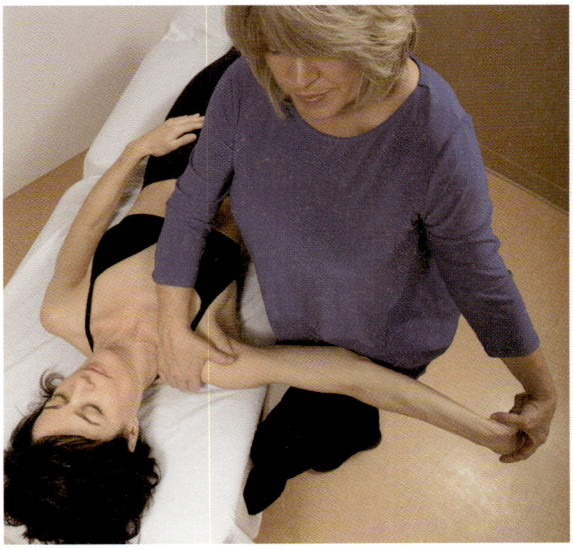

그림 12.25
MMS 우측 쇄골 + 상지 신경 긴장 검사 1

도수 이완술 치료사가 상지의 사분면(ULNT 1)의 신경 조직의 가동성에 대한 검사를 수행하는 것을 제외하고는 상기 기법에 따라, 이 기법으로 다른 신경 가동성 검사를 살펴볼 수도 있다. 이 기법의 경우, 치료사는 ULNT 1 검사를 자체적으로 비교하고 쇄골을 고정하여 다시 평가해야 한다.

전통적으로 이 신경의 대표적인 접점은 손목의 굴곡 지지띠 부위에 있다. 쇄골은 쇄골 근막 및 쇄골 상부 근막과 밀접하게 관련되어 있기 때문에, 상지의 사분면에서 신경 조직의 가동성에 영향을 줄 수 있는 접점을 촉진할 때도 고려해야 한다. 이 검사에서 치료사는 쇄골을 도수 안정화에 즉각적인 장력을 가하는 검사의 구성요소를 사용한다. 일단 그 요소가 이완되면(위의 기법에 따라 수동적인 움직임을 사용하는 유사한 개념) ULNT 1의 다음 요소는 환자가 쇄골에 고정이 있거나 없는 검사에서 동일한 가동성을 가질 때까지 촉진되고 치료될 수 있다.

12장

사례 보고서 12.1
미첼의 이야기

이 사건은 현재 25세인 내 아들 미첼과 관련된 것이기 때문에 정곡을 찌르듯 다가왔다. 미첼은 14살 때 스케이트보드를 타다가 넘어져 좌측 쇄골의 심한 골절을 당했는데 쇄골은 세 조각으로 갈라졌고, 중앙 부위는 세로로 꺾였다. 뼈가 스스로 치유될 것이라고 가정하여 팔걸이를 하고 집으로 돌아갔다. 내가 상담한 호주 멜버른의 어깨 전문의 린 왓슨은 호주에서 그런 문제를 수술할 것이라고 말했다. 말할 필요도 없이, 나는 미첼의 후속조치를 도와 꼭 함께 가도록 했다.

어깨 복합체의 장기적인 기능에 대해 여러 가지 우려가 있었다. 그 중에는 어깨 위치가 짧아진 상태로 치유되었고 그의 상지의 사분면 기능에 평생 영향을 미칠 가능성을 포함하여 말이다. 불행히도, 나는 정형외과 의사가 수술을 하도록 설득할 수밖에 없었다.

그는 자신에게 치유가 거의 되고 있다고 확신했고 나는 자연스럽게 그 과정을 가도록 내버려두어야만 했다. 뼈가 본질적으로 밀집된 근막임을 알고, 나는 처음에는 리스닝 접근법으로 쇄골 근막을 재구성했고, 나중에 치유가 진행됨에 따라 더 직접적인 MMS 가동 접근방식으로 쇄골 근막이 재구성될 수 있도록 하였다. 쇄골 근막은 특히 SFL (흉근 및 복직근과 관련된 쇄골) 및 근막의 전방 기능선(우측 장골과 좌측 쇄골)과 관련하여 여러 방향으로(위의 기법 참조) 짧아져 있었다. 또한 쇄골하 근막은 가장 긴 위치에서 치유를 장려하기 위해 재구성되었다.

이 일은 그의 견갑골 위쪽 회전근에 대한 강화 프로그램으로 이어졌다. 뼈 및 근막의 재구성이 수행됨에 따라, 초기 치료는 매주 실시되었고, 이후 1년에 걸쳐 주기적으로 수행되었다. 그의 성장 과정 내내, 마이클은 그의 시스템이 새로운 체육관 프로그램에 적응했기 때문에, 더 많은 근막이완의 필요성을 느낄 수 있었고, 몇 년 동안 주기적으로 느낄 수 있었다.

오늘날, 내 아들 미첼은 어머니가 MMS에서 기법을 가진 물리치료사라는 것에 대해 충분히 실제적으로 감사하고 있다!

요약(Summary)

이 장의 기법은 쇄골 자체뿐만 아니라 흉쇄관절과 관련된 것을 포함하여 어깨 복합체와 관련된 근막 연결에 초점을 맞추었다. 이러한 조직은 이 부위에 영향을 줄 수 있는 벡터에 따라 지속적인 어깨 복합체, 경추, 흉추 또는 머리통증의 경우 종종 문제가 된다. 다음 장에서는 상지를 위한 기법들에 초점을 맞출 것이다.

상지(The upper extremity) 13장

상지의 문제가 있는 환자를 치료할 때, 물리치료사는 관절(견봉하상완, 상완척골, 위와 아래 요척 관절, 손목, 손가락 및 엄지 관절)을 진단하고 치료하도록 훈련한다. 또한, 상부 사분면의 근육을 진단하고 긴장된 근육과 약한 근육 사이의 불균형에 대해 치료한다. 상부 사분면의 신경 가동성도 평가 및 치료를 한다. 그러나 근막 시스템을 고려하지 않으면 관절과 신경을 가동하고 개별 근육을 스트레칭하고 강화해도 부분적인 이점 밖에 얻을 수 없다.

이번 장에서는 다음과 같은 근막 기능 장애의 임상적 발견에 대해 설명한다.

- 삼각근 근막
- SFL 및 DFL과 관련된 극상근 근막
- 이두근 장두의 근막
- 상완근 근막
- 전완 근막
- 굴곡근 지지띠 근막
- 듀피트렌 구축증과 관련된 근막
- 손목 건초염과 관련된 근막
- 원위 요골과 관련된 근막 (콜리스 골절 후)

이 장의 MMS를 필요로 하는 증상

- 다음 치료법에도 불구하고 반복되는 상지 통증:
  - 어깨, 팔꿈치, 전완, 손목 및 손 관절의 가동화 및 교정술
  - 도수 또는 건침 기법을 사용하여 상지 근육에 통증유발점 이완
  - 상부 사분면의 안정화 및 강화 운동

표면 전방 상지선(SFAL)

표면 전방 상지선은 대흉근, 광배근, 내측 상완근 격막, 굴곡 근육 그룹, 손목 터널과 같은 구조를 포함한다(이 근막선에 대한 자세한 설명과 그림은 2장을 참조).

임상적 의미

- 이 선은 중앙 신경 분포의 부위를 넘어선다. ***중추 신경***에 대한 이동성의 문제를 치료할 때, 우리는 굽힘 지지띠 및 전면 경추 이외에 가슴 근육과 광배근을 포함하는 접점을 고려할 수 있다(어깨 외전이 있는 MMS 굽힘 지지띠를 참조).
- 회전근개 근육은 DBAL의 일부로 간주되지만, 앞쪽에 ***극상근의 정지점***은 임상적으로 SFAL의 일부로 간주될 수 있다. 또한 몸통의 SFL 및 DFL의 긴장에 의해 종종 영향을 받는다. 이러한 긴장은 견봉과 관련하여 상완골두의 전방 위치와 전방 머리 자세에 영향을 줄 수 있다 〔대측 어깨(SFL)와 심막 및 횡격막(DFL)과 관련하여 극상근을 참조〕.
- ***듀피트렌의 구축증***은 단순히 손에 손가락 굴근 건을 포함하지 않는다. 이 기능 장애에 기여할 수 있는 SFAL과의 강력한 근막 연결도

있다〔SFAL(이두근의 장두)와 관련하여 MMS 듀피트렌, 대측 어깨와 관련하여 MMS 듀피트렌(몸통 SFL과 SFAL) 참조〕.

심부 전방 상지선(DFAL)

심부 전방 상지선은 소흉근, 쇄골흉부근막, 이두근, 요골 골막 및 모지구 근육의 구조를 포함한다(이 근막선에 대한 자세한 설명과 그림은 제2장을 참조).

임상적 의미

- 손목 신전과 척골 편위를 더하면 일반적으로 견갑골의 전방 경사에 영향을 미치며, 어깨 복합체 기능에 영향을 줄 수 있는 근육인 ***소흉근*** 경직과 관련된 근막선을 분리하는데 도움이 된다. 이 근막선의 경직은 또한 전방 머리 자세를 유지할 수 있다(DFAL과 관련하여 MMS 소흉근 부위를 참조).
- ***쇄골 주위의 근막***을 풀어주는 것은 어깨 가동성을 개선하고 축 방향으로 자세를 늘리는데 긍정적인 영향을 줄 수 있다(쇄골근막 기법은 12장을 참조).
- 골막이 "유착된 근막" (적절한 치유 시간이 발생한 후)으로 간주되는 경우, ***쇄골 골절*** 부위는 상부 사분면에 대한 쇄골의 단축 효과를 최소화하기 위해 쇄골흉부근막(MMS 기법 12장 참조)의 근막 이완으로 이점을 누릴 수 있다.
- ***이두근 장두***의 부착은 보통 몸통의 SFL과 DFL의 긴장에 의해 영향을 받는다. 이 긴장은 상완골두를 앞쪽으로 당겨서 전방 머리 자세에 영향을 줄 수 있다. 〔대측 복직근(SFL)이 있는 MMS 이두근 장두를 참조한다〕 DFAL의 긴장은 또한 신체가 견봉하상완골두를 내리기 위해 서있는 자세에서 팔꿈치의 구부러진 자세에 기여할 수 있다. 이두근 스트레칭(팔꿈치 신전, 회내)에 손목 굴곡을 추가하면 이를 근막 기법으로 변환할 수 있다(팔꿈치 신전/회내/손목 굴곡이 있는 MMS 이두근 장두 참조).
- ***손목 건초염***의 치료는 이두근, 쇄골흉부 근막 및 소흉근을 포함하는 근막선을 고려하여 핀켈스타인 자세(엄지 외전과 함께 손목 척골 편위)에서 엄지 손가락으로 지지띠의 교차섬유 마사지를 사용하여 늘릴 수 있다 〔어깨와 관련하여(DFAL) MMS 핀켈스타인 참조〕.

표면 후방 상지선(SBAL)

표면 후방 상지선(SBAL)은 다음과 같은 구조를 포함한다: 승모근(상, 중, 하), 삼각근, 상완근, 외측 근간격막, 손목과 손가락의 신근(이 근막에 대한 자세한 설명과 그림은 2장을 참조).

임상적 의미

- 이 선은 요골 신경 분포의 부위를 넘어 연결된다. ***요골 신경***의 가동성 문제를 치료할 때, 우리는 요골두와 전면 경추의 부위뿐만 아니라 승모근, 삼각근 및 경흉추 부위를 포함하는 접점을 고려할 수 있다 (예를 들어, 팔꿈치 신전/회내/손목 굴곡이 있는 MMS P/A 요골두를 참조).
- 삼각근, 상완근 및 손목 신전근 그룹은 모두 SBAL을 통해 근막의 연결을 갖는다. 어깨의 관절 제한이 아닌 제한을 찾을 때는

삼각근 근막을 고려해야 한다(외측 돌기 내회전이 있는 MMS 전면 삼각근 및 견봉하상완 외측 회전이 있는 MMS 후면 삼각근을 참조).

- 측면 팔꿈치 부위의 지속적인 통증과 긴장은 근막의 SBAL과 관련된 긴장으로 인한 것일 수 있다. 이 근막을 풀어주는 것은 ***외측 상과염***의 재발성 문제에 종종 도움이 된다(팔꿈치 신전/회내가 있는 MMS 측면 상완근 참조).
- 골막이 "고밀도 근막"으로 간주되는 경우(적절한 치유 시간이 발생한 후) ***콜리스 골절*** 부위는 손목 가동성을 최적화하기 위해 SBAL과 관련하여 원위 요골의 근막 이완으로 인한 이점을 얻을 수 있다 (SBAL과 관련하여 MMS 콜리스 골절 근막을 참조).

심부 후방 상지선(DBAL)

심부 후방 상지선(DBAL)은 다음과 같은 구조를 포함한다. 측두직근, 능형근, 견갑거근, 회전근개, 상완 삼두근, 척골 골막, 소지구 근육(이 선에 대한 자세한 설명과 그림은 2장을 참조한다.)

임상적 의미

이 선은 ***척골 신경*** 분포의 부위를 넘어 연결된다. 척골 신경의 가동성 문제를 치료할 때 손목에 있는 가이언 터널의 터널 부위와 전면 경추 외에 회전근개와 견갑거근을 포함한 접점을 고려할 수 있다.

상부 사분면에 대한 자세 분석 (Postural analysis for the upper quadrant)

- 견봉과 관련된 상완골두의 위치.
- 흉곽과 관련된 견갑골의 위치.
- 쇄골의 위치.

자세 분석에 대한 자세한 내용은 12장을 참조한다.

어깨에 대한 부하 및 청취 검사 (Load and listen test for the shoulder)

부하 및 청취 검사는 위치와 관절의 기능에 영향을 줄 수 있는 근막 벡터를 감지하는데 유용하다. 이 검사는 11장에서 고관절에 대해 자세히 설명되어 있지만 관절와상완(GH)관절과 관련하여 유사한 접근법을 사용할 수 있다.

환자가 견봉과 관련하여 전방에 위치된 관절와상완관절(GH) 머리가 나타나는 경우, 치료사는 반듯이 누운 또는 앉은 위치에서 관절와상완 관절의 A/P 활주를 수행해야 한다. 관절면에 제약이 있으면, 예를 들어, 후방 활주의 끝느낌이 단단하고 섬유성처럼 느껴질 것이다. 그러나 근육이나 근막의 제한이 있는 경우 치료사는 끝느낌이 좀 더 부드러운 보조적인 움직임에 대한 저항을 느낄 것이다. 이 교정으로 특정 저항이 느껴지지만 치료사가 검사의 이완적 구성 요소에 주의를 기울이고, 관절와상완 관절에서 "잡아당김"하는 벡터(수동으로)를 듣는 경우 유용한 정보를 얻을 수 있을 것이다. 벡터는 길거나 짧을 수 있으며 두개골, 끝쪽 또는 중간 방향으로 당기거나 표면 또는 깊게 느껴질 수 있다.

13장

신경 근육 벡터(신경 가동 증가로 인한 근육 긴장 증가), 내장 벡터, 근육 및 근막 벡터의 조합이 있을 수 있다. 치료사는 첫 번째 당김이 느껴지는 부위에 주의를 기울인 다음 당김 방향을 결정한다. 이 첫 번째 벡터가 이완되면 치료사는 반복 부하 및 청취 검사에서 두 번째 벡터를 찾고 이완하여 더 이상의 긴장이 느껴지지 않을 때까지 계속한다. 부하 및 청취 검사의 구성 요소. 이 시점에서 관절와상완 관절에 대한 위치 검사도 음성이어야 한다.

벡터의 가능성은 다양하지만 가장 빈번한 내용은 다음과 같다:

- 상완골두를 전방과 하방으로 당기면 이두근 장두가 관련된 것을 의미한다.
- 상방 전면 안쪽 방향으로 상완골두를 당기면 오훼완근, 쇄골하근 또는 쇄골의 관련된 것을 의미한다.
- 전면 안쪽 방향으로 상완골두를 당기는 것은 대흉근 및 몸통 SFL의 근막이 관여함을 의미할 수 있다. 벡터가 깊게 느껴지면 폐 및 심막과 같은 내장기 근막이 포함될 수도 있다.

이러한 모든 신경근 벡터는 수축–이완, 스트레인/카운터스트레인, 의식적 이완, 건침 등과 근육의 과도한 긴장을 풀어 주도록 설계된 여러 기법으로 치료될 수 있다. 그러나 이러한 접근법의 결과를 유지하기 어려운 경우 치료사는 근육과 관련된 근막을 촉진해야 한다.

MMS를 이용한 치료의 개념

이 장에서는 주로 MMS 기법을 사용할 때 첫 번째 치료 개념을 사용한다. 즉, 재발성 관절 기능 장애 또는 근막 통증유발점을 선택하고 이와 관련된 근막선을 촉진한다. 치료사는 자신을 반복적인 관절 기능 장애 또는 근막 통증유발점에 단단히 고정시키고 이와 관련하여 근막의 긴장선을 평가하여 두 손 사이의 초기 긴장을 찾는다.

조직이 반응하는 방법:

- 진동(등급 III−, III, III+)을 활용한다.
- 지속적인 압력을 활용한다.
- "하모닉스"를 활용한다(Dr Laurie Hartman).

MMS를 사용한 치료 개념에 대한 자세한 내용은 4장을 참조한다.

MMS 소흉근막(Pectoralis minor fascia)

DFAL과 관련한 MMS 우측 소흉근 (그림 13.1)

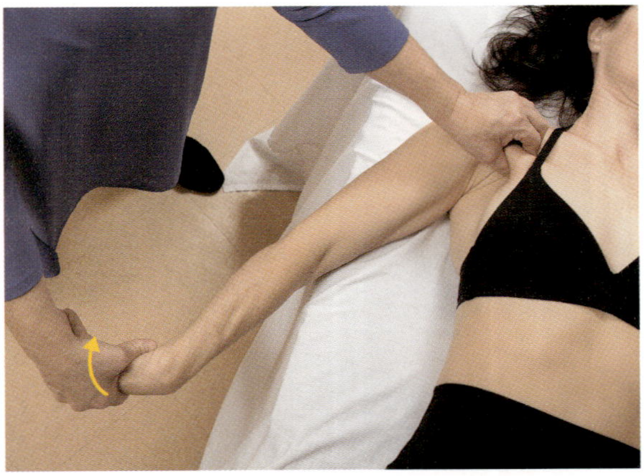

그림 13.1
DFAL과 관련한 소흉근

소흉근은 종종 긴장되어 있다. 건침 기법은 이 근육에 정상적인 탄력을 회복시키는 데 도움이 될 수 있다. 그러나 이 근육 주위의 단단한 근막은 긴장된 경향이 있다. 소흉근은 토마스 마이어스 DFAL의 일부이며, 손목과 손가락 굴곡과 손목 척골 편위가 추가되어 긴장이 더해질 수 있다.

환자가 누운 자세에 있다. 치료사는 왼손을 사용하여 엄지와 손가락 사이의 경미한 부위, 특히 반복적인 통증유발 부위에서 소흉근을 "꼬집"는다.
근육의 길이를 따라 긴장을 촉진할 수 있다.

도수 이완술 팔꿈치가 신전되어 있고, 환자의 팔이 회내 되어 있는 상태에서 치료사는 손목의 척골 편위를 실시하고 환자의 손목과 손가락을 굴곡한 상태에서 소흉근 쪽에 고정되는 손에 긴장이 증가하는 즉시 멈춘다. 이 근막선에 긴장이 있으면 손목과 손가락이 완전히 굴곡하기 전에 소흉근의 장력이 약간 증가하는 것처럼 느껴진다.

치료사는 소흉근의 꼬집음을 약하게 유지하고 조직이 측면과 끝 방향으로 미끄러지는 것을 방지한다. 환자는 치료사가 근육에 대한 압력을 증가시키는 것으로 이를 인식할 것이다. 치료사는 소흉근에 일정한 압력을 유지하면서 항상 R1이 감지될 때까지 손목을 굴곡 및 척골 편위로 움직임을 반복한다. 이 동작은 치료사 손 사이에 근육이 풀릴 때까지 반복되며 일반적으로 약 5~8회 반복이 필요하다.

MMS 삼각근 근막(deltoid fascia)

견봉하상완 내회전이 있는 MMS 우측 전면 삼각근(그림 13.2)

전면 삼각근의 근막은 어깨 내회전의 증가 범위에 대한 제한 요소일 수 있다.

도수 안정화 환자가 누운 자세에 있다. 치료사는 오른손을 사용하여 전면 삼각근을 외회전에 고정시킨다. 이 근육의 전체적인 길이를 따라가다 보면 삼각근 근막(근막이 풍부한 부위)이 들어가 있는 부위 쪽에서 찾을 수 있다.

도수 이완술 치료사 왼손은 환자의 손목과 전완을 지지하고, 견봉하상완 관절을 내회전(IR)으로 수동적인 움직임을 수행하며, 손에서 긴장의 증가가 감지되어 전면 삼각근을 촉진한다(첫 번째 저항까지, 또는 메이틀랜드의 움직임 다이어그램의 R1).

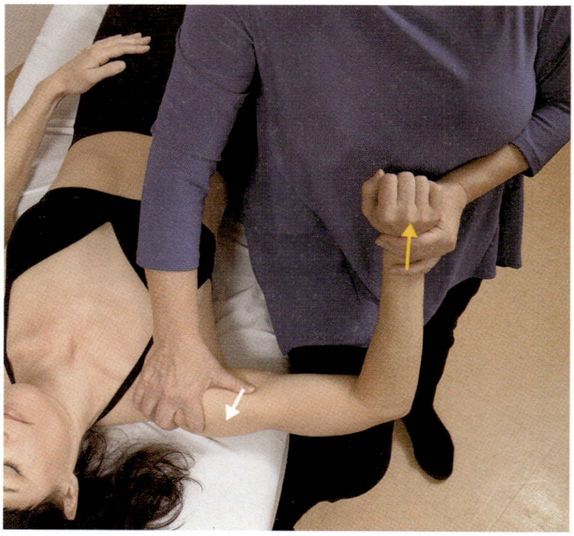

그림 13.2

견봉하상완 내회전이 있는 MMS 우측 전면 삼각근

이 근막에 긴장이 있다면, 전면 삼각근의 조직이 견봉하상완 내회전이 달성되기 전에(보통 IR의 약 70°) 치료사 엄지 손가락이 들어가는 것처럼 보일 것이다. 환자는 치료사가 전면 삼각근에 대한 압력을 증가시키는 것으로 인식한다.

치료사는 항상 R1이 인식될 때(메이틀랜드 등급의 III 등급–수동적인 움직임) 전면 삼각근에 일정한 압력을 유지하면서 어깨의 반복적인 수동적인 IR을 수행한다. 이 기법은 치료사 두 손 사이에서 릴리즈가 느껴질 때까지 반복되며 일반적으로 약 5~8회 반복이 필요하다. 후면 삼각근의 근막은 어깨 외회전 증가 범위에 대한 제한 요소가 될 수 있다. 이 기법은 이 ROM을 되찾는데 유용할 수 있다.

견봉하상완 외회전이 있는 MMS 우측 후면 삼각근(그림 13.3)

도수 안정화 환자가 누운 자세에서 치료사는 왼손을 사용하여 후면 삼각근을 내회전에 고정시킨다. 근육은 길이를 따라 삼각근 기시점이 있는 부위에서 찾을 수 있다.

도수 이완술 치료사의 왼손은 환자의 손목과 전완을 지지하고, 견봉하상완 관절을 외회전(ER)으로 수동적인 움직임을 수행하며, 손에서 장력 증가가 느껴지면 후면 삼각근을 촉진한다(즉, 첫 번째 저항까지, 또는 메이틀랜드의 움직임 다이어그램의 R1). 치료 방법은 위의 기법과 동일하다.

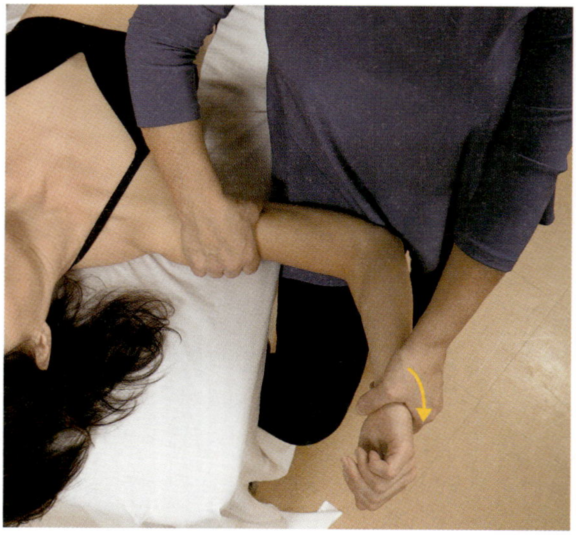

그림 13.3

견봉하상완 외회전이 있는 MMS 우측 후면 삼각근

SFL 및 DFL과 관련된 MMS 극상근 근막(Supraspinatus fascia)

대측 어깨(SFL)와 관련하여 MMS 우측 극상근(그림 13.4)

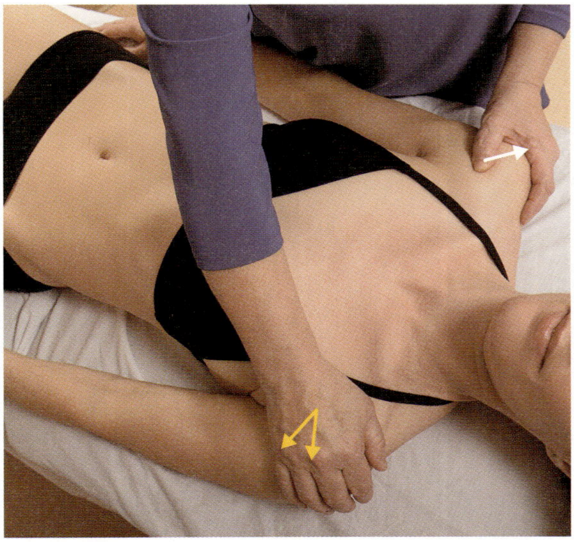

그림 13.4
대측 어깨(SFL)와 관련하여 MMS 우측 극상근

도수 안정화 환자가 누운 자세에서 치료사는 앞쪽 외측을 잡고 왼손을 사용하여 우측 상완골의 대결절에 극상근의 기시점을 고정한다.

도수 이완술 스타 개념을 염두에 두고, 치료사의 오른손은 측면 쇄골 또는 견봉하 관절 부위의 조직의 전후면 끝쪽 활주로 좌측 어깨 및 어깨 복합체 부위를 촉진하며, 항상 극상근을 고정하고 있는 손과 비교하여 즉각적인 긴장선을 찾는다. 이 근막선이 긴장되면 치료사는 극상근의 조직이 몸의 중심을 향해 중앙으로 당겨지는 것처럼 고정된 손의 긴장이 증가하는 것을 느낄 것이다. 환자는 치료사가 극상근에 대한 압력을 증가시킬 때 이 동작을 인식한다. 긴장이 감지되면(치료사의 양손 사이에 빠른 저항이 느껴짐) 4장에 설명된 접근 방식에 따라 사용될 수 있다.

심막(DFL)과 관련한 MMS 우측 극상근(그림 13.5)

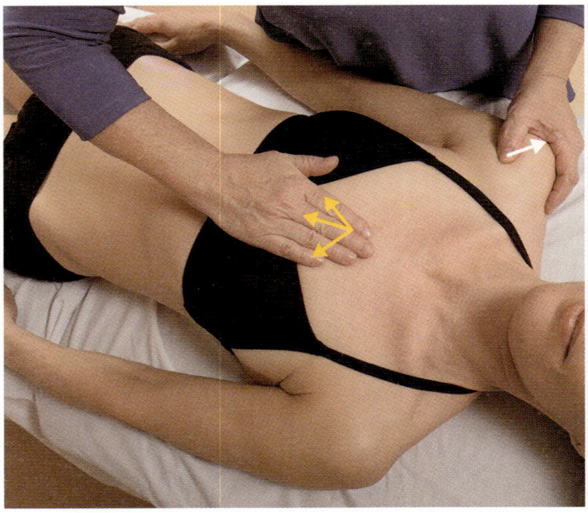

그림 13.5
심막(DFL)과 관련한 MMS 우측 극상근

도수 안정화 위의 기법에 따라 실행한다.

도수 이완술 치료사는 먼저 흉골 후면의 조직 속으로 천천히 이완시킨 다음 흉골 후면의 근막선의 깊이를 흉골의 후면으로 유지하면서 끝쪽 방향으로 부드럽게 밀어 넣어 심막 부위를 촉진한다.

치료사는 손에 극상근을 고정시키는 즉각적인 긴장을 감지하는 각도를 찾는다. 이러한 긴장은 심막 부위에서 가장 단순한 끝쪽 방향으로 또는 고객의 좌측에 끝쪽으로 느껴질 수 있다. 때때로 긴장은 심막 조직을 좌우 또는 시계 방향/반시계 방향으로 움직일 때 가장 많이 느껴져 조직의 깊이를 항상 유지한다. 긴장이 감지되지 않으면 이 근육과 관련된 근막의 DFL이 긴장되지 않는다. 긴장이 감지되면(치료사의 양손 사이에 빠른 저항이 느껴짐) 4장에 설명된 접근 방식에 따라 사용될 수 있다.

대측 횡격막(DFL)과 관련한 MMS 우측 극상근(그림 13.6)

도수 안정화 위의 기법에 따라 실행한다.

도수 이완술 끝쪽 손은 조직의 끝쪽의 측면 활주로 환자의 좌측에 있는 전면 횡격막을 촉진하며, 항상 두 손 사이의 즉각적인 긴장선을 찾는다. 만약 이 기법을 표면적으로 수행하는 경우 이 기법으로 복직근 및 복사근 주변 근막에 접근할 수 있다 (SFL에 대한 기법일 것임). 그러나 DFL의 일부인 횡격막에 접근하기 위해, 치료사는 먼저 하부 늑골 후면 조직으로 천천히 이완시킨 다음 끝쪽의 가로 방향으로 부드럽게 밀어야 한다. 이 기법은 동측 또는 대측 횡격막으로 수행할 수 있다.

대측 장골근(DFL)과 관련한 MMS 우측 극상근(그림 13.7)

도수 안정화 위의 기법에 따라 실행한다.

도수 이완술 끝쪽 손은 스타 개념을 사용하여 8장에 요약된 장골근 위치와 유사하거나 장골을 사용하여 후방 및 전방 회전을 위해서 대측 장골을 촉진한다. 이 기법은 동측 장골근에 대해 수행될 수 있다. 이두근의 장두(LHB)는 관절와순 상부와 견봉하상완 관절의 전면 캡슐에 부착되어 있기 때문에 견봉과 관련하여 상완골두가 전방으로 변위될 수 있다. 이두근 장두의 근막은 팔꿈치와 몸통의 SFL과 관련하여 촉진해야 한다.

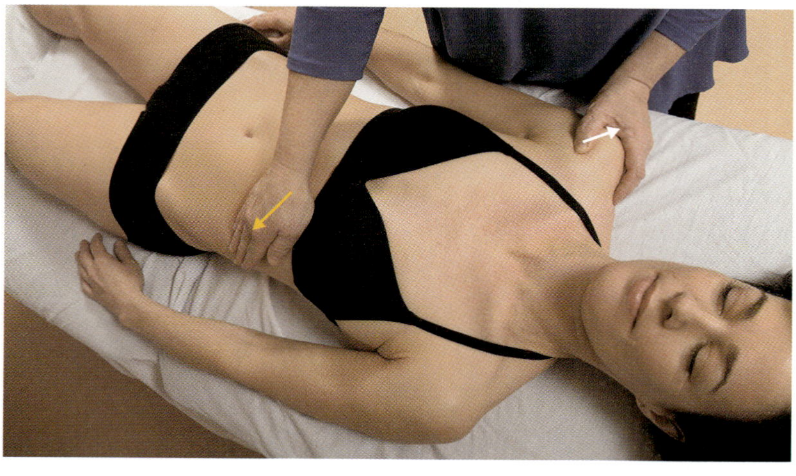

그림 13.6
대측 횡격막(DFL)과 관련하여 MMS 우측 극상근

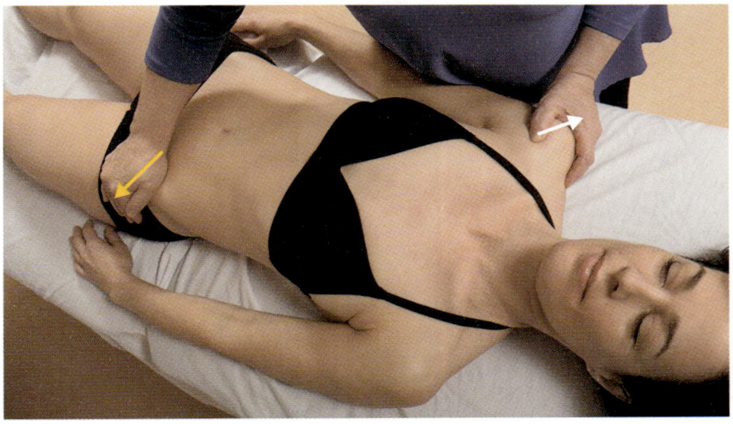

그림 13.7

대측 장골근(DFL)과 관련한 MMS
우측 극상근

팔꿈치 신전/회내/손목 굴곡(DFAL)이 있는 MMS 우측 이두근의 장두 (그림 13.8)

이두근의 장두(LHB)는 견갑골의 상부와 견갑상완관절의 전상부캡슐에 부착되어 있기 때문에 견봉과 관련하여 상완골두가 전방으로 변위될 수 있다. 이두근의 장두 근막은 팔꿈치와 몸통의 SFL과 관련하여 촉진되어야 한다.

도수 안정화 환자가 누운 자세에서 치료사는 앞쪽 외측을 잡고 왼손을 사용하여 이두근의 장두(LHB)를 상완이두근구에 고정한다. 이러한 방식으로 약 5cm의 부위를 촉진할 수 있다.

도수 이완술 치료사의 오른손은 수동적인 팔꿈치 신전을 수행하고 전완 회내와 손목을 굴곡한 후 LHB를 촉진하는 손에 장력 증가가 감지되면 멈춘다(메이틀랜드의 움직임 다이어그램의 첫 번째 저항 또는 R1). 이 근막에 긴장이 있다면, 팔꿈치 회내가 완전히 펴지기 전에 LHB의 조직이 치료사 엄지손가락에 의해 밀리는 것과 같이 보일 수 있다.

환자는 치료사가 LHB에 대한 압력을 높이는 것으로 인식한다. 치료사는 항상 R1이 감지될 때까지 LHB에 일정한 압력을 유지하면서 팔꿈치의 수동적인 확장을 수행한다(메이틀랜드 용어로 III 등급–수동적인 움직임). 이 조치는 치료사 두 손 사이에서 이완될 때까지 반복된다. 이를 위해서는 일반적으로 약 5~8회 반복이 필요하다.

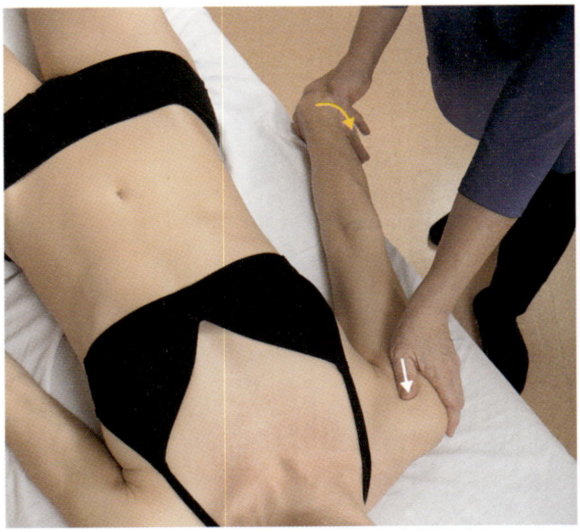

그림 13.8

팔꿈치 신전/회내/손목 굴곡(DFAL)이 있는 MMS
우측 이두근의 장두

복직근과 함께 MMS 우측 이두근 장두(몸통의 SFL이 있는 DFAL) (그림 13.9)

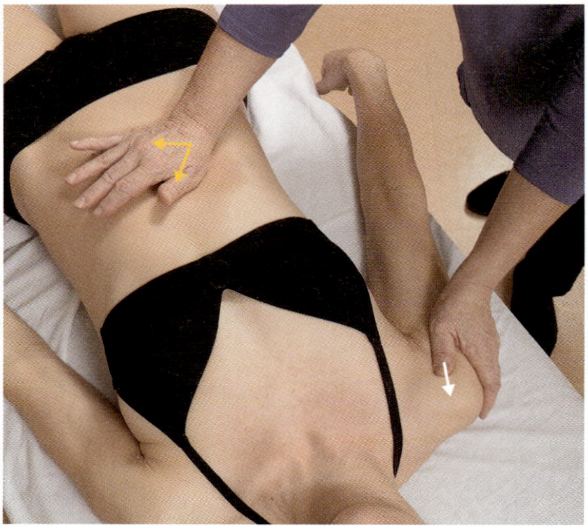

그림 13.9
복직근과 함께 MMS 우측 이두근 장두(몸통의 SFL이 있는 DFAL)

도수 안정화 위의 기법에 따라 실행한다.

도수 이완술 스타 개념을 염두에 두고, 치료사의 오른손은 조직의 전후방향으로 끝쪽 활주와 함께 복직근 부위(대측 및 동측으로 치골결합까지)를 촉진한다. 항상 LHB를 도수 안정화와 비교하여 긴장되어 있는 선을 찾는다. 이 근막선이 조여지면 치료사는 LHB의 조직이 몸의 중심을 향해 끝쪽의 내측으로 당겨지는 것처럼 고정 손의 긴장이 증가하는 것을 느낄 것이다. 환자는 치료사가 LHB에 대한 압력을 높이는 것으로 인식한다. 긴장이 감지되면(치료사의 양손 사이에 빠른 저항이 느껴짐) 4장에 설명된 가동술 접근 방식을 참고하면 된다.

측면 팔꿈치 통증에는 여러 가지 원인이 있을 수 있지만, 한쪽 측면 장력 부위에서 흔히 하나의 긴장 원인이 발견된다.

팔꿈치 신전/회내(SBAL)가 있는 MMS 우측 측면 상완근 (그림 13.10)

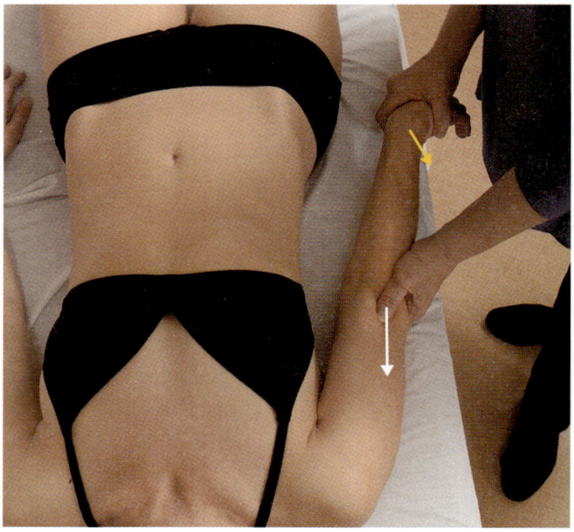

그림 13.10
팔꿈치 신전/회내(SBAL)가 있는 MMS 우측 측면 상완근

외측 팔꿈치 통증에는 여러 가지 원인이 있을 수 있지만 일반적인 긴장의 원인 중 하나는 외측 상완 부위에서 흔히 발견된다.

도수 안정화 환자가 누운 자세에 있다. 치료사는 전면 외측 고정을 이용하여 왼손에 이두근 후면에 위치한 측면 상완근을 고정시킨다. 이러한 방식으로 약 4cm의 부위를 촉진할 수 있다.

도수 이완술 팔꿈치 신전/회내/손목 굴곡이 있는 이두근의 장두에 대한 MMS와 동일하다. 이 기법은 전완을 회외시킨 후 팔을 위로 향하게 한 상태에서 시작하여 중립으로 진행시킨 다음 마지막으로 최대 회내를 시키면서 찾을 수 있다. 측면 팔꿈치 통증의 또 다른 원인은 요골두 주위의 근막에 장력 때문이다. 요골 신경의 가동성 문제에 대한 일반적인 접점이다.

팔꿈치 신전/회내/손목 굴곡이 있는 MMS P/A 우측 요골두 (그림 13.11)

외측 팔꿈치 통증의 또 다른 원인은 반경 머리 주위의 근막의 긴장이다. 요골신경의 가동성 문제에 대한 일반적인 방법이다.

도수 안정화 환자가 누운 자세를 유지한다. 고정하면서 요골두에 P/A 압력을 가한다.

도수 이완술 팔꿈치 신전/회내/손목 굴곡이 있는 이두근의 장두에 대한 MMS와 동일하다.

다음의 MMS 기법은 특별히 영향을 받은 관절이 안정기에 있을 경우에 긴장되어 있는 부위를 찾고, (회내/회외)와 손목과 손가락(굴곡/신전, 요골 및 척골 편위)의 감소된 가동범위를 촉진할 수 있다. 처음 3가지 기법은 손목 신근의 전방 측면과 관련된 MMS 기법을 포함한다(그림 13.12–13.14).
그 다음에는 손목 신근 후면과 관련된 MMS 기법을 따른다(그림 13.15 및 13.16).

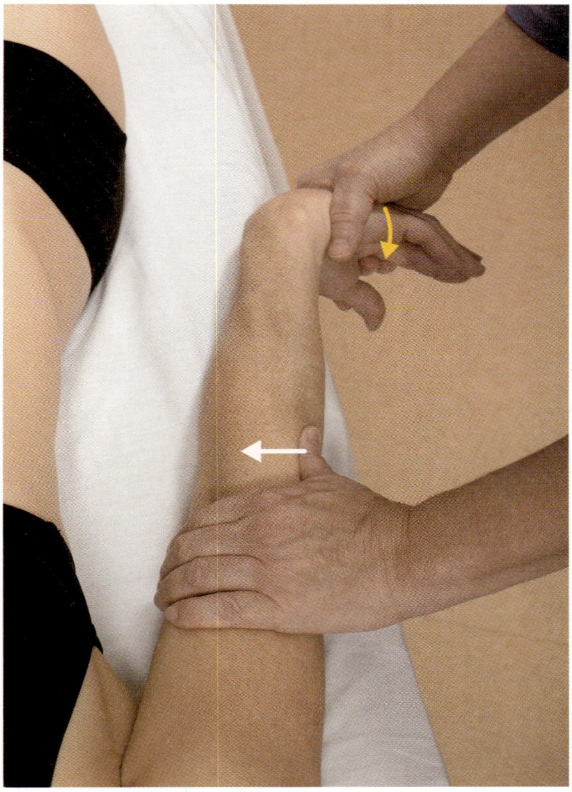

그림 13.11
팔꿈치 신전/회내/손목 굴곡이 있는 MMS P/A 우측 요골두

팔꿈치 신전/회내/손목 굴곡(SBAL)이 있는 우측 손목 신근의 MMS 전방 측면 (그림 13.12)

도수 안정화 환자가 누운 자세를 유지한다. 왼손을 사용하여 손목 신근 그룹의 앞부위를 전방/측면으로 미끄러지듯이 촉진하고 고정한다.

도수 이완술 팔꿈치 신전/회내/손목 굴곡이 있는 이두근의 장두에 대한 MMS와 동일하다.

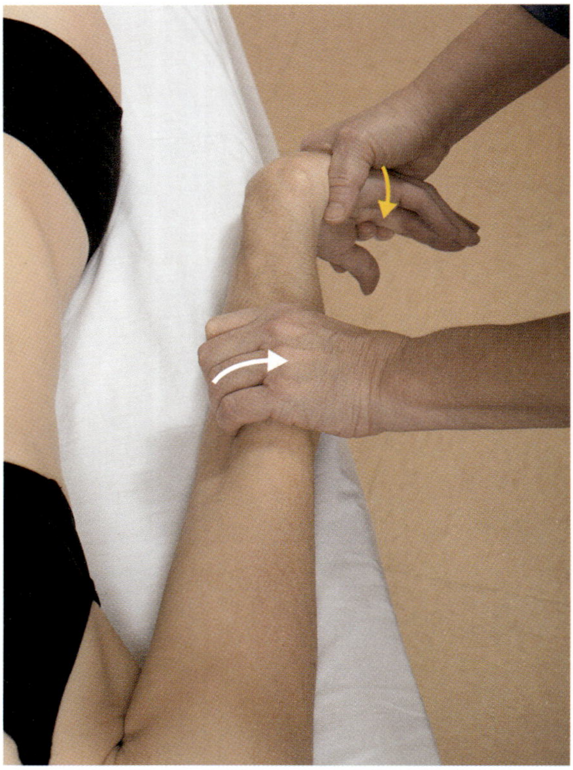

그림 13.12
팔꿈치 신전/회내/손목 굴곡(SBAL)이 있는 우측 손목 신근의 MMS 전방 측면

회내 기능이 있는 우측 손목 신근의 MMS 전방 측면(그림 13.13)

도수 안정화 팔꿈치가 굴곡된 상태에서 환자는 누워 있다. 손목 신근 그룹의 전방 부위는 치료사의 왼손에 의해 촉진되고 고정되며, 조직의 "활주"는 좌로 작용한다. 이러한 방식으로 약 4cm의 부위를 촉진할 수 있다.

도수 이완술 치료사는 오른손으로 환자의 손과 손목의 요골 측면을 엄지와 검지 사이에서 엄지 손가락으로 잡는다. 치료사는 전완의 수동적인 회내 시 손목 신근의 앞쪽 측면을 촉진하는 손에 장력 증가가 감지되자마자 멈춰야 한다(메이틀랜드의 움직임 다이어그램의 첫 번째 저항 또는 R1). 이 근막선에 긴장이 있다면, 손목 신근의 전방 부위에 회내가 완전히 되기 전에 치료사가 손가락으로 밀어 넣는 것처럼 보여질 수 있다. 환자는 치료사가 손목 신근의 전방 측면에 대한 압력을 증가시키는 것으로 인식한다. 치료사는 R1이 인지될 때까지 항상 손목 신근 그룹에 일정한 압력을 유지하면서 반복적인 수동적인 회내를 실행한다(메이틀랜드 등급의 III 등급–수동적인 움직임). 이 순서는 치료사 양손 사이에서 이완이 느껴질 때까지 반복되며 일반적으로 약 5~8회 반복이 필요하다.

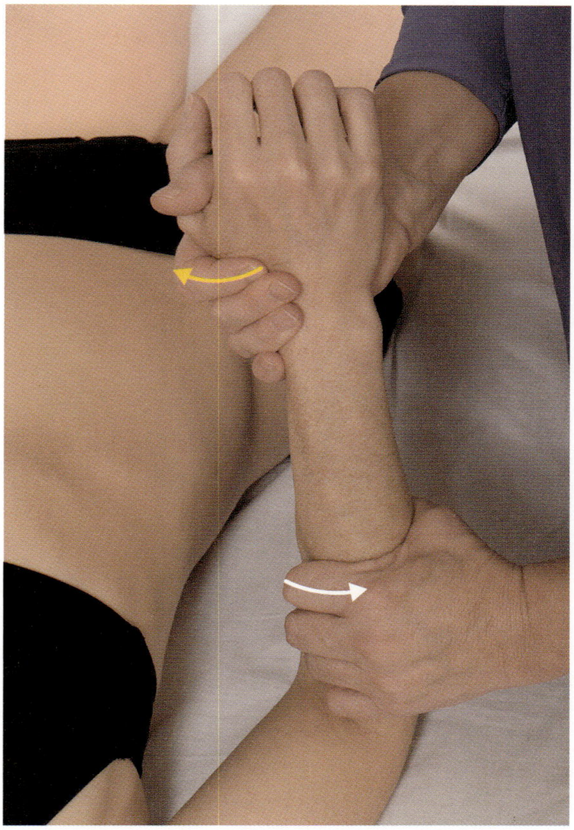

그림 13.13
회내 기능이 있는 우측 손목 신근의 MMS 전방 측면

척골 편위가 있는 우측 손목 신근의 MMS 전방 측면(그림 13.14)

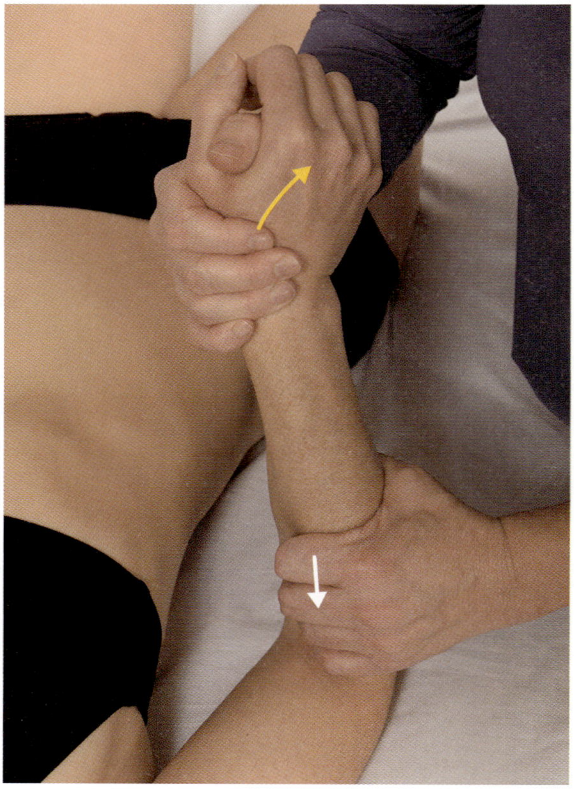

그림 13.14
척골 편위가 있는 우측 손목 신근의 MMS 전방 측면

도수 안정화 치료사가 조직의 두개 활주로 손목 신근의 전면을 고정시키는 것을 제외하고는 위의 MMS 기법에 따라 실행한다.

도수 이완술 치료사가 수동적인 손목 척골 편위를 수행하는 것을 제외하고는 위의 MMS 기법에 따라 실행한다.

회외 기능이 있는 우측 손목 신근의 MMS 후면(그림 13.15)

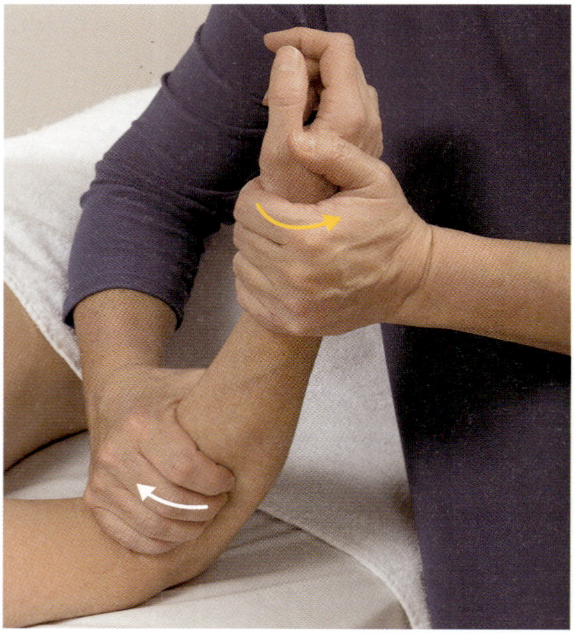

그림 13.15
회외 기능이 있는 우측 손목 신근의 MMS 후면

도수 안정화 치료사가 오른손으로 손목 신근 그룹의 배측 측면을 촉진하고 조직의 "활주"로 회내를 고정시키는 것을 제외하고는 위의 기법에 따라 실행한다. 이러한 방식으로 약 4cm의 부위를 촉진할 수 있다.

도수 이완술 치료사가 자신의 왼손으로 수동적으로 전완을 회외시키는 것을 제외하고는 위의 기법에 따라 실행한다.

척골 편위가 있는 우측 손목 신근의 MMS 후방 측면(그림 13.16)

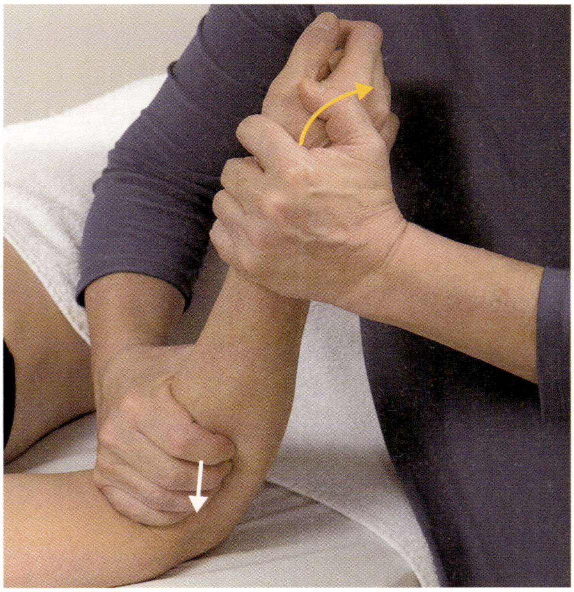

그림 13.16
척골 편위가 있는 우측 손목 신근의 MMS 후방 측면

도수 안정화 치료사가 조직을 두개 활주로 손목 신근의 배측 측면을 고정시키는 것을 제외하고는 위의 MMS 기법에 따라 실행한다.

도수 이완술 치료사가 수동적인 손목 척골 편위를 수행하는 것을 제외하고는 위의 기법에 따라 실행한다.

척골 편위가 있는 MMS 우측 골간막(그림 13.17)

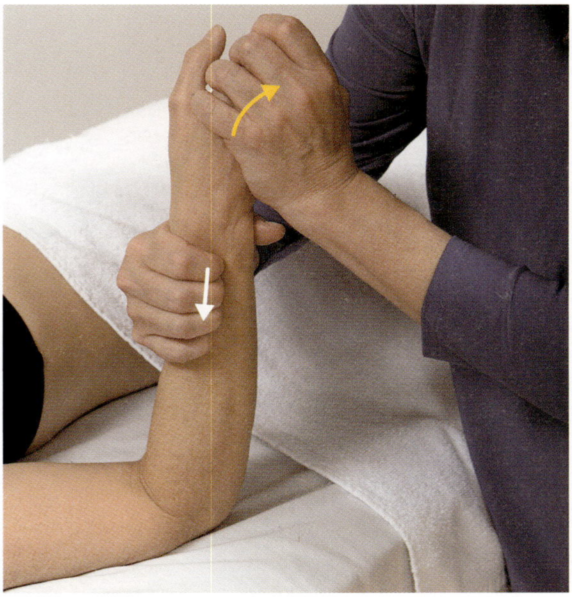

그림 13.17
척골 편위가 있는 MMS 우측 골간막

도수 안정화 치료사는 두개 고정을 사용하여 전완의 배측 측면에서 요골과 척골 사이에 골간막을 고정시킨다.

도수 이완술 위의 기법에 따라 실행한다.

굴곡근 지지띠 (Flexor retinaculum)

굴곡근 지지띠는 손목 터널의 지붕을 형성하는 근막이며 근막의 SFAL의 일부로 간주된다. 원위 요골과 척골에서 시작되어 원위 측으로 주상골 결절과 대능형골 외측에 붙어있고 두상골과 유구골의 내측 고리로 부착되어 있다. 그것은 터널이 좁아지는 경향이 있기 때문에 정중 신경 및 척골 신경의 가동성 문제가 생기는 공통 접점이다. 손목의 아치를 증가시키기 위해 유구골/두상골과 주상골/대능형골이 서로 가까워진다. 그것은 양쪽 신경에 긴장을 증가시키는 가동인 어깨 외전을 추가하여 정중 및 척골 신경과 관련하여 국소적으로 가동될 수 있다.

어깨 외전이 없는 MMS 굴곡근 지지띠 (SFAL)(그림 13.18)

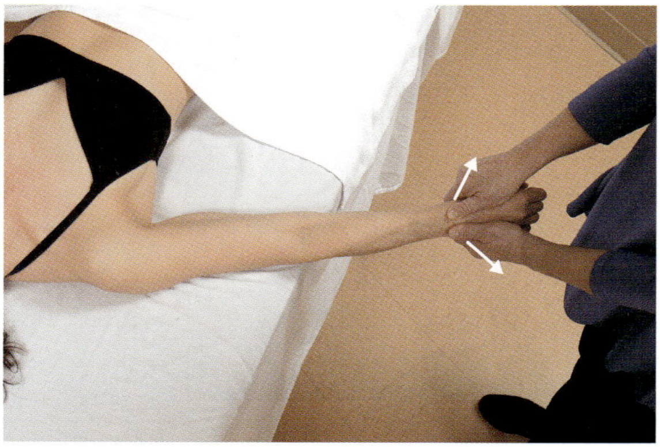

그림 13.18
어깨 외전상태의 MMS 우측 굴곡근 지지띠(SFAL)

MMS 기법 두 엄지 손가락을 사용하여 치료사는 원위 요골과 척골의 배측을 안정화시킨다. 그런 다음 세 번째 손가락을 사용하여 두상골/유구골 및 주상골/대능형골 부위의 근막을 촉진하고 손가락을 조심스럽게 떼어낸다. 굴곡근 지지띠에 충분한 가동성이 있는 경우, 조직을 부드럽게 분리하려고 할 때 조직에 약간 "탄력성"을 주어야 한다. 긴장이 있는 경우, 직선 내측/외측 방향 또는 대각선 방향으로 느껴질 수 있다(예: 두상골/유구골 반경 사이).

치료사는 MMS에 의한 가동 접근법 또는 치료사가 양손 사이에 긴장을 느끼게 될 때까지 더 지속적인 압력을 사용할 수 있다. 이 기법은 지지띠에 스트레치를 유지하면서 수동적으로 손목과 손가락 굴곡/신전을 추가하여 진행될 수 있다. 굴곡근 지지띠 기법은 또한 정중 및 척골 신경에 장력을 증가시키는 위치(예: 어깨 외전)에서 수행될 수 있다.

듀피트렌 구축 (Dupuytren's contracture)

손가락 굴곡근과 근막의 SFAL 및 전면 몸통(SFL)의 근막 사이에는 강한 근막 연결부가 있다. 듀피트렌은 일반적으로 손바닥의 피부 바로 아래에서 작은 딱딱한 결절로 시작하며 가장 일반적으로 4, 5 및 3 손가락에 영향을 미친다. 근막 기법으로 치료하면 특히 구축이 손의 기능을 방해하기 전에 치료하는 경우 징후와 증상을 최소화할 수 있다.

듀피트렌의 MMS 고정 (그림 13.19)

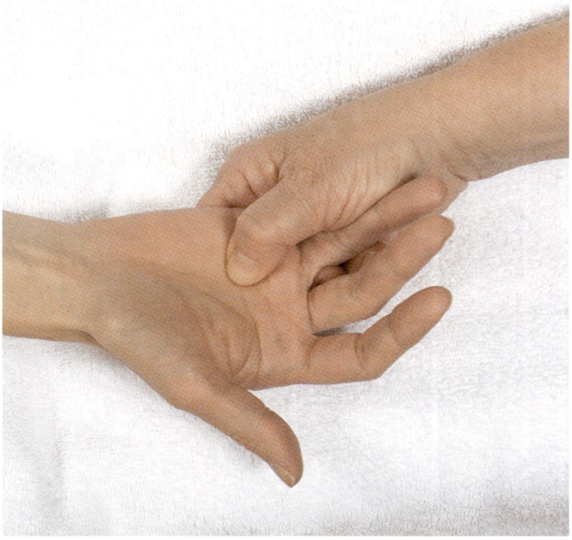

그림 13.19
듀피트렌의 MMS 고정

도수 안정화 치료사는 엄지 손가락을 사용하여 결절 근막 조직을 고정하고 건 자체와 건의 양쪽을 촉진한다. 고정 방향은 도수 이완술이 어디를 촉진하는지에 달려 있다. 다른 손이 손의 요골 측면을 촉진하는 경우 고정은 원위부인 척골 방향에 있다. 다른 손이 손과 관련하여 더 근위 부위를 촉진하는 경우 고정은 원위 방향(항상 스타 개념을 염두에 두고)에 있다.

MMS 우측 듀피트렌과 관련된 손 근막(SFAL) (그림 13.20)

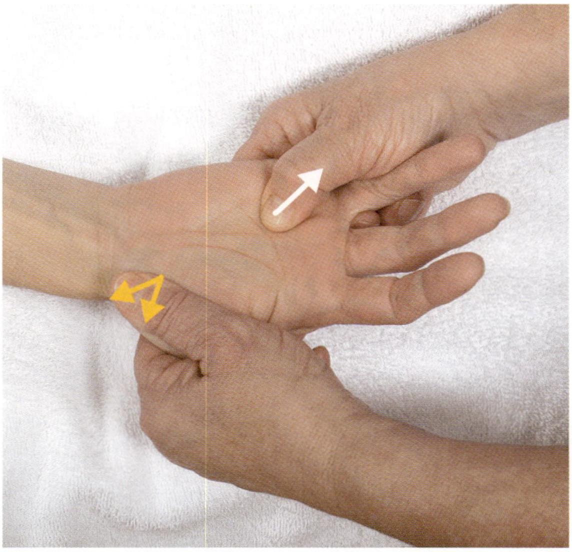

그림 13.20
MMS 우측 듀피트렌과 관련된 손 근막(SFAL)

도수 이완술 치료사 왼손은 결절과 관련하여 원위 또는 근위 방향으로 손의 요골 측면에서 근막을 촉진한다. 치료사는 또한 손의 모든 손가락(가장 관련된 손가락뿐만 아니라)의 굴곡/신전의 수동적인 움직임을 사용할 수 있다. 이 근막선이 긴장되면 치료사는 결절의 조직이 손의 중심을 향해 근위 및 내측으로 당겨지는 것처럼 고정 손의 긴장이 증가하는 것을 느낄 것이다. 환자는 치료사가 영향을 받는 손가락에 대한 압력을 증가시키는 것으로 이를 인식한다. 긴장이 감지되면(치료사의 양손 사이에 빠른 저항이 느껴짐) 4장에 설명된 접근 방식에 따라 사용될 수 있다.

동측 어깨와 관련된 MMS 우측 이두근의 장두(DFAL) (그림 13.21)

도수 안정화 위의 기법에 따라 실행한다.

도수 이완술 치료사들은 좌측으로 동측의 견봉하상완 관절과 이두근의 장두 부위를 두개 방향으로 향하여 A/P 활주와 스타 개념을 염두에 두고 촉진한다. 이 근막선이 긴장되면 치료사는 결절의 조직이 근위 방향으로 당겨지는 것처럼 고정 손의 긴장이 증가하는 것을 느낄 것이다. 환자는 치료사가 영향을 주는 손가락에 대한 압력을 증가시킬 때 이 동작을 인식한다. 이 근막선을 가동하기 위한 유사한 개념의 이전 기법에 따라 적용한다.

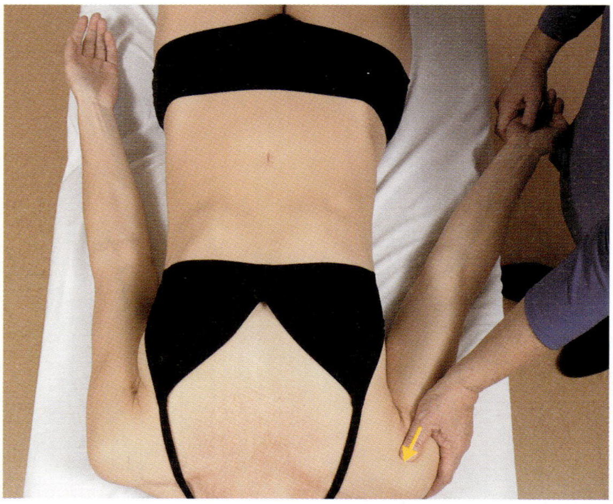

그림 13.21
MMS 우측 듀피트렌과 관련된 동측 어깨/이두근의 장두(DFAL)

대측 어깨와 관련된 MMS 우측 듀피트렌(몸통의 SFL이 있는 SFAL) (그림 13.22)

도수 안정화 위의 기법에 따라 실행한다.

도수 이완술 이 기법은 몸통의 SFAL과 SFL 사이의 연결을 촉진한다. 이번에는 치료사 왼손이 대측 어깨와 견갑골의 부위를 촉진한다. 보다 측면으로 향하는 어깨와 견갑골 활주는 일반적인 기법으로 가장 큰 긴장을 유발한다.

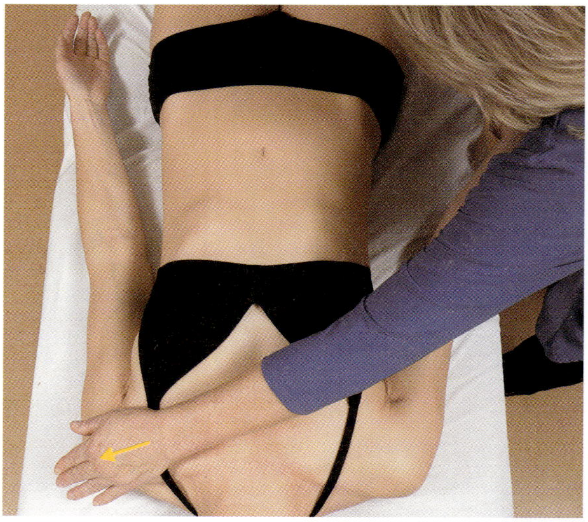

그림 13.22
대측 어깨와 관련된 MMS 우측 듀피트렌(몸통의 SFL이 있는 SFAL)

대측 횡격막과 관련된 MMS 우측 듀피트렌(몸통의 DFL이 있는 SFAL) (그림 13.23)

도수 안정화 위의 기법에 따라 실행한다.

도수 이완술 이 기법은 몸통의 SFL보다 깊은 전면 근막인 SFAL과 몸통의 DFL 사이의 연결을 촉진한다. 치료사 왼손은 위의 기법과 동일한 개념을 사용하여 동측 또는 대측으로 횡격막 또는 장골근 부위를 촉진한다.

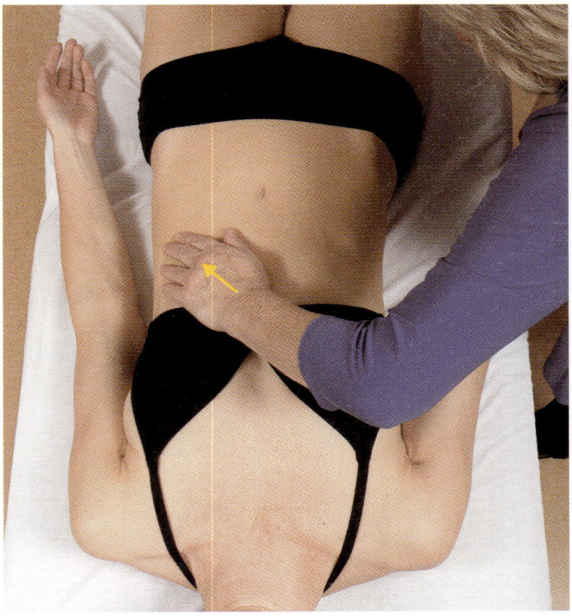

그림 13.23
대측 횡격막과 관련된 MMS 우측 듀피트렌(몸통의 DFL이 있는 SFAL)

손목 건초염(De Quervain's)

손목 건초염은 치료사가 이 질환에 원인이 될 수 있는 과도한 사용 이외의 요인을 고려하지 않으면 치료하기 어려운 질환이다. 예를 들어, 팔꿈치의 내전 병변(손을 뻗은 상태에서 손을 집고 넘어짐)은 전완과 손목의 생체 역학을 변화하여 엄지 근육의 부하를 증가시킬 수 있다(이 상태는 일반적으로 최적의 생체역학을 복원하기 위한 교정 방법이다). 급성 단계가 진정되기 시작하면 치료사는 전통적으로 엄지 건 그룹에 깊은 횡마찰을 수행한다. 이 기법은 일반적으로 핀켈슈타인 검사(손목 척골 편위를 통한 썸 굴곡 및 내전)에서 수행되며, 이는 건을 둘러싼 지지띠의 긴장을 증가시킨다. 치료사는 또한 일반적으로 DFAL과 관련하여 이러한 건과 관련된 근막을 촉진해야 한다(그림 13.24).

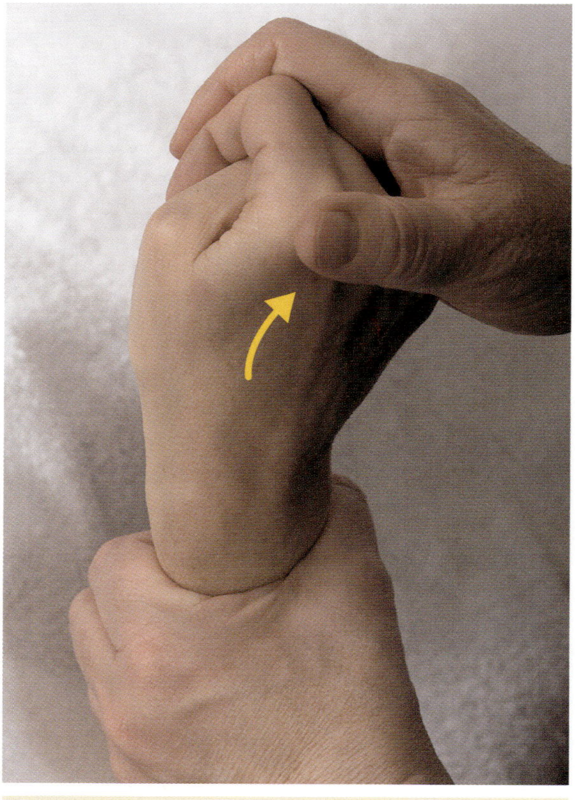

그림 13.24

핀켈슈타인 검사에서 올바른 손목 위치를 결정하는 MMS

DFAL과 관련한 MMS 핀켈슈타인 (그림 13.25, 13.26)

도수 안정화 치료사는 엄지와 손목을 핀켈슈타인 위치에 고정시킨다(위 참조). 이 검사와 관련된 통증이 있는 경우 치료사는 고통스러운 증상이 시작되기 직전에 중단해야 한다.

도수 이완술 치료사 왼손은 보통 두개 방향으로 DFAL의 근막(요골 골막, 이두근, 쇄골 근막, 소흉근)을 촉진하지만 항상 스타 개념을 염두에 두고 촉진한다. 이 근막선에 긴장이 있으면 손목을 잡고 있는 손이 요골 편위 방향으로 가고 싶어하는 것

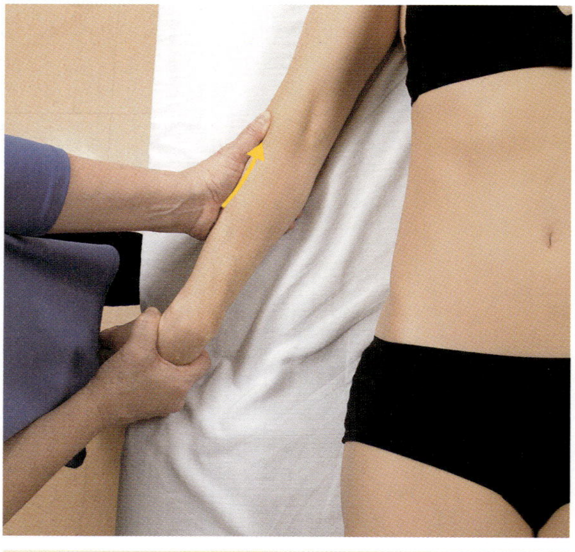

그림 13.25

DFAL과 관련된 MMS 핀켈슈타인

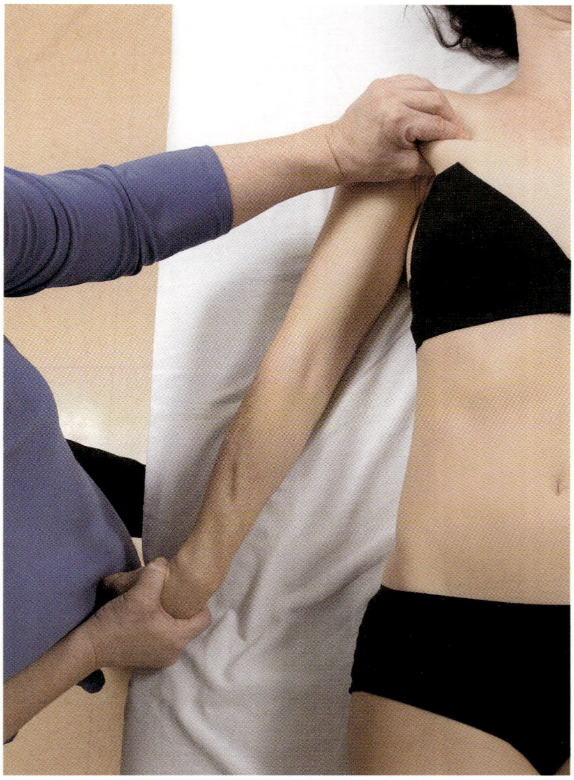

그림 13.26
소흉근과 관련된 MMS 핀켈슈타인(DFAL)

처럼 보일 것이다. 환자는 치료사가 손목에 압력을 가할 때 이 행동을 인식한다. 치료사는 손목과 엄지손가락을 핀켈슈타인 촉진을 유지하면서 영향을 받는 근막의 수동적으로 두개 활주를 반복적으로 수행한다. 이 순서는 치료사의 두 손 사이에서 이완이 느껴질 때까지 반복되며 약 5~8회 반복이 필요하다.

콜리스 골절 후 MMS 기법

우리가 뼈를 조밀한 근막으로 생각한다면, 근막 기법이 어떻게 손목과 전완 골절 후의 최적의 가동범위와 기능을 회복하기 위해 어떻게 사용될 수 있는지 이해할 수 있다. 물론, 치료사는 이 기법을 시작하기 전에 뼈가 충분한 치유 시간(최소 6 주)을 가질 때까지 기다려야 한다. 몸이 견딜 수 있는 것을 보기 위해 처음에는 청취 기법을 사용하여 부드럽게 시작하는 것이 좋다(4장 참조). 시간이 지남에 따라 필요한 경우 접근 방식이 보다 강력해지고 직관적이 될 수 있다. 고정 손이 골절 부위를 안정화시킨다는 사실은 이러한 기법을 안전하게 만드는 데 도움이 된다.

SBAL과 관련된 MMS 우측 콜리스 골절 근막(그림 13.27, 13.28)

도수 안정화 치료사는 오른손의 무지구를 사용하여 넓은 고정으로 원위 요골(골절 부위)의 배측 측면을 안정화 시킨다. 시간이 지남에 따라, 이 기법은 더 작고 더 강한 고정(예로, 엄지를 사용하여)으로 원위 요골을 고정함으로써 보다 특수화될 수 있다.

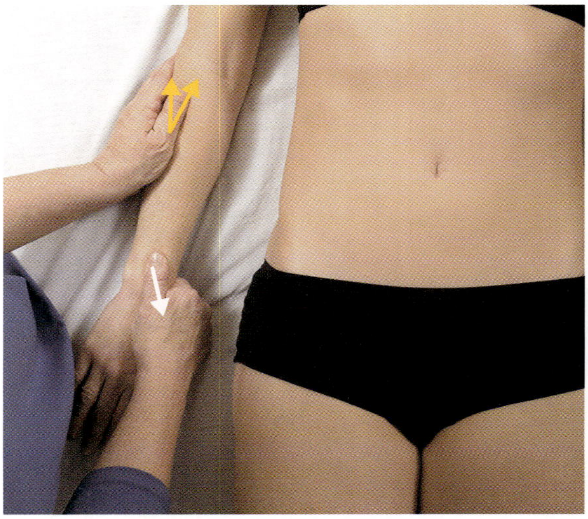

그림 13.27
전완과 관련된 MMS 우측 콜리스 골절 근막(SBAL)

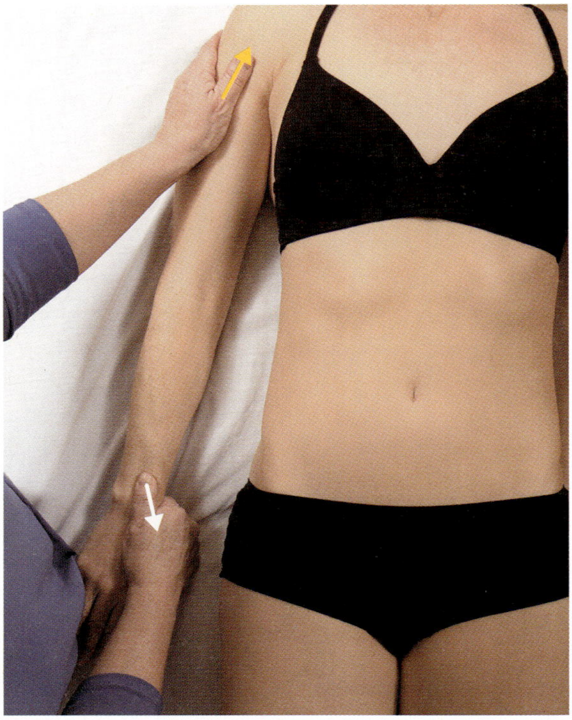

그림 13.28
삼각근과 관련된 MMS 우측 콜리스 골절 근막(SBAL)

도수 이완술 치료사 왼손은 보통 두개 방향으로 SBAL(손목과 손가락의 신근, 상완근, 삼각근, 승모근)의 근막을 촉진하지만 항상 스타 개념을 염두에 두고 있다. 이 근막선에 긴장이 있다면, 원위 요골을 잡고 있는 손이 배측 및 두개 방향으로 움직이기를 원하는 것처럼 보일 것이다. 환자는 치료사가 요골에 대한 압력을 증가시키는 것으로 이를 인식한다. 치료사는 요골에 고정을 유지하면서 영향을 받는 근막의 반복적인 수동적으로 두개 활주를 수행한다. 이는 치료사의 두 손 사이에서 이완이 느껴질 때까지 반복되며 약 5~8회 반복이 필요하다.

요약(Summary)

이 장의 기법은 상부 사분면, 즉 어깨, 팔꿈치, 전완, 손목 및 손과 관련된 근막 연결에 중점을 두었다. 다음 장에서는 MMS로 치료 효과를 유지하는데 도움이 되는 더 활동적인 치료 방법에 대해 설명하다.

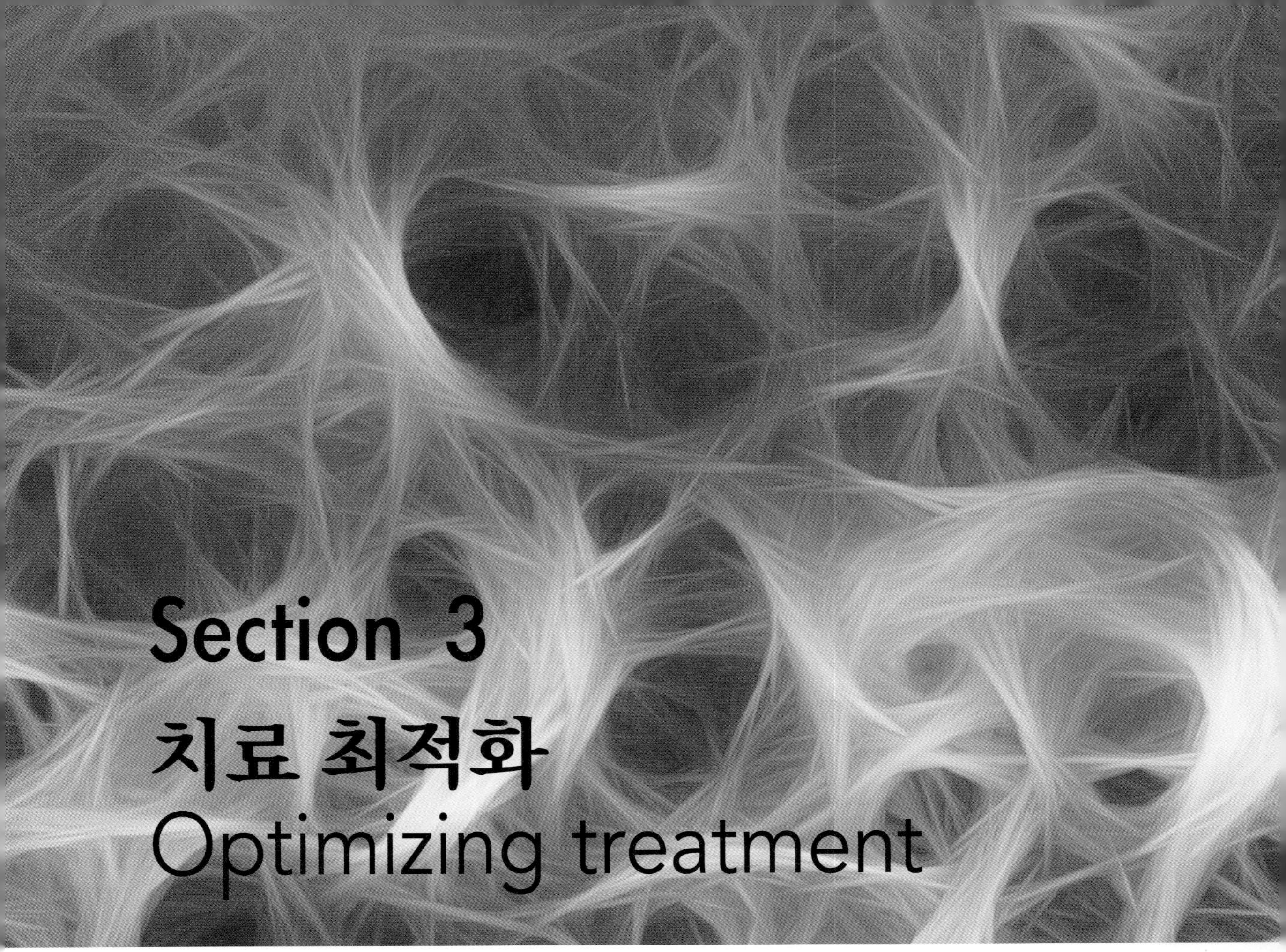

Section 3
치료 최적화
Optimizing treatment

움직임과 근막 (Movement and fascia)

14장

물리치료의 전반적인 목표는 잘 움직이는 것이다. 움직임이 원활하지 않다면 불편을 느끼기 마련이다. 때로는 움직일 수 있는 능력은 신체의 특정 조직의 제한으로 인해 가동성이 감소된 관절이나 경직된 근막 계통으로 인한 것일 수 있다. 숙련된 치료사에 의한 적절한 중재를 통해 신체가 보다 자유롭게 움직일 수 있는 통로를 열어주는 것을 촉진할 수 있다. 그러나 모든 종류의 도수 치료는 수동적인 치료이다. 최적의 치료 결과를 얻으려면 수동적 치료 후에 능동적으로 운동을 해야 한다. 보완적인 형태의 운동에는 환자의 의미 있는 업무와 관련된 치료 또는 재훈련 운동 패턴의 효과를 유지하기 위한 특정 스트레칭 운동이 포함될 수 있다. 이러한 상황에서 "나란히 활성화되는 뉴런은 나란히 연결된다(Hebb 1949)"라는 구절이 인용된다. 치료사는 기능과 성능을 위한 새로운 신경망을 만드는 데 도움이 되는 신경가소성의 개념을 사용한다. 이러한 신경학적 재배치가 발생하기 위해서는 환자의 신체와 뇌는 TV 앞에서 수행되는 간단한 회전 운동이 아니라 새롭고 참신한 경험이 필요하다. 최적의 움직임에는 관심을 기울여야 한다. 가바펜틴과 같은 신경 병증성 진통제를 복용하는 환자에게는 신경계를 둔감하게 하는 경향이 있기 때문에 새로운 운동 전략을 채택하는 것이 훨씬 더 어려울 수 있다. 그럼에도 불구하고 운동은 치료의 주요 목표가 되어야 한다.

근막의 가동성을 유지하는 것과 관련하여 "토마스 마이어스" (근막경선의 블로그에서)는 해당 프로세스에서 이동의 중요한 역할에 대한 현재 생각을 요약한다:

- 근막 연구에서 새롭게 발견된 근막은 인간의 형태뿐만 아니라 행동과 정서적 패턴의 변화에도 엄청난 영향을 미친다는 것이다.
- 신체 건강에서 근막이 수행하는 중심 역할에 대한 새로운 이해는 치유에서 운동 요법의 역할에 새로운 강조점을 둔다. 마이어스는 약이 중심적인 역할을 할 때 움직임에 중점을 둔 미래의 치료를 예측한다.
- 근막 연구에서 새롭게 발견된 근막은 운동에 대한 기존의 분리된 접근 방식이 역효과를 낳을 수 있음을 나타낸다–**요가와 같은 보다 전체적인 운동 형태가 근막 훈련에 훨씬 더 유용할 수 있다.**

스트레칭(Stretching)

우리가 스트레칭의 이점에 대한 증거를 연구하고자 한다면, 일부 지지자들이 주장하는 것만큼 결과가 엇갈려 있고 "토마스 마이어스"가 관찰한 것처럼, 보편적으로 유망하지는 않는다.

표면상으로 스트레칭은 운동이나 러닝 전 훌륭한 웜업이나 준비운동 처럼 보인다. 스트레칭은 조직을 감싸고, 수분을 재충전하고, 유착을 막고, 부상 없이 빠르게 움직일 수 있도록 준비한다. 정말 그렇다고 생각하나? 사실 그렇지 않다. 연구는 상당히 일관적이다. 근육통, 부상 예방에는 아무런 이점이 없다. 오히려 체력이나 스포츠 수행능력을 5~20%로 감소시킬 수 있다(Herbert et al. 2011).

스트레칭은 많은 요가 수업, 운동 준비, 심지어 재활 운동에서 일반적으로 수행되므로 스트레칭을 가동 범위를 최대 범위로 가져가는 것과 관련이 있다. 능동적 또는 수동적 스트레치는 일상생활에서의 움직임의 질을 향상시킨다. 마지막으로, 모든 연구의 핵심은 훈련이 매우 특정적이다. 운동할 때 그 움직임만을 훈련한다. 일반적으로 비틀기 스트레칭만을 시행한다고 가정한다면, 당신은 특정적인 스트레칭에 대해서만 '훈련하고' 있으며, 이것은 일상생활에서 더 나은 운동으로 적용되지 않을 수 있다.(Myers 2015)

운동 시작 전이 아닌 운동이 끝난 후 스트레칭을 하는 것이 적합하다는 의견이 있다. 웜업을 한 후 근육과 근막은 변화하기가 더 쉽기 때문에 운동 후 스트레칭으로 ROM을 더 많이 늘릴 수 있다. 심지어 바닥에 손을 짚을 수 있는 유연한 요가 지도자도 햄스트링에서 경직되고, 통증을 유발하는 지점이 있을 수 있다. 그 긴장된 지점 주위의 부위는 느슨하고 유연하여 관절의 움직임을 허용할 수 있지만, 치료사로서 조직을 주의 깊게 관찰하면, 적용 가능한 근막선 내에서 이러한 극도로 긴장한 근막선을 발견할 수 있다(Myers 2015).

마이어스는 또한 다음과 같이 제안한다:

1. 마사지 볼이나 폼롤러로 근막이완(SMR)을 스스로 적용한다. 유착되어 있거나 뻣뻣하게 느껴지는 곳을 찾아 체중을 이용하여 매우 천천히 움직이며 최악의 상태인 부위를 찾아 해결하고 새로운 수분을 공급한다. 그러나 그는 폼롤러와 신체 근막 이완에 관한 블로그에서 사용에 대한 몇 가지 예방 조치를 설명한다(Myers 2015).
2. 유착된 곳을 찾는 데 도움을 줄 수 있는 훌륭한 치료사, 정골의사 또는 경험이 풍부한 요가 및 운동지도자, 물리치료사를 찾는다. 당신은 당신이 아는 유착된 부분만 다룰 것이다. 하지만, 다른 지점이 유착되어 있지만 통증을 유발하거나, 움직임을 제한하지는 않을 수 있다(Myers 2015).

다른 다양한 전문가들 (Other integrative therapies)

다양한 전문가들(물리치료사, 정골의사, 마사지 치료사, 기타). 다음 목록은 완전한 치료라고 볼 수는 없지만 운동을 포함하는 보완적 치료를 포함한다.

- 펠덴크라이스 접근(Moishe Feldenkrais)
- 알랙산더 테크닉(F.M. Alexander)
- 태극권
- 기 수련(Chi-Gong)
- 필라테스(Elizabeth Larkam, *Fascia in Motion: Faxcia-focused Movement for Pliates, 2017*)
- MELT 방법(Sue Hitzmann)
- 저항 유연성(Bob Cooley, Christiane Northrup 박사)
- 근막 스트레칭 요법(Ann and Chris Frederick)
- 근막 피트니스(Robert Schleip 및 Johanna Bayer)
- 의학적 치료 요가(Dinger Ginger Garner)

Ginger Garners는 *Medical Therapeutic Yoga: Biopsychosocial Rehabilitation and Wellness Care*(Handspring Publishing)를 추천한다.

가너 박사는 기능적 운동 평가 알고리즘을 포함하고 운동 감각과 호흡이 필요한 생체 역학적으로 안전한 요가 연습을 개발했다. 그녀는 이렇게 말한다. "건강한 운동은 운동량이 아니라 가능한 운동을 얼마나 잘 조절할 수 있는지에 따라 결정된다. 제어할 수 있는 유연성은 인간의 움직임이 필요한 모든 조건에서 요가를 치료적으로 사용하는 데 있어 가장 중요한 접근 방법이다" (Garner 2016).

이 장에서는 토마스 마이어스가 묘사한 각 극막 경선에 대한 스트레칭과 요가 동작에 중점을 둘 것이다. 그러나 주의사항이 있다. 요가는 훌륭한 운동이지만 모든 사람을 위한 것은 아니며 "잘못된 요가"를 함으로써 발생할 수 있는 부상이 있다. 치료사로서 우리는 근막 이완의 목적으로 한 요가의 동작들이 목적에서 벗어나지 않도록 주의해야 한다. 요가에 익숙하지 않은 치료사에게 드릴 제안은 이러한 자세의 올바른 형태와 정렬을 이해하고 환자를 위해 이러한 동작들을 처방하기 전에 먼저 자격을 갖춘 요가 전문가를 찾아야 한다는 것이다. 몸은 근막 조직이 효율적으로 만들기 위해서는 약간의 준비가 필요하다. 웜업을 하지 않은 몸은 웜업을 한 후의 몸과 같은 방식으로 반응하지 않는다. 요가 수업을 점진적으로 진행하는 것과 이상한 요가 동작을 선택하는 것은 다르다.

이러한 자세에 대한 설명을 시작하기 전에"요가 자세를 적용하는 최적의 시간은 언제입니까?" 라는 질문에 답을 내려야 한다. 토마스 마이어스는 그의 블로그(2016년 9월 13일)에서 이 질문에 대한 답변을 한다:

1. 동작을 취하는 데 권장되는 시간은 5~10분까지 다양하지만, 아행가 요가는 3분을 권장한다. 모든 사람에게 적합한 시간은 없기 때문에 개별적인 변형이 중요하다. 어떤 사람들에게는 생리학적 변화가 더 짧은 시간에 이루어질 수도 있고, 다른 사람들에게는 30분 동안 자세를 취하는 것이 더 효과적일 수도 있다.

2. 근신전 반사 이완: 근육이 처음 신장될 때 근신전 반사 이완이 일어난다; 즉, 근육을 원래 길이로 다시 수축 시키려고 시도한다. 스트레칭이 유지되면 시간이 지나면 반사가 줄어들게 되고 근육이 길어진다. 다시 말하지만, 그 시간은 사람마다 다르지만 대부분 훈련에 따라 변하게 된다. 특정 동작에서 시간이 지나면서 몸이 이완되는 느낌을 받을 수 있다. 요가 운동의 숙련자에게는 그 순간이 더 빨리 올 것이며 초보자에게는 더 오래 걸릴 것이다. 근육내 심부 근막은 이완이 일어날 때까지 스트레칭을 시작하지 않는다. 이는 초보자들이 이완을 느끼는 시점에서 3분 정도 자세를 더 길게 잡아야 한다는 것을 의미한다.

3. 운동 동작 내에서 움직인다: 점탄성으로 유연하게 변형되는 조직의 능력은 특정 조직의 부분적인 수분공급에 의존할 것이다. 얼마나 많은 물을 마실지가 아니라, 스트레칭이 어려운 특정 근막의 "수분" 보유량이 중요하다. 최종적으로 스트레칭 위치로 들어가지 않음으로써, 즉 스트레칭 방법의 75%만 시행하면 운동을 하는 그룹에서 가장 뻣뻣한 사람처럼 보일 수 있지만 동작 내에서 움직일 수 있다. 10분 동안 그대로 유지하는 대신, 몸을 움직이지 않고 훈련하는 데 약간의 수고로움이 있을 수 있지만, 몸은 자세 내에서 움직여서 수분을 보충해 주면서 좋아질 것이다.

14장

아래 설명된 스트레칭과 요가 자세는 각 근막선에서 유연성을 유지하는 방법을 제공한다. 각 근막선에 대한 스트레치 및 동작은 어려운 순서대로 배열된다. 더 쉬운 동작이 먼저 설명되고 더 많은 유연성과 운동제어가 필요한 도전적인 동작이 설명된다.

주의와 금기사항

이 자세는 급성 관절 통증이 있는 경우 금지한다. 주의해야 할 금기사항은 특히 고관절 전방경사(능동적 전경 검사) 및 고관절 충돌 증후군(FAI)이며, 특히 "힙 오프너"와 관련이 있다. 흉추는 특히 흉부의 회전과 관련된 모든 자세에서 흉곽의 이동에 주의해야 하고 수정해야 한다. 신전과 관련된 자세는 특정 수준의 요추 또는 경추에서 비정상적인 전단력을 피하는 방식으로 수행해야 한다. 천장관절(SIJ)은 자세가 척추의 완전한 굴곡을 요구하지 않는 한(고양이 & 소 자세에서 고양이 동작에서와 같이) 천골의 중립 상태를 유지해야 한다.

모든 자세에 걸쳐, 지도자가 염두에 두어야 할 몇 가지 일반적인 개념들이 있다. 이것들은 대부분의 요가 치료사들을 가르치는 요가 치료사인 멜리사 크라이거(Melissa Kreiger)가 훌륭히 표현해낸 일반적인 주제이다(Kreiger 2018):

- 숨을 들이 쉬고 내쉰다 – 연습 전반에 걸쳐 숨을 쉬면서 압박감이 있다고 생각되는 영역에서 숨을 쉬어 더 많은 공간을 만든다.
- 몸을 부드럽고 긴장하지 않게 여유 공간을 유지한다.
- 강한 스트레치의 경우는 괜찮다 – 하지만 통증을 느끼는 스트레칭은 피해야 한다. 모든 동작은 안전하고 편안해야 한다.
- 길이와 공간을 확보하는 것이다. 단지 근육을 길게 하는 것이 아니다.

표면 후방선 스트레칭 (Superficial Back Line stretch)

누운 상태에서 햄스트링 스트레칭 (그림 14.1)

척추는 중립으로 하며 손으로 무릎 뒤를 부드럽게 감싸쥔다. 발을 중립 위치로 유지하면서 활성화하고 무릎을 신전한다. 척추를 길게 유지하고 무릎을 펴되 완전히 펼 필요는 없다. 이 스트레칭은 반대쪽 다리를 신전하거나 신전하지 않고 수행할 수 있다. 반대쪽 다리를 구부리면 당기기 더 쉬우며 반대쪽 다리가 펴서 바닥에 붙이면 당기기 어려워진다.

누운 상태에서 발목 배측굴곡의 동작을 통한 햄스트링 스트레칭(그림 14.2)

이 변형 동작은 근막의 표면 후방선에 더 많은 긴장을 줄 수 있다. 발목의 동적 배측굴곡은 위의 스트레칭에, 온/오프 방식으로 또는 보다 지속적인 방식으로 추가될 수 있다.

발목 발바닥 저측굴곡/내번 동작을 통한 햄스트링 스트레칭(그림 14.3)

이 변형은 측면 근막 구조를 포함하기 때문에 근막의 나선형 라인에 더 많은 긴장을 준다. 또한 표면 비골 신경을 가동한다.

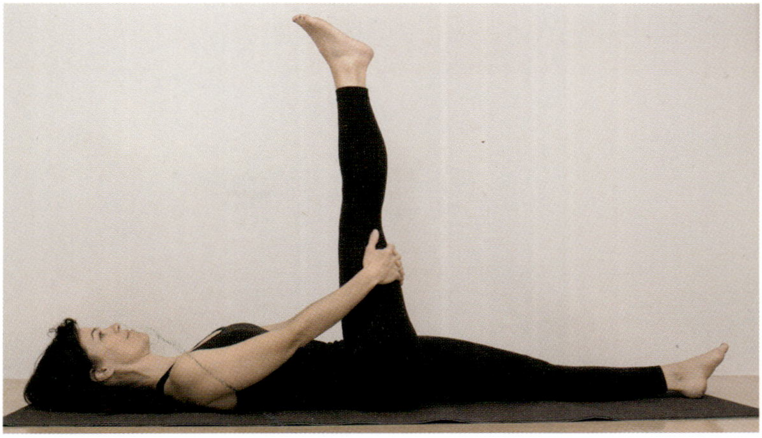

그림 14.1

누운 상태의 햄스트링 스트레칭

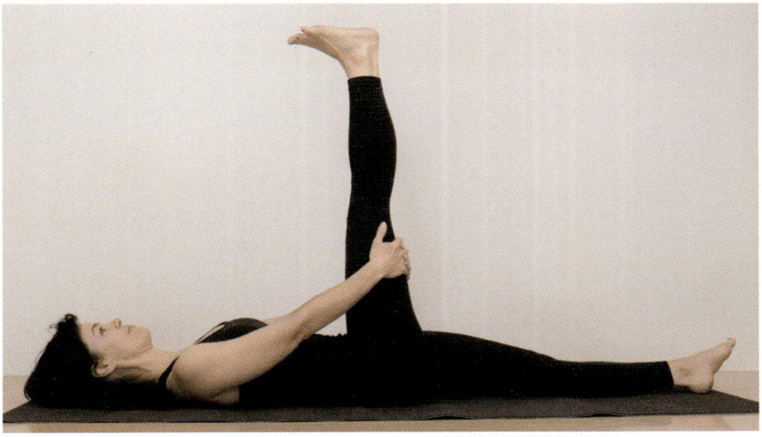

그림 14.2

발목 배측굴곡을 통한 누운 상태의 햄스트링 스트레칭

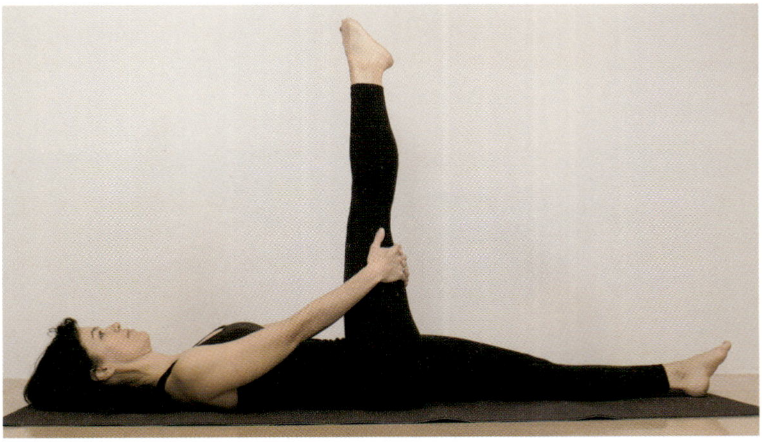

그림 14.3

발목 저측굴곡/내번 동작을 통한 누운상태의 햄스트링 스트레칭

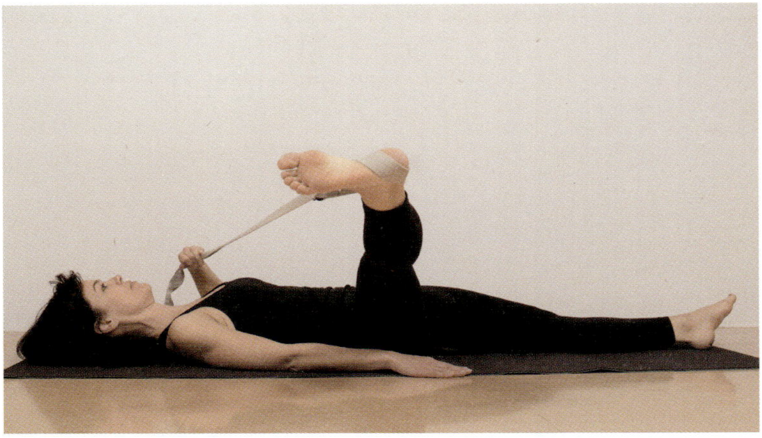

그림 14.4

누운 상태의 외전을 통한 햄스트링 스트레칭

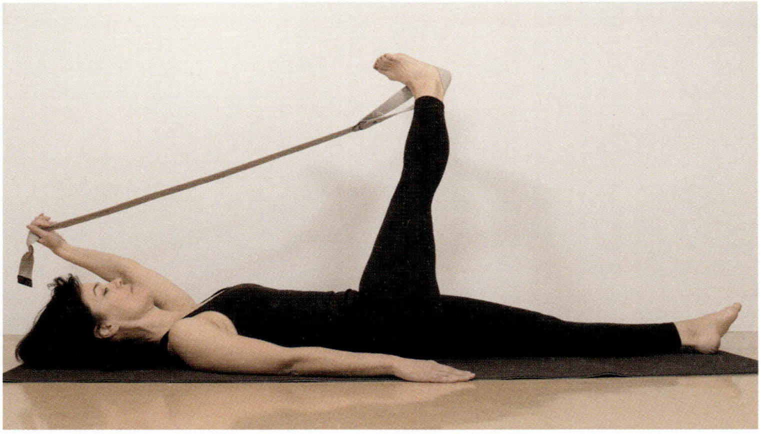

그림 14.5

누운 상태의 내전을 통한 햄스트링 스트레칭

위의 방법과 마찬가지로 동적인 발목 저측 굴곡/내번은 온/오프 방식으로 추가될 수 있다(특히 신경의 이동성이 문제인 경우) 또는 지속되는 경우,
누운 상태의 내전, 외전을 통한 햄스트링 스트레칭(요가 스트랩 보조):

1. 척추는 중립을 유지하고 ASIS는 수평으로 오른쪽 다리는 외전한다(그림 14.4). 이 자세는 내측선, 나선선 및(내전근 때문에) 근막의 심부 전방선을 스트레칭한다.

2. 위와 같지만 오른쪽 다리는 내전한다. 외측선과 나선선도 스트레칭한다(그림 14.5).

변형 동작을 통해, 엉덩이 외회전이 추가될 수도 있다.

표면 후방선 요가 동작 (Superficial Back Line yoga pose)

고양이/소 자세의 고양이 자세(그림 14.6)

이 자세는 몸통, 머리 및 목을 포함하는 표면 후방선에 초점을 둔다. 또한 후방 나선형 및 후방 상지선에도 영향을 미치는 네발기기 자세를 취하여 무릎을 꿇은 위치에서 시작하며 손은 어깨 아래에 넓게

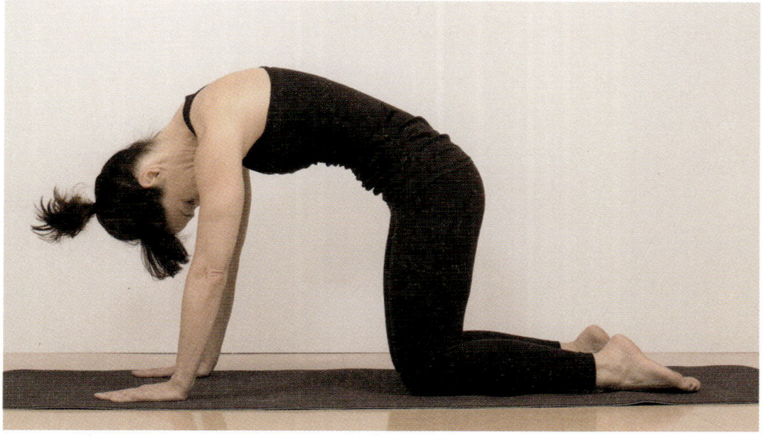

그림 14.6

표면 후방선 요가 동작의 고양이 & 소 운동의 고양이 자세

펴고 무릎은 골반 아래 선상에 둔다. 미추부터 시작하여 척추가 구부러져 후방 경사가 발생하고 운동사슬 위로 점차적으로 움직여 요천골 굴곡이 포함된다. 일반적으로 호기와 함께 이루어진다. 이 자세는 약간의 고관절 굴곡을 추가하여 진행될 수 있다.

차일드 자세(그림 14.7)

이 자세는 또한 표면 후방선의 몸통, 머리 및 목뿐만 아니라 후방 기능선에도 영향을 미친다. 이는 엉덩이와 무릎의 최적의 역학을 필요로 하며, 이 두 영역에서 통증이 나타나면 안된다. 자세는 위와 같이 네발기기 자세로 무릎 위치에서 시작하지만 무릎을 벌려서 자세를 취할 수도 있다. 움직임은 엉덩이와 무릎의 완전한 굴곡을 위해 뒤로 기울이거나 팔을 스캡션 위치에 두고 앞으로 뻗는다(어깨 굴곡과 외전의 중간). 이마는 바닥이나 요가 블록에 놓는다. 호흡은 몸의 후면부 및 어깨쪽을 향해 보낸다. 만약 그 자세를 취했다면 발 뒤꿈치 사이를 벌리고 좌골결절 사이의 공간을 느낀다(내폐쇄근을 포함). 이 자세는 근막 심부 전방선의 골반기저 쪽 가동성을 유지하기 위한 유용한 자세가 된다. 특히 요추전만의 경우에는 더 효율적이다.

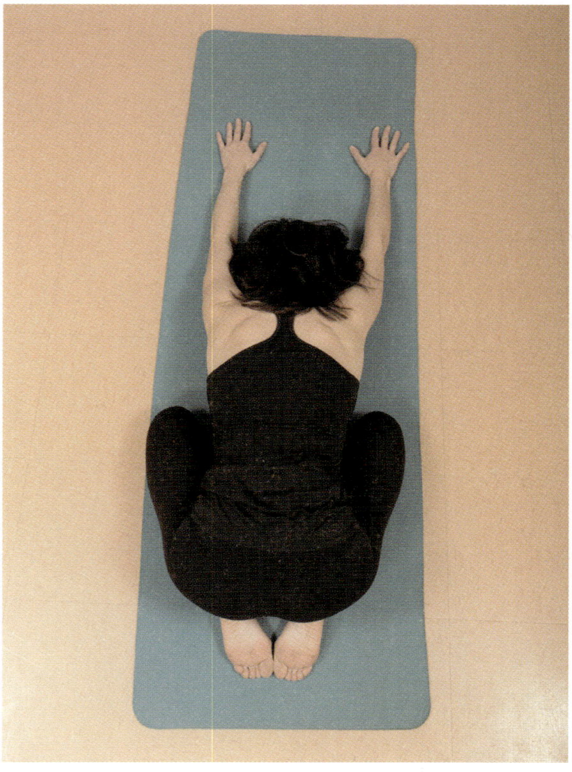

그림 14.7

표면 후방선 요가 동작 – 차일드 자세

측면 차일드 자세(그림 14.8)

이는 흉요근막 및 종아리 등을 늘릴 수 있는 차일드 동작의 변형이다(특히 팔을 "엄지손가락을 올린" 자세로 두고 팔을 외회전하는 경우). 이 자세는 후방 기능성의 근막에 영향을 미치며, 만약 환자가 어깨 굴곡과 관련된 활동을 시도할 때 이곳이 뻣뻣하면 천장관절을 잡아당길 수 있다. 대상자가 어깨 굴곡과 관련된 동작을 수행할 때 도움이 되며, 이 자세는 또한 근막 심부 전방선의 일부인 요방형근, 장요근 및 장골근을 스트레칭하는데 유용하다.

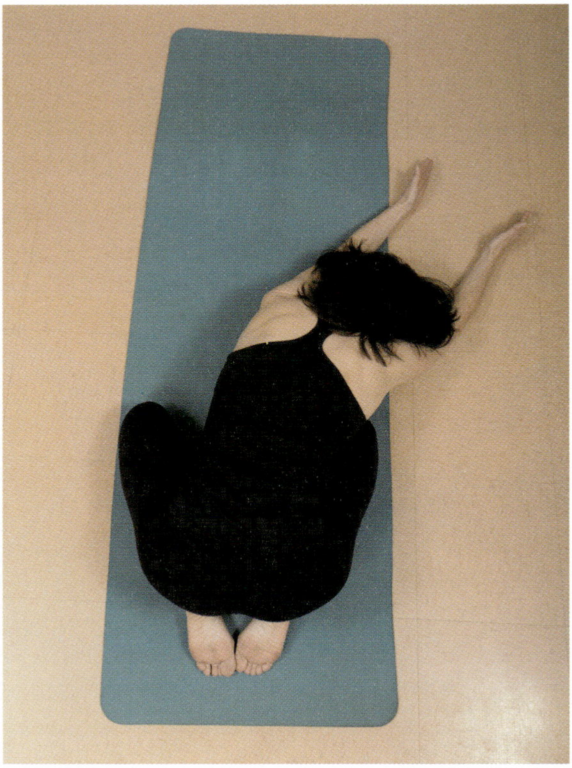

그림 14.8

측면 차일드 자세

앞으로 구부리기(그림 14.9)

이 자세는 엉덩이에서부터 몸통을 앞으로 접어서 배를 허벅지에 닿게 하여 서있는 자세로 이루어진다. 무릎을 약간 구부리고 팔꿈치를 손으로 감싸 쥐어 팔을 늘어뜨려 몸통의 긴장감을 풀게 한다. 엉덩이는 천장을 향해 길게 늘어뜨린다. 목과 머리도 느슨하게 한다. 호흡은 긴장된 부위를 향한다. 자세는 어깨 굴곡/신장, 외전/내전(아기를 흔들어 재우는 동작)에 미세한 움직임을 추가하여 변형될 수 있다. 그만큼 앞으로 구부린 상태로 서있는 자세는 표면 후방선에 대한 스트레칭이지만 흉추 갈비뼈사이의 근 길이와 공간을 확보하는 방법으로 특히 유용하다.

둔근을 스트레칭하기 위한 비둘기 자세 (그림 14.10)

이 자세는 비대칭적 특성으로 인해 둔근을 스트레칭할 뿐만 아니라 여러 근막선을 스트레칭하는 데 유용하다. 오른쪽을 늘리려면 오른쪽 다리를 구부려 오른쪽 발뒤꿈치가 서혜부 근처에 가게 놓는다. 왼쪽 다리는 신전하여, 몸통 뒤에 놓는다. 대상자는 몸통이 바닥을 향해 가도록 앞으로 뻗는다. 팔꿈치는 구부리거나 뻗을 수 있다. 스트레칭은 골반의 미세한 움직임을 오른쪽이나 왼쪽에 추가하고 오른쪽 무릎 굴곡의 정도를 변경하여 수정할 수 있다. 또한 척추의 신전으로 수행할 수 있으며, 이는 근막의 심부 전방선에 대한 스트레칭을 강조한다. 이 자세는 다른 측도 반복할 수 있다.

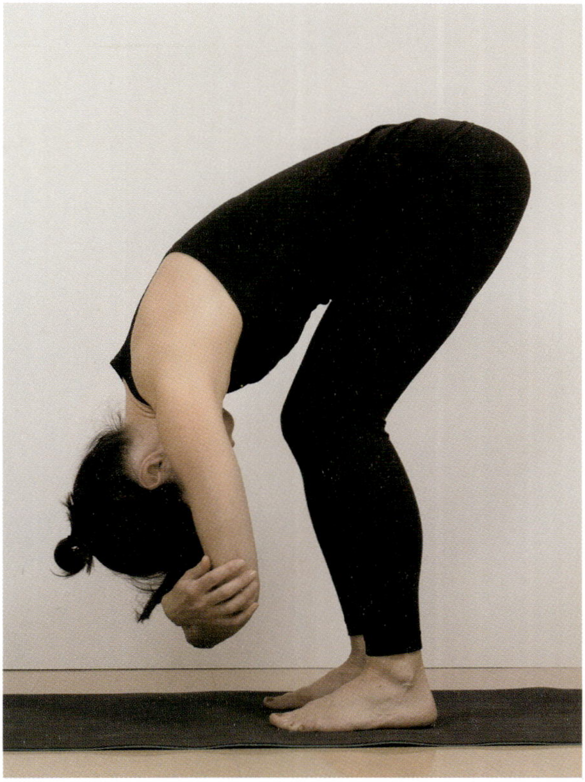

그림 14.9

표면 후방선 요가 동작 – 앞으로 굴곡 자세

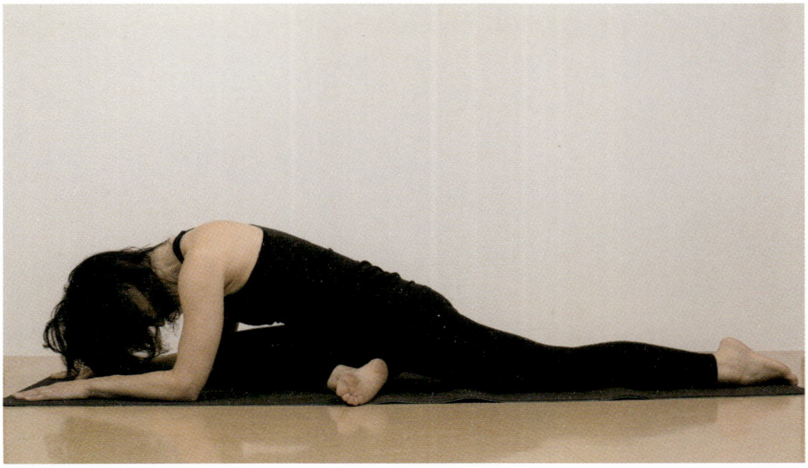

그림 14.10

표면 후방선 요가 동작 –
비둘기 자세

앉은 상태에서의 발가락 굴곡근 스트레치 (그림 14.11)

이것은 발가락이 발바닥 굴곡 대신 배측굴곡에 있다는 점에서 금강좌 자세의 변형이다. 이 자세는 무릎을 굽혀 앉은 자세로 시작한다. 발가락은 배측 굴곡 상태로 두며 발의 나머지 부분을 중립으로 유지하도록 주의를 기울이다. 즉, 첫 번째와 다섯 번째 중족골의 무게가 동일해야 한다. 발바닥에서 스트레칭감이 느껴질 때까지 골반을 발 뒤꿈치 쪽으로 흔든다. 무릎 위치로 진행하면 스트레칭이 증대된다. 이 스트레칭은 특히 심부 전방선의 근막뿐만 아니라 표면후방선의 회내된 발에 좋다.

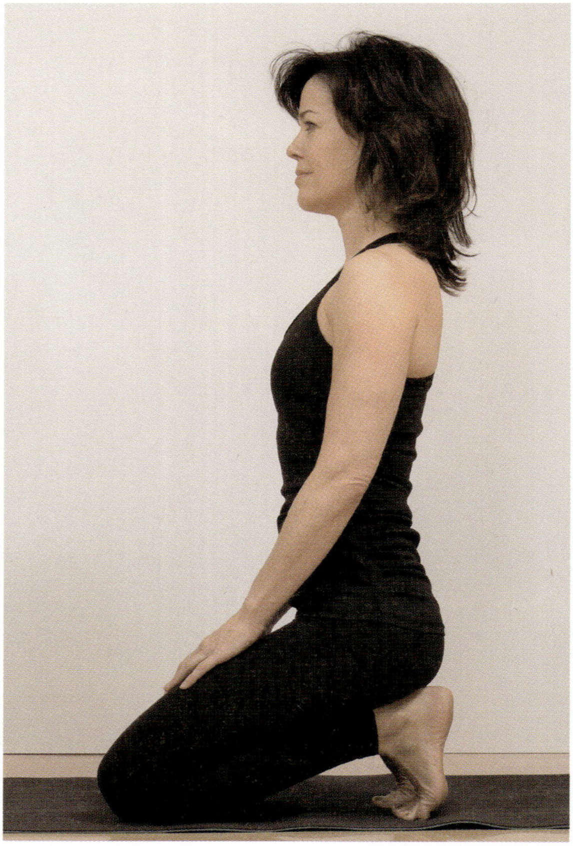

그림 14.11

SBL 요가 자세 – 앉은 상태에서의 발가락 굴곡근 스트레치

아래를 보는 개(그림 14.12)

이 자세는 전체적인 표면 후방선을 신전하는 도전적인 자세이다. 이 동작은 관절와상완의 완벽한 굴곡뿐만 아니라 원활한 고관절 굴곡이 필요하다. 척추는 중립을 유지해야 하는데, 특히 하부 요추 및 상부 흉추 곡선에 주의를 기울여야 한다. 이 자세에서 과도한 굴곡을 일으키는 경향이 있다. 이 자세에서 머리가 완전히 밑을 향해 늘여진 상태로 있어야 하며 경추 신근들의 수축되지 않아야 한다. 척추 곡선이

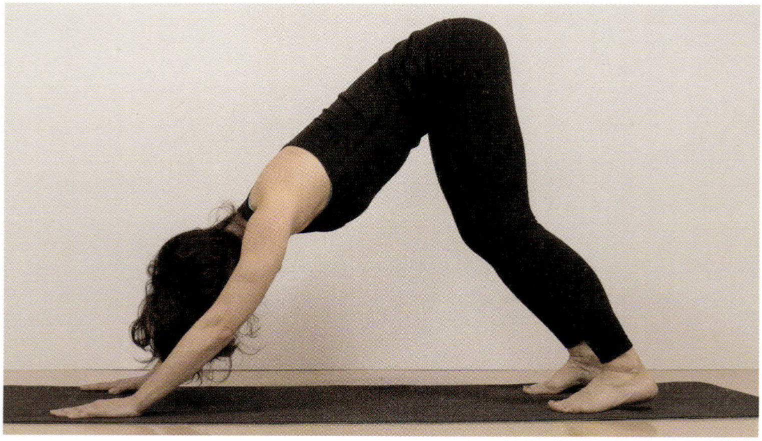

그림 14.12

표면 후방선 요가 동작 – 아래를 보는 개 자세

유지되는 경우, 이 근막의 표면 후방선의 연장선에 따라 발 뒤꿈치가 바닥에 닿거나 바닥에 닿지 않을 수도 있고, 무릎이 완전히 펴지지 못할 수 있다. 이 자세는 급성 좌골 신경통이 있는 사람들은 피해야 한다.

개 걷기 자세(그림 14.13)

이 동작은 표면 후방선 하부에 초점을 맞춘 아래를 보는 개 자세의 변형이다. 이 동작은 종종 아래를 보는 개 자세의 "준비운동"으로 사용된다. 아래를 보는 개 자세에서 한쪽 무릎은 편 상태에서 다른 쪽 무릎은 구부린다.

이 자세는 한쪽 다리에서 다른 다리로 천천히 교대로 움직여야 하며 배측굴곡 상태 중인 다리를 중심으로 두고 발 뒤꿈치는 바닥을 향한다.

종아리 근육 스트레칭을 위한 아래를 보는 개 자세(그림 14.14)

이 자세는 또한 아래를 보는 개 자세의 변형이다. 주요 차이점은 무릎이 종아리 근육과 근막을 스트레칭할 수 있게 의도적으로 구부린다는 것이다.

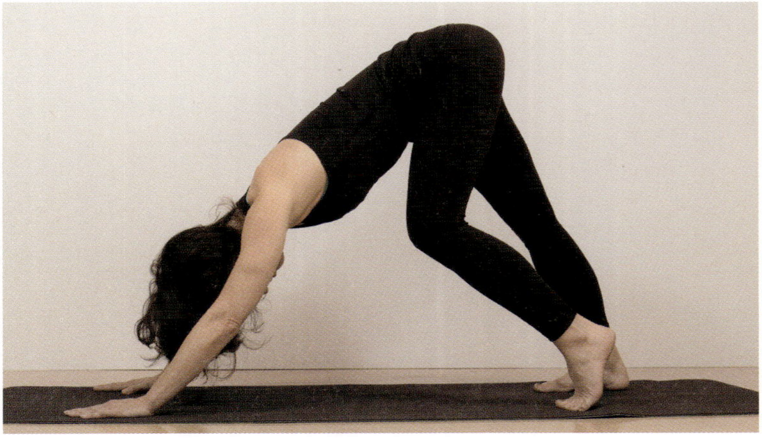

그림 14.13
표면 후방선 요가 동작 – 개 걷기 자세

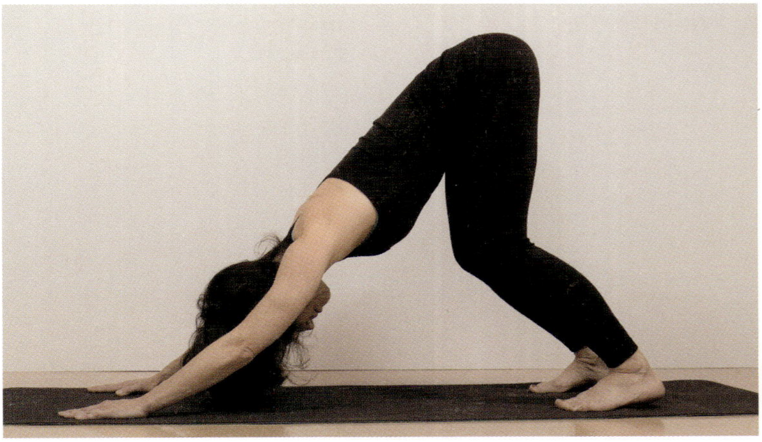

그림 14.14
표면 후방선 요가 동작 – 아래를 보는 개 자세 외측 스트레칭

심부 전방선 스트레칭 (Deep Front Line stretch)

엎드린 상태의 신전 호흡(그림 14.15)

이 운동은 자주 활용하는 나의 "준비운동" 중 하나이다. 심부 전방선의 움직임성이 저하된 환자에게 적합하다. 아침 또는 취침 직전에 가장 간편하게 할 수 있다. 환자는 요추를 펴고 팔꿈치는 어깨 아래에 두고, 손은 턱을 지탱할 수 있도록 한다. 호기(작은 호흡, 길고 느린 호흡)를 강조하여 환자에게 심호흡을 하게 한다. 배꼽은 흡기 시 바닥쪽으로 가라 앉도록 권장된다.

약 2분 동안 자세와 호흡을 유지하는 것이 좋다. 이 운동은 호기 시 요통을 유발할 수 있다. 운동 후 몇 분 안에 통증이 해결된 상태에서 허용된다. 심지어 하부 요추의 과운동성이 있는 요추 환자에서도, 이 운동은 하부 요추를 자극하지 않고 상부 요추와 흉추 신전을 회복하는 안전한 방법이다.

엎드린 상태의 신전 호흡의 진행 (그림 14.16)

위의 운동은 양측 무릎 굴곡 및 발목 배측굴곡/외번을 하며 호흡을 2분 운동 동안 지속시키며 진행된다.

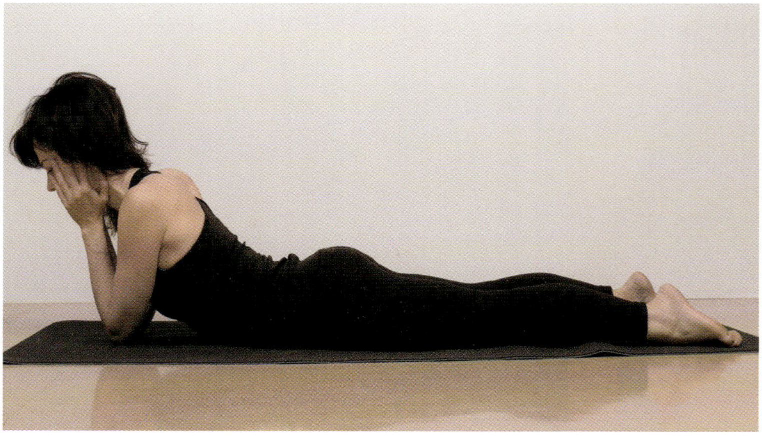

그림 14.15

심부 전방선 스트레칭을 위한 엎드린 상태의 신전 호흡

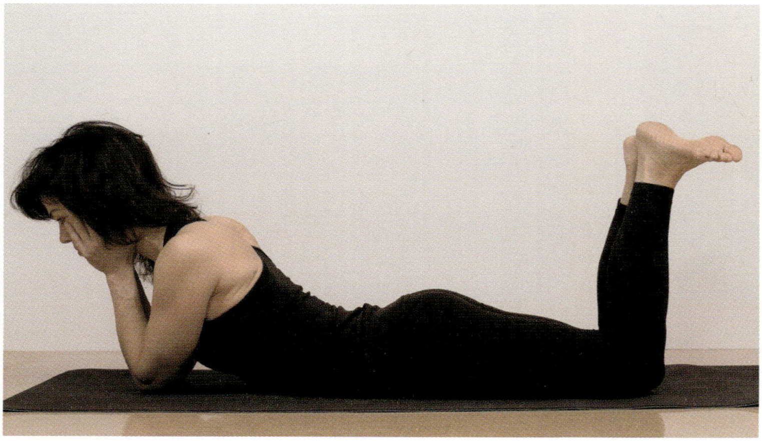

그림 14.16

DFL에 대한 엎드린 상태의 신전 호흡 운동의 진행

상부 사각근 심부 전방선 스트레치 (그림 14.17, 14.18)

이 운동은 표면 전방선이든 심부 전방선이든 상관없이 전면의 상부 사각근의 스트레칭에 매우 적합하다. 환자의 손은 중앙에서 흉골벽/복장뼈 영역을 넘어서 놓는다. 이 부위를 안정시키기 위해 손으로 후방 및 하부지점에 압력이 가도록 한다. 대상자의 혀는 입 천장에 닿게 한다. 경추는 조심스럽게 천천히 뒤로 뻗어 운동을 분절별로 수행하고 경추가 전인하지 않게 한다.

대상자는 경추/목 앞쪽이 스트레칭되는 것을 느껴야 한다. 스트레칭 시 10~20초 동안 정상적인 호흡을 한다. 이 운동의 변형은 양손으로 상부 흉추/쇄골 하부 부위의 한쪽을 안정시키고 오른쪽 또는 왼쪽으로 경추 신전 및 측면굴곡을 수행한다.
(그림 14.18은 오른쪽 심부 전방선 운동이다.)

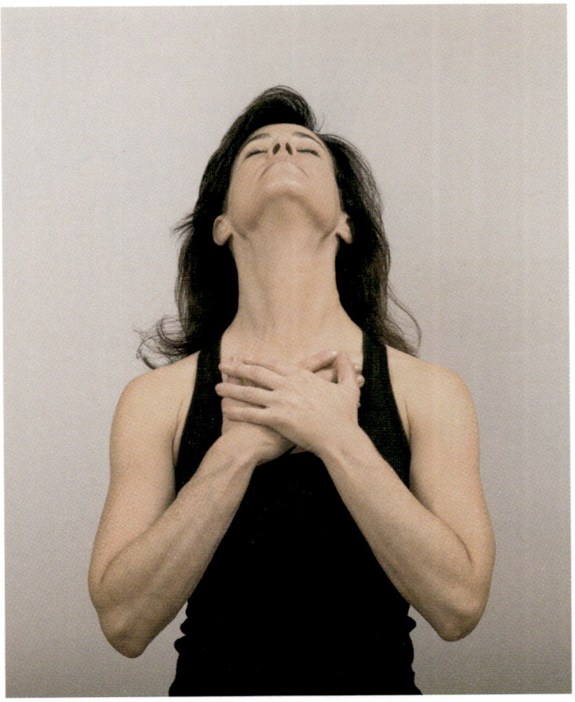

그림 14.17
상부 사각근 심부 전방선 스트레칭

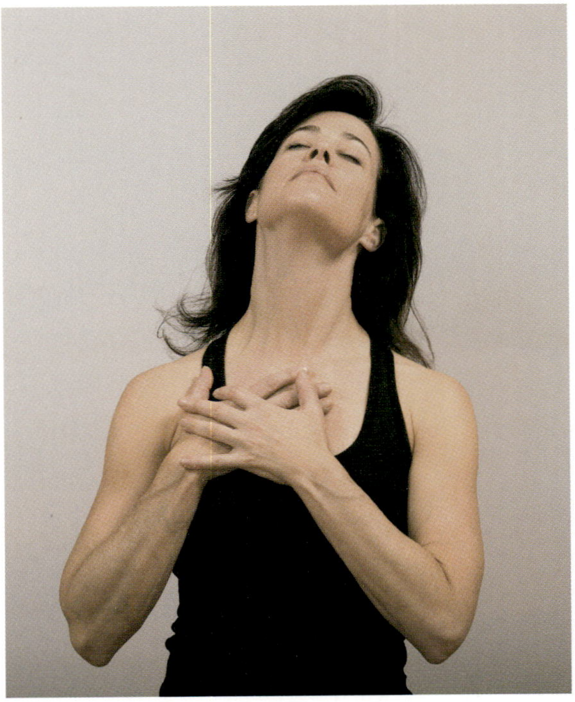

그림 14.18
오른쪽 심부 전방선 운동이다.

심부 전방선 요가 동작 (Deep Front Line yoga poses)

고양이/소 자세의 소 자세(그림 14.19)

이 변형은 근막의 표면 전방선, 전방 기능선, 전면 팔 및 심부 전방선을 통해 근막 인장력을 생성한다. 손은 어깨 넓이만큼 나란히 펴고 무릎은 골반 아래에 둔 상태에서 네발기기 자세에서 자세가 시작된다. 척추는 미추부터 시작하여 전방 골반경사를 생성하고 점차적으로 운동 사슬을 위로 움직여 경추 신전을 포함한다. 일반적으로 흡기에 이루어진다. 척추관 협착증과 척추 측만증 환자는 이 자세로 인해 몸통이나 사지의 통증이 발생하지 않도록 주의해야 한다.

코브라 자세(그림 14.20)

이 자세는 손과 손목은 어깨 바로 아래의 위치에 둔 상태에서 시작된다. 경추를 중립으로 유지하면서 팔을 흉추와 요추를 신전하는 데 사용한다. 이 자세 동안 몸통을 동적으로 안정화하기 위해 복횡근을 수축한다. 골반이 바닥에서 올라가지 않아야 한다.

스핑크스 자세(그림 14.21)

이 자세는 코브라 자세의 변형이라고 볼 수 있고 엎드린 자세로 시행하며, 전완부에 몸을 받친다. 이 자세는 특히 흉추 중앙부의 근막을 늘리는 데 도움이 된다. 이 자세는 몸을 전완부에서 멀어지게 하기 위해 등척성으로 어깨를 굴곡하며 수행되며, 이 자세에서 흉추 중앙부를 더 신전하는 데 호흡을 사용할 수 있다.

위를 향한 개 자세(그림 14.22)

이것은 척추 신전을 강조하는 도전적인 자세이다. 이는 근막의 표면 전방선 및 심부 전방선뿐만 아니라 전방 기능선 및 전방 상지선에 영향을 미친다. 초보자는 흉추 신전을 통해 먼저 운동을 시작하고, 그 다음에 요추 신전을 통해 운동을 시작하는 것이 더 쉬울 수 있다. 초보자는 코브라처럼 골반과 하지를 바닥에 닿은 채 시행할 수도 있다. 이 자세에서 숙련자는 바닥에서 무릎을 띄운 채로 수행할 수 있다. 경추는 중립 위치에 둔 상태에서 혀의 위치를 유지하면서 경추 신전을 추가한다.

입천장으로 혀를 붙이게 되면 심부 전방선의 근막을 더 많은 스트레칭할 수 있을 것이다.

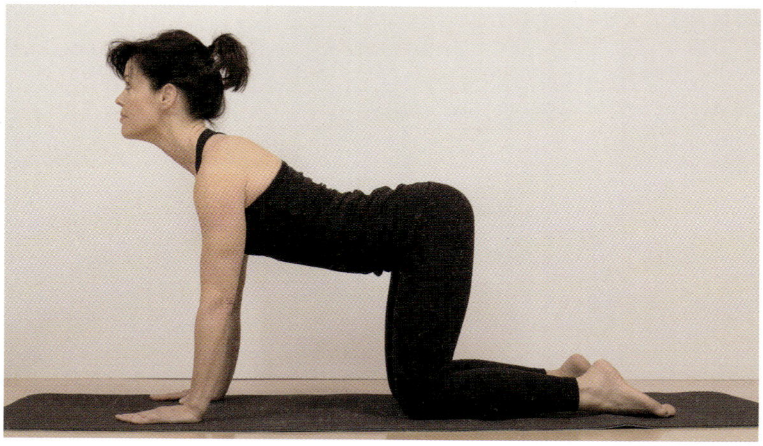

그림 14.19
심부 전방선 요가 동작 – 고양이/소 자세의 소 자세

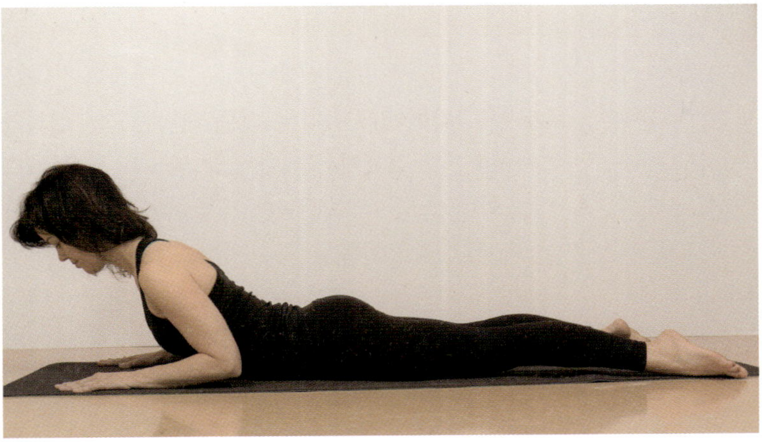

그림 14.20

심부 전방선 요가 동작 – 코브라 자세

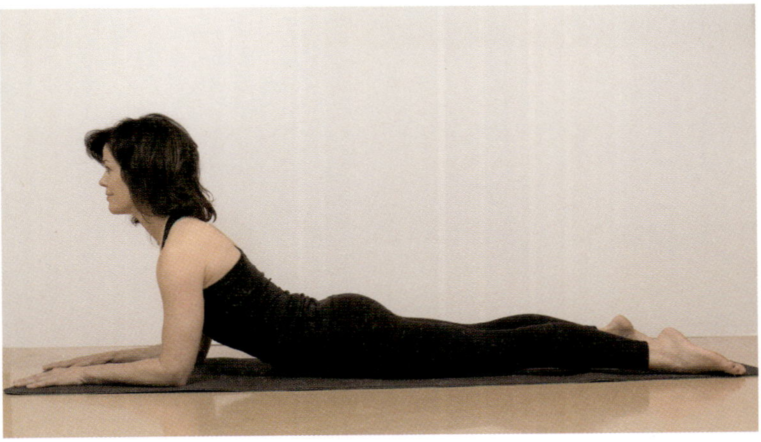

그림 14.21

심부 전방선 요가 동작 – 스핑크스 자세

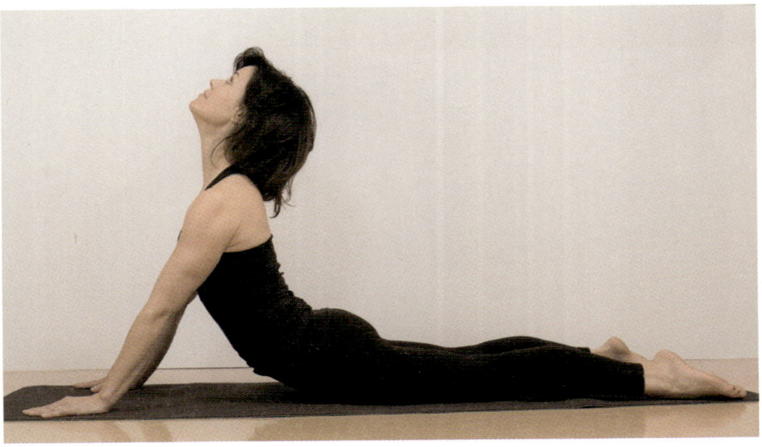

그림 14.22

심부 전방선 요가 동작 – 위를 향한 개 자세

런지(그림 14.23)

이 태양 경배 자세는 요가의 수행을 시작하는 예비 동작이다. 뻗은 다리의 표면 전방선과 심부 전방선을 늘려주고 구부러진 다리의 표면 후방선을 늘려준다. 그림과 같이 바닥이나 요가 블록에 손을 대거나 팔을 어깨 높이로 구부리고 가슴을 들어 올린 채로 할 수 있다. 앞다리의 무릎은 발목 위에 유지시키고 앞발은 중립, 슬개골은 두 번째 중족골 위에 정렬을 맞춘다. 더 많은 스트레칭이 필요한 경우, 다리를 뒤로 뻗어 준다. 횡단면(앞을 향함)에서 골반의 수평을 유지하고 몸통의 동적 안정화(횡적 복부, 깊은 다중 신경)를 사용하여 척추와 골반의 위치를 제어하도록 주의를 기울이다.

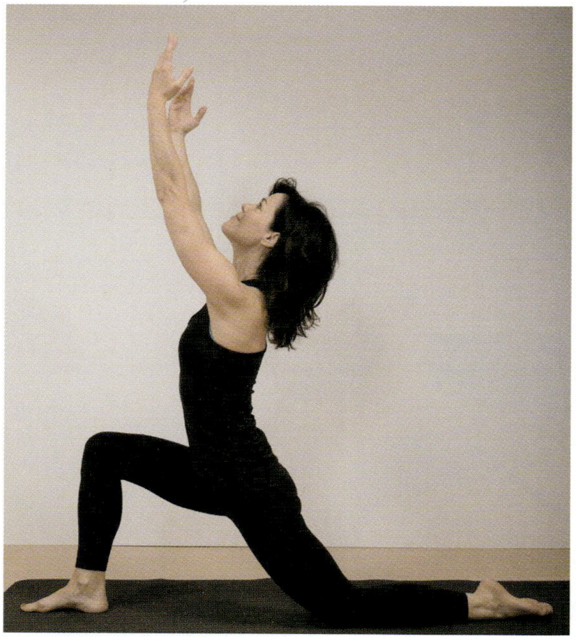

그림 14.23

심부 전방선 요가 동작 – 런지

전사 1 자세(그림 14.24, 14.25)

이 자세는 서 있는 상태에서 동적 안정화와 고유수용성 감각이 필요하다는 점을 제외하고는 런지와 유사하다. 이 위치에서 뒤에 있는 다리의 발은 배측굴곡/외번(그림 14.24) 또는 발끝이 신전된 발바닥굴곡(그림 14.25)에 놓일 수 있다. 엄지손가락이 뒤로 향하도록 팔이 완전히 구부리고 팔을 완전히 굴곡한다. 더 많은 스트레칭이 필요한 경우, 편 다리를 뒤로 뻗거나 몸을 바닥 쪽으로 내려준다. 이 자세는 다른 쪽에서도 반복할 수 있다.

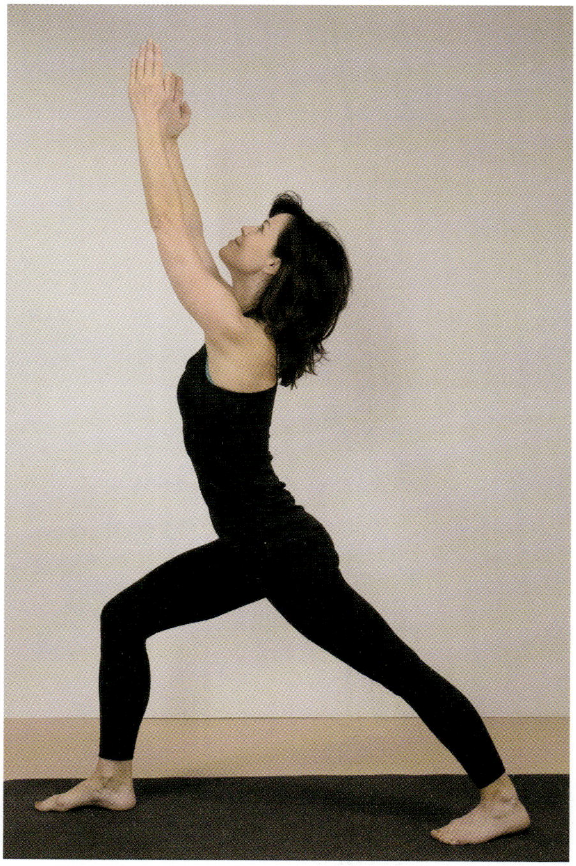

그림 14.24

DFL 요가 동작 – 전사 1 자세와 DF/Ev

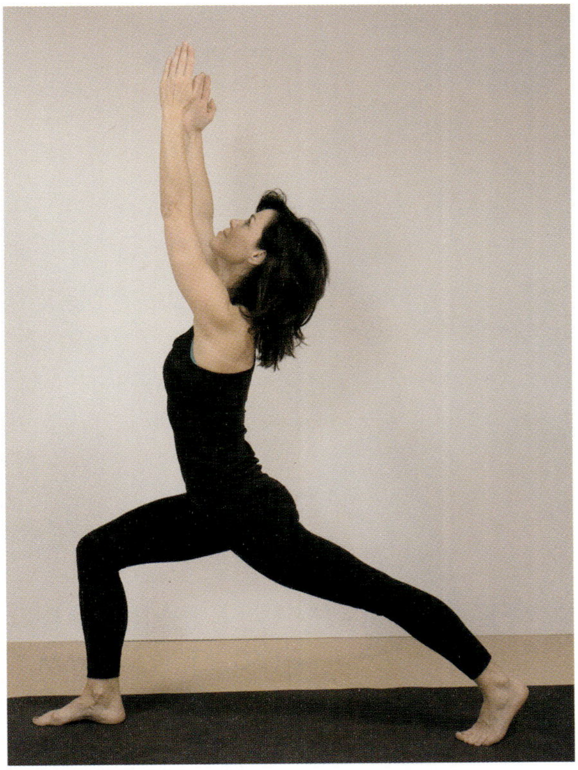

그림 14.25
심부 전방선 요가 동작 – 전사 1 자세와 PF

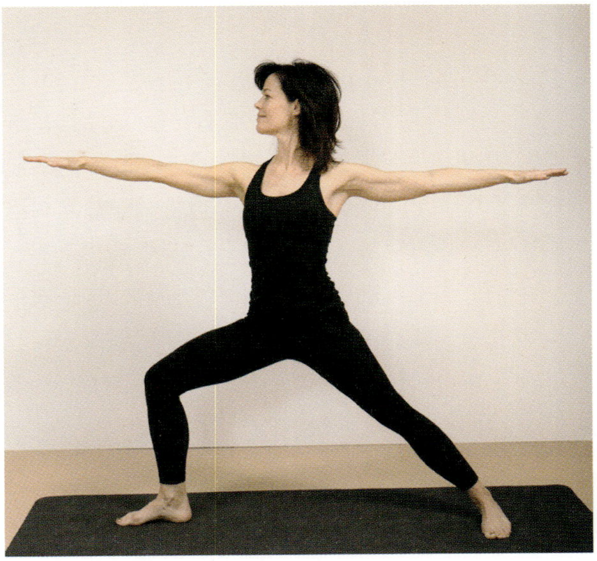

그림 14.26
심부 전방선 요가 동작 – 전사 2 자세

전사 2 자세(그림 14.26)

전사 2 자세는 상지와 하지를 강화하고 뒷다리의 내전근을 늘린다. 전사 1 자세와 마찬가지로 전사 2 자세도 체력, 지구력, 균형 및 집중력을 향상시킨다. 이 그림에서 왼쪽 다리는 똑바로 펴고 오른쪽 고관절과 무릎은 구부린다.

왼발은 매트의 짧은 모서리와 평행하게 하며 오른발의 뒤꿈치는 왼발의 뒤꿈치와 일직선이 되게 한다. 오른발은 매트 모서리를 향하고 중립을 유지한다(회내되서 무너지지 않게 해야 한다). 손바닥이 아래를 향하도록 하여 팔을 외전하여 편다.

머리가 오른쪽으로 향하게 하고 시선은 앞을 향하도록 한다. 오른쪽 무릎은 오른쪽 발목 바로 위에 두고 정강이는 바닥과 수직으로 둔다. 슬개골은 두 번째 중족골에 둔다. 더 많은 스트레칭이 필요한 경우, 다리를 뒤로 뻗어 준다. 골반은 매트의 왼쪽을 향하게 한다. 이 자세는 다른 쪽에서도 반복될 수 있다.

천골에 요가 블록을 두어 도움을 받아 브릿지(그림 14.27)

이 자세로 앞쪽 천골 근막에 접근할 수 있으므로 골반 부위의 심부 전방선 제한에 특히 유용하다. 요가 블록은 천골 아래에 두며, 블록의 가장자리 머리 부분을 천골아래(SI)에 둔다. 팔은 옆에 두거나 전방 상지선을 열기 위해 90°로 외전하여 둘 수 있다. 경추는 중립을 유지한다(턱이 내밀어지지 않게 한다). 편의에 따라 하나 또는 두 개의 다리를 신전할 수 있다. 이 자세에서는 심호흡이 권장된다.

흉추 중앙부에 요가 블록을 두고 반듯이 누운 자세 +/- 개구리 자세(그림 14.28)

이 자세를 통해 흉추 중앙부의 심부 전방선에 접근할 수 있다. 요가 블록은 흉추 중앙부 아래에 두며, 블록의 끝 가장자리는 약 T7 부근에 둔다. 팔은 전방 상지선을 열기 위해 90° 외전한다. 경추는 중립 위치에 둔다. 머리는 경추 중립을 유지하기 위해 두 번째 요가 블록 또는 접힌 수건을 아래로 두어 지지한다. 다리는 위와 같이 펴거나 발바닥을 붙이고 엉덩이를 외전하고 외회전하여 "개구리" 자세를 취할 수 있다. 이 자세는 심부 전방선의 일부인 고관절의 내전근에 긴장을 더한다. 이 자세를 통해 다양한 고관절 굴곡근 중 가장 제한적인 영역을 찾을 수 있다. 이 동작에서는 심호흡을 권장한다.

행복한 아기 자세(골반기저근, 내전근)(그림 14.29)

이 자세는 무릎을 구부려 고관절을 외전한 상태에서 엉덩이의 가동성과 척추 굴곡 및 천골 뒤끄덕임을 촉진한다. 양발의 안쪽 아치를 잡고 엉덩이는 열고 무릎은 바닥을 향하게 한다. 경추는 중립을 유지한다. 요추는 골반의 굴곡/신전 또는 회전으로 작은 진자 운동을 검사하는 것이 좋다.

윈드실드 와이퍼 자세(그림 14.30)

이 자세는 나선선 및 상지선의 가동성을 향상 시키지만 특정 변형 동작을 수행하는 경우 심부 전방선 제한에 특히 좋다. 무릎을 올리고 누운 자세에서 시작하여 팔은 전방 상지선을 열기 위해 90° 외전하게 한다. 더 많은 스트레칭이 필요한 경우, 발은 매트의 외부 가장자리에 두거나 매트에서 떨어뜨려 놓는다. 그림 14.30에서 왼쪽 무릎을 구부리고 굴곡 외회전을 향함에 따라 오른쪽 무릎은 가능한 만큼 구부리고 굴곡 내회전하여 반대쪽 바닥을 향해 중앙으로 움직인다. 목은 오른쪽으로 회전한다. 대상자는 한쪽

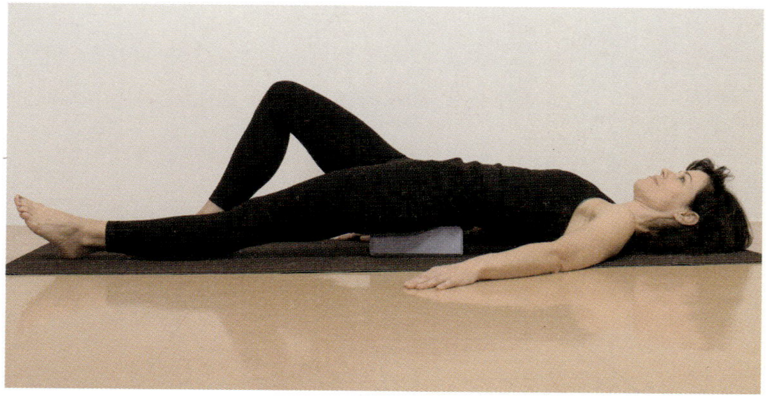

그림 14.27

심부 전방선 요가 동작 – 천골에 요가 블록을 두어 도움을 받아 브릿지

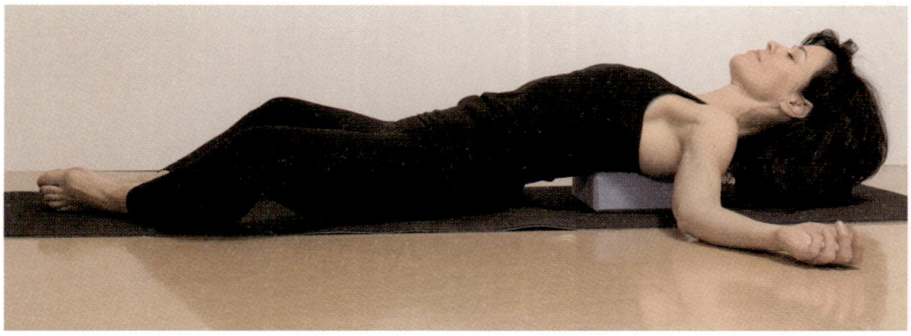

그림 14.28

심부 전방선 요가 동작 –
흉추 중앙부에 요가 블록 자세

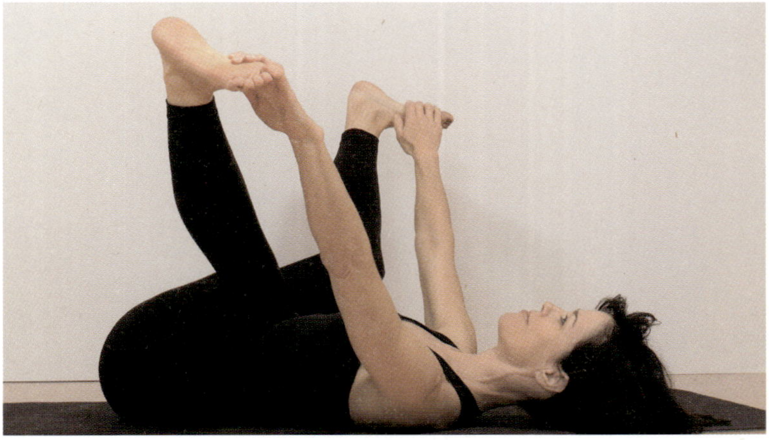

그림 14.29

행복한 아기 자세

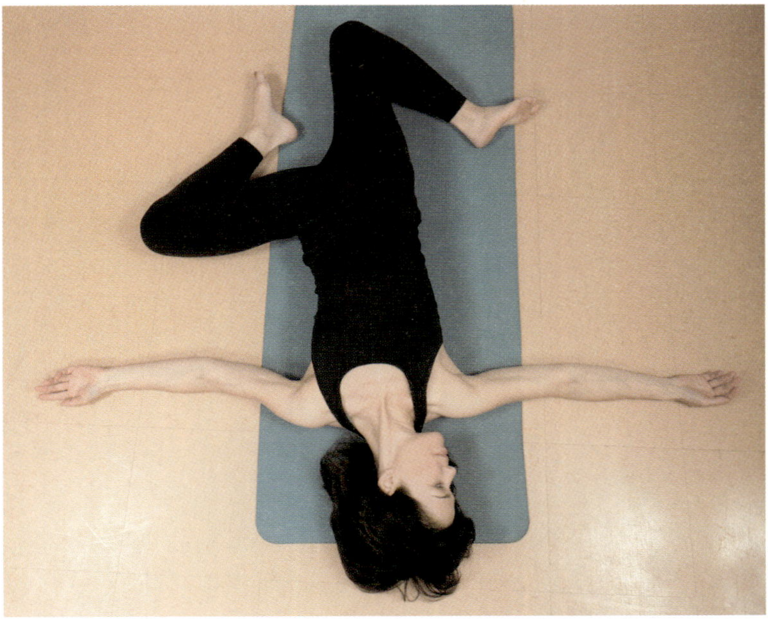

그림 14.30

DFL 요가 동작 – 윈드실드 와이퍼
자세

에서 다른 쪽으로 번갈아 가면서 반대쪽 윈드실드 와이퍼 이동도 수행할 수 있다. 심부 전방선에 대한 더 강한 스트레칭이 필요한 경우, 발 뒤꿈치를 엉덩이에 가깝게 하여 무릎을 완전히 구부릴 수 있다. 오른쪽 다리의 무릎을 굴곡하여 회전시키며 이동함에 따라 오른쪽 장골이 앞쪽과 끝에 닿아(무릎 쪽과 거리를 멀게 하여) 심부까지 스트레칭을 할 수 있다. 심부 전방선의 횡격막을 활성화를 위해 이 자세에서 심호흡을 권장한다.

표면 전방선 스트레칭 (Superficial Front Line stretch)

쇄골 주변을 열어주는 스트레칭 (그림 14.31)

이 운동은 ISGT의 징후를 보이는 환자에게 나타낸다(어깨 관절내 비틀림 12장 참조). 이 운동의 목적은 두 개의 쇄골과 전면의 몸 사이의 공간을 만들고 과도한 내측으로의 압박을 최소화하도록 도와준다. 손가락을 두 쇄골에 느슨하게 놓고 경추를 중립위치로 둔 후, 환자는 흡기에서 쇄골이 약간 멀어지고, 호기 시 다시 돌아오는 것을 느낀다. 환자는 호기 및 흡기 시 두 쇄골 사이의 공간 감각을 유지하고 3~5회 반복해야 한다. 쇄골 사이의 공간 감각을 형성하는 것은 손을 사용하는 것이 아니라 "내면"에서 온 것이다. 의사가 공간 감각을 유지함에 따라 다른 운동(예: 축 신전 또는 흉추 회전)을 추가하여 이 운동을 진행할 수 있다.

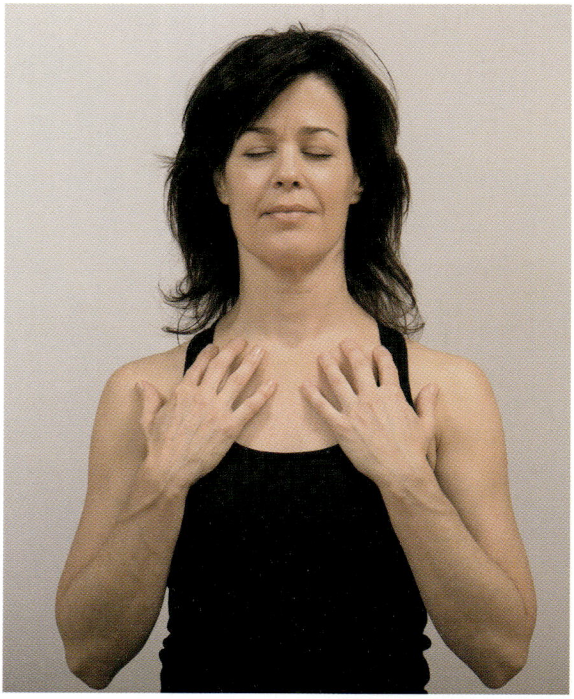

그림 14.31

쇄골 주변을 열어주는 스트레칭

옆으로 누운 채, 발과 발바닥의 저측굴곡으로 둔 으대퇴사두근 스트레칭 동작 (그림 14.32)

이 스트레칭은 측면에서 수행되는 일반적인 사두근 스트레칭의 변형이다. 그림 14.32에서 오른쪽 엉덩이는 요추를 과도하게 신전하지 못하도록 팔로 구부리고 지지한다. (왼쪽) 무릎이 완전히 구부리고 대상자는 발가락을 잡아 다리를 고정하고 부드럽게 엉덩이를 확장할 수 있도록 당긴다. 발목과 발바닥 굴곡이 추가되었다는 사실은 단순한 사두근 스트레칭 운동이기 보다는 표면 전방선 스트레칭에 더 가깝다. 왼쪽 무릎이 엉덩이와 일치하도록 주의를 기울인다. 이 자세는 오른쪽에서도 반복될 수 있다.

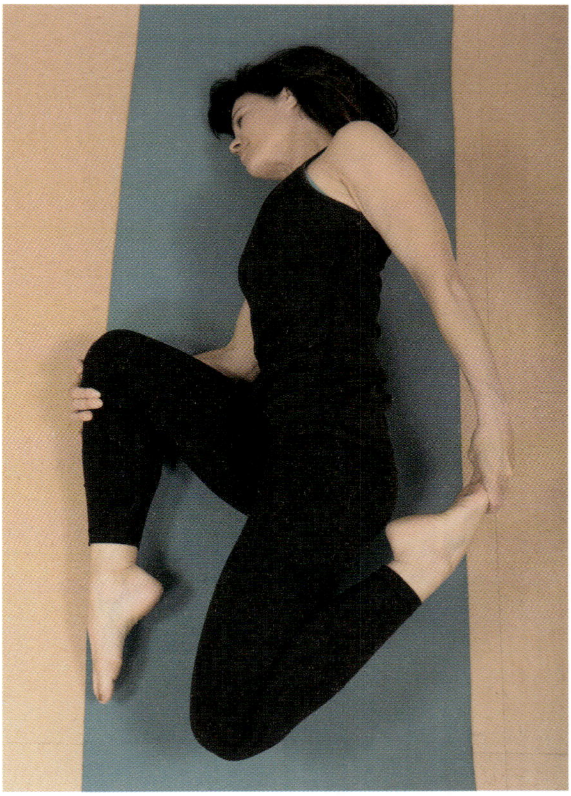

그림 14.32
심부 전방선 스트레칭 – 대퇴사두근과 발목, 발가락의 저측굴곡

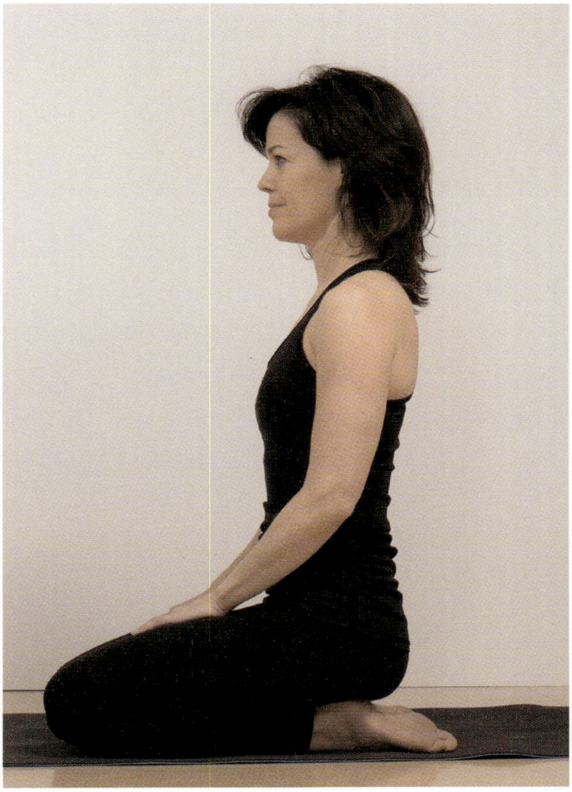

그림 14.33
표면 전방선 요가 동작 – 앉은 자세의 발가락 신근 스트레칭

표면 전방선 요가 동작 (Superficial Front Line yoga poses)

앉은 상태에서의 발가락 신근 스트레치 (그림 14.33)

금강좌 자세는 네발기기 자세의 무릎 위치에서 시작한다. 발가락은 완전한 저측굴곡을 하고 나머지 발은 중립 위치를 유지한다. 즉, 발을 저측굴곡/내번으로 두지 않는다. 골반은 고정하고 몸 뒤 발뒤꿈치 쪽으로 스트레칭이 느껴질 때까지 자세를 유지한다. 이 자세 중 무릎 통증이 발생하지 않도록 주의를 기울여야 한다. 무릎을 펴서 앉은 채 진행하면 스트레칭이 증가한다. 이 스트레칭은 근막 심부 전방선의 꼬리뼈 끝에 있는 발가락 신근에 특히 좋다. 이 장력은 망치 발가락의 개선에 기여할 수 있다.

나선선 요가 동작 (Spiral Line yoga poses)

요추 회전을 통한 가슴 스트레칭 (그림 14.34)

이 자세는 가슴 근육을 많이 사용하는 근무자 또는 스포츠 작업(예: 컴퓨터 작업 또는 도수 치료)의 종사자의 대흉근과 소흉근을 스트레칭하는 데 특히 유용하다. 엉덩이 근육뿐만 아니라 후방 및 전방 기능선에도 좋은 스트레칭이다. 이 동작은 누운 상태에서 다리를 구부린 자세에서 시작된다. 오른쪽 가슴 근육을 스트레칭하기 위해 골반을 오른쪽으로 약간 옮긴다. 오른쪽 팔은 굴곡/외전이 결합된 자세로 놓는다. 무릎을 왼쪽으로 내려 놓으면 나선선과 전방 기능선이 긴장을 받아 가슴 근육의 스트레칭이 강해진다. 이 자세는 오른쪽 엉덩이 근육과 후방 기능선 근막을 스트레칭한다. 대퇴사두근의 하단부를 추가로 스트레칭해야 하는 경우 왼쪽 손을 오른쪽 허벅지 원위부 위에 놓을 수 있다. 환자는 호흡을 가슴, 몸통 및 엉덩이에 채우고 중력을 잘 전달받을 수 있도록 권장한다. 긴장이 많이 느껴지는 핵심적 부위를 찾기 위해 어깨의 굴곡 각도/외전을 제안한다.

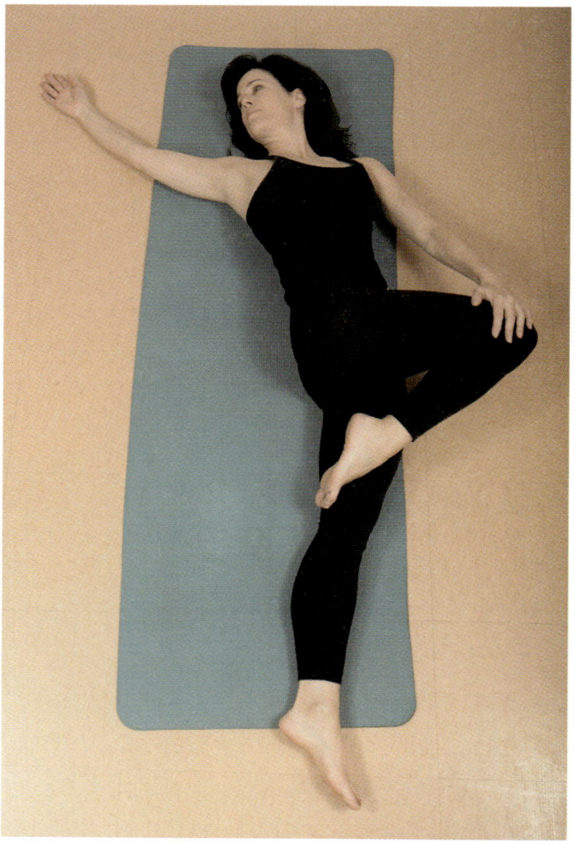

그림 14.34
나선선 요가 동작 – 요추 회전을 통한 가슴 스트레칭

쇄골을 열어두고 머리를 오른쪽으로 돌리고 오른쪽 골반을 무릎에 "길게 뻗는다"는 생각은 모두 스트레칭을 깊게 하는 데 도움이 된다. 이 자세는 왼쪽으로도 반복할 수 있다.

반 물고기 선자세(앉은 상태에서의 척추 비틀기) (그림 14.35)

이 자세는 통해 여러 근막선을 신전할 수 있는데, 그 중 특히 나선형 및 기능선에서 두드러진 효과를 볼 수 있다. 앉은 자세에서, 오른쪽 다리는 발을 편평히 하고 무릎은 구부린 채, 왼쪽 무릎의 바깥쪽에 놓는다. 왼쪽 다리는 곧게 펴지지만, 좀 더 도전적인 자세를 위해 무릎을 구부려 회전된 자세를 취할 수 있다. 요추는 중립 위치를 유지하며 대상자의 체중은 두 좌골 결절 사이에 균등하게 분배한다. 오른쪽 팔은 뒤로 뻗어서 안정성을 제공하며 지렛대는 오른쪽 다리의 무릎을 굴곡시켜 내회전하여 부드럽게 당겨질 때 흉추가 오른쪽으로 회전하도록 한다. 흉추는 축 연장선쪽으로 "길게 뻗어" 최적의 생체역학을 촉진한다(즉, 흉추 고리는 저녁 접시 더미처럼 서로 차곡 차곡 쌓여야 한다). 이 자세는 왼측에서도 반복될 수 있다.

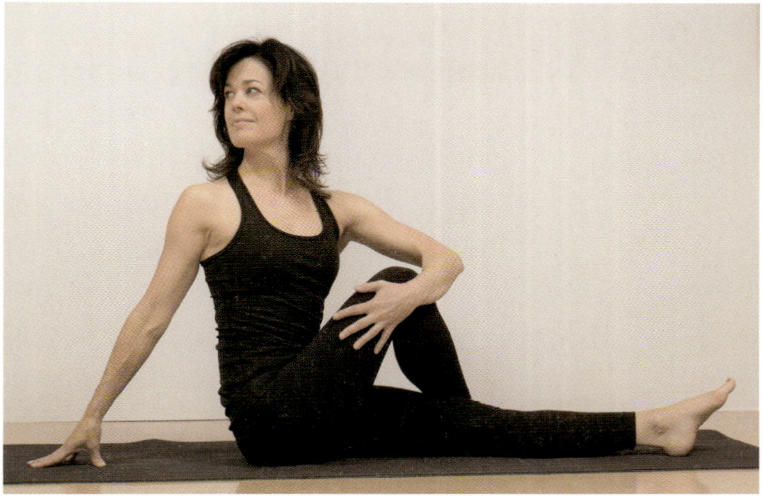

그림 14.35

나선선 요가 동작 – 반 물고기 선자세

측면 아이 자세(그림 14.36)

이 자세는 척추의 비틀림을 통하여 특히 어깨 근육과 흉요근막의 스트레칭에 효과가 있다. 이 자세는 네발기기 자세에서 시작한다. 흉추의 오른쪽 회전을 위해, 대상자는 왼쪽 견갑골이 바닥에 고정될 때까지 왼팔을 몸통 아래쪽으로 뻗어준다.

왼쪽 견갑골이 고정된 상태에서 왼쪽 흉추와 견갑대 주변의 최대 당김을 발생하기 위해 오른손은 바닥을 민다. 대상자는 뻣뻣하다고 생각되는 영역에 더 많은 공간을 만들기 위해 호흡을 촉진한다.

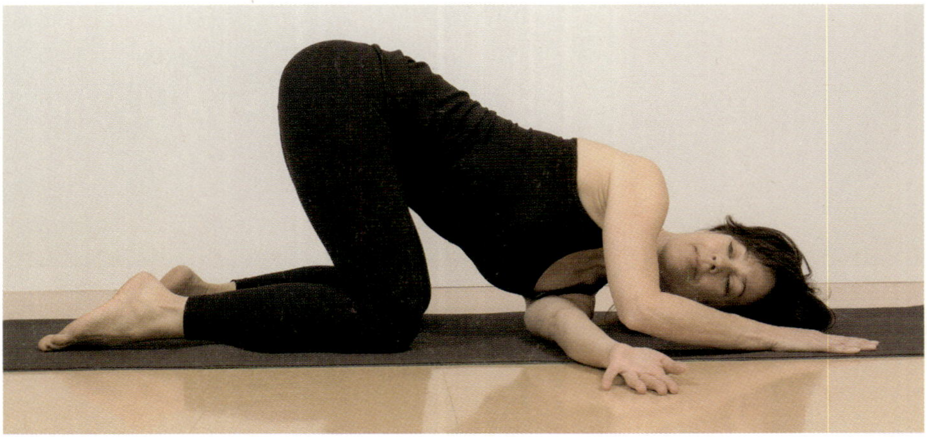

그림 14.36

나선선 요가 동작 – 측면 아이 자세

삼각 자세(그림 14.37)

이 자세는 모든 근막선을 스트레칭하는 도전적인 삼각 자세(관상면, 시상면, 횡단면)이다. 도전적인 자세이기 때문에 이 자세를 안전하게 수행하기 위해 고려해야 할 요소가 많이 있다.

이 자세의 적절한 시행에 대한 자세한 내용은 Ginger Garners의 Medical Therapeutic Yoga:Biopsychosocial Rehabilitation and Wellness Care(Handspring Publishing)를 참조한다(Garner 2016).

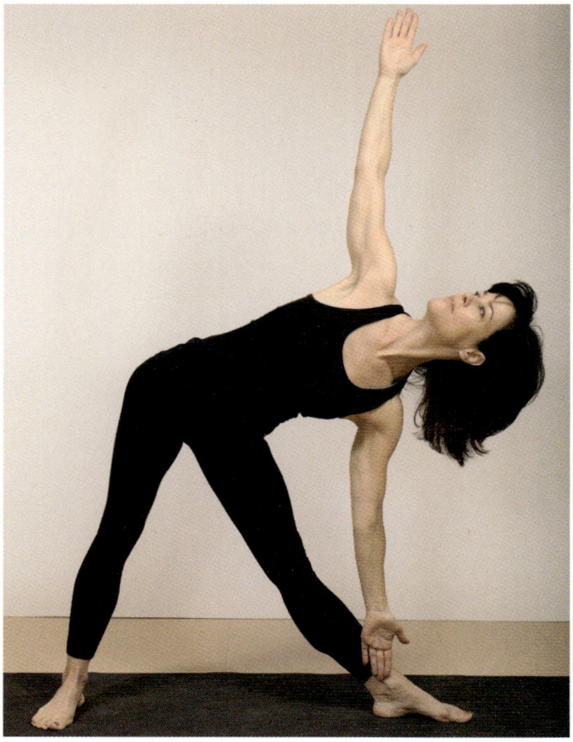

그림 14.37

요가 삼각 자세

런지/트위스트(그림 14.38)

이 자세는 런지와 흉추 회전을 결합하며 특히 전방 기능선과 근막의 심부 기능선을 늘리는 데 유용하다. 서있는 상태에서, 오른발은 매트의 가장 자리와 평행을 이루고 왼발은 매트의 모서리쪽을 바라보게 하며, 대상자는 슬개골이 두 번째 중족골과 일치되게 정렬하고 왼쪽 엉덩이와 무릎을 구부린다. 왼쪽 전완은 왼쪽 허벅지 위에 실린 몸을 지탱할 수 있다. 흉추 고리의 최적의 생체역학을 촉진하기 위해 흉추는 오른쪽으로 회전하는 동시에 축 연장으로 "길게 뻗어" 준다. 경추도 오른쪽으로 회전한다. 몸과 일직선이 되거나 손이 등 뒤에 닿도록(그림에 따라) 오른쪽 팔을 구부린 채 둘 수 있다. 이 자세는 다른 쪽에서도 반복될 수 있다.

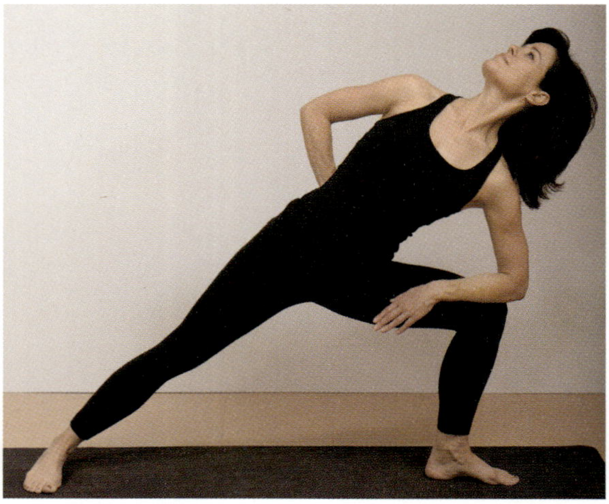

그림 14.38

신장된 측면자세

외측선 스트레칭 (Lateral Line stretches)

호흡과 누운자세에서 "C" 운동 (그림 14.39)

이 운동은 측면 근막의 가동성을 향상시키는 데 도움이 되는 비교적 쉬운 운동이다. 그것은 누운 자세에서 이루어지며 소도구가 필요 없으므로 침대에서 쉽게 할 수 있다. 왼쪽을 늘리려면 골반을 왼쪽으로 이동시킨다. 양쪽 다리를 신전하고 오른쪽으로 이동시킨다. 다리는 발목을 꼬아줌으로써 스트레칭을 더 할 수 있다. 팔은 머리 위로 구부린 채 두고, 오른손은 왼쪽 손목을 움켜쥐고 왼쪽 팔을 오른쪽 쪽으로 당겨 흉추의 우측 굴곡을 촉진한다. 대상자는 더 많은 공간을 만들기 위해 뻣뻣하다고 인식되는 영역으로 숨을 불어 넣도록 노력한다.

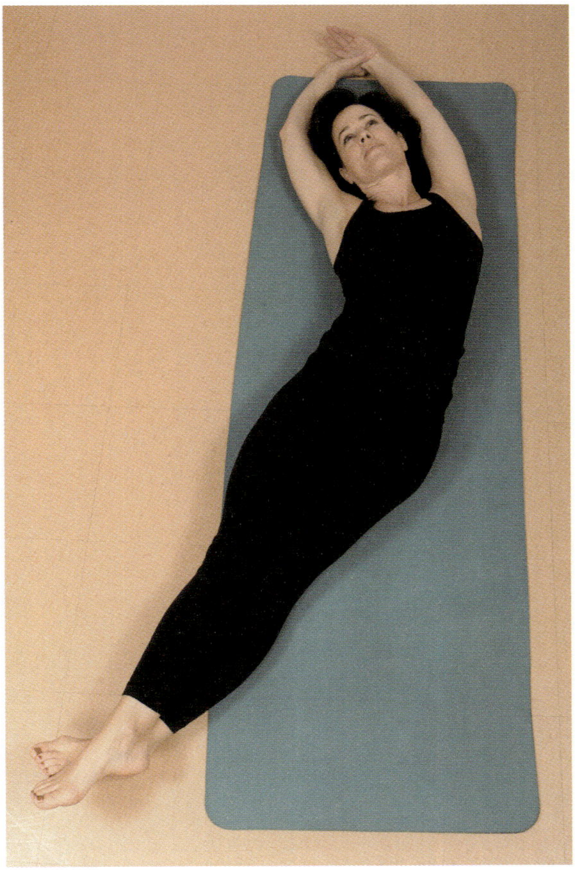

그림 14.39
외측선 스트레칭 – "C" 운동

외측선 스트레칭 – 소얼굴 자세(그림 14.40)

이 도전적인 스트레칭은 앉은 자세에서 이루어지며, 오른쪽 다리는 왼쪽 다리 아래, 왼쪽 발목은 오른쪽 원위부 허벅지 위에 둔다. 오른쪽 고관절은 외전된 자세로 두지 않는다. 약간의 내전과 최대한의 외회전을 내준다. 대상자는 요추 전만을 유지하기 위해 척추를 곧게 조심스럽게 앉아준다. 왼손은 오른쪽 구부러진 팔꿈치를 잡고 몸통을 왼쪽으로 구부리도록 한다.

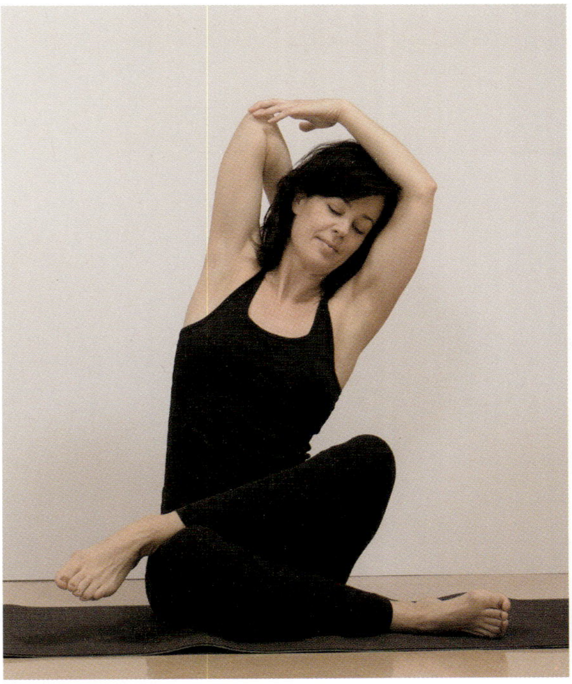

그림 14.40
외측선 스트레칭 – 소얼굴 자세

셜리 운동(그림 14.41)

이 자세는 동료(물리치료사 Shirley Kushner)가 설명했다. 누운 위치에서 수행되는 외측선과 심부기능선 스트레칭 자세가 결합되어 있다. 사진은 왼쪽의 스트레칭을 보여준다. 왼쪽 다리는 오른쪽 아래에 붙어 있으며 엉덩이는 약간 내전을 하며 최대한의 외회전이 가능하게 한다. 오른발은 왼쪽 허벅지의 앞쪽 원 위에 고정시킨다. 오른손은 왼쪽 손목을 잡고 오른쪽으로 몸통의 측면 굴곡을 만든다. 평소와 같이, 대상자는 더 많은 공간을 만들기 위해 뻣뻣하다고 인식되는 영역으로 숨을 불어 넣도록 노력한다.

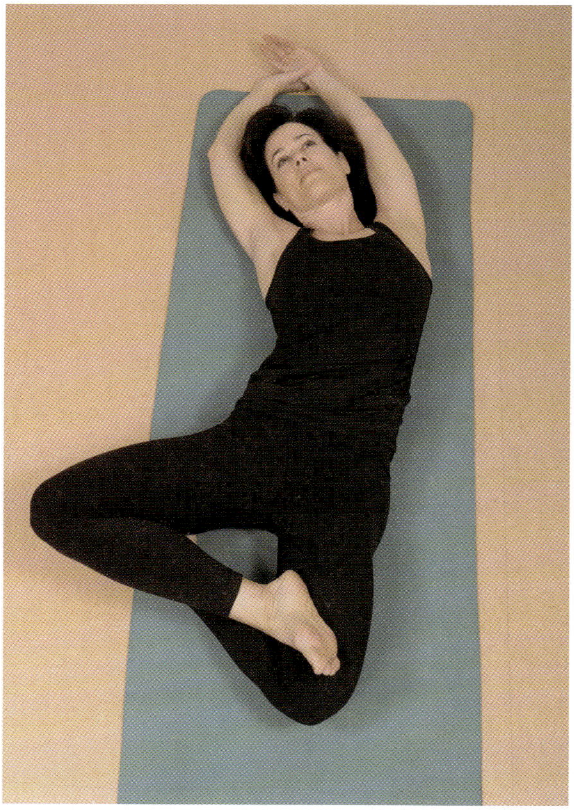

그림 14.41
셜리 운동

외측선 요가 자세 (Lateral Line yoga poses)

측면 굴곡 선 자세(그림 14.42)

이 요가 자세는 선 채로 시행한다. 발은 어깨 너비만큼 벌리고 있고 무릎은 약간 구부린다. 손은 검지 손가락이 "십자가 모양" 위치에 있는 상태에서 기도하는 자세로 함께 합장한다. 몸을 토스트 빵 조각과 같다고 생각하면, 대상자는 몸통을 오른쪽이나 왼쪽으로 구부릴 때 집게 손끝을 향해 먼 거리에 뻗는 것

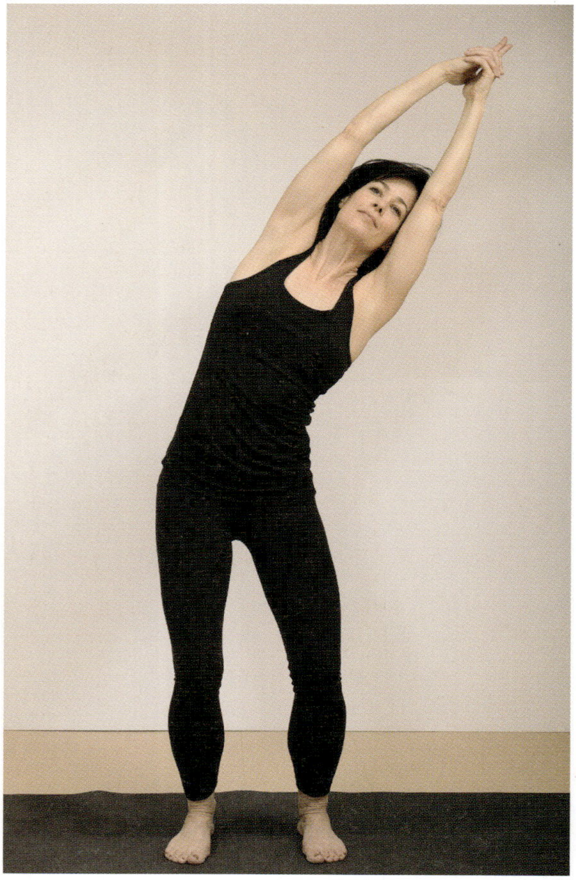

그림 14.42
외측선 요가 동작–측면 굴곡 선 자세

이 좋다. 토스트에 있는 빵 한 조각의 이미지는 몸이 정면에 머무르도록 하여 굴곡/신장 또는 회전으로의 움직임을 거의 허용하지 않는다. 평소와 같이, 대상자는 더 많은 공간을 만들기 위해 뻣뻣하다고 인식되는 영역으로 숨을 불어 넣도록 노력한다. 나중에 회전 또는 굴곡/신장으로 미세한 움직임을 추가할 수 있다.

달 자세(그림 14.43)

이 자세는 특히 측면 다리의 근막(그림 14.43의 오른쪽 측면 선)과 다른쪽 다리의 내전근을 늘리는 데 유용하다. 무릎을 꿇은 자세에서 시작하여, 대상자는 왼쪽 다리를 매트의 가장자리와 평행하게 하여 왼쪽 다리를 최대한의 외전 상태로 만든다. 대상자는 왼쪽 팔을 왼쪽 측면 다리에 받친다(무릎의 사용을 피하기 위해). 오른팔을 회전이나 굴곡 없이 위로 뻗으면 몸통의 왼쪽 측면으로 구부려지며 항상 반대 측의 몸에도 숨을 채워 넣을 수 있도록 한다. 이 자세는 다른 쪽에서도 반복될 수 있다.

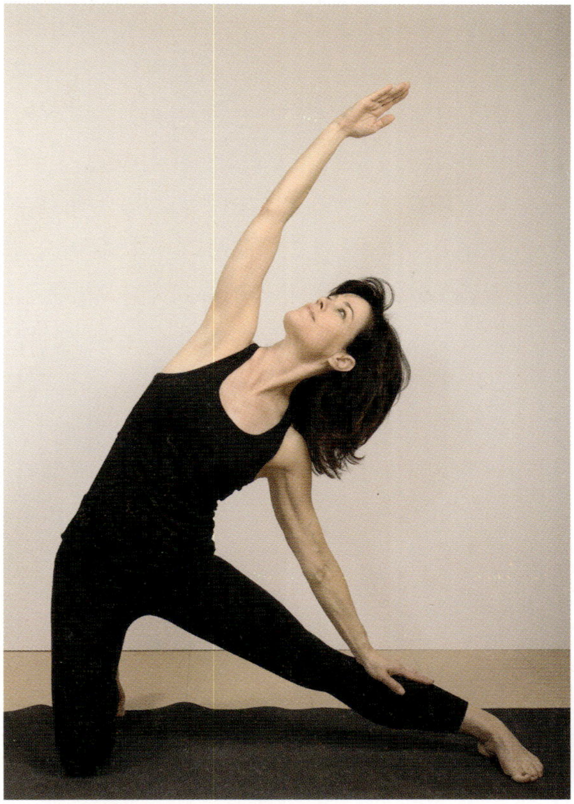

그림 14.43
외측선 요가 동작 – 달 자세

앉아서 외측선 스트레치(그림 14.44)

앉은 자세에서 좌측 몸통을 스트레칭하기 위해, 대상자는 오른쪽 다리를 측면으로 늘리고 왼쪽 다리를 엉덩이 쪽으로 구부리고 외회전한 상태로 앉는다. 오른쪽 전완을 오른쪽 허벅지 아래로 놓는데, 왼쪽 팔은 오른쪽 몸통을 옆으로 구부리기 위해 머리 위에 뻗는다. 요추는 중립자세를 유지해서 척추를 이 자세로 오래 유지할 수 있도록 한다. 흉추는 앞쪽을 향하도록 하기 위해 이 자세를 통해 왼쪽으로 적극적으로 회전한다. 이 자세는 몸에 공간을 만들어 주는 것이다. 이 자세는 반대쪽에서도 반복될 수 있다.

흉요근막의 변형(그림 14.45)

흉요근막을 위한 스트레칭을 할 수 있도록 위 자세를 조정할 수 있다. 위와 같이 앉은 자세에서, 대상자는 왼쪽 팔을 최대한 오른쪽 다리의 측면 쪽에 닿을 수 있게 앞으로 뻗어준다. 이는 우측 햄스트링의 스트레칭을 돕는다. 그러나, 대상자가 오른손으로 바닥을 밀고 흉요추의 "C" 자세를 만들면(우측으로 구부림) 이 자세는 좌측의 흉요근막에 훌륭한 스트레칭이 될 수 있다. 늘 그렇듯 호흡을 통해 두드러진 스트레칭을 할 수 있도록 한다.

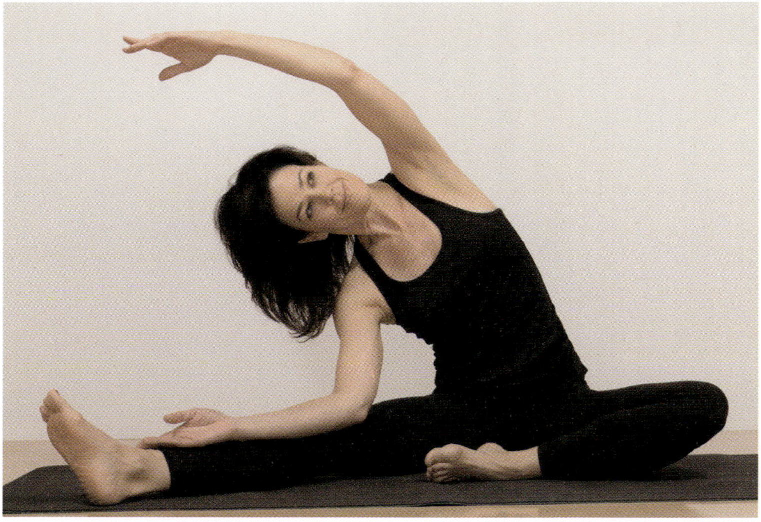

그림 14.44
외측선 요가 동작 – 앉은 자세

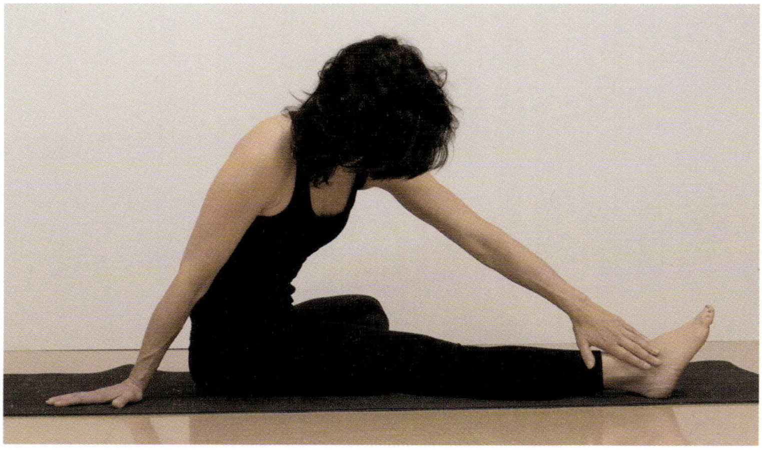

그림 14.45
흉요근막 스트레칭 자세의 변형

상지선 요가 동작 (Front Arm Line yoga poses)

벨트를 활용한 숄더 오프너(그림 14.46)

이 자세는 전방 상지선을 늘리고 가슴 근육을 펴는 데 유용하다. 등 뒤로 두 손을 꼭 잡거나 요가 스트랩을 사용한다(그림 참조). 대상자는 팔을 벌리고 양손을 어깨 너비로 벌려 벨트를 잡는다. 전체적으로 척추의 중립을 유지하며 팔을 천장 쪽으로 부드럽게 당겨 양측 어깨 신전을 한다. 대상자는 몸을 허벅지 앞으로 기울이며 고관절을 완전히 굴곡시키고 무릎을 약간 구부리며 어깨를 펴준 자세로 유지하여 진행한다.

독수리 자세(그림 14.47)

이 자세는 후방 상지선(회전근개 포함)과 후방 나선선 및 기능선을 늘려준다. 또한 엉덩이와 무릎의 안정성과 균형을 유지하는 데 사용된다. 어깨와 팔꿈치는 90° 각도로 구부리며 견갑골은 과도한 전인을 방지하기 위해 고정한다. 오른쪽 팔꿈치를 구부린 왼쪽 팔꿈치에 두고 손바닥이 닿을 때까지 팔을 꼬아준다. 오른쪽 다리는 왼쪽 다리 위로 교차하고, 가능하면 왼쪽 종아리를 감아서 잠근다.

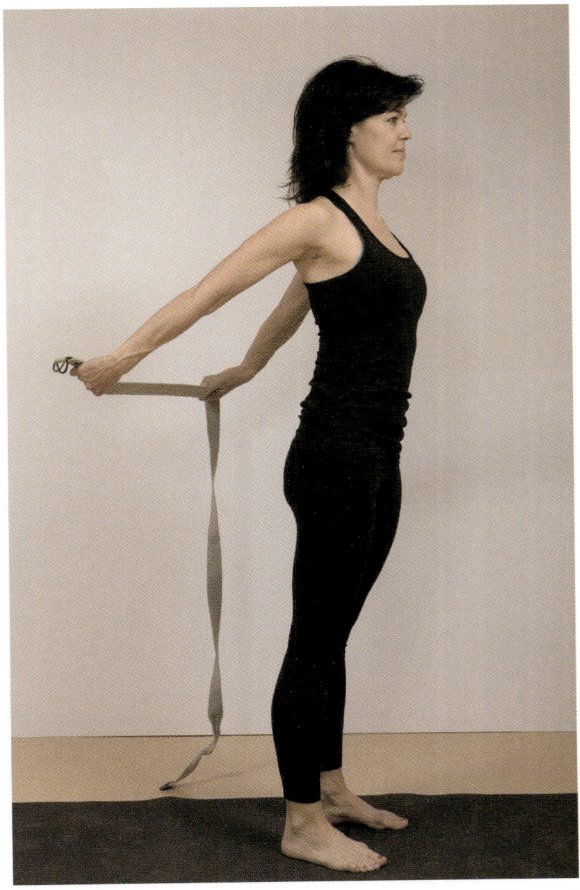

그림 14.46
상지선 요가 동작 – 벨트를 활용한 숄더 오프너

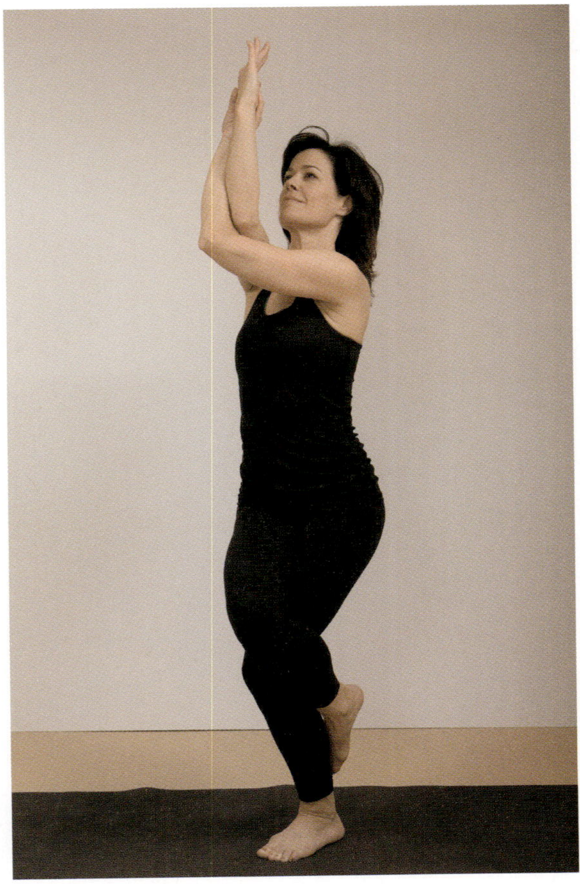

그림 14.47
독수리 자세

그리고 오른쪽 발가락을 바닥에 부드럽게 내려둔다. 팔은 천장을 향해 부드럽게 들어 올린다. 이 자세에서는 균형을 잘 유지해야 한다.

위의 요가 자세 목록은 단순한 제안이며 결코 난이도가 높지는 않다. 훌륭한 지도자가 지도하는 요가(그 외 여러 종류가 있음)의 규칙적인 연습은 전반적인 유연성, 힘 및 균형을 유지할 수 있는 방법이 된다. 목록에 언급된 다른 통합 운동 요법들도 비슷한 목표를 달성하게 한다. 요점은 신체가 "평범하지 않은" 방식으로 움직일 수 있도록 도전하고 정신과 신체의 건강을 증진시키는 규칙적인 활동을 찾는 것이다.

브리티시 컬럼비아 밴쿠버 출신의 요가 치료사인 첼시 리(Chelsea Lee)는 다음과 같이 요약한다:

요가 자세는 신체가 더 최적으로 움직일 수 있도록 스트레칭, 강화, 교정하는 데 도움을 줄 수 있지만, 이 과정을 통해 일어나는 내적 작용은 실제로 매트 바깥에서 그리고 삶의 경험에 있어 가장 의미 있는 변화를 만들어낼 것이다.

치료 결과 최적화 (Optimizing therapeutic outcomes) 15장

이 장이 이 책에 포함되어야 하는지에 관해 논의를 할 때가 있었다. 나의 이성적인 사고로는 치료 결과에 대한 영양, 수화 및 호르몬 건강의 영향에 대한 논의를 포함시키는 개념에 동의할 수 있었다. 하지만, 만약 내가 환자를 위한 최적의 치료 환경을 만드는 것뿐만 아니라, 치료사를 위한 최적의 치료 환경을 만드는 것에 대한 정보도 포함하여 치료에 좀 더 불명확하거나 감성적 접근을 포함하지 않는다면, 근무태만일 것이다. 전체적인 사고에서 치료하는 것은 치료에 대한 더 많은 "통합적인" 접근이 치료사와 환자 모두에게 더 만족스러운 결과를 가능하게 한다.

물리치료사들은 '범위 밖의' 정보를 인지하는 것이 중요한데, 이는 신체에서 어떤 것도 분리되어 있는 것은 없기 때문이다. 우리는 치료실에서 우리 앞에서 있는 전체의 몸을 고려해야 하고 소화기관과 같은 다른 시스템들이 근골격계와 뇌 건강에 영향을 미칠 수 있다는 것을 인식해야 한다. 우리의 고객들은 특히 그들이 예상대로 반응하지 않는 경우, 우리의 치료 중 일부에 시간과 돈을 낭비하는 것을 방지하기 위한 "생리학적 기능 회복"을 도울 다른 건강 전문가가 필요할지도 모른다.

영양소가 신체조직에 미치는 영향

환자의 세포 조직이 마른 가죽처럼 느껴진 적이 있는가? 장클로드 기임베르토(Jean-Claude Guimberteau) 박사가 그의 생체 내 비디오에서 보여준 촉촉한 근막은 확실히 아니다. 특정 사람들이 뻣뻣하고 조밀한 근막을 형성하는 경향이 있는 한 가지 대표적인 이유는 식이 요법이다.

파반(Pavan)과 동료들의 연구에 따르면 식이 요법, 운동 및 과사용 증후군은 근막 내 느슨한 결합조직의 점도를 변형시켜 치밀화를 유발할 수 있다(Pavan et al. 2014). 산성의 식단은 염증을 유발하는 환경을 유지하여 근막의 치밀화를 유발하는 문제를 유발할 수 있다는 점에 유의해야 한다. 대표적인 원인을 제공하는 식단에는 다음이 포함된다.

- 고혈당
- 알코올
- 경화유
- 아스파탐

고혈당(설탕)

이사회에서 공인 인증된 산부인과의사이며 여성의 건강에 관한 여러 저서의 저자인 크리스티안 노스럽 박사는 결합조직의 최적의 기능을 위해 알칼리성 항염증 식단을 추천한다. 그녀는 고당류 식단의 영향을 다음과 같이 요약한다:

당은 세포의 수준, 심지어 전체 곡물에서 신체에 영향을 미친다. 오늘날의 유전자 변형 곡물은 선조들이 즐겼던 곡물들과는 매우 다르다. 그것들은 글루텐 함량이 훨씬 높다. 세포는 이러한 입자가 무엇인지 알지 못하고 액체로 둘러싸서 중화시키고 싶어 하기 때문에 세포 염증을 유발한다. 호르몬 시스템은 췌장이 더 많은 인슐린을 나오게 하여 혈액 내의 여분의 당이 세포로 들어가서 사용할 수 있게 함으로써 모든 당에 반응한다. 염증은 산화 스트레스를 일으켜 세포를 불안정하게 한다. 이것은

신체적 불편함, 근육통, 팽만감, 두통, 불면증 및 체중 증가로 나타날 수 있다. 시간이 지남에 따라 심장병, 관절염, 고혈압, 알츠하이머 병, 당뇨병 및 암과 같은 만성 퇴행성 질환이 발생한다. 다행히도 당/염증/질병의 이 도미노 효과는 혈당 섭취를 낮추고 섭취하는 설탕의 종류와 형태에 주의를 기울임으로써 대응 및 역전될 수 있다(Northrup 2015).

토마스 마이어는 또한 설탕과 다른 산을 생산하는 음식을 끊는 것을 지지한다. "설탕의 당성분은 근막은 끈적하게 하고 조밀해진 근막은 수화를 어렵게 만든다. 체질에 따라 치즈, 고기, 땅콩, 기타 알레르기성 물질이 이러한 끈적임을 유발할 수 있다. 내 것이 아닌 전문 지식 분야이지만 훌륭한 영양학자가 조언해 줄 수 있다."

할 블래만(Blatman 2016) 박사는 "음식으로 인한 통증과 염증의 식이 영향"에 대한 이야기에서 백설탕, 흰 밀가루, 감자 및 과일 주스를 포함한 염증성 음식을 피할 것을 옹호한다. 그는 이 목록에 빵, 파스타, 시리얼 및 밀 곡물(종종 가공된 수프 및 소스에서 증점제로 사용)을 포함한다. 그는 설탕을 첨가한 음료 소비가 건강한 청년의 염증을 촉진시키는 것으로 나타났다(Aeberli et al. 2011).

알코올

모든 종류의 알코올은 당이므로 대사 작용과 유사하다. 이번에도 절제가 관건이다.

경화유/트랜스 지방

우리가 경화유를 생각하면 마가린이 떠오른다. 마가린이 처음 제조되었을 때, 곰팡이가 자라는 것을 막기 위해 경화된 가스를 식물성 기름에 넣어 저장 유통기한을 향상시켰다. 오늘날, 부분적으로 수소를 첨가한 식물성 유지와 대부분의 가공 식품은 트랜스 지방을 함유하고 있다. 트랜스 지방이 지속될 수 있는 한 가지 주요 이유는 미국 FDA가 1958년 식품 첨가물 개정안을 제정하기 전에 사용 중인 식품 첨가물이 FDA 승인을 요구하지 않았기 때문이다. 다시 말해, 트랜스 지방은 1958년부터 현재 사용되었기 때문에 허용 가능한 것으로 FDA에서 정식으로 허가받지 못하게 되었다.

카슬로(Kaslow) 박사는 트랜스 지방 경화유가 세포막에 미치는 영향을 요약한다.

경화된 트랜스 지방은 세포막에 영향을 미치기 때문에 다른 세포와의 기능 및 통신을 통제한다.트랜스 지방은 세포막에 흡수되어 건강한 필수 지방이 통합되어야 한다. 사람의 리파아제 효소는 트랜스 배열에 효과적이지 않기 때문에 트랜스 지방은 훨씬 더 오랜 시간 동안 혈류에 남아 있고 동맥 침착 및 후속 플라그 형성에 더 취약하다. 트랜스 지방은 혈액에서 LDL 콜레스테롤을 높이고 HDL 콜레스테롤 수치를 낮추는데 이는 이상적인 심혈관 비율과 반대된다. 따라서 세포의 매우 기본적이고 중요한 작용과 신체의 적절한 기능은 매일 섭취하는 지방에 따라 크게 좌우된다.

블래만 박사는 경화유의 많은 부작용을 언급했다. 특히 경화유는 콜레스테롤 수치 상승(Sartika 2011), 당뇨병 발병률 증가(Chartrand et al. 2003) 및 세포막 구성의 변화(Clandinin et al. 1991)와 관련이 있다. 또한, 포화 지방산은 골격근 세포를 활성화시켜 대식세포(Macrophages)를 유발하는 염증 매개체를 방출하는 것으로 나타났다(Pillon et al. 2012).

여기 블래만 박사의 음식과 통증 강의를 듣고 흥미로운 사실이 있다. 치즈 한 봉지나 또는 감자 튀김을 먹으면 섭취되는 트랜스지방이 헤모글로빈의 세포벽을 형성하는 데 사용된다. 트랜스 지방은 적혈구가 산소에 결합하는 것을 방해하는데 이는 결과적으로 우리의 근육과 뇌에 산소를 공급하는 데 영향을 미쳐 통증을 증가시킨다. 적혈구의 세포 수명은 4개월이다. 이것은 치즈 한 봉지를 먹음으로써 4개월 동안 몸에 쓸모없는 세포가 남아 있음을 의미한다! 이것들을 매일 한 봉지 먹는 사람의 헤모글로빈 세포 기능을 상상해 보아라. "단지 하루에 한 봉지일뿐인데." 아니, 4개월간 지속된다.

식이 변화 외에도 세포막의 구성을 향상시키고 염증과 통증의 발생을 최소화할 수 있는 방법이 있다. 블래만 박사는 생선 기름 보조제의 사용을 옹호한다. 이 권장사항은 류마티스 관절염 환자(Kremer et al. 1990), 죽상 동맥 경화증 예방(Shewale et al. 2015) 및 암(Hardman et al. 1999) 여러 연구에 의해 뒷받침된다.

아스파탐

이 일반적인 설탕 대체물은 구운 식품, 청량음료, 통조림 식품, 유제품 및 기타 여러 식품과 음료를 포함한 가공 식품에 널리 사용된다. 감미료는 여전히 인기가 있지만 최근 몇 년간 논란을 불러 일으켰다. 비평가들은 아스파탐이 신체에 장기적인 영향을 미친다고 주장해 왔다. 신체가 아스파탐을 처리할 때 그 일부가 메탄올로 분해되고, 그 후 포름 알데히드로 분해될 수 있다(Hertelendy et al. 1993; Trocho et al. 1998). 분명히 섭취하기에 바람직한 물질은 아니다! 또 다른 연구는 하루에 한 캔 이상의 다이어트 음료를 마시거나 규칙적으로 일반 음료를 많이 섭취할 때 비호지킨스 림프종과 백혈병 위험이 증가한다고 지적했다(Schernhammer et al. 2012).

장내 미생물 균형 잡기

장내 미생물 군은 인간의 건강과 생리학적인 면에서 필수적이다. 인체 내부와 위에 서식하는 미생물(세균, 살균 바이러스, 곰팡이, 원생 동물 및 바이러스로 구성)의 집단 유전체로 정의된다. 우리는 인간의 세포보다 약 10배 정도 많은 미생물 세포를 가지고 있다. 미생물은 공생(건강한 균종) 또는 이질(유독성 균종)로 분류될 수 있다. 독성 균들은 흰 밀가루, 설탕, 적색 육의 잔류물을 먹고 자란다. 건강한 균들은 푸른 잎이 무성한 채소를 먹고 자란다. 우리 모두는 두 종류의 균을 혼합하고 있으며, 이상적으로는 우리의 면역체계가 독성 균들을 통제하고 있다. 그러나 바이러스 또는 박테리아 감염, 곰팡이/진균 감염, NSAID, 방사선/화학요법과 같은 요인들에 의해 장 투과율이 변화되는 "장 누수 증후군"이라고 불리는 것을 유도할 수 있다. 이로 인해 음식물에 대한 과민 반응, 염증성 장질환(크로엔스), 과민성 대장증후군, 관절의 염증성 만성질환, 습진, 만성피로증후군(블랫맨 2016) 등이 발생할 수 있다. 동물 연구는 서로 다른 미생물 집단이 만성 염증에 대한 민감성에 극적으로 영향을 줄 수 있다는 것을 보여준다(Ferreira et al. 2011; Willy et al. 2011; Wily et al. 2011; Wlodarska et al. 2011). 이 역학 관계는 또한 비만, 죽상 동맥경화증, 자폐증, 알레르기와 천식, 체강 질병과 관련하여도 영향을 미칠 수 있다. 우리는 선천적인 질환의 병태생리학과 만성 염증이 근막에 미치는 영향에 대해 알 수 있고, 우리는 또한 장내 미생물 균형이 맞지 않을 때 가능한 영향 목록에 근막 기능 장애를 추가할 수 있다.

***음식 규칙**(Food Rules)*: Eaters Manual의 저자인 마이클 폴란(Michael Pollan)은 미국인들이 가공된 "식사 대용품"의 서구식 식단에서 벗어나 전통적인 음식 문화에서 유래한 식단으로 인도하기 위해 64가지 식품 규칙을 증류한다. 그는 자신의 철학을 세 가지의 간단한 지시로 잘 요약했다. "과식하지 말고 주로 채소를 많이 먹어라" (Pollan 2009).

수화(Hydration)

인간의 몸의 75%는 수분으로 이루어져 있다. 신체 수분의 2/3가 근막에 들어 있다. 따라서 최적의 근막 건강 및 특히 근막 시스템 이완술 시 수화의 중요성, 근막은 근육보다 혈액 공급이 적기 때문에 인대, 힘줄 및 연골과 같은 구조는 부상 시 치유하기가 더 어렵다. 근막은 재활 과정을 촉진하기 위해 해당 영역으로 수분이 스며들게 한다. 마이어스는 물을 근막 조직으로, 바람직하게는 우리의 일반적인 습관과 다른 패턴으로 얻기 위해서는 이동하는 것이 중요하다고 지적한다. "항상 같은 운동을 하면 수분은 익숙한 통로로 흘러 들어가 방광으로 간다. 어떤 특이한 동작을 할 수 있는가? 벨리 댄스 수업을 듣고, 털기 같은 동작을 배우면 수분을 건조하고 끈적한 곳으로 밀어 넣는 특별한 작용이 일어나도록 접촉 개선을 시도할 수 있다. 근막 조직이 다시 수분을 공급할 수 있도록 적절한 양의 휴식 시간도 중요하다(Myers 2017).

호르몬 건강 (Hormone health)

여성의 폐경은 신체의 연조직에 영향을 줄 수 있는 호르몬 변화를 일으킨다. 폐경 단계는 45세 전후에 시작되며 10년 이상 지속될 수 있다. 처음에는 프로게스테론 수치가 감소하는데, 프로게스테론은 그 자체로 신경안정제처럼 작용하기 때문에 슬픔의 감정이 나타날 수 있다. 50대 초반에는 폐경이 되어 체내 에스트로겐 수준에 영향을 미친다. 뇌는 빠르게 반응하지 않고("기억력 상기" 생성) 여자는 몸 중앙부가 두꺼워진다. 이를 두껍게 하는 것은 유방 조직과 복부 지방을 통해 에스트로겐을 생성함에 따라 신체가 에스트로겐의 손실을 보상하려고 시도하는 것이다.

크리스티안 노스럽(Christiane Northrup)은 폐경기 증상을 치료하기 위해 약물이 합성 호르몬 대체요법(HRT)으로 바뀌었다고 지적한다. 2002년 여성 건강 구상 연구(Womens Health Initiative)에 따르면 프레므로(말 소변인 프리마린과 합성 프로게스틴인 프로베라의 합성어) 조합으로 HRT를 투여한 수천 명의 여성에게서 유방암과 심장질환의 발생비율이 더 높은 것으로 나타나면서 갑자기 역전되었다. 감사하게도, 고맙게도 노스럽 박사는 갱년기 증상 완화를 위한 다른 선택 사항들이 있다고 말하는데, 경구 프로게스테론과 함께 피부에 에스트로겐 젤을 바르는 것과 같은 생체 동일 호르몬이 있다.

노스럽 박사는 남성들도 테스토스테론 수치가 떨어짐에 따라 안드로포아제와 함께 호르몬 변화를 겪게 된다고 지적했다. 이러한 변화는 근육의 긴장을 감소시키고 건강한 근육을 만들기가 더 어려워진다. 골감소증/골다공증이 증가하면 뼈 건강에도 영향을 미친다. 테스토스테론 수치(일반적 남성보다 낮음)도 감소하기 때문에 여성들도 비슷한 증상을 보인다.

기능성 의약품 의사는 최적의 호르몬 건강에 가장 적합한 방법을 추천하도록 가장 잘 훈련되었다.

스트레스 호르몬(Stress hormones)

노스럽 박사는 폐경 전후 증후군 또는 폐경기에서 가장 신경 써야 할 호르몬은 코르티솔이라고 시사한다. 이 스트레스 호르몬은 우리가 신체적 위험에 빠르게 대처할 수 있도록 돕기 위해 급성 스트레스 상황에서 체내에서 방출되도록 설계되었다. 또한 박테리아나 바이러스가 체내에 유입된 경우에도 일시적으로 면역체계를 활성화시킨다. 그런 다음 염증 반응이 일어나는데; 백혈구가 병원체 주위에 모여 병원체를 공격하기 전에 격리시킨다. 문제는 코르티솔과 그 파트너인 에피네프린(아드레날린)이 시스템에서 빨리 제거되지 않고 며칠, 몇 주 심지어 몇 달 동안 머무르면 면역력과 에너지를 낮추는 정반대의 효과가 있다는 것이다.

노스럽 박사의 말에 따르면,

***스트레스—정신적, 육체적, 정서적 스트레스는 뇌와 몸에 염증성 화학물질을 생성하며 세포 퇴화를 초래할 수 있다. 이 반응은 뇌에서 발생하여 기억력 저하로 나타날 수 있다. 그것은 또한 육체적, 정신적 또는 영적으로 모든 외상을 저장하는 근막에서도 발생할 수 있다. 이 외상은 두껍고 조밀한 근막을 만들어 결국 통증과 운동범위가 제한된다. 만성적인 공포, 분노, 슬픔 및 분개는 당신의 체내에 스트레스 호르몬을 유지시켜 우울증, 암, 심장병 등 건강악화의 발판을 마련한다*(Northrup 2015).**

외상이 근막의 밀도를 증가시킬 수 있는 메커니즘은 알려져 있지 않다. 아마도 스트레스, 호르몬 변화 그리고 염증 사이에는 관련이 있다. 염증은 정상적인 치유 과정에 중요하지만, 너무 많거나 오래 지속되는 염증은 근막과 섬유화의 결합으로 이어지거나 스테코스가 말하는 것처럼 근막의 과밀화로 이어질 수 있다.

요약하자면, 우리가 우리 몸에 무엇을 집어 넣는지, 어떻게 움직였는지, 호르몬 변화와 스트레스를 어떻게 관리하는지 – 이러한 모든 요소가 근막 시스템의 건강에 영향을 미친다. 환자가 어떤 종류의 도수 치료로 치료 효과를 유지하는 데 어려움이 있거나 치료로 안정을 유지하려는 경우, 이러한 추가적인 건강 관점을 다루는 적절한 전문적인 도움을 고려하는 것이 좋다.

환자를 위한 최적의 치료 환경 조성

환자가 치료 결과를 최적화하는 환경에서 치료를 받는 것이 중요한다. 고려해야 할 몇 가지 제안은 다음과 같다.

- 가능한 경우 프라이빗한 공간에서 치료한다. 이 프라이버시는 소음의 수준을 조절하는 데 도움이 될 뿐만 아니라 치료사와 환자 간의 비밀스럽고 안심할 수 있는 대화를 가능하게 한다.
- 간접 조명 사용(가급적 자연스러운).
- 따뜻한 실내 온도 유지 (부교감 신경계를 자극함).
- 사람의 전체를 고려해야 한다. 생물학적-정신적-사회적 모델-에너지적이고 영적인 차원(아래에서 자세히 설명)을 고려해야 한다.
- 치료사는 도수 치료와 운동 이외에도 환자에게 교감신경계(SNS)를 감소시키는 방법을 교육하는 것을 고려할 수 있다. 이러한 방법들은 미주 신경을 진정시키고

불안을 줄이며 부정적인 생각을 처리하는 데 도움이 될 수 있다.

- 느리고 율동적이고, 횡격막 호흡을 하여 폐의 윗부분에서 얕게 호흡하기 보다는 골반기저근과 천골로 호흡하면서 미주신경을 자극시켜야 한다.
- 코를 통한 호흡
- 콧노래(허밍)
- 명상
- 뇌의 실시간 상태를 기반으로 두뇌를 감지하여 명상을 부드럽게 집중할 수 있도록 도와주는 헤어밴드

치료사를 위한 최적의 치료 환경 조성

최적의 환경을 만드는 것은 치료사에게도 적용된다. 물리치료사로서의 지난 40년간의 경험뿐만 아니라, 다른 많은 치료사들의 통찰력으로부터 얻은 여러 가지 문제가 떠오른다.

뇌의 양쪽에 접근하기

최선의 치료 접근 방식은 좌뇌, 선형, 구조적 접근을 기반으로 한 건전한 평가의 중요성을 인식하지만 우뇌, 창의적이고 직관적인 접근방식이 또 다른 요소를 위한 공간을 제공하는 결합된 접근법이라고 생각한다. 불행하게도, 많은 물리치료사는 좌뇌 사상가 또는 우뇌 사상가이다. 몇몇은 자신의 의견을 소셜 미디어에 열정적으로 자신의 견해를 밝히며, 자신과 다르게 생각하는 동료 치료사의 접근 방식을 무시하거나 심지어 비난하기도 한다.

뇌의 직관적이고 창조적인 측면에만 의존하는 치료사들은 종종 그들이 환자를 위해 무엇을 하고 있는지 설명하지 않는 경향이 있다. 이러한 접근 방식은 자신도 모르게 보다 수동적인 역할을 하게 된다. 환자와 치료사가 단독으로 "치유"를 하는 과정으로 치료를 한다. 치료 효과를 평가하기 위해 몇 가지 객관적인 테스트가 사용된다. 진단은 주로 촉진 결과를 기반으로 하며 임상적 추리가 부족한 경우가 많다.

이와는 대조적으로 자뇌의 분석적 사고는 그들이 치료의 올바른 방향에 함께 하고 있는지 알아보기 위한 검사나 재평가의 접근 방식을 사용하여 구조를 만드는 데 뛰어날 수 있지만, 그들은 표준 도구가 환자에게 효과가 없을 때 "도구 상자 밖에서" 생각하는 데 어려움을 겪을 수 있다. 이러한 접근법은 치료사가 환자 자신의 문제에 대한 통증의 중심 요소를 가지고 있어야 한다고 결론을 내릴 수 있다. 물론, 많은 만성 질환은 일차적 통각 수용성 및 중추 통증 현상이 혼합되어 있다. 그러나 나의 개인적인 경험은 대부분 만성적인 질환들을 치료하는 것으로 보아 진자가 너무 멀리 흔들려서 모든 고통이 중심적인 원인에 있다고 믿는 쪽으로 기울어졌다는 것이다.

실제로 "마법은 과정에서 일어난다" (Peter O'Sullivan). 최적의 치료적 개입은 직관, 깊은 지혜, 창의성을 활용하는 것뿐만 아니라 임상적 추론 과정을 시작할 수 있는 견고한 기초를 만들기 위해 과학적 문헌과 강의실의 구조화된 학습에 모두 접근하는 것을 포함한다. 근막 시스템을 작용함에 따라서 이 두 가지 관점을 결합하는 것이 좋다.

캐나다 브리티시 컬럼비아주의 물리치료사 헤더 윌리엄슨-빈트(Heather Williamson-Vint)는 다음과 같이 요약한다:

우리의 자아는 삶에 있어서 우리에게 도움을 준다. 이를 통해 두려움을 극복하고 학교에 다니며 논문

을 씀으로써 지식을 습득할 수 있게 해준다. 우리의 자아는 또한 치료의 행위에 있어서 방해가 될 수 있다. 만약 우리가 마음뿐만 아니라 진심으로 이끄는 법을 배우면, 직관은 이성만으로 이끄는 것이 아니라 우리의 치료에 큰 역할을 할 수 있다. 자아는 우리의 통제권이다. 그것은 두려움에 의해 배양되는데, 우리 중 많은 사람들이 자아를 개발함으로써 이러한 두려움을 감소시킨다. 자아는 우리의 통제와의 연결이다. 그것은 우리의 자아, 안타깝게도 지도력을 키울 때 우리의 최고의 길로 인도할 수 있는 자아 중심적 태도를 개발함으로써 이러한 두려움을 감소시키는 두려움에 의해 배양된다. 육체적, 무의식적으로 놓아 주는 기술은 물리치료 프로그램에서 가르쳐 주지 않고 경험을 통해 발전시킬 수 있다.

좋은 주관식 시험의 중요성

"환자에게 귀 기울여야 한다. 무엇이 문제인지, 뿐만 아니라 어떻게 치료해야 하는지까지 알려 줄 것이다." 이것은 1992년 콜로라도 베일에서 열린 IFOMPT 컨퍼런스의 주관적 시험에 대해 제프리 메이틀랜드로부터 받은 가장 중요한 메시지이다. 특히, 환자가 엎드린 자세, 요추 신전, 동측 무릎 굴곡 등과 함께 상단 요추에 P/A 압력을 가하는 과정을 시연했던 슬라이드가 기억난다. 그 당시에는 도수 물리치료의 세계에서는 신경의 이동성을 유지하는 것의 중요성에 대해 거의 논의되지 않았지만, 본질적으로 메이틀랜드는 후에 대퇴골 신경의 이동성을 향상시키는 방법으로 묘사되는 기술을 묘사하고 있었다. 메이틀랜드는 이 기법을 왜 사용했는가에 대해 아무런 설명도 하지 않았는데, 다만 이것이 환자의 주관적인 불만과 일치하고 긍정적인 치료 결과를 가져왔다고만 말했다. 그는 확실히 시대를 앞서가고 있었다! 메이틀랜드의 메시지는 내 경력 내내 나에게 큰 도움이 되었다. 환자들은 자신의 몸속에 살면서 그것이 잠재의식일지라도 무슨 일이 일어나고 있는지 감지한다. 그들은 치료사가 그들이 말하는 것에 세심한 주의를 기울인다면 치료사에게 중요한 단서를 전달할 수 있다.

매뉴얼 요법

사실 우리가 환자에게 기술적으로 손을 댈 때마다 도수치료를 수행하고 있다는 것이다. "손을 대다" 또는 "손을 떼다" 사이에 이분법이 있다는 생각은 본질적으로 우리가 진정한 물리치료사를 만드는 것을 포기한다고 말하는 것이다. 어떤 사람들은 너무 오랫동안, 도수치료를 순전히 수동적인 치료로 봐왔다. 분명히, 그렇지는 않다. 우리는 사람들이 움직일 때 촉진한다. 우리는 사람들을 감동시켜 운동을 촉진한다. 우리는 운동을 강화하기 위해 사람들을 촉진한다. 이것은 도수치료이다(Diane Lee).

조직과의 긴밀한 대화

- 어떤 도수요법을 사용할 때는 '조직과의 긴밀한 대화'가 중요한다. 어떤 종류의 조직이라도 이동시킬 때는 손 사이의 조직 저항력이 연결되어야 한다. 메이틀랜드의 움직임 다이어그램은 초기 또는 후기 저항, 그리고 끝-느낌(end-feel)의 측면에서 우리가 느끼고 있는 것을 종이에 써 내려가는데 도움을 준다.
- "조직에 어떠한 일을 하도록 압력을 가하거나, 특정한 방법을 통해 당겨주거나, 어떤 방법을 가동해서 생리학적으로 반응하여 형태를 바꾸려고 하기보다는, 우리는 조직의 당김이나 부하, 스트레스 및 스트레칭에 대한 조직의

내성에 관한 우리 자신의 감각에 집중을 해야만 한다. 청취를 정기적으로 연습하면 앞부분의 견갑골이나 비대칭적인 하중 지지에 주목하는 것처럼 본능적으로 감지하게 된다(Heather Williamson–Vint).

- 환자는 당신의 손이 "안전하지 않은" 것으로 해석되는 움직임을 보일 때 그들의 몸에서 위협을 느낄 수 있다. 이러한 "안전하지 않은" 것에 대한 해석은 다음과 같은 이유 때문일 수 있다.
  - 환자 조직에서 "허용" 해주기를 기다리지 않고 너무 빨리 처치가 수행되고 있다.
  - 치료사가 조직의 민감도에 비해 너무 깊거나 높은 움직임을 만들어 내고 있다.
  - 기계적으로 처치가 이루어진다. 치료사는 그들의 손에서 감지되는 것에 "귀 기울이지" 않는다.
- 환자 조직에 확실한 방향과 힘을 가하지 않고 "조직을 유혹" 하듯이 한다. 문을 두드리며 "들어오세요"라고 하듯이 접근하며, 몸의 반응을 기다린다. 환자가 특정 처치를 인내할 수 있는지 궁금할 때는 "청취" 접근법을 사용한다(4장 참조). 그렇게 함으로써, 우리는 몸이 받아들일 준비가 되어 있지 않다면 어떤 변화도 허용하지 않을 것이다.
- 당신의 손을 믿어야 한다. 손은 절대 거짓말을 하지 않는다. 신체의 반응에 귀를 기울인다 – "한숨"과 같은 부교감 방향의 시스템 전반적 반응은 올바른 방향으로 이끌어내고 있다는 신호이다. 땀, 불안, 얕고 빈번한 호흡 패턴은 모두 부정적 반응의 징후이며, 치료 접근 방식에서 무언가를 바꿔야 한다는 신호이다.

예술과 과학

- 건강관리 분야에서 우리가 하는 일은 예술이자 과학이다. 하나는 다른 하나가 없으면 존재할 수 없다. 예술과 과학은 초등학생 과정부터 시작되지만, 종종 체육과 예술은 수학이나 독서 같은 과목 앞에서 시간 낭비되는 불필요한 주제들로 치부된다. 하지만, 예술은 우리 인류가 배울 수 있도록 해준다. 예술은 말할 수 없는 것을 이해하게 하며, 말이 없을 때 통찰력을 준다. (Dr Ginger Garner)
- 도수치료는 예술의 한 형태이다. 우리는 그것을 개선시키기 위해 노력해야 한다. 새로운 도수적 접근에 대한 뇌 지도는 처음에는 작다. 뇌의 연습과 신경 가소성 변화는 이 경험에 대한 뇌 지도를 더 크게 만들 것이다. 그런 다음 미묘했던 변화가 커진다(Diane Lee).

연구

- 분명히 모든 도수 치료 분야에서 지속적인 연구가 필요하며 MMS 접근법도 예외는 아니다.
- 그러나, 우리가 보는 모든 환자에 대한 근거와 연구가 있을 것이라고 기대할 수는 없다. RCT는 최적의 치료 옵션을 측정하는 가장 좋은 방법이 아니다. 임상 추론 접근법을 따르는 개별 프로그램이 바로 그 방법이다. (Gwen Jull, keynote address, IFOMPT, Quebec City, 2012).
- 치료 세션에서는 반드시 고려해야 할 변수가 많이 있으며 이러한 변수들은 환자를

대상으로 한 일상적인 경험을 어렵게 만든다. 당신의 치료실은 당신의 연구실이다. (Diane Lee 및 Gregory Grieves–현대 수동 요법의 첫 번째 버전)

심리-사회-정서적 vs 물리적

- "우리는 물리치료사로서 신체를 다루게 되는데, 나는 신체를 우리 주위의 외부 세계와 각 개인의 내부 세계 사이의 장벽으로 생각한다.통증, 건강, 스트레스, 삶의 만족, 그리고 일상적인 생각과 감정에 대한 그들의 인식은 신체에 영향을 미칠 수 있다. 치료사로서 부상에서 치유하는 과정에 있어 정신-사회적, 정신적 요소들을 완전히 수용하지 않으면 태만하게 될 것이다." (Heather Williamson–Vint)
- "인간의 여정을 삶을 통해 터벅터벅 걸어가면서 우리는 '최악의 상황'에서 어느 정도 시간을 보낼 수 밖에 없다. 우리는 도전과 비극을 경험하고 많은 역경에 처하게 된다. 우리가 이것을 촉진하고 나쁘게 또는 더 나아지게 하는 많은 방법은 사회-정서적 회복으로 이어진다. "불행이나 변화에 쉽게 회복하거나 적응할 수 있는 능력"과 "우리 자신의 조직의" 변형 후 크기나 모양을 회복할 수 있는 신체의 능력" 과 탄력성을 경험한다. 이 비교를 통해, 우리의 신체는 우리의 내부 세계와 외부 세계 사이의 장벽이라는 것을 알 수 있다. 기본적으로, 우리가 외부 환경에 어떻게 대처하는지가 우리의 신체적 자아에 나타난다. 우리가 지치면 신체는 동시에 구부러지고, 탈수되며, 산화가 잘 되지 않는다. 또한 신체적, 정서적, 정신적 한계에 대해 더 잘 알고 있으며, 몇 가지 주요 건강 문제를 피하면서 우리의 방식을 통해 우리 자신을 바꿀 수 있다(Heather Williamson–Vint).

젊은 치료사로서 알았으면 하는 것들

- 우리는 환자를 "고치거나" 치료하지 않는다. 실제로 우리는 코치로서의 역할을 수행하여 환자의 마음과 신체에 대한 인식을 심어준다. 오직 자신만이 자신의 뇌 지도를 변화시킬 수 있다(Diane Lee).
- 몸에는 치료법 같은 것이 없다. 우리는 단지 환자가 자신의 상태를 이해하도록 돕고 그들이 치유를 하도록 권한을 부여함으로써 환자의 관리를 더 잘 하도록 도울 뿐이다.
- 교육은 환자를 위해 우리가 하는 일의 큰 부분을 차지하는데, 그것이 그들에게 불편함을 안전하게 해소하거나, 두려움을 완화시키는 방법일 것이다. 교육을 과소평가하지 않는다.
- 우리 환자들을 위한 교육 자료의 일부는 그들의 고통스러운 경험에 대한 그들의 "표현"을 관찰하는 것이다. 예를 들어, "나는 무너지고 있다" ; "내 몸이 나를 죽이고 있다" 또는 "내 나이에 이런 것을 걱정해야 한다"가 있다. 우리의 현실은 우리의 생각에 의해 형성된다. 부정적인 사고 패턴은 DIMS(Danger in Me) 신경 태그에 영향을 미치기 때문에 통증 경험에 악영향을 미친다. 대신, 우리는 환자에게 "당신은 아프지만 안전하다.당신의 상처는 당신을 해치지 않을 것이다"와 같은 메시지를 제공할 수 있다(NOI notes, 2017).

- 노인에 대한 차별은 나이를 먹는 것과 노인에 대한 부정적인 인식이다. 이것은 매우 큰 개인 및 사회적 DIMS 신경 태그를 개선해야 한다. 젊은 사람과 노인들은 연령에 따라서 차별을 받을 수 있다.
노인들은 스스로 노인에 대해 차별할 수 있다. 건강 전문가들과 때때로 정부 및 회사에서 연령 차별을 경험할 수 있다. 먼저 통증과 노화에 대한 몇 가지 속설을 없애고 문제에 도전한다.(NOI notes, 2018)

- X-ray와 스캔이 관절 공간의 협착과 같은 것을 보여줄 수 있지만, 이러한 변화는 통증 증가와 관련이 없다. 이는 연령적 변화이며 나이가 들수록 통증이 더 크지 않다.
(NOI notes, 2018)(APTEI, VOMIT: Victim of Medical Imaging Technology, 2014)

- "우리는 치료사로서 집중해야 한다.
우리 모두는 치료가 끝나자마자 통증을 재배치하려는 "통증 추적기"를 가지고 있다.
이 통증 경로는 그들의 수용성 기억 저장소(특히 만성 통증이 있는 저장소)에 기록되어 있어 찾기가 쉽다. 나는 고객들에게 치유할 수 있는 신체의 잠재력을 신뢰하라고 말한다.
일단 이 프로세스를 "승인"하면 나머지는 상당히 순조롭게 진행된다. 사람들에게 자기 책임감과 자기 관리에 대해 조금씩 신경 쓰게 하는 것은 가치 있고 힘을 준다. 치료사로서, 나는 일부 환자에서 신체의 진화와 사고 인식이 일어나는 것을 보는 것이 가장 보람 있는 것을 발견했다. 고객이 자기 관리에 유용한 스트레칭, 운동, 호흡 패턴, 자세, 이미지 또는 진언을 알게 되면, 그들은 이것을 사용하여 오래된 통증 패턴이나 부정적인 생각이 우리를 장악하기 전에 미리 방지할 수 있다. 우리의 생각을 통제하고 의식적으로 몸의 균형과 건강을 유지하는 삶의 큰 부분이다." (Heather Williamson-Vint)

- 자신이 통증의 희생자라고 생각할 수 있는 환자를 찾아야 한다. 아마도 그들은 직장이나 가족과 연관된 역학을 문제의 원인라고 생각할 것이다. 이 문제의 핵심은 물리치료사이자 신체 치료의 종사자로서 우리가 해결사가 될 수 있다는 것이다. "우리는 이러한 관계가 아니기 때문에 주의해야 한다. 이것들은 단순히 우리의 물리적인 세계에 존재하는 우리의 현실에 대한 인식이다.
우리는 관점의 전환과 올바른 격려로 이 모든 것을 바꿀 수 있다. 더 건강한 관점과 부정적인 내부 생각을 더 긍정적인 것으로 바꿀 수 있는 능력을 가진 치료사는 환자들에게 어떠한 방법을 사용하는지에 관계없이 더 나은 결과를 얻을 수 있다."
(Heather Williamson-Vint)

- 환자와 자신에게 더 중요한 것은 연민을 키워줘야 한다는 것이다. 치료사들은 완벽주의 특성을 갖는 경향이 있다.
자신과 환자의 불완전함에 대한 연민을 가지고 있는 것이 당신의 행복을 위해 필수적이다.

- 스스로에게 너무 엄격하게 할 필요는 없다.
우리가 모두를 도와줄 수는 없다.
우리는 환자에게 좋은 방법을 제시할 수 있을 뿐, 방법을 선택하는 것은 환자의 몫이다.

- 당신 자신을 다른 동료들과 비교하지 말고, 자신 스스로와 비교해야 한다.
작년 보다 더 나은 치료사가 되었는가?

- 직감을 따른다. "과학"이 아니므로 억압하지 않는다. 그러나 비판적 사고와 임상적 추론을 통해 이를 뒷받침한다.
- 기록 및 임상 경험에 따라 당신의 신념과 패러다임을 변화시킬 수 있다. (Peter ' Sullivan)
- 호기심을 가지고 지식을 갈망해야 한다. 나는 토마스 마이어스의 인용문으로 내가 가르치는 근막 강좌를 자주 끝낸다. 배울수록 내 무지의 지평선은 더 멀어진다. 나는 내가 모든 답을 가지고 있다고 느낄 정도로 가지 않기를 바란다. 그러면 더 이상 성장할 여지가 없을 것이다.
- 지적 겸손을 중요시 한다. (Peter O' Sullivan)
- 당신이 대학에서 배운 것은 빙산의 일각에 불과하다. 환자를 치료하면서 배우게 되는데, 특히 더 어려운 경우가 많다. 당신은 대학원 과정을 밟으면서 배운다. 당신은 질문을 통해 배운다. 당신은 가르치면서 배운다. 배움을 멈추지 않아야 한다.
- 가능한 한 많은 대학원 과정의 수강을 권장한다. 그를 통해 당신의 뇌를 자극하고 당신의 패러다임에 계속 도전할 수 있을 것이다. 하지만 한 마디 주의할 점은 치료 방법에만 구애받지 말고 모든 환자 문제를 해결할 수 있다고 믿는 것이다. 임상의 도구 상자에 여러 개의 도구가 있는 것이 가장 좋다. 환자를 위해 적절하고 필요한 것을 적시에 꺼낸다. 좋은 임상적 추론을 통해 특정한 고객을 위해 어떠한 도구가 필요한지 구분할 수 있다.
- 학습을 촉진할 수 있는 멘토를 스스로 찾아야 한다. 나는 내 직업에 많은 멘토들을 가지고 있었고 그들 각자에게서 많은 것을 배웠다. 다시 한 번, 나는 다른 세대의 숙련된 임상의들을 지도함으로써 "보상"을 얻기를 희망하고 믿는다.
- 사회적 지지를 받아 들이고, 당신의 몸과 마음 및 영혼을 살찌울 수 있는 우정을 키워보기 바란다.
- 영적인 관계를 깊게 한다.

영혼(Spirit)

목적/의도에 맞게 연결한다.

정신(영혼)은 반드시 종교에 관한 것은 아니다(그럴 수도 있다). 어떤 사람들은 그것을 목적과 의미, 자아와 주변 세계의 진정한 본질에 연결하는 것으로 본다. 셜리 피로스코, PT는 다이엔 리와의 WOW 대화에서 "본질을 제외한 모든 것은 영원하지 않다"라고 설명한다. 도교의 철학적 체계를 창립한 것으로 알려진 고대 중국의 철학자 노자(Lao Tzu)는 "다른 사람들이 생각하는 것에 주의를 기울이면 당신은 항상 그들의 노예가 될 것이다"라고 말한다.

그렇다면 현실은 어떨까? 우리가 정보를 어떻게 감지하고 인지하고 해석하느냐에 따라 현실은 종종 다를 것이다. 당신 자신을 성찰하고 세상을 관찰하는 자신만의 성향과 거르는 법을 배워야 한다.

"물러나는" 방법을 배우고 특정 상황에 반응하는 자신을 성찰한다. "흠, 다시 하고 있어요." 판단을 내리는 것이 아니라 자신의 성향과 패턴을 인식하는 것이다. 우리의 편견과 개인적인 신념은 우리가 상황에 어떻게 반응하는지에 기여한다. "반응" 상태를 유념한다. 우리는 그에 힘이 없으며 효과적인 치료사가 될 수 없다.

너의 선물을 사용해라 – 캘리의 이야기

우리 아이들은 우리의 가장 훌륭한 선생님들 중 하나이다.

그들은 우리에게 더 나은 일과 삶의 균형을 개발하도록 하기 때문에 우리의 시간에 대한 그들의 요구는 선물로 다가온다. 두 아이가 없었더라면, 나는 지금의 나보다 더 워커홀릭이 되어버렸을 것이다! 켈리와 마이클은 이제 성장하여 어른으로 나아가고 있으며 세상을 더 나은 곳으로 만들기 위해 자신의 특별한 방법의 선물을 통해 나에게 영감을 주고 있다.

이 수업은 켈리가 5살 때 집으로 가져왔다. 나는 아이가 태어났을 때 1년 동안 집에 있기로 결심하고 그 후 다시 직장에 갔다. 엄밀히 따지면 클리닉에서 아르바이트를 하고 있었지만, 클리닉을 관리하는 행정 업무, 캐나다 물리치료협회 정형외과에서 도수치료 과정을 가르치고, 같은 협회에서 심사관(그 후 수석 심사관)으로 일하면서, 나는 딸에게 엄마가 아닌 다른 책임이 있다는 것이 분명해 졌다. 아이는 2년 동안 가정 보육원에 있었고, 그 다음에는 보다 체계적인 어린이집에 있었다. 5살이 되었을 때 유치원에 있었고, 일부 엄마들은 아이들과 함께 집에 머물면서 일을 하지 않는다는 것을 깨닫게 되었다. 어느 날 밤, 책을 읽고 침대에 누우며 나에게 물었다. "엄마, 왜 일하세요?" 나는 그것에 대해 잠시 생각했고, "글쎄, 내가 일하지 않으면 뒤뜰에 수영장이 있는 집에 살 수 없을 거야."라고 대답했다. "상관없어요."라고 아이는 대답했다. 나는 "우리는 더 작은 집에서 살아야 할 거야."라고 반박했다. 다시 한 번 아이는 "상관없어요."라고 대답했다. 아이가 진정으로 말하려고 했던 것은 나의 일이 너무 많은 시간을 차지했고 아이는 나를 더 많이 필요로 했다는 것이다.

분명히, 우리는 좋은 시간을 보냈지만 그녀에게 충분하지 않았다. 나는 그날 밤 우리의 대화를 생각하며 잠자리에 들었고, 내가 실제로 일한 이유에 대해 생각하기 시작했다. 물론 그 돈 덕분에 가족은 확실한 삶의 질을 누릴 수 있었지만, 그 다음 생각했다. "내일 복권에 당첨되면 어쩌지? 지금도 계속 일을 할까?" 대답은 "예" 였다. 다음날 저녁, 켈리가 잠에 들 시간에 다시 한 번 이야기를 꺼냈다. "어젯밤 물어본 것에 대해 생각해 봤는데, 뭔가 깨달았어. 엄마 손 보이니? 이 손은 내게 주어진 신의 선물이고 엄마는 사람들을 행복하게 하는 데 도움을 주기 위해 이 손을 사용한단다. 이제 당신의 일은 당신의 선물이 무엇인지 알아내고 세상을 더 나은 곳으로 만들기 위해 사용할 것이다. 하지만 난 당신을 이해한다.

나는 너무 많은 일을 해왔기 때문에 내 가르침의 일부를 줄여야 더 많은 시간을 함께 할 수 있었다. 그녀의 반응은 그저 "네 좋아요"라고만 했지만, 그 대화에서 우리 둘 다 배운 교훈은 여전히 우리에게 남아 있었다. 미래의 대화에서, 그녀는 종종 "세상과 공유하기 위해 우리의 선물을 사용하는 것"이라는 주제를 제기할 것이다.

나의 이야기

영혼과 연결하는 법을 배우는 것에 대한 내 이야기는 켈리 이야기보다 더 공유하기 어려울 것이다. 켈리의 이야기는 내가 비난을 받을 수 있는 취약한 곳으로 가게 하기 때문이다. 내가 스스로를 비판할 수 있다는 것을 알고 있기 때문이다. 하지만 나는 두려움이 내 삶에 영향을 미치지 않는 방향을 선택했다. 그래서 이렇게 이야기를 시작한다.

나는 교육이 가장 중요한 다섯 자녀의 가정에서 자랐다. 그 당시 학교에서 강조했던 것은 과학이었고, 내 좌뇌는 이 접근법에 공감했다. 부모님은 내가 춤과 피아노 레슨을 통해 예술에 대한 발전을 도모하도록 도와주셨고, 체조는 고등학교 내내 내가 선택한 스포츠였다. 우리 모두는 일요일에 교회를 다녔고 나에게 종교는 "해야 할 것"과 "하지 말아야 할 것"의 가르쳐 주었다. 그 당시 하나님과의 관계를 발전시키는 이야기는 거의 없었다. 비록 나는 여전히 하나님이나 더 높은 근원을 믿었고, 크리스마스와 부활절과 같은 기독교 휴일과 관련된 전통에 감사했지만, 사춘기와 성년기를 거치면서 교회와의 관계는 어떠한 "환멸"을 불러 일으켰다.

중년을 지나면서 나는 클리닉을 세우고 어린 아이들을 키우는 데 바빴고 성령에 관한 모든 것을 거의 생각하지 않았다. 그러나 내게 38세 때 매우 중요한 일이 일어났다.

아버지의 건강 문제는 내 안에 영적 위기를 불러 일으켰다. 그 당시 나는 아빠에 대해 나와 이야기해야한다고 주장한 환자를 보고 있었다. 그녀는 내가 아버지를 도울 수 있도록 알아야 할 정보를 가지고 있었다. 나는 아버지의 건강 문제에 대해 아무 말도 하지 않았다. 그는 몇 달 전립선 암 진단을 받았다. 그리고 방사선 치료를 받았다. 마침내 환자의 목소리를 듣게 되었다. 그녀는 나에게 아버지가 전립선암에 걸렸고 그의 등으로 퍼졌다 고 말한 영적 인도자가 있다고 말했다. 그녀의 영적 인도자들은 내게, 나도 영적 인도자가 있다는 것을 알려주고 싶었다. 그리고 나는 아버지를 치료하는 것을 돕기 위해 그것들을 사용하는 법을 배울 수 있었다. "하지만 암은 치료하지 않아요. 나는 근골격계 질환을 치료한다! 하고 나는 소리쳤다. 여러분은 제 좌뇌에서, 즉 논리적인 마음이 이 정보에 어떻게 반응했는지 상상할 수 있다! 작업하는 데 시간이 좀 걸린 투쟁이었다.

결국 나는 아버지를 돕기 위해서 나의 의심하는 것을 멈추었다. 이 결정으로 하나님의 전지 전능한 힘과 우주의 관계가 발전하게 되었고, 그것을 당신이 원하는 대로 부른다. 내 손이 완전히 다른(에너지) 수준에서 사물을 느끼는 법을 배웠기 때문에 그것은 완전히 새로운 에너지와 세계를 열어 주었다. 나 역시 정신적 안내자와 내 삶에 개인적으로 도움을 줄 수 있는 안내자가 있다는 것을 알게 되었다. 특히 환자와의 치료 시간에 나를 안내해 줄 수 있는 가이드가 있었다. 특정 환자를 어떻게 진행해야 할지 잘 모를 때 나는 그들과 의사소통하고 그를 불러일으킬 방법을 배워야 했다. 나는 그들의 충고를 듣는 법을 배웠다. 내 마음이 달리 결정할 때, 결과는 결코 그렇게 좋지 않기 때문에, 나는 듣는 것과 신뢰하는 것을 배웠다. 내 영적 안내자들은 항상 나를 놀라게 한다. 나는 또한 신뢰가 필요한 곳에 신뢰를 주어야 한다. 내가 환자와 함께 사용하고, 캐나다와 유럽 전역에서 가르치고 있는 MMS 치료 방법의 대부분은 사실 지난 20년 동안 "위에서" 점차 전해진 정보이다. 내가 일을 시작하기 전에 하는 유일한 "일"은 내 에너지를 맑게 하기 위해 빠른 명상을 하는 것이다. 그래야 내 자신의 문제를 걸러내지 않고도 영에서 메시지를 들을 수 있도록 "내 자신을 방해하지 않도록" 할 수 있다. 출근 첫날 아침에 몇 분 정도 시간을 보내면 대체로 무난하게 하루가 이어진다. 이 우주와의 연결은 또한 개인적인 삶의 도전에 큰 도움이 되었다. 영혼에 연결하기 위해 개발한 도구가 없었다면 어떤 상황에 어떻게 대처했을지 정말 모르겠다.

그러면 어떻게 우리의 영적 인도자들이 우리와 소통하고 있다는 것을 인식할 수 있을까? 처음에는 "예" 또는 "아니오" 형식으로 질문을 하겠다. 나는 대답을 "듣지" 못했지만, 이것은 거의 감지할 수 없는 "예"에 대한 고개를 끄덕이는 움직임과 "아니오"에 대한 부드러운 좌우 흔들림과 같은 방식으로 내게 다가온다. 이것을 처음 경험했을 때, 나는 내가 지어낸 것이라고 생각했지만, 나는 내 입장에서 진정한 소통과 희망적인 사고를 구별하는 법을 배웠다. 때때로, 영이 "아직 때가 되지 않았다."라고 말하려는 것처럼, 나는 대답을 듣지 못한다. 희망적인 생각과 영의 전달을 구별하는 또 다른 방법은 질문을 공식화하기 전에 답을 찾는 것이다. 그것은 마치 그들이 당신보다 한 발 앞서서 무엇을 요구할 것인지 아는 것이다! 물론, 좌뇌의 이성적 판단을 통해서는 아니다.

결과적으로, 나는 응답이나 무응답에 필요한 방법 이상의 의사소통을 배울 수 있었다. 여러 가지 면에서, 그것은 갑자기 당신의 뇌에 떠오르는 아이디어와 같다. 이것이 얼마나 많은 MMS 기술들이 생겨났는지 보여준다. 나는 내가 읽은 해부학에 대한 정보들을 내 "좌뇌"에 저장했다. 환자들의 주관적이고 기능적인 불편사항을 염두에 두고, 내 평가에서 얻은 정보와 임상적으로 추론한 접근법을 사용했다. 그리고 나서 우뇌의 창조적이고 직관적인 작용과 결합하는 법을 배웠다. 그런 순간들은 일이 놀이가 되는 순간이다. "사람들의 마음이 편해지고 더 나아지는데 도움이 되는 한 상황을 꾸며내는 것은 괜찮다. 그냥 노는 것처럼 한다." (Diane Lee)

나는 영이 우리를 인도하고 치료사로서 마음, 몸과 영혼을 대신하여 우리가 가진 모든 자원을 사용하도록 격려한다고 믿는다.

도전적인 환자들을 돕기 위해 영과 연결하는 것은 흔한 습관이 되었다. 물론 모든 환자들에게 이렇게 하는 것은 아니다. 하지만 다음 단계를 어떻게 해야 하는지, 심지어 특정 환자가 한 번의 치료 기간 내에 얼마나 많은 치료를 받을 수 있는지 의문을 가지고 있다면, 이 과정을 통해 적절한 답을 얻는다. 영에게서 어떠한 답이 오지 않더라도 치유과정에 초대한다면, 기적이 실제로 일어날 수 있다. 이 요령은 '영혼은 결코 자신을 강요하지 않는다는 것'이며, 초대해야 한다는 것이다.

5차원의 근막

이것은 5차원의 근막에 대한 관점으로 우리를 불러 모으게 한다. 헤더 윌리엄슨-빈트는 그녀의 관점을 다음과 같이 요약한다. "신체는 분명히 세포와 장기 시스템 이상의 것이다." 그들은 고객이 그들의 삶에서 육체적으로 뿐만 아니라 정신적으로도 어디에 있었는지에 대한 훌륭한 이야기를 들려준다. 그들의 믿음은 또한 물리적 시스템과 그것의 화학적 성분에도 영향을 미친다. 세상은 믿을 만하고 안전한 곳인가? 아니면 잠재 의식적인 근막의 긴장 속에서 세상이 숨을 멈춘 채 신중하게 가장 잘 다루는가?

누군가 치료를 받으러 올 때, 우리는 어떤 "인생의 대본"과 직접 작업할 수 있는 특권이 있다. 근막은 이 정보를 담고 있는 구조이다. 그것은 또한 누군가가 어떻게 "삶의 대사작용"을 하고 있는지에 대한 훌륭한 은유를 한다. 비활성 및 수축성 구성 요소를 가지고, 습관적인 자세와 만성 스트레스에 시간이 지남에 반응할 것이다. 그것들은 적절하게 산화되었는가(흉부의 자세나 늑골의 팽창 때문에 얼마나 많이 폐기능이 사용되었는가), 그 조직들이 충분히 수분을 공급받았는가, 아니면 산성화 되거나 뻣뻣하고 만지기 고통스러운가? 이러한 모든 신체적 문제에는 다른 계층이 있다. 영양성분은 매우 영향력이 있으며, 내장기들과 심리상태의 관계는 점점 더 연구되고 있는 주제이다. 복강 내 근막 사이의 손상이 있으면 장 연동 운동의 효과와 일반적인 건강 상태는 어떠한가? 이러한 생각은 근막의 광범위한 영향과 전반적인 건강에 미치는 전반적인 영향을 전달한다. 나는 근막을 존재하는 모든 면에서 개인에게 접근하기 위한 5차원 도구로 본다.

내 희망은 독자들이 환자들의 치유 과정의 동행을 통해 창의성과 직관뿐만 아니라 논리적이며 과학적으로 접근하여 이 근막의 세계를 받아들이는 것이다. 치료에 대한 여러 가지 기본적인 접근방식이 있으며 모두 가치가 있다. 나는 물리치료사로서의 내 배경에 기초하여 치료에 대한 내 나름의 접근법을 공유했다. 나의 소원은 재활치료의 패러다임 변화에 대한 기여가 학제간 교육과 연구를 이끌어내서 치료사와 환자 모두가 혜택을 받을 수 있도록 하는 것이다.

참고문헌
REFERENCES

Chapter 1

Axer H, Keyserlingk DG and Prescher A (2001a) Collagen fibers in linea alba and rectus sheaths. I. General scheme and morphological aspects. Journal of Surgical Research 96 (1) 127–134.

Axer H, Keyserlingk DG and Prescher A (2001b) Collagen fibers in linea alba and rectus sheaths. Journal of Surgical Research 96 (2) 239–245.

Bois D (2013) About DBM and the CSBMT [online] Available: http://thecsbmt.com/aboutdanisbois.html [20 May 2018].

Butler D and Mosely L (2013) Explain pain, 2nd edn, Adelaide, Australia Noigroup Publications.

Chaitow L and Delany J (2000) Clinical applications of neuromuscular techniques, vols 1–2, Edinburgh: Churchill Livingstone.

Deising S, Weinkauf B, Blunk J, Obreja O, Schmelz M and Rukwied R (2012) NGF-evoked sensitization of muscle fascia nociceptors in humans. Pain 153 (8) 1673–1679.

Findley TW and Shalwala M (2013) Fascia Research Congress: Evidence from the 100 year perspective of Andrew Taylor Still. Journal of Bodywork and Movement Therapies 17 (3) 356–364.

Gautschi RU (2012) Trigger points as a fascia-related disorder, in Schleip R, Findley TW, Chaitow L and Huijing PJ (eds), Fascia: The Tensional Network of the Human Body, Edinburgh: Churchill Livingstone/Elsevier, ch 5.7.

Gibson W, Arendt-Nielsen L, Taguchi T, Mizumura K and Graven-Nielsen T (2009) Increased pain from muscle fascia following eccentric exercise: Animal and human findings. Experimental Brain Research 194 (2) 299–308.

Guimberteau J-C (2015) Architecture of human living fascia: The extracellular matrix and cells revealed through endoscopy, Pencaitland UK: Handspring Publishing.

Huijing PA (2012) Myofascial force transmission: An introduction, in Schleip R, Findley T, Chaitow L and Huijing P (eds) Fascia: The tensional network of the human body, Edinburgh: Churchill Livingstone/Elsevier, ch 3.2.

Huijing PA and Baan GC (2003) Myofascial force transmission: Muscle relative position and length determine agonist and synergist muscle force. Journal of Applied Physiology 94 1092–1107.

Ingber DE (2003) Tensegrity I. Cell structure and hierarchical systems biology. Journal of Cell Science 116 (7) 1157–1173.

Juhan D (1998) Job's Body: A Handbook for Bodywork, Barrytown, NY: Station Hill Press.

Klinger W, Schleip R and Zorn A (2004) European Fascia Research Project Report, Fifth World Congress on Low Back and Pelvic Pain, Melbourne.

Langevin HM (2006) Connective tissue: a body-wide signalling network? Medical Hypotheses 66 1074–1077.

Langevin HM, Keely P, Mao J, Hodge LM, Schleip R, Deng G, Hinz B, Swartz MA, de Valois BA, Zick S and Findley T (2016) Connecting (t)issues: How research in fascia biology can impact integrative oncology. Cancer Research 76 (21) 6159–6162.

Lee L-J and Lee D (2011) Clinical practice – the reality for clinicians, in Lee D, The Pelvic Girdle: An Integration of Clinical Expertise and Research, 4th edn, Edinburgh: Elsevier, pp 147–171.

Mense S (2007) Presentation on neuroanatomy and neurophysiology of low back pain, First International Fascia Research Congress, Boston.

Myers T (2011) Massage Magazine [online] Available: https://www.massagemag.com, pp 58–61.

Myers T (2014) Anatomy Trains: Myofascial meridians for manual and movement therapists, 3rd edn, Edinburgh: Churchill Livingstone/Elsevier.

Myers T (March 2017) How to train fascia. Tip 3: Hydration [online] Available: https://www.anatomytrains.com/blog/2017/03/14/train-fascia-tip-3-hydration/ [20 May 2018].

Northrup C (2016) Making life easy: A simple guide to a divinely inspired life, Carlsbad, CA: Hay House Inc.

Oschman JL (2000) Energy medicine: The scientific basis, Edinburgh: Churchill Livingstone.

Paoletti S (2006) The fasciae: Anatomy, dysfunction and treatment, Seattle, WA:Eastland Press.

Pipelzadeh MH and Naylor IL (1998) The in vitro enhancement of rat myofibroblast contractility by alterations to the pH of the physiological solution. European Journal of Pharmacology 357 (2–3) 257–259.

Reed R, Lidén A and Rubin K (2010) Edema and fluid dynamics in connective tissue remodelling. Journal of Molecular and Cellular Cardiology 48 (3) 518–523.

Scheunke M (2015) Presentation. Fourth International Fascia Research Conference, Washington DC.

Schierling R (2017) Fascia [online] Available: http://www.doctorschierling.com/fascia.html [20 May 2018].

Schleip R (2003) Fascial plasticity – a new neurological explanation: Part 1. Journal of Bodywork and Movement Therapies 7 11–19.

Schleip R (2012) Fascia as an organ of communication, in Schleip R, Findley T, Chaitow L and Huijing P (eds) Fascia: The tensional network of the human body, Edinburgh: Churchill Livingstone/Elsevier, pp 77–79.

Schleip R, Klinger W and Lehmann-Horn F (2007) Fascia is able to contract in a smooth muscle-like manner and thereby influence musculoskeletal mechanics. Paper presented at the Sixth Interdisciplinary World Congress on Low Back and Pelvic Pain, Barcelona, Spain, November 7–10, 2007.

Schleip R, Findley T, Chaitow L and Huijing P (eds) (2012a) Fascia: The tensional network of the human body, Edinburgh: Churchill Livingstone/Elsevier, ch 2.5, pp 103–112.

Schleip R, Jäger H and Klingler W (2012b) What is "fascia"? A review of different terminologies, Journal of Bodywork and Movement Therapies 16 496–502.

Schultz RL and Feitis R (1996) The endless web: Fascial anatomy and physical reality, Berkeley, CA: North Atlantic Books.

Schwind P (2006) Fascial and membrane technique: A manual for comprehensive treatment of the connective tissue system, Edinburgh: Churchill Livingston/Elsevier.

Shah JP, Phillips TM, Danoff JV and Gerber LH (2005) An in vivo microanalytical technique for measuring the local biochemical milieu of human skeletal muscle. Journal of Applied Physiology 99 (5) 1977–1984.

Shah JP, Danoff JV, Desai MJ, Parikh S, Nakamura LY, Phillips TM and Gerber LH (2008) Biochemicals associated with pain and inflammation are elevated in sites near to and remote from active myofascial trigger points. Archives of Physical Medicine and Rehabilitation 89 (1) 16–23.

Stecco C (2015a) Arriving at a definition of fascia: Findings of the Fascial Nomenclature Commmittee. Fourth International Fascia Research Conference, Washington DC.

Stecco C (2015b) Functional atlas of the human fascial system, Edinburgh: Churchill Livingston.

Stecco L (2004) Fascial manipulation for musculoskeletal pain, Padua, Italy: Piccin Nuova Libraria.

Tajik A, Zhang Y, Wei F, Sun J, Jia Q, Zhou W, Singh R, Khanna N, Belmont AS and Wang N (2016) Transcription upregulation via force-induced direct stretching of chromatin. Nature Materials 15 (12) 1287–1296.

Tesarz J, Hoheisel U, Wiedenhöfer B and Mense S (2011) Sensory innervation of the thoracolumbar fascia in rats and humans. Neuroscience 194 302–308.

Utting B (2013) Bindegewebsmassage. Washington Massage Journal 24–25.

Van den Berg F (2007) Angewandte Physiologie. Band 3: Therapie training and Tests Kapitel 1 – 1, Stuttgart: Thieme Verlag.

Van der Wal J (2009) The architecture of the connective tissue in the musculoskeletal system – an often overlooked functional parameter as to proprioception in the locomotor apparatus. International Journal of Therapeutic Massage and Bodywork 2 (4) 9–23.

Willard FH, Vleeming A, Schuenke MD, Danneels L and Schleip R (2012) The thoracolumbar fascia: Anatomy function and clinical considerations. Journal of Anatomy 221 (6) 507–536.

Chapter 2

Keown D (2014) The spark in the machine: How the science of acupuncture explains the mysteries of western medicine, London: Singing Dragon.

Langevin HM and Yandow JA (2002) Relationship of acupuncture points and meridians to connective tissue planes. Anatomical Record 269 (6) 257–265.

Lee L-J and Lee D (2011) Clinical practice – the reality for clinicians, in Lee D, The Pelvic Girdle: An Integration of Clinical Expertise and Research, 4th edn, Edinburgh: Elsevier, pp 147–171.

Myers T (2014) Anatomy Trains: Myofascial meridians for manual and movement therapists, 3rd edn, Edinburgh: Churchill Livingstone/Elsevier.

Uridel M (2015) Advanced anatomy: Myofascial meridians [online] Available: http://www.healingartscontinuingeducation.com

Wilke J, Krause F, Vogt L and Banzer W (2016) What is evidence-based about myofascial chains: A systematic review. Archives of Physical Medicine and Rehabilitation 97 (3) 454–461.

Chapter 3

Canadian Physiotherapy Association, Level IV/V Manual [online] Available: http://www.orthodiv.org/education/documents/contra-indications to manual therapy

Lee L-J and Lee D (2011) Techniques and tools for addressing barriers in the lumbopelvic–hip complex, in Lee D, The Pelvic Girdle: An Integration of Clinical Expertise and Research, 4th edn, Edinburgh: Elsevier.

Chapter 4

Butler D (1991) Mobilisation of the nervous system, Edinburgh: Churchill Livingstone.

Currier DP and Nelson RM (1992) Dynamics of human biologic tissues, Philadelphia: FA Davis.

Guimberteau J-C (2015) architecture of human living fascia: The extracellular matrix and cells revealed through endoscopy, Pencaitland, UK: Handspring Publishing.

Kaltenborn F (2014) Manual mobilization of the joints. Vol 1: The extremities, 8th edn, Orthopedic Physical Therapy and Rehabilitation.

Keown D (2014) The spark in the machine: How the science of acupuncture explains the mysteries of western medicine, London: Singing Dragon.

Lee L-J and Lee D (2011) Techniques and tools for addressing barriers in the lumbopelvic–hip complex, in Lee D, The Pelvic Girdle: An Integration of Clinical Expertise and Research, 4th edn, Edinburgh: Elsevier, p 287.

Hartman L (1997) Handbook of osteopathic technique, 3rd edn, Dordrecht: Springer Science Business Media BV.

Maheu E (2007) Grades of passive movement, Orthopaedic Division Review, Canadian Physiotherapy Association [online] Available: http://www.orthodiv.org/education/documents/contraindications to manual therapy

Maitland G (2005) Maitland's vertebral manipulation, 7th edn, Churchill Livingston/Elsevier.

Myers T (2014) Anatomy Trains: Myofascial meridians for manual and movement therapists, 3rd edn, Edinburgh: Churchill Livingstone/Elsevier.

Orthopaedic Division Review Canadian Physiotherapy Association [online] Available: http://www.orthodiv.org/education/documents/contra-indications to manual therapy

Paoletti S (2006) The fasciae: Anatomy dysfunction and treatment, Seattle: Eastland Press.

Schleip R (2003) Fascial plasticity – a new neurobiological explanation: Part 1. Journal of Bodywork and Movement Therapies 7 (1) 11–19.

Shacklock M (2005) Clinical neurodynamics: A new system of neuromusculoskeletal treatment, Edinburgh: Elsevier/Butterworth-Heinemann.

Chapter 5

Lee D (2003) The thorax: An integrated approach, Diane G Lee, Physiotherapist Corporation, p 77.

Mens JM et al. (1999) Active straight leg raising test: A clinical approach to the load transfer function of the pelvic girdle, in Vleeming A, Mooney V, Snijders CJ, Dorman TA, Stoeckart R, Movement stability and low back pain, Edinburgh: Churchill Livingstone.

Mens JM, Vleeming A, Snijders CJ, Koes BW and Stam HJ (2001) Reliability and validity of the active straight leg raise test in posterior pelvic pain since pregnancy. Spine 26 (10) 1167–1171.

Chapter 6

Paoletti S (2006) The fasciae: Anatomy dysfunction and treatment, Seattle: Eastland Press.

Chapter 7

Adams C and Logue V (1971) Studies in cervical spondylotic myelopathy: Movement of cervical roots dura and cord and their relation to the course of the extrathecal roots. Brain 94 557–568.

Breig A and Troup T (1979) Biomechanical considerations in the SLR test: Cadaveric and clinical studies of medial hip rotation. Spine 4 (3) 242–250.

Butler D (2000) The sensitive nervous system. Adelaide, Australia: NOI Group Publications.

Goddard M and Reid J (1965) Movements induced by straight leg raising in the lumbo-sacral roots, nerves and plexus, and in the intrapelvic section of the sciatic nerve. Journal of Neurology Neurosurgery and Psychiatry 28 (12) 12–18.

Liem T (2004) Cranial osteopathy: Principles and practice, 2nd edn, Edinburgh: Elsevier Churchill Livingstone.

Louis R (1981) Vertebroradicular and vertebromedullar dynamics. Anatomica Clinica 3 1–11.

Magoun HI (1976) Osteopathy in the cranial field, 3rd edn, Boise, ID: Cranial Academy.

Shacklock M (2005) Clinical neurodynamics: A new system of neuromusculoskeletal treatment, Edinburgh: Elsevier/Butterworth-Heinemann.

Chapter 8

Butler D (2000) The sensitive nervous system, Adelaide, Australia: NOI Group Publications.

Clifton-Smith T and Rowley J (2011) Breathing pattern disorders and physiotherapy. Physical Therapy Reviews 16 (1) 75–86.

Lee L-J and Lee D (2011) Techniques and tools for addressing barriers in the lumbopelvic–hip complex, in Lee D, The Pelvic Girdle: An Integration of Clinical Expertise and Research, 4th edn, Edinburgh: Elsevier, p 287.

Chapter 9

Butler D (1991) Mobilisation of the nervous system, Edinburgh: Churchill Livingstone.

Lee L-J and Lee D (2011) Techniques and tools for assessing the lumbopelvic–hip complex, in Lee D, The Pelvic Girdle: An Integration of Clinical Expertise and Research, 4th edn, Edinburgh: Elsevier, pp 173–254.

Myers T (2014) Anatomy Trains: Myofascial meridians for manual and movement therapists, 3rd edn, Edinburgh: Churchill Livingstone/Elsevier.

Vleeming A, Stoeckart R and Snijders C (1989) The sacrotuberous ligament: A conceptual approach to its dynamic role in stabilizing the sacro-iliac joint. Clinical Biomechanics 4 201–203.

Chapter 10

Clifton-Smith T and Rowley J (2011) Breathing pattern disorders and physiotherapy. Physical Therapy Reviews 16 (1) 75–86.

Hodges PW, Sapsford R and Pengel LH (2007) Postural and respiratory functions of the pelvic floor muscles. Neurourology and Urodynamics 26 (3) 362–371.

Lee L-J and Lee D (2011a) Clinical practice – the reality for clinicians, in Lee D, The Pelvic Girdle: An Integration of Clinical Expertise and Research, 4th edn, Edinburgh: Elsevier, pp 147–171.

Lee L-J and Lee D (2011b) Techniques and tools for addressing barriers in the lumbopelvic–hip complex, in Lee D, The Pelvic Girdle: An Integration of Clinical Expertise and Research, 4th edn, Edinburgh: Elsevier, pp 173–254.

Myers T (2014) Anatomy Trains: Myofascial meridians for manual and movement therapists, 3rd edn, Edinburgh: Churchill Livingstone/Elsevier.

Stecco C, Macchi V, Porzionato A, Tiengo C, Parenti A, Gardi M, Artibani W and De Caro R (2005) Histotopographic study of the rectovaginal septum. Italian Journal of Anatomy and Embryology 110 (4) 247–254.

Chapter 11

Aguilar N (2015) Functional Patterns. Posture correction techniques: How to address duck feet [online] YouTube.

Bolivar VA, Munuera PV and Padillo P (2013) Relationship between tightness of the posterior muscles of the lower limb and plantar fasciitis. Foot and Ankle International 34 (1) 42–48.

Chen H, Ho HM, Ying M and Fu SN (2013) Association between plantar fascia vascularity and morphology and foot dysfunction in individuals with chronic plantar fasciitis. Journal of Sports and Orthopaedic Physical Therapy 43 (10) 727–734.

Khan KM, Cook JL, Bonar DF, Harcourt P and Astrom M (1999) Histopatholgy of common tendinopathies: Update and implications for clinical management. Sports Medicine 27 (6) 393–408.

Khan KM, Cook JL, Kamus P, Maffuli N and Bonar DF (2002) Time to abandon the "tendinitis" myth. British Medical Journal 324 (7338) 626–627.

Lee L-J, Lee D (2011) Techniques and tools for addressing barriers in the lumbopelvic–hip complex, in Lee D, The Pelvic Girdle: An Integration of Clinical Expertise and Research, 4th edn, Edinburgh: Elsevier, pp 173–254.

Myers T (May 2015) Plantar fasciitis [online] Available: http://wwwanatomytrains.com/blog [20 May 2018].

Young C (November 2016) [online] Available: Medscape/Sports Medicine Plantar Fasciitis https://www.emedicine.medscape.com/article/86143-overview

Chapter 12

Green RA, Taylor NF, Watson L and Ardern C (2013) Altered scapula position in elite young cricketers with shoulder problems. Journal of Science and Medicine in Sport 16 (1) 22–27.

KenHub November (2017) Clavipectoral fascia – anatomy components and function [online] Available: https://www.kenhub.com/en/library/anatomy/the-clavipectoral-fascia [8 Nov 2017].

Konieczka C, Gibson C, Russett L, Dlot L, MacDermid J, Watson L and Sadi J (2017) What is the reliability of clinical measurement tests for humeral head position? A systematic review. Journal of Hand Therapy 30 (4) 420–431.

Lee D (2003) The thorax: An integrated approach, Diane G Lee Physiotherapist Corporation, p 77.

Lee D (2018) The thorax: An integrated approach, Edinburgh: Handspring Publishing (in press).

Volker JH (November 2017) Clavi-pectoral fascia [online] Available: https://www.earthslab.com/anatomy/deep-cervical-fascia-fascia-colli/

Watson L (2013) Level 1 Shoulder Physiotherapy Course Manual, Lyn Watson Shoulder Physio, p 44.

Chapter 14

Garner G (2016) Medical therapeutic yoga: Biopsychosocial rehabilitation and wellness care, Edinburgh: Handspring Publishing.

Hebb D (1949) The organization of behavior (Hebbian theory), New York: John Wiley and Sons.

Herbert RD, de Noronha M and Kamper SJ (2011) Stretching to prevent or reduce muscle soreness after exercise. Cochrane Database of Systematic Reviews Jul 6;(7):CD004577.

Kreiger M (2018) DoYogaWithMe Bend and stretch class [online] Available: https://www.doyogawithme.com/content/stretch-and-bend [20 May 2018].

Larkam E (2017) Fascia in motion: Fascia-focused movement for Pilates. Edinburgh: Handspring Publishing.

Myers T (April 2015) Foam rolling and self-myofascial release [online] http://www.anatomytrains.com/blog

Myers T (May 2015) Pre and post exercise stretching: Pros and cons [online] http://www.anatomytrains.com/blog.

Myers T (September 2016) Optimal time to hold a yoga pose? [online] http://www.anatomytrains.com/blog

Schleip R and Bayer J (2017) Fascial fitness: How to be vital, elastic AND dynamic in everyday life and sport. Chichester: Lotus Publishing.

Chapter 15

Aeberli I, Gerber PA, Hochuli M, Kohler S, Haile SR, Gouni-Berthold I, Berthold HK, Spinas GA and Berneis K (2011) Low to moderate sugar-sweetened beverage consumption impairs glucose and lipid metabolism and promotes inflammation in health young men: A randomized controlled trial. American Journal of Clinical Nutrition 94 (2) 479–485.

APTEI (2014) VOMIT: Victim of medical imaging technology [online] http://www.aptei.ca/library-article/vomit-victim-of-medical-imaging-technology/ [20 May 2018].

Blatman H (2016) Food pain and dietary effects of inflammation, December 2016, 24th Annual World Congress on Anti-Aging Medicine, Las Vegas.

Chartrand R, Matte JJ, Lessard M, Chouinard PY, Giguère A and Laforest JP (2003) Effect of dietary fat sources on systemic and intrauterine synthesis of prostaglandins during early pregnancy in gilts. Journal of Animal Science 81 (3) 726–734.

Clandinin J, Cheema S, Field CJ, Garg ML, Venkatraman J and Clandinin TR (1991) Dietary fat: Exogenous determination of membrane structures and cell function. FASEB Journal 5 (13) 2761–2769.

Ferreira AV, Mario EG, Porto LC, Andrade SP and Botion LM (2011) High-carbohydrate diet selectively induces tumor necrosis factor-α production in mice liver. Inflammation 34 (2) 139–145.

Garner G (2016) Medical therapeutic yoga: Biopsychosocial rehabilitation and wellness care, Edinburgh: Handspring Publishing.

Hardman WE, Moyer MP and Cameron IL (1999) Fish oil supplementation enhanced CPT-11 (irinotecan) efficacy against MCF7 breast carcinoma xenografts and ameliorated intestinal side-effects. British Journal of Cancer 81 (3) 440–448.

Hertelendy ZI, Mendenhall CL, Rouster SD, Marshall L and Weesner R (1993) Biochemical and clinical effects of aspartame in patients with chronic, stable alcoholic liver disease. American Journal of Gastroenterology 88 (5) 737–743.

Kaslow JE (2018) Trans Fats [online] www.drkaslow.com/html/trans_fats.html [20 May 2018]

Kremer JM, Lawrence DA, Jubiz W, DiGiacomo R, Rynes R, Bartholomew LE and Sherman M (1990) Dietary fish oil and olive oil supplementation in patients with rheumatoid arthritis: Clinical and immunologic effects. Arthritis and Rheumatism 33 (6) 810–820.

Myers T (March 2017) How to train fascia. Tip 3: Hydration [online] Available: https://www.anatomytrains.com/blog/2017/03/14/train-fascia-tip-3-hydration/ [20 May 2018].

NOI notes (Neuro Orthopaedic Institute) December (2017) Metaphors we feel by.

NOI notes (Neuro Orthopaedic Institute) February (2018) Oldies are goldies.

Northrup C (2015) Goddesses savor the pleasure of food, in Goddesses Never Age, Carlsbad, CA: Hayhouse, pp 243–245.

Pavan PG, Stecco A, Stern R and Stecco C (2014) Painful connections: Densification versus fibrosis of fascia. Current Pain and Headache Reports 18 (8) 441.

Pillon NJ, Arane K, Bilan PJ, Chiu TT and Klip A (2012) Muscle cells challenged with saturated fatty acids mount an autonomous inflammatory response that activates macrophages. Cell Communication and Signaling 10 (1) 30.

Pollan M (2009) Food rules: An eater's manual, New York: Penguin Books.

Sartika RA (2011) Effect of trans fatty acids intake on blood lipid profile of workers in East Kalimantan, Indonesia. Malaysian Journal of Nutrition 17 (1) 119–127.

Schernhammer ES, Bertrand KA, Birmann BM, Sampson L, Willett WC and Feskanich D (2012) Consumption of artificial sweetener and sugar-containing soda and risk of lymphoma and leukemia in men and women. American Journal of Clinical Nutrition 96 (6) 1419–1428.

Shewale SV, Boudyguina E, Zhu X, Shen L, Hutchins PM, Barkley RM, Murphy RC and Parks JS (2015) Botanical oils enriched in n-6 and n-3 FADS2 products are equally effective in preventing atherosclerosis and fatty liver. Journal of Lipid Research 56 (6) 1191–1205.

Trocho C, Pardo R, Rafecas I, Virgili J, Remesar X, Fernández-López JA and Alemany M (1998) Formaldehyde derived from dietary aspartame binds to tissue components in vivo. Life Sciences 63 (5) 337–349.

Willing BP, Antunes LC, Keeney KM, Ferreira RB and Finlay BB (2011) Harvesting the biological potential of the human gut microbiome. Bioessays 33 (6) 414–418.

Wlodarska M, Willing B, Keeney KM, Menendez A, Bergstrom KS, Gill N, Russell SL, Vallance BA and Finlay BB (2011) Antibiotic treatment alters the colonic mucus layer and predisposes the host to exacerbated *Citrobacteria rodentium*-induced colitis. Infection and Immunity 79 (4) 1536–1545.

색인
INDEX

ㄴ

ㄷ

ㅁ

ㅂ

ㅅ

ㅌ

ㅍ

ㅎ